U. Schneeweiß, E.-M. Fabricius, W. Schmidt

Tumorforschung am biologischen Modell

Tumorforschung am biologischen Modell

Experimentelle und theoretische Grundlagen des Tumor-Tetanus-Phänomens

Professor Dr. med. habil. Ulrich Schneeweiß
Chemie-Ing. Eva-Maria Fabricius
Zentralinstitut für Krebsforschung der Akademie der Wissenschaften der DDR, Bereich Diagnostik, Abteilung Diagnostik-Forschung, Berlin

Dr. rer. nat. Willi Schmidt
Zentralinstitut für Molekularbiologie der Akademie der Wissenschaften der DDR, Bereich Molekularbiophysik, Abteilung Mathematische Biologie, Berlin

Mit 54 Abbildungen und 22 Tabellen

W DE G

Walter de Gruyter · Berlin · New York 1980

CIP-Kurztitelaufnahme der Deutschen Bibliothek

Schneeweiss, Ulrich:
Tumorforschung am biologischen Modell : experimentelle u. theoret. Grundlagen d. Tumor-Tetanus-Phänomens / Ulrich Schneeweiss ; Eva-Maria Fabricius; Willi Schmidt. — Berlin, New York : de Gruyter, 1980.
ISBN 3-11-008320-5
NE: Fabricius, Eva-Maria:; Schmidt, Willi:

1. Auflage
 — Lizenznummer 261700/157/80 — LSV 2715 — Lektor Dr. Roland Itterheim — Printed in the German Democratic Republic — Gesamtherstellung: VEB Druckerei „Thomas Müntzer", 5820 Bad Langensalza

Dem Begründer
der Tumor-Klostridien-Forschung,
Herrn Professor Dr. Josef R. Möse in Graz,
gewidmet

Vorwort

Die Monographie ist das Ergebnis einer zehnjährigen experimentellen und mathematischen Zusammenarbeit. Ihre Inspiration kommt aus der Medizinischen Mikrobiologie und Immunologie. Als Studienobjekt diente das Modell eines aus zwei heterogenen Zellpopulationen zusammengesetzten Wachstumssystems. Unter natürlichen Bedingungen werden diese Teilungswachstumsprozesse als Neoplasie bzw. Tetanusinfektion mit eigenen biologischen Gesetzmäßigkeiten beobachtet.

Mit Hilfe einer simultanen quantitativen Testmethode ist es gelungen, an der Tumor-Tetanus-Maus Experimente mit Ausschlußcharakter zu konzipieren. Im 1-Sporen-Tetanus-Test wurden die seltenen Tetanusfälle an einem hinreichend großen Mäusekollektiv mathematisch-statistisch analysiert. Der Kerngedanke zur Erklärung des Wirkmechanismus im Tumor-Tetanus-Test besteht in der Hypothese, daß zwischen den Teilungsschritten der aerob wachsenden Zellen im Mitosezyklus und der anaerob wachsenden Klostridien eine enge Beziehung besteht. Diese Hypothese bildete die Grundlage eines mathematischen Modells. Unter Berücksichtigung entscheidender Parameter wurde die zum Tetanus führende Klostridienvermehrung als Funktion der jeweiligen Warmblüter-Zellpopulationskinetik rechnerisch nachvollzogen. Hierbei erhält man bei unterschiedlichen Mengen verschiedener Tumorzellen sowie bei in Ruhe oder in Wundregeneration befindlichen Dermis-Bindegewebszellen quantitativ bzw. qualitativ unterscheidbare charakteristische Tetanusverläufe.

In der Arbeit wird ein biologisches Spezifitätsprinzip inauguriert: die Komplementarität der Bioenergie erzeugenden Prozesse der beteiligten Partnerzellen — Eukaryotenzellen und Tetanusstäbchen. Ferner wird die Bedeutung der stochastischen und rechentechnischen Problemlösung der komplizierten Wachstumsprozesse herausgestellt. Wir haben neben allgemeinen Wirkbeziehungen der Infektion und Karzinogenese den praktischen Aspekten der Tumor-Klostridien-Forschung einen entsprechenden Raum gewidmet.

Da der behandelte Themenkreis verständlicherweise eine Vielzahl tumorbiologischer, mikrobiologischer und allgemein pathophysiologischer Probleme einschließt, bemühten wir uns, das Schrifttum der zum Tumor-Tetanus-Phänomen angrenzenden Forschungsgebiete zu bearbeiten und einen aktuellen Bezug zu den im Tumor-Tetanus-Modell aufgeworfenen Fragen herzustellen.

Wir möchten um Nachsicht bitten, daß es nicht möglich war, allen Ideen und Entdeckungen der biologisch-medizinischen Forschung, die für unsere Zielsetzung von Belang sind, umfassend und mit der richtigen Wertung gerecht zu werden. Schon die Auswahl der Literatur ist nicht frei von Zufall oder subjektiven Eindrücken. Wir verfolgten die Absicht, die zur konzeptionellen Entwicklung des Modells notwendig erscheinenden naturwissenschaftlichen und mathematischen Erkenntnisse aus der großen Zahl älterer und neuer Publikationen kritisch zu beleuchten und in gedrängter Form vom Inhalt her zu verbinden. Das ist uns nur zum Teil gelungen.

Es muß hervorgehoben werden, daß dieser Arbeit zwar logisch stringente, aber doch auch hypothetische Gedanken anhaften. Sie sollten durch Versuche mit anderen als den von uns benutzten mikrobiologischen Meßmethoden bestätigt oder ergänzt werden. Erfahrungsgemäß bereitet die stochastische Betrachtungsweise vielen Lesern Verständnisschwierigkeiten. Andererseits glauben wir, daß ein streng deterministisches Modell der mitoseabhängigen Stäbchenvermehrung kaum geeignet erscheint, diesen komplizierten Prozeß einer mathematischen Behandlung zugänglich zu machen; es würde die Kenntnis einer viel größeren Anzahl von biologischen Einflußgrößen voraussetzen. Durch eine stochastische Modellierung wird das Problem erheblich vereinfacht, wenn auch die dabei verwendeten Parameter einen mehr abstrakten Charakter erhalten.

Die vorliegende Arbeit sollte als Anregung dazu dienen, bei der mathematischen Lösung von biologischen Problemen der stochastischen Arbeitsweise mehr als bisher Beachtung zu schenken. Hierzu gibt es in der Literatur interessante Ansätze und Modellvorstellungen. Zum anderen fordert das Ergebnis unserer analytischen Experimente dazu heraus, den Fragen der Regulation beim Tumorwachstum und der Wundheilung anhand der in dieser Arbeit entwickelten Modelle Aufmerksamkeit zu widmen. Endlich sollte diese Studie als theoretische Grundlage für die Entwicklung eines allgemeinen mikrobiologisch-serologischen Krebstests mit anaerob wachsenden apathogenen Klostridien als Testmikroben verstanden werden.

Es ist uns ein aufrichtiges Anliegen, für vielfältig erfahrene Hilfe zu danken. Ganz besonderen Dank schulden wir dem ehemaligen Direktor des Zentralinstituts für Krebsforschung, Herrn Prof. Dr. H. Gummel, für die Bereitstellung des Laboratoriums, in dem wir seit 1963 unsere Experimente durchführen konnten, und für seine jederzeit großzügige Förderung, die er dieser Forschung zuteil werden ließ. Die Anregung zur Aufnahme der Untersuchungen des Tumor-Tetanus-Phänomens verdanken wir Herrn Prof. Dr. G. Wittig, der uns die Arbeit von O. Warburg (1961) zur Kenntnis brachte; in ihr fanden wir die entscheidenden Bemerkungen über die Tumor-Klostridien-Versuche. Den Direktoren der beiden Zentralinstitute der Akademie der Wissenschaften der DDR, Herrn Prof. Dr. Dr. St. Tanneberger, Zentralinstitut für Krebsforschung, und Herrn Prof. Dr. F. Jung, Zentralinstitut für Molekularbiologie, sind wir für die jahrelange verständnisvolle Unterstützung zu Dank verbunden, die sie uns in der Zusammenarbeit an dem gemeinsamen Forschungsprojekt gewährt haben. Herrn Prof. Dr. J. Mecke, Sektion Mathematik der Friedrich-Schiller-Universität Jena, gebührt unser Dank für wertvolle Hinweise während der Erarbeitung des mathematischen Modells. Besonderen Dank sind wir auch dem ehemaligen Direktor des Instituts für Zellphysiologie der Akademie der Wissenschaften der DDR zu Berlin-Buch, Herrn Prof. Dr. E. Negelein, schuldig für die Anregung und Durchführung manometrischer Untersuchungen, die im Zusammenhang mit unseren Zellbestrahlungsversuchen von Bedeutung waren, und für seine stets weiterführenden wertvollen Diskussionen.

Planung und Durchführung der zahllosen Tierversuche waren nur durch die aktive Beteiligung erfahrener Mitarbeiter des Forschungszentrums für Molekularbiologie und Medizin zu Berlin-Buch möglich. So möchten wir zunächst und vor allem Frau M. Kunath aus unserem Laboratorium für ihre unermüdliche zuverlässige Hilfe danken. Unser Dank gilt ferner den Kollegen der Abteilung Versuchstierhaltung, ihrem Leiter Herrn Dr. E. Schubert sowie seinen Kolleginnen Frau H. Baumgardt und Frau L. Gens, für ihre gleichbleibend Jahr um Jahr gewährte Zuarbeit.

Die Bearbeitung der umfangreichen Literatur war nur durch die sachkundige Unterstützung mehrerer Kolleginnen der Zentralbibliothek des Forschungszentrums, ihrer Leiterin Frau S. Schütze, wie auch der Abteilung Reprographie mit ihrer Leiterin Frau H. Kärgel, zu bewältigen. Ihnen und Herrn Dr. G. Blankenstein, Leiter des Informationszentrums am Forschungszentrum, sei an dieser Stelle unser Dank zum

Ausdruck gebracht. Danken möchten wir auch Herrn H. Marquardt für die ausgezeichnete Übersetzung zahlreicher russischer Arbeiten.

Schließlich verdient die graphische Wiedergabe der Versuchsverläufe und Rechnersimulationsergebnisse durch Frau U. Jaenisch unsere Anerkennung, wofür wir ebenfalls unseren Dank aussprechen möchten.

Dem VEB Verlag Gustav Fischer Jena und seinem Lektor, Herrn Dr. R. Itterheim, gebührt mit unserer Verbundenheit zugleich unser Respekt dafür, daß sie die Fertigstellung des Manuskriptes mit soviel Geduld und Verständnis sowie die Drucklegung des Werkes mit großem Entgegenkommen angenommen haben.

Berlin-Buch, September 1978 Die Verfasser

Inhaltsverzeichnis

Teil I

Teil II

TEIL I

1. Einführung

Die Entwicklung der Biologie von einer deskriptiven zu einer analytischen Wissenschaft hat dazu geführt, daß den komplizierten Zusammenhängen biologischer Prozesse Denkmodelle zugrunde gelegt werden. Das Wesentliche besteht darin, komplexe Erscheinungen durch ein vereinfachtes Denkschema zu ersetzen. In den Modellen hat man eine Sprache, die es ermöglicht, neue Gebiete zu verstehen (Kuhn 1968). Den eigentlichen Wert eines Modells mißt man daran, mit welcher Sicherheit experimentell ermittelte Aussagen zu beweisen oder widerlegen sind.

Neben einem bildhaften Anschaulichmachen biologischer Phänomene in Gedankenmodellen stehen die Versuchsmodelle. Sie dienen dazu, aus einer biologischen Erscheinung die wichtigen von den unwichtigen Parametern zu trennen und die Messungen auf die ausgesuchten Parameter zu beschränken (Groth 1974, 1977). Solche Versuchssysteme bieten als Konstruktionsentwurf zum Erkennen größerer Zusammenhänge und neuer Realisierungsmöglichkeiten entscheidende Vorzüge (Kuhn 1976). Fließen neue Informationen ein, wird das Modell vielfältiger und beziehungsreicher: Man gelangt in übergeordneten Denkschemata zu einer weitergefaßten Theorie (Ulam 1972). Der Übergang vom Gedankenmodell zur Hypothese und Theorie vollzieht sich ohne willkürlich gesetzte Grenzen. Hierbei verdichtet sich die Fachsprache zur präzis formulierten, logisch klaren Ausdrucksweise.

In der biologischen Forschung beinhaltet die Leitidee eines theoretischen Konzeptes zunächst keine numerisch-mathematische Behandlung (Krebs 1966). Jedoch benötigt man zur Urteilsbildung, die auf Beobachtungen und Experimenten beruht, mathematische Methoden, um unter weitgehender Ausschaltung der dem Einzelfall anhaftenden Zufälligkeiten zu allgemeingültigen Aussagen und zu einer objektiven Bewertung zu gelangen. Da der unkontrollierte Zufall bei lebenden Objekten und komplizierten Meßsystemen eine große Rolle spielt, gilt diese Feststellung für viele biologische Erscheinungen.

Mit dem Einsatz mathematischer Methoden in der Biologie können die Aussagen eines biologischen Modells im allgemeinen nicht bewiesen werden. Aus den Annahmen lassen sich aber Schlüsse für weitere Experimente ziehen, deren Ergebnisse insoweit zutreffen werden, als das Modell in seinen Voraussetzungen wirklichkeitsnahe ist. Fügt man eine biologische Realität in den Rahmen eines mathematischen Modells ein, so hilft der Mathematiker dem biologisch forschenden Experimentator, einen besseren

Einblick in den Wirkmechanismus eines biologischen Prozesses zu gewinnen (Bühler 1972), beispielsweise aus dem Verhalten einzelner Zellklone auf die Art des Wachstums einer Population von Zellen zu schließen.

In der modernen Krebsforschung wurde eine unübersehbare Fülle von Beobachtungsmaterial zusammengetragen und eine verfeinerte analytische Methodologie entwickelt. Hieraus sind neue Denkmodelle und Versuchssysteme hervorgegangen (Brunet et al. 1976). Erwähnt seien die Forschungen der molekulargenetischen Tumorvirologie, die Vorstellungen von der Transplantatantigennatur der Tumorzellmembran und die strahlenbiologischen Modelle der DNS-Reparaturprozesse. Beachtung verdienen auch die Auffassung vom Tumorwachstum als ein abartiges Wechselgewebe, die feinere Abgrenzung des Tumorenergiestoffwechsels und noch stark umstrittene Arbeitshypothesen zur Wachstumsregulation von Normalgewebe und Tumorgewebe.

Es wird eine lohnende Aufgabe sein, unsere analytischen Arbeiten zum Tumor-Tetanus-Phänomen mit den im Brennpunkt der biologischen Forschung stehenden Tumormodellen in Bezug zu bringen. Hinter diesem Bemühen liegt die Erwartung, zu einem konvergierenden Denkschema über essentielle Parameter der Wachstumsdynamik von Tumorzellpopulationen zu gelangen. Gerade die Eigenart des Tumorwachstums, das aus dem Verhalten bestimmter Gruppen von Zellen mit abartigem Proliferationsmuster hervorgeht, vermittelt unseres Erachtens den Schlüssel zum allgemeineren Verständnis des Basiswertes einer normalen Gewebshomöostase wie auch der zeitweilig übersteigerten Zellneubildung während der Regeneration und Wundheilung. Wir möchten daher in dieser Arbeit das biologische Problem des Wachstums auf die Zusammenhänge zwischen Zellteilung, Zellvermehrung und Wachstum lenken.

2. Leitgedanken der biologischen Krebsforschung – Versuch einer Synopsis

Zum Begriff der belebten Krankheitsursachen

Vorstellungen über vermehrungsfähige Krankheitserreger entwickelten sich aus den geschichtlichen Seuchenerfahrungen. Die Formulierung krankmachender Eigenschaften nach der Kausalität gemäß den drei Henleschen Postulaten gilt bis heute (mit Einschränkung) als Beweis für die Erregernatur vermehrungsfähiger Agenzien (Henle 1840). Nach der Erfindung und Anwendung analytischer Untersuchungsverfahren durch Koch (1876; 1912), vor allem mit der Technik der Färbung und Züchtung von Bakterien, gelang es der medizinischen Bakteriologie, die Vielfalt der Krankheitserreger zu definieren und systematisch von verwandten nichtpathogenen Bakterienarten abzugrenzen. Seit dem Ende vorigen Jahrhunderts wurde der Leitgedanke der spezifischen Identifizierung von Seuchenerregern zur Grundlage der ätiologischen Erforschung, Bekämpfung und Verhütung übertragbarer Krankheiten von Mensch und Tier.

Mit fortschreitenden Erkenntnissen vor allem auf den Gebieten der (chronischen) Virusinfektionen und Virus-Tumor-Relationen wurden die historischen Henle-Koch-Postulate zur einheitlichen Konzeption einer umfassenden Krankheitskausalität erweitert. Sie erfuhren im Sinne modifizierter Kausalitätskriterien eine dem jeweiligen Stand der Diagnostik-Standards entsprechende Anpassung (vgl. Evans 1976).

Beginn der kausalanalytischen Krebsforschung

In Anwendung der kausalen Betrachtungsweise begann die naturwissenschaftlich forschende Medizin, insbesondere mit der pathologischen Anatomie Virchows (1855, 1858), das bösartige Wachstum als einen Prozeß zu beschreiben, der durch fortlaufende Zellvermehrung eine Geschwulst bildet, Nachbarorgane durchsetzt und zerstört sowie Tochtergeschwülste hervorruft. Hierdurch wurde die Einheit der Krebskrankheit auf die Krebszelle reduziert.

Die Abgrenzung dieses Geschwulstbegriffes von den „entzündlichen Tumoren" durch Virchow (1863) und der Nachweis der Herkunft der Krebszellen von den normalen Körperzellen durch Waldeyer (1867) ließen drei Hauptprobleme derKrebsforschung deutlich werden: zunächst die Frage nach der Ätiologie des Krebses, den Ursachen der Entstehung einer Krebszelle (nach dem Grundsatz: „kein Karzinom ohne Karzinogene — keine Infektion ohne Infektionserreger", vgl. Hueper u. Conway 1964). Dann die Suche nach Kontrollmechanismen des Krebswachstums, der Eliminierung von Krebszellen aus den gesunden Geweben und Organen des Organismus. Schließlich das Problem der Unterscheidung der Krebszellen und Tumorgewebe von den normal funktionsfähigen Körperzellen und Geweben.

2.1. Ätiologische Probleme des Krebses

Anfänge der Erforschung chemischer Karzinogene

Unsere Kenntnis der Zusammenhänge zwischen Umweltfaktoren und Krebs verdanken wir ärztlichen Beobachtungen. Die Angaben von Pott (1776; vgl. Stöhr 1822) über Krebs der Schornsteinfeger, seine klare Beschreibung der Bedingungen des Kontakts mit Ruß, der zur Entstehung von Skrotalkrebs führt, sind so genau, daß sie die Grundlage unserer heutigen Bemühungen um die Krebsverhütung bilden (Doll 1976). Der Weg der ätiologischen Forschung wurde durch weitere Erfahrungen mit Teerkrebs gezeichnet (Volkmann 1874), zunächst durch die erste Krebserzeugung im Tierversuch mit Teerpinselungen am Kaninchenohr (Yamagiwa u. Ichikawa 1918) bis zur Synthese karzinogener polyzyklischer Kohlenwasserstoffe (Cook et al. 1932), dann durch die Erstisolierung von 3,4-Benzpyren aus einem Naturprodukt (Cook et al. 1933) im Laboratorium von Kennaway (1955).

Entwicklungsarbeiten der Strahlenbiologie und Mutationsforschung

Zu den Fortschritten der ersten Epoche der Erforschung von Krebsursachen gehören die Entdeckungen, die die Bedeutung von Strahlen für die Entstehung des Krebses unter Beweis stellten. Bald nach Beginn der radiologischen Forschung wurden die Gefahren des häufigen Umgangs mit Röntgen- und Radiumstrahlen für den menschlichen Organismus erkannt (Frieben 1902a, 1902b; Hesse 1911).

Sehr fruchtbar für die quantitative Strahlenbiologie erwies sich mit dem Eintritt in das „Atomzeitalter" die gedankliche Verknüpfung der Strahlenwirkung mit den Mutationsprozessen der Zelle (vgl. N. V. Timoféeff-Ressovsky et al. 1972). Vorausgegangen waren die Wiederentdeckung der Mendelschen Gesetze (Mendel 1865/1866; vgl. Correns 1900, 1901; Tschermak 1901; De Vries 1903) und die experimentelle Formulierung der Chromosomentheorie der Vererbung (Morgan et al. 1940, 1941). Diese Arbeitshypothese konnte einer strahlengenetischen Untersuchung an speziell hergestellten *Drosophila*-Kulturen zugeführt werden (H. J. Muller 1927, 1928a, 1928b, 1930). Sie erbrachte den Nachweis, daß die Häufigkeit der durch ionisierende Strahlen induzierten Mutationen der Strahlendosis proportional ist (Zimmer u. Timoféeff-Ressovsky 1942).

Erste Tumorübertragung mit zellfreien Tumorextrakten

In Erweiterung der ätiologischen Forschung gelang es in der experimentellen Pathologie, Tumoren mit zellfreien Tumorextrakten aus Geweben der Hühnerleukose (Ellermann u. Bang 1908) und des Hühnersarkoms (Rous 1911a, 1911b) serienweise zu passagieren. Ein verallgemeinernder Gedanke zur viralen Kanzerogenese ließ sich aber erst aus den Bittnerschen Arbeiten ableiten (1936), in denen die „vertikale Übertragung" des Mammatumor-Agens auf die Nachkommenschaft mit der Milch der Muttertiere überzeugend demonstriert wurde. Im Vergleich hierzu steht die „horizontale Ausbreitung" von Seuchenerregern bei Individuen der gleichen Generation (Gross 1944). Besonders sensitiv für die Übertragung von Tumorviren erwies sich die neugeborene Maus. Mit neugeborenen Mäusen als „Biotest-Modell" wurde der erste Nachweis der viralen Genese der Mäuseleukämie erbracht (Gross 1951a, 1951b).

Klassische Virustheorie und Mutationstheorie des Krebses

Geht man von der elektronenmikroskopisch gesicherten morphischen Vielfalt bekannter Tumorvirusarten aus, so ist man geneigt, den entscheidenden Faktor der Tumorinduktion nicht im korpuskulären Virus, sondern in den veränderten Erbstrukturen der infizierten Zelle zu suchen (Oberling 1959). Die Virustheorie des Krebses wird dann zur Virusgenomtheorie und kommt der Mutationstheorie des Krebses nahe (Boveri 1914; Bauer 1928, 1963; vgl. Doerr 1923, 1938, 1944; Zilber 1954). Diese betrachtet die Mutation einer somatischen Zelle wie eine Keimzellen- oder Mikrobenmutation, auf denen unser Verständnis des Mutationsprozesses beruht (vgl. F. Schmidt 1960).

So führt die Frage nach der Krebsursache zum Suchen nach Ereignissen, die der Wirkung, d. h. dem Krebswachstum vorausgehen und mit ihr eng verknüpft sind. Die Aufklärung der inneren Beziehung erfolgt durch die Analyse der aufeinanderfolgenden Teilschritte, die dem Wirk- bzw. Pathomechanismus zugrunde liegen (Shimkin 1958).

Beginn der Struktur-Funktionsanalysen an Biomakromolekülen

Richtungsweisende Denkanstöße zur Entwicklung molekulargenetischer Vorstellungen der malignen Zelltransformation durch Tumorviren kamen aus der morphologischen und genetischen Forschung, zum einen mit Beginn der Aufklärung dreidimensionaler Strukturen von Biomakromolekülen, des Myoglobins und Hämoglobins, mittels Röntgenstrahlbeugung (Kendrew et al. 1958; Perutz et al. 1960), zum anderen durch analytische Arbeiten der Phagen-Bakterien-Genetik (vgl. Cairns et al. 1966).

Gedanken zur Natur des Gens — Trefferprinzip der Strahlenbiologie

Schon in den dreißiger Jahren waren quantenmechanische Betrachtungen zur Natur des Gens und seiner Struktureinheiten, ausgehend von den strahleninduzierten Mutationen Mullers, vorausgegangen und führten zur mathematischen Formulierung des Trefferprinzips in der Strahlenbiologie (Timoféeff-Ressovsky et al. 1935).

Biologische Erkenntnisse der phagengenetischen Forschung

Im Bakterien-Fluktuations-Test von Luria und Delbrück (1943), der auf der Poisson-Verteilung seltener Ereignisse beruht, konnte gezeigt werden, daß sich die Entwicklung phagenresistenter Bakterienpopulationen aus der Selektion ungerichtet mutierter Einzelbakterien vollzieht. Das entspricht der Darwinschen Evolutionslehre, die das Zusammenwirken von Mutation und Selektion, von „Zufall“ und „Auswahl“, an Individuen einer genetisch heterogenen Population zur Grundlage hat.

DNS als primärer Informationsträger

Zwei unterschiedliche Systeme, das transformierende Prinzip der Bakterientypumwandlung (Avery et al. 1944) und das infektiöse Prinzip im Phagen-Wirtsbakterien-Modell des Hershey-Chase-Experimentes (1952), führten zum gleichen Schluß: der Bedeutung der DNS als primärer Erbstruktur. Aus der Entdeckung der Doppelhelix durch Röntgenanalyse (Wilkins et al. 1953) und dem Mechanismus ihrer Replikation (Watson u. Crick 1953a, 1953b) folgte ein tieferes Verständnis der Struktur und Funktionsweise der DNS, eine glänzende Bestätigung der von Muller, Delbrück, Schrödinger (1944) entwickelten Denkmodelle zum molekularen Bau eines Gens (Delbrück 1967; Luria 1970).

Klassischer und molekularbiologischer Begriff eines Gens

Verständlicherweise erfuhr der klassische Genbegriff eine Vertiefung und Erweiterung durch den molekularbiologischen Begriff des Cistrons. Das Gen ist die mendelnde „Erbeinheit“ im Erbgut eines Lebewesens mit dem Attribut der freien Rekombinierbarkeit des merkmalprägenden, spontan veränderbaren Erbfaktors. Die Eigenschaften der Rekombination, Funktion und Mutation des klassischen Gens wurden im Begriff des Cistrons, eines im analytischen Cis-Trans-Test als Funktionseinheit bestimmbaren Genomabschnittes, neudefiniert (Benzer 1961). Das führte zu einer Präzisierung der „Ein-Gen-ein-Enzym-Hypothese“ von Beadle und Tatum (1941) im Sinne des „Ein-Cistron-ein-Polypeptid-Prinzips“. Eine sprunghafte Entwicklung der Tumorvirologie, die aus den neuen Erkenntnissen der Bakterienvirologie hervorging, setzte den Weg der ätiopathogenetischen Krebsforschung auf der Suche nach menschlichen Tumorviren fort.

2.2. Kanzerogenese — Zelldifferenzierung — Krebszellen-Eliminierung

2.2.1. Tumorvirologie und Krebsgenetik

Analytische Tumorvirologie am Modell der In-vitro-Zelltransformation

Die Grundidee der Bakterien-Reinkultur Kochs erlaubte es, mit zunehmender Beherrschung der Kultivierung von Säugerzellen die Entdeckungen der Phagen-Bakterien-Genetik unmittelbar auf tumorvirologische Aspekte anzuwenden. So wurde durch die Weiterentwicklung der Gewebekultur A. Fischers (1925, 1946) zu den modernen Zellkulturen nach Enders et al. (1949) die Gast-Wirt-Beziehung zwischen Virus und Einzelzelle einer direkten Untersuchung zugänglich. Methoden der Plaque-Technik, der Virusklonierung (Dulbecco 1952) und der Kultivierung von Säugerzellklonen (Puck u. Marcus 1955) eröffneten das Studium der malignen Zelltransformation unter Berücksichtigung quantitativer Beziehungen zwischen Tumorviren und Wirtszellen, zunächst mit den Viren des Rous-Sarkoms und Hühnerembryonalzellen (Rubin 1955.) Im Gegensatz zum normalen Zellwachstum klonieren transformierte Zellen unbegrenzt in vitro und in vivo.

Molekulargenetisch wird unter Transformation der Einbau einer fremden DNS-Sequenz in ein (Wirts-)Genom durch Rekombinationsvorgänge verstanden. Voraussetzung ist die Homologie der betreffenden Genomabschnitte. Mit großer Erwartung wurden die Forschungsarbeiten forciert. Es gelang die Entwicklung hochsensitiver Methoden der Nukleinsäureanalytik, u. a. die Technik der molekularen Hybridisierung von DNS und RNS (B. D. Hall u. Spiegelman 1961) und der Nachweis der Revertase, einer DNS-Polymerase (auch reverse Transkriptase genannt), des Leitenzyms der RNS-Tumorviren (Baltimore 1970; Temin u. Mizutani 1970). Hierdurch wurde es möglich, alle Tumorviren letzten Endes wie ein DNS-Virus zu betrachten, da zumindest die entscheidende Phase der Virus-Zell-Interaktion in der Integration des Virusgenoms mit dem Wirtszellgenom besteht (Dulbecco 1973). Der Vorgang ist mit dem lysogenen Prozeß von Phagen und Wirtsbakterien vergleichbar (Lwoff 1951, 1953).

Vorstellungen zur Genregulation durch Rückkopplungssysteme

In Erweiterung der Erkenntnisse der Nukleinsäureforschung führte die Fahndung nach „Schlüsselagenzien" der Krebsentstehung zu Fragen der Wachstumskontrolle des Krebses. Den Ausgangspunkt bildete die Arbeitshypothese der kybernetischen Genkontrolle. Hierunter versteht man in einem biologischen Regelkreis einen Rückkopplungsmechanismus des An- und Abschaltens von Genen als Muster einer im Erbgut verankerten Zelldifferenzierung (Markert 1963, 1968; Britten u. Davidson 1969; Georgiev 1969; Crick 1971; Davidson u. Britten 1973). Mit „Anschalten" definiert man die Bildung einer DNS-komplementären RNS-Kopie, die entsprechend dem „zentralen Dogma" der Molekularbiologie die spezifische Polypeptidsynthese kodiert (Crick 1958). Den wichtigsten Impuls erhielt dieser Gedanke durch das Jacob-Monodsche Bakterien-Operonsystem der Genregulation (1961): Es wurde durch die klassischen Experimente zur adaptiven Enzymsynthese an Bakterienstoffwechsel-Mangelmutanten nach dem Prinzip der Hemmung der gengesteuerten Enzymsynthese durch das Endprodukt der enzymgesteuerten Reaktionskette (Pardee et al. 1959) und am Beispiel der Repression von viralen Funktionen in lysogenen Bakterien konzipiert. Die Differenzierung ist definitionsgemäß eine differentielle Genexpression auf zellulärer Ebene, die Realisierung genetischen Potentials des befruchteten Eies und der sich daraus differenzierenden somatischen Zellen (Jacob u. Monod 1963).

Molekulare Systeme der Virusreplikation und Zelltransformation

Trotz der wachsenden Kenntnis der molekularen Virusreplikation bleiben die Probleme des Mechanismus der neoplastischen Zelltransformation durch DNS- und RNS-Tumorviren und das Verständnis der Reaktionsschritte vom molekularen Informationssystem zum biologischen Verhalten der Tumorzellen zunächst ungeklärt (Dulbecco 1973; Gallo u. Levine 1974; vgl. M. G. Stoker 1975). Daher konzentrierte sich die Forschung auf mehr übersichtliche tierische Tumorvirus-Zellkultur-Systeme (M. Green et al. 1974; Nathans 1976). Mit temperatursensitiven Virusmutanten (Dulbecco u. Eckhart 1970; Eckhart et al. 1971) und Wirtszellmutanten (Renger u. Basilico 1972) konnte z. B. die Reversibilität der Zelltransformation, die offenbar von temperaturempfindlichen Mechanismen der Genaktivität abhängt, gezeigt werden. Am Beispiel temperatursensitiver Polyomavirusmutanten konnte Dulbecco (1975) die Rolle des viruskodierten „A-Proteins" (T-Antigens) bei der transformativen Genexpression der Wirtszelle untersuchen, und Rosen (1977) entwickelte, hierauf fußend, ein mathematisches Modell der viralen Karzinogenese.

Der jüngste Zweig der modernen Genetik, die Genanalyse von in vitro kultivierten somatischen Zellen (vgl. Barski et al. 1960), wurde auf die Frage der viralen Zelltransformation angewendet. Der Grundgedanke ist die Zellfusionierung, die zur Unterdrückung bzw. Ausprägung bestimmter Zellfunktionen beim Verschmelzen einer differenzierten mit einer nichtdifferenzierten (malignen) Zelle führt. So gelang es, die Malignität Polyomavirus-induzierter Tumorzellen durch eine Sendaivirus-vermittelte Zellhybridisierung mit normalen diploiden Zellen phänotypisch zu supprimieren (H. Harris 1970, 1971; Klein et al. 1971; Bregula et al. 1971).

Indirekter Nachweis von Tumorvirusgenomen in menschlichen Tumorzellen

Bisherige Untersuchungen zur viralen Kanzerogenese erbrachten keinen zwingenden Beweis, daß zumindest bestimmte menschliche Neoplasien nach dem Vorbild der Virusgenese von natürlicherweise vorkommenden tierischen Tumoren virusbedingt sind (L. Gross 1974; Todaro 1974; Rapp u. Buss 1974; Marx 1974; Temin 1974a, 1974c; Pringle 1975). Die Schwierigkeit des direkten Beweises menschlicher Krebsviren, bei Beachtung der besonderen Eigenschaften von Virus und Wirt, mikroskopischer Befund, Züchtung in Reinkultur und Pathogenitätsnachweis, liegt auf der Hand (Allison 1965).

Im Laboratorium von Spiegelman wurden daher indirekte molekularbiologische Methoden erarbeitet, die insgesamt einen Indizienbeweis erbringen: das Auffinden Tumorvirus-verdächtiger Genome und der Nachweis viraler Genprodukte in den transformierten Zellen. So berichteten Spiegelman et al. (1974), aufbauend auf Arbeiten mit virusspezifischer RNS aus dem Maus-Mammakarzinom-Modell (Schlom u. Spiegelman 1974; vgl. Spiegelman 1974), daß sie in menschlichen Leukämiezellen, Sarkom- und Lymphomzellen verborgene RNS-Tumorvirusgenome gefunden hätten, nicht dagegen in Zellen gesunder oder krebsfreier Patienten (vgl. auch Gallo et al. 1970, 1974). Die RNS-Tumorvirusgenome verhielten sich zur Mäuseleukämievirus-RNS homolog, nicht aber zur RNS des Maus-Mammatumorvirus bzw. des aviären Myeloblastosevirus als Kontrollen. Das Virusgenom wurde durch molekulare DNS-RNS-Hybridisierung nachgewiesen und durch den Simultantest auf Vorhandensein viraler Genprodukte, der Revertase und partikelgebundenen 70S-RNS, bestätigt (Schlom u. Spiegelman 1971; Gallo 1973; vgl. N. R. Miller et al. 1974).

Konditionale versus kausale Denkweise der Karzinogenese

Die Virusätiologie menschlicher Tumoren wird mit diesen Untersuchungen nicht endgültig bewiesen, aber es werden die Bedingungen für die mögliche Expression von Tumorvirogenen in den untersuchten Zellsystemen näher abgegrenzt. Es ist vorstellbar, daß Krebsgewebe die Aktivierung und Vermehrung von „Begleitviren" selektiv fördern in Analogie zu weitverbreiteten akzidentellen Zellkulturkontaminanten wie Mykoplasmen (Stanbridge 1971; van Diggelen et al. 1977) oder der Vielzahl latenter (maskierter) Viren (R. J. C. Harris 1976). Das zwingt zur Entscheidung zwischen der Alternative „Virus induziert Krebs" oder „Krebs induziert Virus" (R. A. Weiss 1974).

Welchen Einfluß der genetische Kontrollapparat der Zelle auf die Aufnahme, Aktivierung und Ausprägung tumorviraler Gene hat, muß aus der äußerst seltenen *natürlichen* Tumorinduktion seitens weitverbreiteter tierischer RNS-Tumorviren geschlossen werden. Im Zusammenhang hiermit verdient die seltene Tumorinduktion durch das Epstein-Barr-Virus, ein Vertreter aus der DNS-Herpesvirus-Gruppe, Erwähnung. Das EB-Virus kommt bei vielen Menschen vor. Es stellt das erstvermutete ätiologische (kokarzinogene ?) Agens einer menschlichen Neoplasie dar, des in bestimmten Gegenden Zentralafrikas endemischen Burkitt-Lymphoms sowie des weltweit verbreiteten nasopharyngealen Karzinoms

(Epstein u. Barr 1964; Burkitt 1962, 1969; vgl. De Schryver et al. 1969; Nonoyama et al. 1973; Klein 1972, 1975a, 1975b; Desgranges et al. 1975). Das EB-Virus gehört zu der Gruppe von Viren, bei denen bisher der Nachweis der Pathogenität für Menschen (infektiöse Mononukleose), der Onkogenität für Affen und der Anwesenheit in menschlichen Tumorgeweben des Burkitt-Lymphoms und nasopharyngealen Karzinoms fast regelmäßig erbracht werden konnte (Dulbecco 1973; Rapp u. Li 1974; Epstein 1975; P. H. Levine 1976; vgl. Klein 1976a).

Übergreifende Aspekte der Tumorvirologie und Krebsgenetik

Den entscheidenden Beitrag zur Erforschung der Bedingungen, die den Prozeß der Ausprägung von Tumorgenen und die Durchbrechung der genetischen Schutz- und Kontrollmechanismen charakterisieren, leistet die Krebsgenetik (Heston 1974). Gerade in der Frage der Tumorhäufigkeit einer karzinogenexponierten Population begegnen sich Aufgaben der Tumorforschung und Krebsgenetik. Wenn zum Beispiel ein Karzinogen die Verteilungskurve der Tumorhäufigkeit verschiebt, so daß die Wahrscheinlichkeit für Krebs bei allen Exponierten ansteigt, bietet der Begriff der genetischen Disposition oder Suszeptibilität (auch Konstitution) eine Erklärungsmöglichkeit. Der Begriff schließt die Summation der Wirkungen multipler Gene und nichtgenetischer Faktoren ein, die sich um einen Schwellenwert mit der Möglichkeit der alternativen Expression oberhalb oder unterhalb dieser Schwelle gruppieren (vgl. S. Wright 1934).

Inzuchtmäusestämme für mendelnde Kreuzungsversuche auf Tumorhäufigkeit

Little (1928, 1939) hat die Krebsgenetik entscheidend inspiriert. Anstelle der natürlichen Selektion, die zur Entwicklung der Arten mit ihren charakteristischen Tumortypen und Tumorhäufigkeiten geführt hat, selektierte er Inzuchtstämme von Mäusen, die konstante, aber bei den einzelnen Stämmen differierende Tumorarten und Tumorhäufigkeiten aufweisen. Die genetische Analyse bedient sich der mendelnden Kreuzung auf Tumorhäufigkeit mit Mehrfach-Rückkreuzungen.

Maus-Mammatumorvirus-Modell und Krebsgenetik

Erstmals konnte die genabhängige Mammatumor-Empfänglichkeit der Mäuse gegenüber dem extrachromosomalen Bittnerschen Agens gezeigt werden (Anonym 1933). Die genetische Kontrolle der Replikation des Mammatumorvirus ergab sich aus Versuchen von Heston et al. (1945). Mit der erfolgreichen Keimzellenübertragung des Mammatumorvirus im Mäusestamm GR (Mühlbock 1965) wurde eine weitere Stütze der Provirus-Hypothese der vertikalen Virusausbreitung experimentell erbracht (Bentveltzen 1968, 1972).

Analoge genetische Übertragungsversuche mit Leukämieviren berichteten Rowe et al. (Rowe 1972; Rowe u. Hartley 1972; Rowe et al. 1972). Das Provirus, eine DNS-Kopie der Tumorvirus-RNS, enthält die virale Information und fungiert im Wirtsgenom als mendelndes Gen. Man kann sich vorstellen, daß das Provirus bei Stämmen niedriger Tumorquote durch ein System der Genregulation nach dem Vorbild des Regulatorgen-Repressor-Modells von Jacob und Monod reprimiert wird (Bentveltzen et al. 1972; Bentveltzen 1974).

Aktivierung von Tumorvirogenen und/oder kompletten Tumorviren (Virogenen plus Onkogenen)

Experimentell gelang die Aktivierung von normalerweise reprimierten, vertikal übertragenen endogenen RNS-Tumorvirogenen in vivo und in „virusfreien" Zellkulturen verschiedenster Tierspezies (Lowy et al. 1971; R. A. Weiss et al. 1971; vgl. Lieber u. Todaro 1975; Lieber et al. 1975). Erwähnt seien die Aktivierung eines kompletten Mammatumorvirus durch Karzinogenbehandlung von Mäusen (Timmermans et al. 1969) und die Induktion früher Mammatumoren durch Hormonbehandlung (Van Nie et al. 1972), gleichsam die Fortsetzung und Vertiefung der klassischen Arbeiten zum Krebs-Hormon-Problem (Lacassagne 1932; vgl. Mühlbock 1965, 1972). Die Beschleunigung der neoplastischen Zelltransformation durch chemische Karzinogene wie Methylcholanthren und Benzpyren bzw. durch DNS-Tumorviren nach Zugabe von Mäuseleukämieviren (Rhim et al. 1973) gehört zum gleichen Problemkreis wie die chemische Induktion von Mäuseleukämieviren in Zellkulturen mit Jod- bzw. Brom-Desoxyuridin (Teich et al. 1973) sowie hamsterspezifischer RNS-Tumorviren in analoger Versuchsanordnung mit Methylcholanthren (Freeman et al. 1971).

Hinweise auf virale Agenzien vom Oncorna-Typ in Zell-Linien des Menschen

Da sich beim Menschen homologe Infektionsversuche mit virusverdächtigem Material verbieten (Bestätigung des dritten Henleschen Postulates), dienen genannte Modellversuche als Grundlage für experimentelle Arbeiten, aus menschlichen Zell-Linien Viren mit tumorvirusverdächtigen Eigenschaften und humanspezifischem Wirkungsspektrum zu isolieren und charakterisieren. Voraussetzung ist der gestaffelte Einsatz verschiedener Methoden, der Elektronenmikroskopie und Langzeit-Zellkultivierung, der Einwirkung virusaktivierender Antimetabolite sowie der Zellhybridisierungs-Technik (Gerber 1966; Svoboda et al. 1967; vgl. Okada et al. 1957; Okada 1958, 1969), bei der in Analogie zur Induktion lysogener Bakteriophagen infektiöse Viren nach der Zellfusion mit permissiven Indikatorzellen reaktiviert und freigesetzt werden („virus-rescue"). Weitere Methoden sind die selektive Anreicherung im Saccharose-Dichtegradienten (1,16 g/ml), die Nukleinsäure-Hybridisierung und der biochemische Revertase-Nachweis, schließlich die immunologisch-serologische Abgrenzung virustyp- und virusgruppen-spezifischer Proteine.

Mit mehreren dieser Testsysteme konnten in jüngererZeit suspekte Befunde viraler Agenzien vom Oncorna-Typ (wegen der reversen Transkriptase gilt die neuere Bezeichnung „Retroviren") erbracht werden. Die endgültige Bestätigung im Pathogenitäts-Test auf Onkogenität an geeigneten Versuchstieren bleibt vorerst offen (Zhdanov et al. 1973a, 1973b; Gelderblom et al. 1974; H. Bauer et al. 1974; K. F. Watson et al. 1974; McGrath et al. 1974; Graffi et al. 1974, vgl. Graffi 1975; Gallagher u. Gallo 1975).

Vorstellungen der molekularen Genetik zur viralen Kanzerogenese

In den modernen Virushypothesen wird der Versuch unternommen, die Kanzerisierung der Zelle als Störung genkontrollierter Zelldifferenzierungsprozesse, also als pathologische Manifestation eines normalerweise fehlerfreien genetischen Informationsflusses zu erklären. Diese Auffassung räumt den informatorischen Virus-Nukleinsäuren normale Zellfunktionen während der Embryogenese und Gewebsdifferenzierung ein. Zum Beispiel könnten sie den Arten, in deren Zellen sie vorkommen, Selektionsvorteile vermitteln, die mit dem Schutz gegen virulente infektiöse Typ C-Viren (Todaro 1975) verbunden sind. Bei strikter Auslegung drängt sich die unitarische Auffassung der Krebsentstehung auf, indem mutative Strahlen oder chemische Agenzien, andere Viren, auch Alternsprozesse allgemein die Wahrscheinlichkeit einer tumorviralen Genausprägung mit Zelltransformation erhöhen. Ungeklärt bleibt aber, wie erwähnt, die Kenntnis des Zusammenspiels der Teilschritte und Stellglieder, die die molekulare Ebene des Informationsflusses zwischen Nukleinsäuren und Proteinen mit der Physiologie der Zelle verbinden und verständlich machen.

Spezielle Hypothesen über Virusonkogene und Zelldifferenzierung

Die Onkogen-Hypothese von Huebner u. Todaro (1969; Todaro u. Huebner 1972) betrachtet die neoplastische Zelltransformation als einen abartigen Differenzierungsschritt, das „Anschalten" eines reprimierten Virusonkogens, das als endogene virale Information normalerweise in allen Zellen ruht und während der Mitose und Meiose, d. h. sowohl somatisch als auch über die Keimbahn, vertikal weitervererbt wird (vgl. Zilber 1954; Zilber u. Abelev 1968). Demgegenüber vertritt Temin in seiner Protovirus-Hypothese (1972, 1974b, 1976) die Auffassung einer exogenen horizontalen Zellinfektion, die zu einer mutativen, d. h. De-novo-Inkorporation des Virusgens führt. Die „Kompetenz" der Zelle zur Virusgen-Integration ergibt sich aus einem schon vorher vorhandenen fehlerhaften DNS-RNS-DNS-Informationsfluß. Verallgemeinernde Differenzierungshypothesen betrachten die Neoplasie als Ausdruck einer „Differenzierungskrankheit", indem das Tumorvirus selbst ein abartiges Kontrollgen darstellt und in ein „Super-Operon-System" transduziertwird (Onkoduktions-Hypothese von Fischinger u. Haapala 1974), vergleichbar mit dem Erbfaktorenaustausch bei Bakterien, bei dem das transduzierende Phaggenom bestimmte Bakteriengene des Spenderbakteriums auf das Empfängerbakterium überträgt (Zinder u. Lederberg 1952).

Fragen der biologischen Ebenen einer genetischen Kontrolle

Die angedeuteten komplexen Zusammenhänge zwischen viraler Kanzerogenese, Genregulation und Zelltransformation umfassen höhere Ebenen der Verknüpfung genkontrollierter „Differenzierungsprogramme" zu „Entwicklungsprogrammen", d. h. der dynamischen Hierarchie subzellulärer, zellulärer und organismischer Ebenen, angefangen bei den Strukturen und Funktionen der Zellorganellen, dann die Populationskinetik der Zellen, schließlich die Dynamik der Gewebsneubildung.

Wir vermuteten bei der Verfolgung unserer Studien zum Tumor-Tetanus-Phänomen, daß die beiden phylogenetisch nicht verwandten Zellpopulationen, Tumorzellen und Tetanus-Klostridien, in eine örtlich-zeitlich begrenzte Wachstumskorrelation eintreten können (Schneeweiß u. Fabricius 1975b). Die experimentelle und mathematische Analyse dieser Wachstumsbeziehung zwischen Eukaryoten und Protokaryoten eröffnet Möglichkeiten zur quantitativen Bearbeitung der In-vivo-Populationskinetik von Säugerzellklonen.

2.2.2. Morphogenese und Tumorimmunologie

Krebswachstum, Morphogenese und Differenzierung

Betrachtet man Krebswachstum zellbiologisch als eine Störung der Morphogenese, bei der die normal programmierte Entfaltung verschieden differenzierter Zellverbände während der Embryogenese und Gewebsregeneration, das zeitlich-räumlich geordnete Hervorgehen von Geweben und Organen aus der befruchteten Eizelle (vgl. Flaxman u. Maderson 1976) oder das Eintreten der Differenzierungsstufen regenerierender Gewebsstammzellen verzögert sind, so gewinnt das Problem der koordinierten gegenseitigen Erkennung der Zellen eines Zellverbandes besonderes Interesse.

Im Moscona-Zellkulturversuch (1957) ordnen sich Mischsuspensionen von embryonalen Mäuse- und Hühnerzellen nicht entsprechend ihrer phylogenetischen Beziehung, wie Nierenzellen und Knorpelzellen der Maus bzw. Nierenzellen mit Knorpelzellen des Hühnchens, sondern nach ihrer funktionellen Differenzierung, das heißt Mäusenierenzellen mit Hühnernierenzellen bzw. Mäuseknorpelzellen mit Hühnerknorpelzellen. Die Erkennungsmechanismen sind offensichtlich distinkte Merkmale der Zellmembran und ihres den Zelltyp charakterisierenden Antigenmosaiks.

Antigenmuster der Zellmembran und Immunogenetik

In der Gruppe von Boyse (Boyse u. Old 1969) wurde die immunogenetische Untersuchung der Membranantigene von Mäuselymphoidzellen inauguriert. Es wurden die Methoden der Antikörperbestimmung und Absorptionstechnik (Gorer u. O'Gorman 1956) sowie der Immunelektronenmikroskopie mit ferritinmarkierten Antikörpern eingesetzt (Hämmerling et al. 1968; Aoki et al. 1969). Die Membranantigene erscheinen als umschriebene Bezirke mit bevorzugter Lage und unterschiedlicher Antigendichte. Ihre Ausprägung, Vererbung und Kopplung folgen gewöhnlich den Mendelschen Regeln (Boyse 1973). Man unterscheidet Struktur- oder Histokompatibilitätsantigene (vgl. Snell 1948), Differenzierungsantigene und Tumorantigene (Old u. Boyse 1964, 1966). Es interessiert zum Beispiel die Frage, ob Gross-Leukämievirogene des Zellgenoms, die die Tumormembranantigene und ihre Ausprägung kodieren, mit den Differenzierungsgenen des Wirtes gekoppelt sind und somit der genetischen Kontrolle zellulärer Differenzierungsprozesse unterliegen können (vgl. G. Pasternak et al. 1972).

Membranantigenmuster — genetische Variation oder epigenetische Modifikation

Neben der Annahme eines strikt genkodierten Membranantigenprofils steht als Modell der Zelldifferenzierung die Alternativhypothese eines epigenetischen Positionseffektes der Membranantigene: Ihr zufolge können sich neue Membranstrukturen unter dem Einfluß der vorhandenen Membranstrukturen einordnen, wenn sie unter den Einfluß von Außenfaktoren, z.B. homologen Antikörpern gelangen. Sie können dann phänotypisch, ohne unmittelbare Genwirkung, von der Mutterzelle auf Tochterzellen weitergegeben werden, wie es bei Paramaecien-Arten beschrieben wurde. Die Möglichkeit der Zwischenschaltung von Plasmagenen bleibt zu erwägen (Sonneborn 1943a, 1943b, 1943c, 1948, 1950; Sonneborn u. Beale 1949; Sonneborn 1964; Beisson u. Sonneborn 1965; vgl. Rose 1952).

Das Konzept der tumorspezifischen Transplantatantigene

Die Bedeutung membranologischer Zellcharakteristika für die analytische Tumorimmunologie ging aus dem differenten Verhalten chemisch bzw. physikalisch induzierter Tumoren einerseits und virusinduzierter Tumoren andererseits hervor. Die Tumorantigene der erstgenannten sind vorwiegend individualspezifisch, die der letzteren gruppenspezifisch. Die Kreuzreaktivität kennzeichnet das gemeinsame ätiologische Agens. Methodisch wurden tumorspezifische Transplantatantigene vor allem an Inzuchtmäusen erforscht. Inzuchtrassen gehen aus mindestens 20 Generationen von Bruder-Schwester-Paarungen hervor. Sie tolerieren gegenseitig Hauttransplantate.

Tumortransplantatantigene wurden in tumorassoziierte Antigene umbenannt (neuere Übersichten bei Herberman 1977 und Björklund 1978). Man geht davon aus, daß sie dem Ursprungsgewebe fehlen. Daher stimulieren „antigenfremde" Tumorzellen in einem syngenen Transplantationsversuch eine Immunantwort, während die entsprechenden Hauttransplantate reaktionslos toleriert werden. In den klassischen Arbeiten begann der Nachweis tumorspezifischer Transplantatantigene an chemisch induzierten Tumoren (Foley 1953; Prehn u. Main 1957). Bald wurden die ersten spezifischen Membranantigene bei virusinduzierten Tumoren beschrieben (Habel 1961; Sjögren et al. 1961). Die induzierte Immunantwort ist schwach und entspricht der Transplantatabwehr von wenigen Zehnerpotenzen Tumorzellen. Das besondere Interesse an Virustumoren erklärt sich deshalb, weil die Entstehung und Ausprägung der Tumormembranantigene andere Mechanismen erwarten läßt als bei chemisch induzierten Tumoren. Immunologisch konnte dies an den viruskodierten Membranantigenen der Tumorzellen bestätigt werden, die eine gut erforschte Gruppe umfassen (Aoki et al. 1974).

Hypothesen der Immunüberwachung des Krebses und Krebs-Immuntoleranz

Zu den Leitgedanken der Tumorimmunologie gehörte das heuristische Prinzip der Tumorimmunität. Vom Phänomen her ist die spezifische Abwehr von Tumorzellen mit dem erworbenen Schutz gegen Krankheitserreger zu vergleichen (Ehrlich 1900, 1907a, 1909). Das Ausbleiben der Antikörperbildung gegen körpereigene Zellen bezeichnete Ehrlich mit dem Begriff „Horror autotoxicus". Beiden Vorstellungen begegnet man formal in der Hypothese der Krebsimmunüberwachung (Immunosurveillance: L. Thomas 1959; Burnet 1964, 1970a, 1970b; Good u. Finstad 1969) und der Immuntoleranz (Billingham et al. 1953). Sie führten als These und Antithese zum Tumorantigen zu einer Neuformulierung des klassischen Antigenbegriffes von Landsteiner (1933): Dieser war auf das Problem der immunologischen Spezifität im Sinne einer stereochemisch komplementären Bedingtheit von Antigen und Antikörper beschränkt.

Evolutionstheorie (Darwin) und Theorie der Antikörperbildung (Burnet)

Mit der Selektionstheorie der Immunität (Burnet 1959) und den Arbeiten zur Transplantat-Toleranz neonataler Mäuse (Billingham et al. 1953) wurde der Gedanke des Darwinschen Entwicklungsgesetzes in der Biologie (Darwin 1863, 1897) auf die zelluläre Ebene übertragen. Vom Phänomen her läßt sich die Evolution als eine Folge von Selektionsprozessen beschreiben. In ihrem Verlauf treten jeweils verschiedene mögliche Erscheinungsformen eines Systems miteinander in Konkurrenz, immunologisch die genetisch heterogene Immunzellpopulation des lymphoretikulären Gewebes. So führt der Prozeß der Immunisierung in Abhängigkeit von der jeweils besseren Anpassung, meßbar an der Bindungskraft zum korrespondierenden Antigen, zur Auswahl von Immunzellklonen mit immer zunehmender Avidität ihrer Antikörper (vgl. Richter 1971, 1975). Die treibende Kraft dieses Ausleseprozesses ist die Antigenerkennung auf der molekularen Ebene. Das geschieht durch chemische Bindung, wobei die Bindungskonstante des Antigen-Antikörper-Gleichgewichtes den Selektionswert des jeweiligen Antikörpers (der „Antikörperpopulation") charakterisiert (vgl. Bell 1970, 1971a, 1971b).

Die Annahme eines antigeninduzierten Auswahlprozesses der Immunzellklone geht davon aus, daß eine Vielfalt von präformierter Immunspezifität der Antikörper vorhanden ist. Sie basiert auf der Mannigfaltigkeit der Aminosäurensequenzen in den variablen Ketten der Antikörpermoleküle (Edelman 1970). Entsprechend dem molekularbiologischen Konzept der genkontrollierten Proteinsynthese ist diese Vielfalt in den Nukleinsäuren kodiert und wird bei Bedarf abgerufen (Nirenberg et al. 1965; Khorana et al. 1966; Matthaei et al. 1966). Offenbar bringt ein Lymphozytenklon nur *eine* Spezifität von Membranrezeptoren und Antikörpermolekülen hervor (Mäkelä u. Cross 1970). Nur die Lymphozyten mit den passenden Membranrezeptoren erkennen das korrespondierende Antigen und werden nach dessen Bindung zur Immunantwort stimuliert.

Die Modellierung der Initiation und Regulation der Immunantwort wird mathematisch wirklichkeitsnahe, wenn man von Burnets Klon-Selektionstheorie und dem mathematischen Modell von Bell ausgeht und die anatomisch-physiologisch bedingte Nichteinheitlichkeit der Immunzellverteilung sowie ihrer kooperativen Interaktionen, ferner die Prozesse des Antigen-Zellkontaktes und hiermit gekoppelter Membranphänomene der Signalübertragung analysiert (DeLisi 1977). Allgemeinen Theorien der Immunregulation, die zahlreiche Immunphänomene einschließen, werden beispielsweise folgende Annahmen, mathematisch vereinfacht, zugrunde gelegt (Hoffmann 1975): das „Schlüssel-Schloß-Prinzip" E. Fischers (1894) der Komplementarität der Makromoleküle (vgl. Pauling 1974), die Netzwerkidee der gegenseitigen Erkennbarkeit der Immuneffektoren (Jerne 1971), eine quasistabile Ausgangslage des normalen Immunsystems und seine kinetischen Eigenschaften, die Konzentration der Reaktionskomponenten, schließlich als Grundprinzip die Stimulation, das heißt das Vorherrschen immunogener, nicht tolerogener Reize; das stimulierende Signal beruht auf dem Mechanismus der polyvalenten Rezeptorbindungen, während die Regulation (die spezifische Hemmung der Stimulation) dem Mechanismus monovalenter Bindungen an die gleichen Membranrezeptoren durch spezifische (T-Zellen-) Faktoren folgt.

Immunogenität und Tolerogenität des Antigens

Definitionsgemäß entspricht der immunogene Reiz eines Antigens einer (positiven) Immunantwort mit selektiver Immunzellklonierung, -differenzierung und Antikörperbildung. Vor der Geburt führt der Antigenkontakt gewöhnlich zur Unterdrückung bzw. Auslöschung entsprechender Immunzellklone. Das Phänomen der (negativen) Immunantwort kennzeichnet den tolerogenen Reiz des Antigens. Immunogenität und Tolerogenität sind, auf das jeweilige Antigen bezogen, gleichspezifisch. Die Tolerogenität bringt das Nichtreagieren des Immunsystems gegen „Selbst" zum Ausdruck, obwohl es mit diesem dauernd im engen Kontakt ist.

Nach Medawar (1973) wurde die herkömmliche Interpretation der Immuntoleranz, eines zentralen Ausfalles der spezifischen Reaktivität von immunkompetenten Lymphozyten nach Kontakt mit dem korrespondierenden Antigen, noch nicht widerlegt. Die Schwierigkeit liegt darin, die Abwesenheit reaktiver Immunzellen oder die Anwesenheit nichtreaktiver Zellen unter einer genetisch heterogenen Immunzellpopulation widerspruchsfrei nachzuweisen (vgl. Brent et al. 1976).

Drei Hemm-Mechanismen der Transplantatreaktion

Billingham et al. (1956) diskutierten in diesem Zusammenhang drei mögliche Mechanismen der allogenen Transplantaterhaltung: eine afferente, zentrale oder efferente Hemmung der Immunantwort. Hierzu gehören die Phänomene des phänotypischen Antigenverlusts (Tumorantigenmodulation im Milieu der homologen Antikörper: Old et al. 1968), der Antigenüberladung (aktive Immuntoleranz oder Immunparalyse: Felton 1949; Felton et al. 1955; vgl. Chase 1971; I. R. Cohen et al. 1974) und der antikörperinduzierten Immundepression (passive Immuntoleranz oder Immuninterferenz, vgl. Voisin 1971; Rowley et al. 1973).

Immunologische Förderung des Tumorwachstums

Die Diskussion über die Funktion der tumorspezifischen Membranantigene, sie werden im weiteren Sinn, wie erwähnt, als tumorassoziierte Antigene bezeichnet, mündet in die Frage, durch welche Immunmechanismen Tumorzellklone eliminiert werden und ob zerstörende oder tumorfördernde Mechanismen natürlicherweise den Vorrang haben. Kaliss (1958) untersuchte das Phänomen der antikörperinduzierten Wachstumsförderung im allogenen Tumor-Wirt-System. Die Erforschung dieses „immune enhancement" führte zur Entdeckung kompetitiver Hemmphänomene an den Tumormembranantigenen, der Bedeutung zytotoxisch wirksamer Immunzellen (vgl. Gowans u. McGregor 1963; Gowans 1965, 1966) und Antikörper, der blockierenden Antikörper, der löslichen Antigene und/oder Antigen-Antikörper-Komplexe (vgl. Baldwin et al. 1974; Baldwin u. Robins 1976; Baldwin u. Embleton 1977).

Funktionell heterogene Immunzellpopulationen

Neue Erkenntnisse und Impulse kamen aus der Analytik der Immunzellen: zunächst die Wiederentdeckung der immunologischen Thymusfunktion (J. F. Miller 1961; vgl. J. B. Murphy u. Morton 1915; Murphy 1926), dann die Beschreibung der funktionell divergierenden, vom Thymus (T-) und Knochenmark (B-) abstammenden Lymphozyten (Immunzellkooperation: J. F. Miller u. Mitchell 1968), die Rolle der T-Lymphozyten bei der Zerstörung der Tumorzellen (Brunner et al. 1968, 1971; Cerottini et al. 1975; vgl. K. E. Hellström u. I. Hellström 1969; P. Perlmann 1972), schließlich die antikörpervermittelte Zytotoxizität von T-Lymphozyten (sog. K-Zellen oder „Killer-Zellen": I. C. M. MacLennan et al. 1970; P. Perlmann u. H. Perlmann 1970), andererseits die Unterdrückung der tumorinduzierten Immunantwort durch „Suppressor-T-Zellen" (Gershon et al. 1972). Ein offenbar gleicher, die Antikörperbildung reprimierender T-Zellen-Faktor hemmt die In-vivo-Vermehrung von Ehrlich-Aszites-Karzinomzellen (D. W. Thomas et al. 1975).

Genkontrolle der Immunantwort — tumorimmunologische Indifferenz

Der Einfluß von Genkontrollmechanismen auf die Immunantwort konnte durch Arbeiten an synthetischen Polypeptidantigenen vor allem von Benacerraf et al. (1971) sowie McDevitt et al. (1972) verifiziert werden. Meist ist die Fähigkeit zur Immunantwort (die Erkennung von „Nichtselbst") mit den Histokompatibilitätsloci (die Ausprägung von „Selbst") gekoppelt. Sie wird als mendelndes Gen dominant vererbt. Genlücken bedingen daher umschriebene Ausfälle der Erkennung und Beantwortung eines spezifischen immunogenen Reizes durch T-Zellen und/oder B-Zellen (McDevitt u. Benacerraf 1969; Mozes 1975).

Klein (1975c, 1976b) sprach von der möglichen Bedeutung einer evolutiven Selektion der Immunantwortgene gegenüber Tumorantigenen. Ihr Fehlen am Beispiel der Spontantumoren und auch bei chemisch induzierten Tumoren würde eine immunologische Inkompetenz zur Folge haben. Man kann diese Erscheinung mit den genbedingten Enzymdefekten vergleichen (Garrod 1902, 1909). Das Forschungsgebiet über „angeborene Fehler des Stoffwechsels" gehörte zu der weiterführenden „Ein-Gen-ein-Enzym-Hypothese" der Genetik der vierziger Jahre (Beadle u. Tatum 1941).

Bipolare Komplementarität von „Selbst" und „Nichtselbst" (Tauber)

Das Prinzip der Erkennung von „Nichtselbst" durch die Ausprägung von „Selbst", d. h. die Messung fremder Moleküle an den eigenen Zellmembranstrukturen, die die Individualität ausmachen, rückt die Bedeutung der Transplantatantigene des HLA-Systems (Dausset 1958) in den Mittelpunkt der Immunologie. Im HLA-System wird die Eigenart jedes Individuums auf molekularer Ebene festgelegt. Hierdurch wird die Erkennung von „Fremd" erst ermöglicht (Tauber 1976, 1977; vgl. Geczy et al. 1975).

Entsprechend einer Grundregel in der Informationstheorie muß ein Kontrollsystem so viele Variablen besitzen wie das zu kontrollierende Substrat (vgl. Ebringer 1975). Daraus folgt, daß „Eigen" als Bezugspunkt für „Fremd" um so eher Fremdsubstanzen identifizieren wird, je mehr Eigenstrukturen vorhanden sind. Das vollzieht sich auf somatischer Ebene während der Embryonalentwicklung des Immunsystems (Allegretti 1976), indem die Vielfalt der Antikörperspezifitäten epigenetisch der (angeborenen) Vielfalt von Individualeigenschaften, d. h. des HLA-Typs, einer Kombination von HLA-Genprodukten (vgl. van Rood et al. 1976), entspringt. Es handelt sich um einen Prozeß der Spezifizierung und Erweiterung eines individuellen Membranstruktur-Repertoirs (Jerne 1971). Auf dieser Grundlage wird im Laufe der Ontogenese die Erkennung von „Nichtselbst" durch Ausbau und Selektion eines Repertoirs von T-Zellen-Membranrezeptoren „erlernt", die nicht gegen „Selbst" gerichtet sind (vgl. Möller et al. 1976). Da die Bildung der Antikörper im Sinne einer Verstärkung der B-Zellen-Immunreaktion unter der Kontrolle der T-Zellen bleibt, wobei sich individuelle Immunzellklone gegenseitig erkennen und hemmen (die „Erkennbarkeit" der „erkennenden Elemente" erklärt sich durch die *interne* Antigenfunktion der „idiotypischen Muster" an den variablen Haftstellen der Antikörpermoleküle bzw. analoger Membranrezeptoren: R. J. Slater et al. 1955; Oudin u. Michel 1963; Kunkel et al. 1963; die sog. Anti-Antikörper: Binz u. Wigzell 1975), verharrt die natürlicherweise stabile Ausgangslage dieses „Immun-Netzwerkes", sein sog. Eigenverhalten, auf dem allgemeinen Überwiegen der gegenseitigen Hemm-Mechanismen (Jerne 1973, 1974, 1977; vgl. Novotný 1976). Nach dem Kontakt mit *externen* Antigenen kommt es zur vorübergehenden Aufhebung hemmender Mechanismen, bis ein neues stabiles Gleichgewicht hergestellt ist.

Tumorimmunologische Sonderstellung der Spontantumoren

Die entscheidende Frage nach der Bedeutung der Tumorimmunologie für die Biologie des Geschwulstwachstums ist gegenwärtig nicht endgültig zu beantworten. Läßt man die meist ausgeprägte Immunogenität der virusinduzierten Tumoren außer acht (Klein 1975c, 1976b; Melnick 1976; Haughton u. Whitmore 1976; vgl. E. Klein et al. 1976), so sprechen nach Prehn (1971a, 1972, 1973, 1974; Prehn u. L. M. Prehn 1975) drei Argumente gegen ein allgemeingültiges Prinzip der immunologischen Krebsüberwachung, der spezifischen Erkennung und Eliminierung proliferierender Tumorzellen in statu nascendi (vgl. D. W. Weiss 1977):

Erstens dominiert bei den meisten Spontantumoren eine schwache Antigenität, die weder voll immunogen noch ausgeprägt tolerogen ist (Klein 1969, 1973), das „Paradoxon" (der „Januskopf") des Tumorantigens. Offenbar bewirken niedrige Dosen eines chemischen Karzinogens, z. B. Methylcholanthren, einen selteneren Tumorbefall mit einer geringeren Tumorantigenität. Spontantumoren solcher Art könnten einer „natürlichen" Karzinogenese nahestehen (Prehn 1975, 1977b).

Immunstimulation (Prehn) contra Immunüberwachung — ein Wachstumsreiz des Tumors

Zweitens muß man das Wirksamwerden immunologischer Förderungsmechanismen, verglichen mit Hemm-Mechanismen, gegenüber frühen Tumorzellklonen im Auge behalten (Prehn 1976). Kennzeichend sind das „Durchschleich-Phänomen" kleiner im Gegensatz zu größeren Tumorzellinokula (Humphreys et al. 1962; Old et al. 1962), die Stimulierung der Tumorkolonien durch kleine Mengen Immunzellen (Fidler 1973; Medina u. Heppner 1973) sowie die positive Korrelation zwischen der (chemisch induzierten) Tumorantigenität, der Kürze der Tumorlatenz und der Wachstumsgeschwindigkeit (Prehn 1977a).

Immundefekte und lymphoretikuläre Neoplasien

Drittens treten hohe Inzidenzen vor allem lymphoretikulärer Neoplasien gerade dort in Erscheinung, wo man einen Defekt im Entwicklungsprozeß oder/und der Funktion der Immuneffektoren (Lymphozytenreifung, Antikörpersynthese) als Folge einer natürlichen oder artefiziellen Immundepression vermutet (vgl. S. Murphy 1975). Das zeigten die Ergebnisse von Karzinogenstudien an kongenital thymusfreien Mäusen (Stutman 1974; Outzen et al. 1975), die keine Erhöhung der Spontantumorrate ergaben (Rygaard u. Povlsen 1974).

Tumoren bei angeborener oder zytostatikabedingter Immundepression

Patienten mit angeborenem Ausfall umschriebener oder ganzer Teile des Immunsystems zeigen vergleichbare Erscheinungen (Gatti u. Good 1971; Waldmann et al.

1972; Kersey et al. 1972). Sie werden nach Zytostatika-Dauermedikation beobachtet wie nach Organtransplantationen (Penn 1974, 1975, 1976) oder als Folge von Autoimmunkrankheiten (C. C. Harris 1975).

Dessenungeachtet fand Stutman (1973) keine Beeinträchtigung der Immunantwort bei durch niedrige Dosen Methylcholanthren induzierten Sarkomen an genetisch suszeptiblen Mäusen: Das chemische Karzinogen wirkte nicht obligat immunsuppressiv. So bleibt die allgemeine Bedeutung der Immunfaktoren für den Ablauf der chemischen Karzinogenese unentschieden und muß von Fall zu Fall analysiert werden (vgl. Klein 1975c, 1976b).

Schon der bloße Kontakt syngener Methylcholanthren-induzierter Tumorzellen mit Immunzellen kann eine allgemeine (T-Zellen-)Immundepression des Wirtes in Gang setzen (Plescia et al. 1976). Die Autoren vermuteten einen Prostaglandin-Mechanismus, denn die Hemmung der In-vitro-Mitogenstimulation von Milzzellen durch Tumorzellen wurde partiell durch Prostaglandin-Antagonisten aufgehoben.

Zentrale Stellung der Makrophagen bei der Immunregulation

Es mehren sich Argumente, die für die zentrale Position des Makrophagen im afferenten und efferenten Arm der Immunantwort sprechen (vgl. die Arbeiten über das retikuloendotheliale bzw. -histiozytäre System wie Aschoff 1924; Benacerraf et al. 1957; Biozzi et al. 1957; van Furth u. Thompson 1971; van Furth et al. 1972; Lejeune 1975; Adams 1976; P. Alexander 1976; Hibbs 1977). Die Immunstimulation von Tumoren könnte z. B. durch wechselnde Anteile funktionell differenter Immunzellen (Makrophagen, Lymphozyten) bedingt sein (Fidler 1975), und ein zunächst starkes Überwiegen der Peritonealmakrophagen nach intraperitonealer Transplantation von Mäuseleukämie-L1210-Asziteszellen deutet auf immunreaktive Vorgänge (Berd u. Prehn 1977).

Rosenthal et al. (1978) haben die Ebene der Genkontrolle der Immunantwort, die Erkennungsfunktion im Zusammenwirken mit „Eigenstrukturen“ und die die Lymphozytenproliferation stimulierende Makrophagen-T-Zellen-Interaktion den Antigen verarbeitenden und weitergebenden Makrophagen zugeordnet. Es läßt sich nachweisen, daß Tumorwachstum allgemein in der Klinik und im Experiment häufig mit einer Beeinträchtigung der Wanderung und Akkumulation der Makrophagen einhergeht (Brozna u. Ward 1975; Snyderman u. Pike 1977) und daß sich andererseits Möglichkeiten einer Modulation der Makrophagenaktivität durch antigene Stoffe seitens der Normalbakterienflora (Mansell et al. 1976; Schwab 1977) oder durch eine gezielte Anwendung bestimmter Immunstimulantien ergeben (vgl. Mathé 1976, 1977; Mathé et al. 1977).

2.2.3. Chemische Karzinogenese und Strahlenbiologie

Pharmakotoxikologie der mutagenen und karzinogenen Wirkung von zytotoxischen Agenzien

Die Bemühungen um die Aufklärung des paradoxen Phänomens, daß Tumoren trotz einer intakten Immunabwehr chemisch induzierbar sind und daß bestimmte Zytostatika Krebszellen zerstören, aber auch induzieren können, haben sich nachhaltig auf die Transplantations- und Karzinogeneseforschung sowie auf die Chemotherapie des Krebses ausgewirkt. Vor allem handelt es sich um die beiden Stoffklassen der Alkylantien und Antimetabolite. Als „genotoxische“ Pharmaka entfalten sie neben toxischen auch mutagene und/oder karzinogene bzw. teratogene Wirkungen (Druckrey 1957; Druckrey et al. 1967; Magee 1975; Kalter 1975; Schein u. Winokur 1975; Sieber u. Adamson 1975; Sieber 1975). Druckery hat die Bedeutung des Zeitfaktors in der chemischen Karzinogenese erkannt und untersucht (Druckrey u. Küpfmüller 1949; Druckrey 1959, 1965). Nach Buttergelbverfütterung an Ratten erwies sich die Hepatom-Gesamtdosis unabhängig von der Einzeldosis als praktisch invariabel (ca. 1 g pro Tier) und entsprach dem Produkt aus Tagesdosis und Zeit (dem „Summationseffekt").

Definition der Karzinogenese mit den drei Hauptvariablen

Zwei Alternativen gilt es zunächst auseinanderzuhalten, daß eine Substanz entweder eine spontan nicht vorkommende Krebsart regelmäßig und dosisabhängig beim Versuchtier erzeugt (Druckrey u. Schmähl 1962) oder daß sie zur Erhöhung der Spontantumorrate der Testgruppe, nicht der Kontrollgruppe führt (N. Brock u. Schneider 1971). Der erste Fall berechtigt zur Annahme einer karzinogenen „Wirkungsspezifität". Der zweite Sachverhalt bezieht unspezifische Faktoren ein.

Eine umfassende Definition der Karzinogenese berücksichtigt neben der Identifizierung des ursächlichen Agens, des Karzinogens, die Abgrenzung zweier weiterer Variabler, der Karzinogen-Exposition und der Wirts- oder Gewebsdisposition (Hecker 1976). Die Karzinogen-Exposition betrifft den Modus und das Muster der Einwirkung des Karzinogens auf den Organismus (es handelt sich um einen deskriptiv-toxikologischen Aspekt des „karzinogenen Prozesses"). Die Wirts- oder Gewebsdisposition liegt zeitlich vor dem Beginn des karzinogenen Prozesses und ist genetisch bedingt oder erworben.

Krebs und Altern bei Mäusen und Menschen

Die pharmakologischen Überlegungen sind von praktischem Belang, weil der stärkste Faktor der Zunahme der Krebsinzidenz beim Versuchstier und Menschen das Alter ist. Unter einer altersgemäßen Inzidenz versteht man die Zahl der Krebserkrankungen der jeweiligen Altersgruppe pro Zeiteinheit. Es stellt sich die Frage, ob der steile Anstieg der Krebshäufigkeit mit dem Alter von Faktoren des Alterns selbst abhängt, da eine lineare Beziehung zwischen dem Logarithmus des Alters und dem der Krebssterberate besteht (vgl. Cairns 1975a, 1975b).

Um zwischen Mechanismen des Alterns und den Einflüssen von Umweltkarzinogenen experimentell zu unterscheiden, wurden Hautpinselungen mit Benzpyren, die in unterschiedlichen Lebensaltern begonnen und bis ans Lebensende der Versuchsmäuse regelmäßig fortgesetzt wurden, durchgeführt. Sie erbrachten Erkrankungsraten an Hautkrebs, die von der Dauer der karzinogenen Einwirkung, nicht vom Alter der Tiere abhingen (Peto et al. 1975). Das Ergebnis entsprach den Befunden an thymuslosen Mäusen von Rygaard u. Povlsen (1974). Ebenso erwies sich die kürzere *Lebenserwartung* der älteren Tiergruppen zum Zeitpunkt der Zweitbehandlung (der „Promotion") im Zwei-Stufen-Hautkarzinogenese-Modell der Maus, abgesehen von der bekannten persistierenden Wirkung der Erstbehandlung (der „Initiation"), als der entscheidende Faktor, der die Abnahme der Tumorrate dieser älteren im Vergleich zu jüngeren Tieren (nach Krebsinitiation mit Dimethylbenzanthracen und Promotion durch Phorbolmyristatacetat) erklärte: Die älteren Tiere erreichten nicht das „krebsfähige" Alter (van Duuren et al. 1975).

Burnet (1974a, 1974b) hat postuliert, daß die Anhäufung somatischer Mutationen in den Stammzellen der Wechselgewebe den eigentlichen Alterungsprozeß darstellt und in Abhängigkeit von den DNS-Reparatursystemen der Zelle die arttypischen Lebensspannen festlegt. Diese Mutationsrate unterliegt evolutiven Kräften und könnte als gleiche Ursache das Altern wie auch die Zunahme des Alterskrebses der verschiedenen Spezies, 80 Jahre alter Menschen wie 80 Wochen alter Mäuse, erklären, ohne daß der allgemeine Alternsprozeß (wie das Nachlassen der Immunreaktivität; vgl. Walford 1974) einen Einfluß auf die Krebsentstehung hat (Peto et al. 1975).

Genetische In-vitro-Tests auf Mutagenität und Karzinogenität

Durch Zusammenarbeit von Toxikologen und Genetikern ist es gelungen, In-vitro-Methoden zu entwickeln, die potentiell karzinogene Wirkungen von chemischen Stoffen als Mutationen erfassen (WHO 1974). Unter Mutationen sind hier Erbänderungen zu verstehen, die auf äußere Einflüsse zurückgehen und die spontane Mutationsrate übersteigen. Nicht die Annahme einer Identität mutagener und karzinogener Prozesse ist die Leitlinie dieser Forschung sondern die Erwartung, daß Veränderungen an zellulären Makromolekülen, z. B. der DNS, RNS oder Proteine, vererbbare Änderungen im phänotypischen Verhalten der Zelle zur Folge haben können (Sarma et al. 1975). Die Einführung der Zellkultur versprach gleiche Vorzüge wie zur Erforschung der viralen Karzinogenese (C. Heidelberger 1970, 1973, 1975).

Abgrenzung primärer von sekundären Karzinogenen

Als Testobjekte erwiesen sich histidinabhängige Mangelmutanten von Salmonella typhimurium als geeignet, die durch Mutagene zur Histidinsynthese rückmutieren (Ames 1971). Hiermit lassen sich primäre, direkt wirkende Karzinogene identifizieren. Der Vorteil des Bakterientests liegt darin, daß die zu untersuchende Substanz mit Millionen haploiden Mikroben inkubiert werden kann. Seltene Mutationen werden dadurch schnell einer Beurteilung zugänglich.

Da die Wirkung zahlreicher Karzinogene von metabolischen Aktivierungsprozessen abhängig ist, die zugleich eine entgiftende Funktion besitzen können, wurde das Testsystem komplettiert: Hierzu werden die Bakterien zusammen mit metabolisch aktiven Lebermikrosomen und der karzinogenen Substanz inkubiert (Ames et al. 1973a, 1973b; Ames 1974; Ames et al. 1975; vgl. McCann et al. 1975; McCann u. Ames 1976a; Bridges 1976; McCann u. Ames 1976b). Allgemein liegt das Wesentliche der Wirkung von sekundären Karzinogenen in der Aktivierung durch Oxygenasen des endoplasmatischen Retikulums zu elektrophilen Molekülen, die mit DNS, RNS oder Protein reagieren (E. C. Miller u. J. A. Miller 1947, 1966; J. A. Miller 1970; J. A. Miller u. E. C. Miller 1971; E. C. Miller u. J. A. Miller 1974); das Problem bedarf einer weiteren theoretisch-experimentellen Bearbeitung (vgl. Scribner 1975; Fonstein et al. 1975). Der Nachweis kovalenter Bindungen von Kohlenwasserstoff-Epoxiden an genannte Makromoleküle (Grover et al. 1971) knüpft an die Boylandsche Hypothese der Epoxid-Aktivierung an (Boyland 1950; Boyland u. Sims 1964, 1965a, 1965b).

Eine neuere Übersicht über den allgemeinen Schutzeffekt von Antioxydantien gegen Karzinogene stammt von Apffel (1976; vgl. auch Falk 1971). In der Bindung aktivierter Intermediärstufen der Sauerstoffreduktion an Cytochromoxidase wird ein wichtiger natürlicher Schutzmechanismus gegen die Abdiffusion reaktiver Radikale mit den möglichen Folgen für die Karzinogenese vermutet (Chance 1976).

Zellkultur-Tests auf Karzinogenität

In embryonalen Hamsterzellkulturen erbrachte die Analyse der Benzpyren-Dosis-Antwort-Kurven einen „Ein-Treffer-Effekt" der Zelltransformation (Huberman u. Sachs 1966). Durch Mitkultivierung von letalbestrahlten, Kohlenwasserstoff-metabolisierenden Hamsterzellen zeigte sich eine deutliche Korrelation zwischen der Karzinogendosis und der Rate der Zelltransformation und Zellmutation (Huberman 1975).

Initiations-Promotions-Modell (Berenblum) — „Mehrstufenkontinuum der Karzinogenese"

Die Komplexität der chemischen Karzinogenese wurde durch Studien der Kokarzinogenese in definierbare Stadien aufgeteilt (Berenblum 1974; vgl. Hecker u. Schmidt 1974); dies ermöglichte die Verfolgung zellulärer und molekularer Mechanismen: mit Zellkulturmethoden vor allem der frühen Ereignisse der Krebsinduktion (Vasiliev 1975; Epifanova et al. 1975). Erster und essentieller Schritt der chemischen Karzinogenese ist die Initiation (Berenblum 1941, 1954), eine kurzzeitige, offenbar spezifische Reaktion zwischen einem aktivierten Karzinogen und einer „Zielzelle", d. h. einem kritischen Rezeptor eines Makromoleküls, im Falle einer somatischen Mutation z. B. der DNS (Dipple 1975). Der initialen Fokalinduktion „neuprogrammierter" Zelltypen folgt die Promotion oder Krebsentwicklung (Mottram 1944; vgl. Berenblum u. Shubik 1947; Farber 1973). Sie durchläuft die langsame Stufenfolge einer wenig verstandenen Populationsdynamik der Zellselektion, Klonierung und (De)Differenzierung (Reifungsverzögerung), die über reversible prämaligne Gewebsalterationen zur irreversiblen (epigenetischen) Entwicklung oder Progression (Foulds 1958, 1964) mit abartiger Gefäßneubildung fortschreitet.

Ein wichtiger Schritt im Mehrstufenkontinuum ist die Bildung des Tumor-Angiogenesefaktors (Folkman et al. 1971; Folkman 1974; vgl. Algire u. Chalkley 1945; Dittmar u. v. Haller 1947; Greenblatt u. Shubik 1968). Er bewirkt die frühe Vaskularisierung eines intraepithelialen Aggregates von Tumorzellen und das Ingangkommen einer stürmischen Zellvermehrung. Der Übergang der Neoplasie von der avaskulären in die vaskuläre Phase läßt sich an der Iris des Kaninchenauges untersuchen (Gimbrone u. Gullino 1974).

Krebslatenz und Promotion, die Folge kokarzinogener Reize

Die experimentell meßbare Latenzzeit zwischen Initiation (nach submanifester Karzinogen-Exposition) und Promotion (der Tumormanifestation nach Kokarzinogen-Exposition) wird durch „Promotoren", d. h. kokarzinogene Stoffe mit unspezifischer Wirkung auf die Proliferation und vermutlich spezifischer Wirkung auf die Reifungsverzögerung der getroffenen Zellen, modifiziert (Berenblum 1954; vgl. Hecker 1967, 1968; Kreibich et al. 1971; Hecker u. Schmidt 1974). Eine solche Deutung deckt sich zum Beispiel mit den ultramikroskopischen Befunden an Basalzellen der Mäuseepidermis nach Karzinogen-Kokarzinogen-Behandlung in der Studie von Raick (1974a; Raick 1974b). F. J. Burns et al. (1976) untersuchten die regressiven Vorgänge der Zellpopulationskinetik in Hautpapillomen der Maus nach vorzeitigem Absetzen der Promotoren.

Bedeutung der epithelial-mesenchymalen Interaktion für die chemische Karzinogenese

Welche Rolle der intergeweblichen Desorganisation als „Schrittmacher" für die Tumorzellinvasion zukommt (Tarin 1967), konnte in den Versuchen von Billingham et al. (1951) sowie Marchant u. Orr (1953) gezeigt werden: Die Autoren transplantierten karzinogenbepinselte Epidermis auf ungepinselte Dermis und umgekehrt; im ersten Fall entstanden keine, im zweiten Fall viele Tumoren. Elektronenoptisch findet man in der epidermalen Umwandlungszone eine Fragmentation der amorphen Basalmembran (Tarin 1972), die eine Art Kollagen darstellt (Kefalides 1970). Als Differenzierungsprodukt reifender Fibroblasten hat Kollagen die Schlüsselrolle für die Aufrechterhaltung der Gewebe-, Organ- und Körperstruktur (Grobstein 1962). Seine Menge und intermolekulare Vernetzung korreliert invers mit der Mitoseaktivität der Fibroblasten sowie mit der Hautempfindlichkeit gegenüber einer chemischen Tumorinduktion (Seilern-Aspang et al. 1969). Der Entstehung des Hautkrebses geht eine bleibende Abnahme des Dermiskollagens voraus. Nach Hautpinselung mit Krotonöl, einer Promotorsubstanz, ist die Veränderung der Kollagenmenge reversibel, desgleichen nach kurzer Karzinogeneinwirkung, die zu keiner Krebsbildung führt (Mazzucco 1972).

Prospektive Studien zur Erforschung der Bedingungen der Krebsinduktion

Allgemein haftet der retrospektiven Analyse von Mutations- und Transformationsvorgängen die Unsicherheit der richtigen Interpretation an, ob erstere letzteren vorausgehen oder beide identisch oder notwendig sind, oder ob die bereits transformierte Zelle die sichtbare Mutation toleriert (Schroeder 1975). Erst durch prospektive Untersuchungen werden die Bedingungen der Krebsinduktion unter Berücksichtigung zellbiologischer Parameter genauer abgegrenzt (Sarma et al. 1975; B. W. Fox 1975), u. a. durch die Natur der Läsion, den Funktionszustand der DNS, die Art des DNS-Reparatursystems (Exzisions- und Postreplikationsmechanismen: Rasmussen u. Painter 1964, 1966), ferner durch Analyse des Zellzyklus, hormonaler Einflüsse und der Ernährungsfaktoren. Gelänge die lückenlose Aufklärung des Mechanismus auch nur eines Karzinogenese-Modells mit einem Karzinogen an einem Gewebe und Erzeugung eines Tumortyps, wäre der wichtigste Schlüssel zur Biologie und Medizin vieler Tumorarten gefunden (S. Fiala u. E. S. Fiala 1976).

Treffbereichstheorie und zellphysiologische Radiobiologie

Bezieht man diese Fragen auf die Entwicklung der biologischen Strahlenforschung, so lag der ursprünglichen Treffertheorie der Gedanke der Strahlenwirkung als Ausdruck der quantenhaften Natur der eingestrahlten Energie zugrunde. Ionisation und Anregung wurden als Poisson-verteilte primäre Treffereignisse angegeben. Die Erweiterung zur Treffbereichstheorie (Zimmer 1960) betrachtete die Dosis-Effekt-Kurven als voraussagbare Wahrscheinlichkeiten für das Eintreten von Treffereignissen in umschriebenen strahlenempfindlichen Zellbereichen.

In der heutigen Strahlenbiologie wurde die Geschlossenheit dieser mehr formalen Betrachtung zugunsten der Einbeziehung zellphysiologischer Gesichtspunkte aufgegeben. Die Hauptschwierigkeit der Analyse liegt in der Unkenntnis des primären Wirkungsortes und des Wirkungsmechanismus. Während bei der direkten Strahlenwirkung der Ort der Energieabsorption und das kritische Ereignis (nach metabolischer Verstärkung) identisch sind, vermutet man bei der indirekten Strahlenwirkung Radiolyseprodukte des Wassers, die als freie Radikale andernorts mit strahlenempfindlichen Zellstrukturen reagieren.

DNS-Reparatursystem als „Bindeglied" der Mutagenese und Karzinogenese

Für die Wechselwirkung energiereicher Strahlen und Zellen gilt das gleiche Paradoxon wie für Zytostatika (sog. Radiomimetika): Strahlen vernichten oder erzeugen Krebszellen (Fritz-Niggli 1966). Bei Zuordnung der Schlüsselrolle eines primären Informationsträgers bekommen Mechanismen zur Erhaltung der funktionellen Integrität der DNS und der biologischen Zellaktivität besonderes Gewicht. So ist das Argument zu verstehen, daß das DNS-Reparatursystem ein Bindeglied zwischen Mutagenese und Karzinogenese sei und daß der Analytik der Erholungsprozesse in Bakterien- und Zellkulturen besonderes Interesse beizumessen ist. Günstige Strahlenobjekte waren zunächst strahlenresistente Bakterien der Art Micrococcus radiodurans (A. W. Anderson et al. 1956).

Das „Schulterphänomen" der Zellkultur-Überlebenskurven nach Bestrahlung

Die ersten Dosis-Antwort-Kurven für ionisierende Strahlen mit Zellkulturen konnten H. B. Hewitt u. Wilson (1959) erarbeiten. Typisch ist die „Schulterregion" zum Beginn der exponentiellen Überlebenskurve. Als Zelltod wurde der „Mitosetod" definiert, der besagt, daß Zellen ihre Teilungsfähigkeit verlieren (Alexander 1966). Nähere Untersuchungen des Schulterphänomens durch Elkind u. Sutton (1959, 1960; Elkind et al. 1961) mit zwei Subletaldosen an Stelle einer singulären Dosis ergaben Hinweise für metabolische Erholungseffekte, eine Temperatur- und Energieabhängigkeit (Elkind et al. 1965; E. J. Hall 1972) sowie kurzzeitige DNS-abhängige RNS-Synthesen (Elkind u. Kano 1970).

Gendefekte bei Xeroderma pigmentosum

Wichtig war die Entdeckung, daß die veränderte DNS „herausgeschnitten" wird und ein neuer DNS-Einbau erfolgt. Die Entdeckung dieses Mechanismus geht auf die Arbeit von Setlow u. Carrier (1964) zurück und hat stimulierend auf Versuche zur Klärung der Erholungsvorgänge gewirkt. Ein interessantes Studienobjekt bieten autosomal rezessive Erbleiden mit einer erhöhten Chromosomeninstabilität, nachdem bei einem von ihnen, dem Xeroderma pigmentosum (Hebra u. Kaposi 1872), ein Gendefekt entdeckt werden konnte (Y.E. Cleaver 1968). Es handelt sich um einen Enzymausfall im komplexen DNS-Reparatursystem der Zelle. Die hohe Sonnenlicht-Empfindlichkeit der Patienten ist mit einem starken Hautkrebsrisiko behaftet. Exponiert man ihre Zellen Ultraviolettstrahlen in vitro, so werden bestimmte Chromosomenläsionen sichtbar. Die Behandlung der Zellen mit Karzinogenen läßt abgestufte Grade einer verminderten oder verzögerten DNS-Reparatursynthese erkennen (Stich u. San 1971; J. H. Robbins et al. 1974), die in entsprechenden Zellhybridisierungs-Versuchen vier verschiedenen Komplementationsgruppen, somit mindestens vier unterschiedlichen Genläsionen (Mutationen) zugehören können.

Probleme der DNS-Reparatur und Wiederherstellung vitaler Zellfunktionen

Bisher fehlen jedoch quantitative Daten über Beziehungen zwischen DNS-Reparatur und biologischen Elementarfunktionen der Zelle. Es bleibt die Frage zu beantworten, ob DNS-Reparaturprozesse der biologischen Erholung gleichzusetzen sind und die Teilungsfähigkeit der Zelle wiederherstellen oder ob sich zum Teil „Fehlreparaturen" im Sinne der Synthese von biologisch sinnlosen Strukturen herausbilden können (B. W. Fox u. Lajtha 1973).

Kondo (1977) hat versucht, die Mutationstheorie der chemischen Karzinogenese durch einen Vergleich kultivierbarer Mäusezellen mit der Mutagenese von Kolibakterien auf der Grundlage einer postreplikativen DNS-Fehlreparatur experimentell zu stützen. Als Mutagen (Karzinogen) diente 4-Nitrochinolin-1-Oxid. Es bewirkt dem UV-Licht analoge prämutive DNS-Läsionen. Die getroffenen, das heißt Karzinogen-initiierten Stammzellen waren gegen die potenzierende Letalwirkung von Coffein nur während der ersten Replikationsrunde hochempfindlich (vgl. Nomura 1976). Ausgehend von der Cairnsschen Vorstellung (1975a), daß physiologischerweise der ältere, *nicht mutierte* der beiden Parentalstränge im Gefolge der semikonservativen DNS-Replikation bei der teilungspotenten der beiden inäqualen Tochterzellen verbleibt, können (nach äqualer Zellteilung infolge Stammzellverlust) neu entstandene Stammzellen dem potenzierenden Letaleffekt des Coffeins entgehen. Voraussetzung wäre ein der Exzisionsreparatur nicht zugänglicher mutierter Klon, der im Verlaufe der Promotion zu invasiv proliferierenden Tochterstammzellen weiterwachsen kann.

Burnets Evolutionshypothese der fehlerhaften Polymerasen

Die allgemeine biologische Bedeutung des DNS-Reparatursystems der Zelle als mitbestimmendes Prinzip für mutative Prozesse sieht Burnet (1974a, 1974b) vor allem aus der Sicht der Evolution: Einerseits entscheidet die Fehlerrate der Schlüsselenzyme der DNS-Replikation und -Reparatur über die Mutationsfrequenz prämutativer Läsionen, andererseits ist diese nach phänotypischer Ausprägung der mutierten Merkmale in den Mutanten dem Angriff evolutiver Kräfte unterworfen. Häufig entscheidet daher das kompetitive Spiel fehlerfreier und fehlerbehafteter Polymerasen an der prämutativen Läsion über den weiteren Weg, der von der Prämutation über die Mutation zur Mutante führt, also über den Einfluß mutagener und/oder karzinogener Umweltfaktoren.

Diese Tatsache hat in den Mutagenitätstests noch nicht genügend Berücksichtigung gefunden (Clarke 1975; vgl. auch Bates 1976). Bis jetzt gibt es, wie erwähnt, kein Experiment, das alle molekularbiologischen Prozesse bis zur Ausbildung eines Tumors zu erfassen erlaubt (J. V. Frei 1976).

2.2.4. Zellpopulationskinetik und Chemotherapie

Erholungsprozesse der Zellpopulation und Mitosebestimmung

Von den Erholungsprozessen der Einzelzellen sind die der Zellpopulationen abzugrenzen. Es handelt sich nach Einwirkung verschiedener Noxen um die Änderung der Kinetik der Zellpopulation (Geschwindigkeit und Mechanismus der Zellteilung) durch Variation des Proliferationsmusters. Hierbei treten Sensitivitätsunterschiede der einzelnen Zyklusphasen hervor (Sinclair u. Morton 1965). Mit der Formulierung des Zellzyklus (Howard u. Pelc 1951) hat die Erforschung der Zellbiologie einen wichtigen Erkenntniszuwachs erfahren. Die klassische Methode war die Mitosebestimmung (F. Wassermann 1929). Sie gibt keinen Hinweis auf den wahren Anteil der proliferierenden Zellgruppen, die sog. Wachstumsfraktion, die sich auf ein Zwei-Kompartment-System gründet (Mendelsohn 1960, 1962), denn ein niedriger Mitose-Index kann wenigen schnell wachsenden und vielen langsam wachsenden Zellen zugeordnet sein.

Der Zellzyklus der Radioisotopentechnik

Daher bedeutete die Einführung der Autoradiographie (L. F. Bélanger u. Leblond 1946; Fitzgerald et al. 1951) mit markierten Präkursoren der DNS (Reichard u. Estborn 1951; Friedkin et al. 1956) einen wesentlichen Fortschritt. Zwei Entdeckungen bildeten die Grundlage: Die Periode der DNS-Synthese benötigt eine definierte Zeit der Interphase mit wichtigen Stoffwechselprozessen für die Zellteilung, und tierische Gewebszellen lassen sich in drei Subpopulationen oder Kompartimente gliedern, solche die sich ständig im Teilungszyklus befinden, in ruhende, aber teilungsfähige Zellen und in die nicht teilungsfähigen Zellen (Lipkin 1971).

Definition des Tumorwachstums aus zellpopulationskinetischer Sicht

Mit der Unterteilung in drei Zellklassen wurde die zellkinetische Beschreibung des Gewebewachstums präzisiert: Die Zellvermehrung oder Zellneubildung erfolgt durch

Verkürzung der Zykluszeit (sie dauert von der Entstehung der Zelle nach Teilung der Mutterzelle bis zu dem Zeitpunkt, an dem sie selbst die Mitte der Mitosephase erreicht hat), durch Zunahme der Wachstumsfraktion oder durch Verminderung des Zellverlustes. Es können alle drei Mechanismen zusammenwirken. Zellkinetisch entspricht das Tumorwachstum dem regenerierenden Typ der Mauser- oder Wechselgewebe (Pierce u. Johnson 1971; Lala 1971, 1975), einer fortgesetzten Dysbalance zwischen Zellneubildung und Zelluntergang zugunsten ersterer (Bullough u. Deol 1971).

Begriffe des Zellverlustes und der Tumorverdopplungszeit

Steel (1967, 1968) hat darauf aufmerksam gemacht, daß die Zellverlustrate durch Absterben, Abwandern, Mitosestop oder durch Ausdifferenzierung (vgl. E. H. Cooper 1973) der dominierende Faktor des Netto-Tumorwachstums ist. Die „potentielle Verdopplungszeit" wird daher als die ohne Zellverlust zu erwartende Verdopplungszeit definiert (Steel u. Bensted 1965).

Durch Messung des Zellverlustes mittels In-situ-Applikation von ^{125}Jod-Desoxyuridin (Dethlefsen 1971) an intradermal scheibenförmig im Vergleich mit intramuskulär wachsenden Ehrlich-Solidtumoren haben Jenkinson et al. (1975) diese Überlegungen bestätigt: Mit zunehmender Tumorgröße wuchs die Relation der absterbenden zu den teilungsfähigen Zellen. Langsam wachsende Tumoren besitzen daher einen fast gleichen Durchsatz an Zellneubildung wie Zellverlust. Eine neoplastische In-vitro-Zelltransformation läßt sich hiernach durch die Verlängerung der mittleren Lebensspanne der Zellen bei einer Verminderung der Zellsterberate, oder anders ausgedrückt durch die Verminderung der Alterungsrate der nicht teilungsfähigen Zellen charakterisieren (Norrby 1970; Norrby u. Mellgren 1971).

Definition der (Tumor-) Stammzellen — ihr Nachweis in Wachstumstests

Offenbar liegt die entscheidende Störung des Tumorwachstums auf der Ebene der Differenzierung der Stammzell-Linien (Baserga 1965; Pierce 1970, 1974). Als Stammzellen oder klonogene Zellen definiert man die reproduktiv koloniebildenden Zellen, die den Tumor nach Bestrahlung (Tubiana 1971) oder Chemotherapie (Skipper et al. 1964, 1967; Skipper 1968; vgl. auch Bergsagel u. Park 1969) regenerieren.

Der Nachweis klonogener Zellen gelingt in Einzelzell-Wachstumstests, z. B. im Milz-Kolonietest (Till et al. 1964) oder mit dem In-vitro-Kolonietest (Till et al. 1968; Park et al. 1971; vgl. Wigley 1975). Skipper et al. (1964) haben Mikromanipulator-isolierte Einzelzellen der Mäuseleukämie L-1210 Mäusen intraperitoneal transplantiert und aus der Absterberate der Mäuse auf das „Angehen" und „Durchwachsen" klonogener Zellen geschlossen (vgl. Hauschka 1953).

G0-Fraktion und Zellzyklus

Ruhende oder G0-Zellen (Lajtha et al. 1962; Lajtha 1963; Gelfant 1963; vgl. Patt u. Quastler 1963; Baserga 1968) sind nicht in Teilung befindliche Zellen, die die Fähigkeit zur Teilung behalten haben. Das kann sich in der Weise zeigen, daß nach chirurgischer, radiologischer oder chemotherapeutischer Verminderung der Tumorzellmasse die Zellen, die sich in Ruhe befinden, aber teilungsfähig sind, in den Zellzyklus wieder zurückkehren. Die natürlicherweise periodische Rückkehr in den Teilungszyklus wird von homöostatischen Faktoren, z. B. Hormonen, nach vermehrtem Zelluntergang im Sinne regenerativer Prozesse reguliert. Die maligne Zelltransformation könnte als eine kompensatorisch proliferative Antwort auf eine *gestörte Freigabe* normaler nichtzyklischer Zellen in den Teilungszyklus, die (bei fehlender Kompensation) ein Ungleichgewicht in Richtung Gewebsuntergang zur Folge hätte, interpretiert werden (Gelfant 1977).

Bestimmte experimentelle Systeme gestatten die Unterscheidung zwischen G0-Zellen (laut Definition verstreicht nach Aufhebung des G0-Blockes bis zum Eintritt in die S-Phase ein unterschiedliches Zeitintervall) von Zellen mit langer G1-Phase (van Putten 1974): Blockierte G1- und G2-Zellen (Gelfant 1977) treten nach Aufhebung ihres Blockes jeweils unmittelbar in die S-Phase bzw. in die Mitose.

Statistische Natur der zellkinetischen Parameter

DNS-Markierung mit Autoradiographie erlaubt keine Verfolgung von einzelnen Zellen über einen längeren Zeitraum. So ist kein sicheres Urteil über kleine, aber wichtige Subpopulationen, z. B. klonogene Zellen möglich (Rajewsky 1975; vgl. Lajtha et al. 1968). Zellkinetische Parameter erbringen Aussagen über größere Zellgruppen, die Verteilung der Parameter zu einer bestimmten Zeit oder beim Durchlaufen eines spezifischen Zeitintervalls (Quastler 1963). Untersucht man eine Kohorte markierter Zellen beim Durchgang zweier Mitosen (Technik der markierten Mitosen), kann man intermitotische Zeitintervalle, die Verteilung der Parameter über dieses Intervall und längere Verweildauern bestimmter Zellzyklusphasen, z. B. der G1-Phase und G2-Phase bestimmen (vgl. Gelfant 1962).

Die feinere Unterscheidung proliferierender Zellen, einer bezüglich ihrer Klonierungspotenz heterogenen Zellpopulation, gewinnt an Bedeutung (Potmesil u. Goldfeder 1976). Hierzu kombiniert man unter anderem die Autoradiographie mit der histomorphologischen Analyse der Nukleolen. Das Vorgehen basiert auf der Beziehung der Biosynthese ribosomaler Nukleoproteine zum Vollzug der DNS-Synthese und Mitose (Potmesil u. Goldfeder 1971, 1972, 1973). Es ergaben sich bei drei verschiedenen Maus-Mammatumorlinien unterschiedliche Proliferationsraten und Differenzierungsgrade, die mit einer differenten relativen Verteilung der (mikrofluorometrisch bestimmten) Nukleolen-Durchmesser der G1-Phase-Zellen-Subpopulation korrelierte (Potmesil u. Goldfeder 1977; vgl. Potmesil et al. 1975).

Zellkinetik der differenzierenden Wechselgewebe

Die Zellkinetik brachte in die Histologie die Dimension der Zeit (Kember 1971) und wurde daher zutreffend als „dynamische Histologie" bezeichnet (Lamerton 1972). Einerseits gestattet sie eine qualitative Analyse der Zelldifferenzierung bei Berücksichtigung quantitativer Relationen der Zellzyklusparameter sowie des Umsatzes von Zellpopulationen (H. A. Johnson 1961), andererseits die Konzipierung von Kontrollmechanismen der Zellteilung und Differenzierung (Baserga 1965, 1974). Viele Säugerzellsysteme haben beispielsweise zeitlich stark variierende G1-Phasen mit etwa gleicher Dauer der G2- und Mitose-Phasen. Das kann als Hinweis dafür verstanden werden, daß Kontrollelemente während der G1-Phase wirksam werden (Prescott 1964, 1976; Naha et al. 1975), etwa in der Art, daß normale Zellen auf Signale reagieren, die eine zunehmende Verlängerung der G1-Periode bis zum Aufhören des Wachstums bewirken. Krebszellen verhalten sich nach dieser Vorstellung unempfindlich, sie können nicht aus dem Zyklus auf diese Weise ausgeschaltet werden (vgl. M. G. P. Stoker 1972).

Inäqualer versus äqualer Teilungsmodus

Regenerierende Körpergewebe mit Zelldifferenzierung kann man histoautoradiographisch in drei Kompartimente unterteilen: Stammzellen, reifende Zellen und mit spezieller Funktion ausgestattete Endzellen. Stammzellen dienen der Selbsterhaltung des Systems durch Proliferation und Bereitstellung von Zellen für den Reifungsprozeß. Zahl und Proliferationsrate der Stammzellen stehen unter homöostatischer Kontrolle (Lamerton 1972). Reifende Zellen sind begrenzt teilungsfähig, differenzierte Endzellen teilen sich nicht mehr.

Zellkinetisch ist die Kanzerisierung durch eine Änderung des Teilungsmodus der Stammzellen charakterisiert (v. Albertini 1958; Oehlert et al. 1961; Bianchi u. Oehlert 1969): Aus der physiologisch inäqualen Zellteilung, die zur Dichotomie der beiden Tochterzellen führt (eine verbleibt im Stammzellkompartiment, die andere bildet den Anfang zur Differenzierung mit nur begrenzter Teilungsfähigkeit), geht die äquale Teilungsweise der „Krebsmutterzelle" hervor. Nunmehr behalten beide Tochterzellen-Linien ihre — theoretisch unbegrenzte — Teilungsfähigkeit. Äquale Teilungsmodi sind normalerweise selten. Im erwachsenen Organismus dienen sie dem Ersatz von Stammzellverlusten (Osgood 1959). Einhundert inäquale Zellteilungen ergeben 101 Tochterzellen, einhundert äquale Zellteilungen dagegen 2^{100}, das entspricht 1×10^{30} Tochterzellen.

Zellkinetische Modelle zur Krebs-Chemotherapie

Für die Entwicklung der Krebs-Chemotherapie hat neben dem Verständnis biochemischer Wirkmechanismen (Valeriote u. van Putten 1975), dem Problem langsam wachsender Solidtumoren des Menschen (T. C. Hall 1971; van Putten et al. 1972) und der Pharmakokinetik dieser Stoffe (Bischoff et al. 1971; Dedrick et al. 1972; T. L. Lincoln et al. 1974) die Zellkinetik an Bedeutung gewonnen. Der Faktor der Zellproliferation spielt eine Rolle, wenn schnell wachsende Zellen wirksam abgetötet werden sollen (W. R. Bruce et al. 1966; Zubrod 1968; Skipper 1971). Man kann die zytotoxischen Pharmaka daher in zwei Gruppen einteilen, die phasenspezifisch in eine bestimmte Phase des Zellzyklus eingreifen oder im Gesamtzyklus zur Wirkung kommen. Das Prinzip der differentiellen Abtötung und Erneuerung zwischen Krebsgewebe und regenerierenden Geweben haben Skipper et al. (1967) am Beispiel der schnell wachsenden Aszitesform der Leukämie L-1210 der Maus erarbeitet.

Chemotherapieversuche an teilsynchronisierten Tumorzellpopulationen

Da Krebszellen den Zellzyklus asynchron passieren, bieten synchronisierte Zellverbände, deren verschiedene Zell-Linien die Zyklusphasen zeitgleich durchlaufen, neben der Bedeutung für Stoffwechseluntersuchungen (vgl. Whitmore 1971) die Möglichkeit, einen größeren Teil der Zellen in der zytostatikasensiblen Phase mit phasengerecht wirkenden Zytostatikadosen zu treffen (Hughes-Davies 1968; vgl. B. T. Hill u. Baserga 1975). So haben H. O. Klein et al. (1970, 1972) Untersuchungen zur Chemotherapie teilsynchronisierter Ehrlich-Aszites-Karzinomzellen der Maus veröffentlicht und später auf schnellwachsende Tumorarten des Menschen ausgedehnt (H. O. Klein u. Lennartz 1974). Diese Studien wurden von van Putten et al. (1976) bezüglich zellpopulationskinetischer und pharmakodynamischer Aspekte näher analysiert.

Prätherapeutische In-vitro-Tests auf zytostatikaresistente Tumorzellen

Von verschiedenen Arbeitsgruppen wurden In-vitro-Tests entwickelt, um die Zytostatikaresistenz der Tumoren vor der Therapie zu erfassen und dabei die biologisch individuelle Besonderheit beim Tumorpatienten zu berücksichtigen („Onkobiogramm“: Tanneberger 1968). Zwei methodische Hauptrichtungen wurden verfolgt: die Langzeit-Tumorzellkultur mit morphologischer Auswertung (Limburg u. Krahe 1964; Tanneberger u. Bacigalupo 1970) und der Kurzzeit-Test mit Zellsuspensionen oder Tumorstückchen und Radioisotopentechnik des Nukleinsäure-Stoffwechsels (Kummer 1970, 1971; Seidel 1970; Volm et al. 1970). Der bisherige Vergleich zwischen Test- und Therapie-Ergebnissen erbrachte sowohl tierexperimentell als auch prospektiv bei menschlichen Tumoren gewisse Ansatzpunkte für die Möglichkeit einer individualisierten Tumor-Chemotherapie. Aus den Testresultaten läßt sich eine Abhängigkeit der Wirkung von der Proliferationsrate einerseits bzw. einer biochemisch bedingten Resistenz der Tumoren andererseits ablesen (Seidel 1969; Tanneberger u. Mohr 1973; Volm 1975; Mattern et al. 1976; Volm u. Mattern 1976).

Zur theoretisch-mathematischen Modellierung der Zellpopulationskinetik

Das Problem, aus dem Gesamtverhalten einer Zellpopulation auf den Teilungsrhythmus einzelner Zellen zu schließen, ist mit theoretisch-mathematischen Methoden eingehend untersucht worden (Rahn 1932; Kendall 1948; E. O. Powell 1955, 1964, 1969; vgl. Campbell 1957, 1964; A. L. Koch u. Schaechter 1962; Schaechter et al. 1962; Barrett 1966). Das Wesentliche hierbei liegt in der Stochastik des zeitlichen Geschehens. Man geht im allgemeinen davon aus, daß die Zellzykluszeiten und Phasendauern keine festen, für die Population typischen Konstanten sind, sondern daß diese Größen nur durch ihre statistischen Verteilungen charakterisiert werden können. Die Zykluszeit der einzelnen Zelle wird also als Realisierung einer Zufallsvariablen angesehen. Von den meisten Autoren wird bei der stochastischen Beschreibung der Zellvermehrung keine Mutterzellen-Tochterzellen-Korrelation bezüglich der Zykluszeiten zugrunde gelegt. Es gibt allerdings experimentelle Hinweise, daß sich die Zykluszeiten von Mutterzellen und Tochterzellen nur wenig unterscheiden (vgl. Rubinow 1968).

Wir haben für die mathematische Modellierung unserer Versuche eine enge Mutterzellen-Tochterzellen-Korrelation angenommen. Mathematisch ermöglichen es Modelle dieser Art einerseits, Verfahren für die Berechnung der Verteilung der Zykluszeiten und anderer kinetischer Parameter abzuleiten, z. B. Computermethoden für die Auswertung autoradiographischer Messungen. So vertritt Shackney (1973, 1974; 1975a, 1975b) das Modell eines Zyklusphasen-Kontinuums, das bei menschlichen Tumorzellpopulationen mit unterschiedlicher DNS-Synthesephase-Dauer computergerechte Daten der Zellkinetik erbringt im Vergleich mit einem Modell diskreter Zellzyklusphasen. Andererseits kann man auf der Grundlage solcher Modelle Simulationsrechnungen für die ablaufenden Vorgänge durchführen und gelangt so in vielen Fällen zu einem tieferen Einblick in das biologische Geschehen sowie in mögliche Kontrollmechanismen der Zellteilung (M. Slater u. Schaechter 1974).

Ein besonderes Anwendungsgebiet mathematischer Verfahren der Zellkinetik ist die Untersuchung von Pharmaka auf ihre zellsynchronisierende Wirkung. Auf diese Weise können zum Beispiel Angaben über die optimalen Zeit-Dosis-Relationen für die Chemotherapie von Tumorzellpopulationen gewonnen werden.

Fragen zur bioenergetischen Regulation der Zellteilung

Die ersten Untersuchungen über periodische Schwankungen des Energiestoffwechsels während der Zellteilung wurden an Eiern von Seeigeln vorgenommen. Hier erwiesen sich Atmung und Kohlenhydratverwertung als für die Mitose unentbehrlich (vgl. Swann 1957). Es wurde angenommen, daß bestimmte Energiebeträge von der Zelle gespeichert werden müssen, bevor sie in die Mitose eintritt (vgl. Gelfant 1960). Bullough (1952) entwickelte hieraus das Konzept der „Antephase-Energie" der Mitoseregulation. Heute nehmen wir an, daß die Mitosekontrolle viel komplexer ist als die bloße Bereitstellung von Energie (Nardone 1971). Trotzdem bleibt die Frage aktuell, welcher Anteil Bioenergie in die Zellteilung einfließt, ob ein bestimmter Weg der Energieerzeugung spezifisch mit der Zellteilung gekoppelt ist und inwieweit die Initiation der DNS-Synthese bzw. der Mitose obligat energieabhängige, aerobe Prozesse sind. Das konnten zum Beispiel Van'T Hof (1968) sowie P. L. Webster u. Van'T Hof (1969) für Pflanzenwurzelzellen zeigen (vgl. Ryczkowski 1973).

Bioenergetische Prozesse des Zellzyklus von Ehrlich-Karzinomzellen

Die wichtige Frage der zyklischen Zusammenhänge von Zellteilung und Bioenergie weist auf die hypothetische Phase im Zellzyklus, die lang genug ist, um im Tumor-Tetanus-Modell den Klostridienstäbchen eine Teilung zu ermöglichen. Kavetski und Kazimin (1973) haben an Ehrlich-Aszites-Karzinomzellen nach Säulentrennung in die chronologisch aufeinanderfolgenden Phasen des Zellzyklus die Bioenergie der Zellteilung untersucht. Schon am Ende der G1-Phase wurden Atmung (Sauerstoffverbrauch) und Glykolyse (Laktatbildung) gleichzeitig aktiviert. Der zweite Anstieg der glykolytischen Aktivität begann in der mittleren S-Phase. Die Atmung war während der DNS-Synthese konstant und wuchs erst am Schluß der Synthese weiter an. Gemessen an der Geschwindigkeit der ATP-Synthese zeigte die Glykolyse zwei Maxima, die an den Übergängen von G1 nach S und von S nach G2 lagen. Die Eiweißsynthese stieg in der ersten Hälfte des Zyklus (G1 und erste Hälfte der S-Phase) stark an. Der Anstieg der Cholesterinsynthese als Maß für Membranbildung begann am Ende der S-Phase und ging in die G2-Periode hinein. Insgesamt lief der wellenförmige Anstieg des Energiepotentials parallel mit dem ersten Energieverbrauch für die Proteinsynthese und dem zweiten für den Aufbau der Zellmembranen. Ferner war der zweite Anstieg mit der Bildung des Mitoseapparates und der Vorbereitung der Mitose verbunden.

Das Startmoment zur Zellteilung und initiierender Biosyntheseprozesse sahen Malenkov et al. (1974) in der Erhöhung der ionalen Membranpermeabilität im Gefolge unspezifischer Einflüsse seitens sehr verschiedener Faktoren (Steinhardt u. Epel 1974; vgl. Kersey u. Booth 1975). Als obligat sauerstoffabhängig erwies sich der Aminosäurentransport und Thymidin-Einbau von Ehrlich-Tumorzellen (Krause et al. 1971; Krause u. Schneider 1973, 1974).

Laerum (1972) erweiterte die Energiestoffwechsel-Analyse auf die Veränderungen der Zellpopulationsdynamik. So bewirkte die einmalige Applikation von Methylcholanthren auf die haarlose Mäusehaut neben unspezifischen Alterationen von Atmung und Glykolyse, die auch nach einer einfachen Irritation infolge einer veränderten Populationskinetik der Epidermiszellen zur Beobachtung kam, vor allem eine charakteristisch hohe Glykolyse und niedrige Atmung. Dieses typische Energiemuster war den maximal proliferierenden Zellen zuzuordnen und wurde von Laerum mit der Karzinogenese in Beziehung gebracht, da die Zellproliferation für die spätere Krebsentwicklung entscheidend ist.

2.2.5. Dynamik der Gewebsarchitektur und Tumorenergiestoffwechsel

Gefäßversorgung, Zellpopulationskinetik und Tumortherapie

Die Arbeit von Thomlinson und Gray (1955) lenkte die Aufmerksamkeit auf die Bedeutung des Sauerstoffgefälles für die Versorgung der Tumorzellen. Es wurden Größe und Steilheit des Diffusionsgradienten vom Abstand zur Blutkapillare und vom Sauerstoffverbrauch der Tumorzelle bestimmt. Tannock (1968, 1972) hat beim Mammatumor der Maus gezeigt, daß der Proliferationsquotient mit zunehmender Entfernung vom Blutgefäß steil abfällt. In der Suspension sind atmende Tumorzellen von sauerstoffarmen Zonen umgeben. Diese können im Durchmesser einige Tumorzellradii betragen (Boag 1970).

Da Chemotherapeutika die Tumorzellen vom Blute her durch Diffusion erreichen, nehmen die Zusammenhänge zwischen' der Gefäßarchitektur und dem Proliferationsmuster des Tumors auf die Therapie-Ergebnisse Einfluß. Von besonderem Belang ist die Lage der Tumorstammzellen zu den versorgenden Blutkapillaren. So findet man die aktiv proliferierenden Stammzellen in unmittelbarer Angrenzung zu den Kapillaren, potentiell teilungsfähige Stammzellen dagegen nahe den kapillarfernen nekrobiotischen Zonen (Tannock u. Frei 1971). Strahlen- und/oder Pharmakonbehandlung führen zum Einbruch der Proliferationskinetik. Es erfolgt eine Neugruppierung der überlebenden Zellen mit Teilsynchronisation und Rekrutierung ruhender Stammzellen in den Zellzyklus (Tubiana u. Malaise 1973, 1976).

Neovaskularisierung, Reoxygenierung und Repopulation der Gewebe

Da von diesen populationsdynamischen Vorgängen Tumor- und Normalgewebe in gleicher Weise betroffen werden, ist es wichtig, daß die Repopulation der Normalgewebe auf Grund straffer Homöostasemechanismen schneller abläuft als im Tumor. Wahrscheinlich spielt die überschießende Neubildung des versorgenden Kapillarnetzes für die Reoxygenierung eine große Rolle (vgl. Auerbach et al. 1975). Dies konnte Reinhold (1971) mit einer modifizierten Algire-Kammertechnik und Kinematographie der „Mikrozirkulation" einer röntgenbestrahlten, wenige Millimeter großen Tumorscheibe beim Mammakarzinom der Maus sicherstellen (vgl. Algire 1943; Merwin u. Algire 1950). Weitere Hinweise auf dynamische Vorgänge von Reoxygenierung und Zellneubildung ergaben sich aus der Korrelation zwischen dem lokal intrazellulären Redoxstatus der Tumorzellen und der unterschiedlichen topographischen Verteilung des Sauerstoffs. Der Redoxzustand wurde mit der von Chance u. Legallais (1963) entwickelten NADH-Autofluoreszenz-Methode der Mikrospektrofluorometrie gemessen, während sich die Sauerstoffverteilung auf das Gefäßmuster des Mammatumorgewebes in der modifizierten Algire-Kammer bezog (Gosalvez et al. 1969; Gosalvez et al. 1972).

Die Tumoreinheit der Gewebestruktur mit Interstitium, Blutversorgung und Energiestoffwechsel

Mit Hilfe einer In-vitro-Technik des „wirtsisolierten" Wachstums von Transplantattumoren konnte die Arbeitsgruppe um Gullino (Gullino 1961; Gullino u. Grantham 1961; Gullino 1966; Gullino et al. 1967) die grundlegenden Untersuchungen über die Atmung und Gärung der Tumoren von Warburg (1923, 1925; Warburg et al. 1926) im wesentlichen bestätigen. Zum ersten Male gelang eine Abschätzung der Tumordurchblutung unter Berücksichtigung des „inneren Milieus" der Tumorzellen in bezug auf die Flüssigkeitsräume des Tumorgefäßnetzes und des Interstitiums. Das Modell des „gewebsisolierten" Implantationstumors (DS-Karzinosarkom der Ratte) mit je einem zuführenden und abführenden Gefäß wurde im Arbeitskreis von Vaupel (Schwarz et al. 1971; Vaupel et al. 1971; Vaupel 1974; Vaupel u. Thews 1974) weiterentwickelt; es waren alle für die Tumorversorgung bestimmenden Parameter zu erfassen. Besonders wichtig erwiesen sich die Beziehungen, die sich aus den morphometrischen Untersuchungen der Kapillaren (Kapillarlänge, -durchmesser und Interkapillardistanz) als Ausdruck für den Tumorvaskularisationsraum und aus den Durchblutungsmessungen mit zunehmendem Tumorgewicht (Tumoralter) ergaben. So ging ein Schwund der terminalen Strombahn mit größer werdendem Gesamtwiderstand des Tumorgefäßsystems einher.

Kritische Glukose- und Sauerstoffgradienten der Tumorzellen

Die regionale Mikrozirkulation war über den Tumor sehr inhomogen verteilt. Die kritischen Versorgungsradien von Sauerstoff und Glukose waren unterschiedlich groß; der geringere Glukoseradius limitierte offenbar die Zellproliferation, der Sauerstoffradius das Überleben der Tumorzelle. Absolut und relativ gesehen nahmen die Zonen kritischer Versorgung mit dem Tumorwachstum zu. M.v. Ardenne und A.v. Ardenne (1975) haben diese Parameter für den Bereich abnehmenden Substratverbrauches der Zellen in bezug auf Zellproliferation und Nekrotisierung besonders herausgestellt. In Übereinstimmung hiermit erbrachte die Messung des Sauerstoff-Partialdruckes des Tumorgewebes mit Goldmikroelektroden (Günther et al. 1972) ein charakteristisches Profil, das mit zunehmendem Tumorgewicht durch Abnahme der mittleren Werte gekennzeichnet war (vgl. Cater et al. 1957a, 1957b; Cater u. Silver 1960, 1961; Cater 1964, 1966; Silver 1966). Stuck et al. (1971) haben die Sauerstoffdiffusion zur Meßsonde im tierischen Gewebe unter Berücksichtigung des Verbrauchs und der Versorgung mit O_2 theoretisch berechnet.

Modelle zur metabolischen Tumor-Wirt-Beziehung

Seit langem vermutet man, daß bei Kenntnis der Verteilung des Energieverbrauches zwischen Tumor und Wirt mehr über die Natur der metabolischen Tumor-Wirt-Beziehungen, insbesondere über die Ursache der Tumorkachexie bei fortgeschrittenem Tumorleiden, in Erfahrung gebracht werden könnte (Mider 1951). Denn bei noch so langsamem Wachstum benötigen Tumoren zusätzliche Energie und Nährstoffe (Rous 1967). Mittels spezieller Vorrichtung zur respiratorischen Messung des täglichen Gesamtenergieverbrauches ließ sich der Anteil Energie, der der spontanen Bewegungsaktivität des Versuchstieres zuzuordnen ist, vom restlichen Energiebedarf getrennt bestimmen (Morrison 1971). Hierbei wurde der Energiestoffwechsel des Wirtes als der Energieanteil definiert, der die normale Bewegungsaktivität des Tieres aufrechterhält. Das ermöglichte eine hiervon unabhängige Schätzung des Tumorstoffwechsels, seines oxydativen und glykolytischen Anteils, d. h. der Milchsäureproduktion, die für den Bewegungsapparat nicht nutzbar ist. Im Ergebnis zeigte sich mit fortschreitendem Wachstum des Walker-Karzinoms der Ratte eine stete Abnahme der für die Bewegung bereitgestellten Energie, die nach Extirpation des Tumors sofort wieder die Normwerte vor Beginn des Tumorwachstums erreichte.

Kritische Bakterien- und Tumorzellmengen ante finem

In einer allgemeiner formulierten Hypothese über die letzte Todesursache bei bakterieller Sepsis und Tumorkachexie hat K. M. Stevens (1964) versucht, auf den Sauerstoffentzug wichtiger Organe durch die kritische Masse Bakterien bzw. Tumorzellen näher einzugehen. Größenordungsmäßig sind dies 10^8 Bakterien pro Gramm Körpergewicht bzw. mehr als 1 kg Tumorgewebe beim erwachsenen Menschen. Diese Menge wird kurz vor dem Tode an Sepsis oder Tumor beobachtet. Die kritische Masse kann geringer sein, wenn komplizierende Faktoren wie Anämie, Pneumonie oder Toxinämie hinzutreten.

Die Thermodynamik von Wachstum, Altern und Krebs (Theorem von Prigogine)

In starker Verallgemeinerung bildet die thermodynamische Theorie irreversibler Prozesse (ihr Kennzeichen ist die Linearität zwischen Strömen und Kräften: Prigogine u. Wiame 1946; Prigogine u. Defay 1962; vgl. Meixner u. Reik 1959) die physikalische Grundlage der Theorie der offenen Systeme in der Biologie (Burton 1939; v. Bertalanffy 1940, 1949). Wendet man die Theorie auf die wichtigsten Lebenseinschnitte wie Ovogenese, Regeneration und malignes Wachstum an, so erkennt man nach Art einer „Zellverjüngung" vorübergehend stärkere Abweichungen vom dynamischen (Pseudo-)Gleichgewicht (Zotin u. Zotina 1967). Dieses Gleichgewicht (steady state) entspricht in Wirklichkeit einem Ungleichgewicht, das die Voraussetzung dafür ist, auf Grund des Energiegefälles Arbeit zu leisten. Geht man von dem Prigogineschen Theorem und seinem thermodynamischen Kriterium des Fließgleichgewichtes aus, das durch ein Minimum an Entropie-Erzeugung gekennzeichnet ist, so beginnt jeder Organismus seine Entwicklung mit einer hohen Geschwindigkeit der Entropieproduktion. Während der Entwicklung, im Wachstum und Altern nähert er sich einem (quasi) stationären Endzustand, der erst beim Eintritt des Todes erreicht wird. Der präfinale Zustand ist durch ein Minimum der spezifischen Energieproduktion charakterisiert (Zotin 1971).

In der Annahme, daß die Geschwindigkeit der Atmung und Wärmebildung der Entropieproduktion proportional ist, erfolgt beim Krebswachstum im Gegensatz zur Ovogenese und Regeneration nach einer anfänglichen Steigerung kein nachfolgendes Absinken der Geschwindigkeit der Wärmebildung, somit keine Tendenz zum Altern des Gewebes. Als Hauptquelle der Wärmebildung kommt die aerobe Glykolyse nach Warburg in Betracht (vgl. Zotin u. Zotina 1969). Hieraus läßt sich schließen, daß die Möglichkeit der vorübergehenden Abweichung vom quasi-stationären Zustand, das heißt vom instabilen Gleichgewicht im Sinne Prigogines, zur Ausnutzung für Entwicklungs- und Differenzierungsprozesse eine Grundeigenschaft regenerationsfähiger Gewebe darstellt.

2.2.6. Regulation des Gewebewachstums und Zytogenetik

Zur Frage der Selbstregulation der Epidermis

Wachstum oder Zellneubildung ist die Mehrproduktion von Zellen über den jeweils differenzierten, den verlorengegangenen oder abgestorbenen Teil der Zellen eines Gewebes. Die molekulare Basis der Wachstumsregulation wird als Signalübertragung betrachtet, die innerhalb der Zelle besondere Mechanismen in Gang bringt oder als auslösendes Moment mit der Zellmembran reagiert und von hier den intrazellulären Regulationsmechanismus beeinflußt (vgl. Kiefer u. Sandritter 1976).

Die Theorie von P. Weiss und Kavanau (1957) bildete die Grundlage des heutigen Chalonkonzeptes. Die Autoren postulierten für jedes Gewebe zwei funktionell differente Kompartimente, ein generatives und ein differenziertes. Durch fortlaufende Zellteilung und Differenzierung rekrutieren sich die Zellen des differenzierten aus dem generativen Teil. Die differenzierten Zellen produzieren kontinuierlich eine diffusible Substanz, die als chemisches Signal über einen negativen Rückkopplungsmechanismus die Rate der Zellproliferation und Differenzierung des entsprechenden Gewebes reguliert. Die experimentelle Ausarbeitung des Chalonkonzeptes wurde an der Mäuseepidermis begonnen. Es handelt sich um ein typisches Wechselgewebe mit einem dynamischen Gleichgewicht zwischen Neubildung und Zellverlust, genauer gesagt zwischen der Teilungsrate der mitotischen Zellen und der Alterungsrate der nicht mitotischen Zellen (Bullough 1969).

Bullough und Laurence (1960a, 1960b) führten systematische Versuche am Mäuseohr durch. Mäuseohren sind so dünn, daß frei diffusible Substanzen nach Verletzung einer

Seite die Epidermis der gegenüberliegenden Seite erreichen und beeinflussen würden. Die Autoren fanden einen Gradienten mit abfallender mitotischer Aktivität, der direkt am Wundrand begann und etwa einen Millimeter weit reichte. Das Ergebnis ihrer Versuche veranlaßte sie, eine mitosehemmende Substanz (Chalon) zu postulieren.

Epidermale Chalone — Modell einer kybernetischen Wachstumsregulation

Iversen (1962) und Evensen (1962) sowie Iversen u. Bjerknes (1963) erweiterten die Studien durch Experimente der epidermalen Kanzerogenese. Es gelang ihnen, die Versuchsverläufe in einem mathematischen Modell mit dem Analogcomputer zu simulieren und die kybernetische Natur des wachstumsregulierenden Prinzips der Epidermis zu bestätigen. Weitere Daten über gewebsspezifische, speziesunspezifische Mitosehemmstoffe wurden zusammengetragen (vgl. Iversen 1973a, 1973b; Bullough 1973). Auch bei Ehrlich-Aszites-Karzinomzellen fand man Chalone und zwar sowohl S-Faktoren, die die DNS-Phase blockieren (G1-Chalone), als auch M-Faktoren, die die Mitose blockieren (G2-Chalone) (Bichel 1970, 1971, 1972). Tumoren scheinen die Chalone des Ursprungsgewebes zu produzieren, jedoch ist der Zusammenhang zwischen der Tumorentstehung und dem Chalonmechanismus unklar (Iversen 1973a) und der genaue Mechanismus der Chalonwirkung selbst unbekannt (vgl. Bullough 1971, 1975).

Das trifft auch für die Probleme der synergistischen Faktoren zu, z. B. Stresshormone (Bullough u. Laurence 1961, 1964), oder antagonistische Faktoren, z. B. Wachstumshormone (Bullough 1969). Schon hieraus ergibt sich, daß die Kontrolle des Zellwachstums weiteren übergeordneten Systemen, hormonalen und nervalen Reizen (vgl. Oehlert 1966), der Blutgefäßversorgung sowie speziellen Bedingungen der Mikroumgebung oder Zellökologie bis hin zu Hemm-Mechanismen der Zellbewegung und Zellteilung durch Zell-zu-Zell-Kontakt unterliegt (Abercrombie u. Heaysman 1953; Abercrombie u. Ambrose 1962; Abercrombie 1970).

Allgemeines Antichalon-Prinzip

In die Theorie eines Antichalon-Prinzips geht die Tatsache ein, daß Chalone kurzlebige Substanzen sind (Bjerknes u. Iversen 1974). Daher schließt das Wechselspiel zwischen gewebsspezifischen Mitosehemmstoffen und wachstumsfördernden Faktoren (gewebsspezifischer oder allgemeiner Natur) die Vielfalt bekannter Wachstumshormone bzw. die noch wenig definierten Serumfaktoren ein, die zum Wachstum in Zell- und Gewebekulturen notwendig sind (Rytömaa u. Kiviniemi 1968a, 1968b; Elgjo u. Edgehill 1973). So wurde von Gospodarowicz (1974) ein 3T3-Fibroblasten-Mitosefaktor aus Hypophysenextrakt isoliert, der als Polypeptid im Zusammenwirken mit Hydrokortison anstelle von Kälberserum 3T3-Fibroblastenkulturen zur Zellteilung stimuliert.

Synergistische Chalon-Stresshormon-Wirkung

Während Protokaryoten ihrer Umgebung dauernd ganz ausgesetzt sind, leben Vielzeller in ihrem selbstgeschaffenen eigenen „inneren Milieu", wie es von Bernard (1878/1879) bezeichnet wurde. Die Prozesse, die das „milieu intérieur" als Fließgleichgewicht aufrechterhalten (Homöostase: Cannon 1932), sind Gegenstand physiologischer Forschungen. Insbesondere fanden hormonale Anpassungsmechanismen großes wissenschaftliches Interesse (Selye 1936, 1961, 1971). Bezüglich der Uniformität der Wirkung zahlreicher Chalonsysteme ergeben sich Synergismen mit Stresshormonen, ein chalonverstärkender Effekt des Adrenalins, der sich durch physiologische Dosen von Glukokortikoiden protrahierend stabilisiert (Bullough 1969). Die kombinierte Interaktion von Chalon und Adrenalin wird zur Erklärung des bekannten Mitoserhythmus zahlreicher Gewebe herangezogen. Im Schlaf wird die Freisetzung der Stresshormone reduziert, was zur Abschwächung der Chalonwirkung mit entsprechendem Anstieg der Mitoserate führt (Bullough 1965; vgl. 1948a, 1948b). Diurnale Mitoserhythmen wurden unter geeigneten Versuchsbedingungen beim Wachstum von Ehrlich-Aszites-Krebszellen beschrieben (H. R. Brown u. Burns 1973; H. R. Brown 1974; E. R. Burns et al. 1976; vgl. Klein u. Révész 1953).

Endogene Rhythmen und äußere „Zeitgeber"

Diurnale oder circadiane Rhythmen sind biologische Vorgänge mit einer 24-Stunden-Periodik (Halberg 1959). Unter endogenen Rhythmen versteht man interne

Oszillationssysteme, deren Periodik auch ohne äußere „Zeitgeber" oder synchronisierende Agenzien stabil bleibt (J. Aschoff 1951; vgl. Vanden Driessche 1971). Oszillationen sind Übergänge verschiedener stationärer Zustände eines biologischen Regelsystems nach Einwirkung von Störgrößen. Die Phase kann sich verändern (Sweeney 1963, 1974), z. B. durch Licht- oder Temperaturzyklen als sekundäre Zeitgeber (Bünning 1964). Der Basismechanismus bleibt selbst bei nicht mehr feststellbarer Rhythmik unbeeinflußt. Die Natur des molekularen Mechanismus ist nicht sicher bekannt.

Als Antithese zur klassischen Vorstellung eines internen unabhängigen Zeitgebers postulierte F. A. Brown (1965, 1972) eine fortgesetzte Interaktion natürlicher elektromagnetischer Felder und ihrer geophysikalischen Rhythmik mit inneren stoffwechselbedingten elektromagnetischen Feldern des Organismus (vgl. Wever 1967, 1968). Popp (1972, 1973, 1974) hat eine Hypothese der intrazellulären Kommunikation aufgestellt, die Resonanzerscheinungen von intrazellulären Infrarot-Wellenfeldern als Forschungsgegenstand für Wachstumsregulationen im Zellverband theoretisch und experimentell behandelt (Popp et al. 1974).

„Chrononsystem" der Molekularbiologie

Da jedoch in unserer Zeit die Chemie der Lebensvorgänge die Hauptrichtung der biologischen Grundlagenforschung bestimmt, werden zwei klassische Vorstellungen von Oszillationssystemen diskutiert. Das eine ist das molekulargenetische „Chrononsystem", welches Transkriptions- und Translationsprozesse impliziert (Ehret u. Trucco 1967). Es wird die sequentielle Genexpression eines polyzistronischen Oszillators (des „Chronons") mit Stabilisierung einer Folge von Reaktionen durch Rückkopplung in bezug auf die Zeit konzipiert.

Kopplung glykolytischer Oszillatoren durch das ATP/ADP-System

Das andere ist das „biochemische Netzwerkmodell" (Pavlidis 1969, 1971; vgl. Pittendrigh et al. 1958). Es stützt sich auf Experimente über selbsterhaltende Oszillationen der Glykolyse (Chance et al. 1964, 1965, 1967; Betz u. Klitzing 1971; vgl. B. Hess 1968), deren innere Kopplung durch die ATP-ADP-Konzentration gegeben ist. Auf die mögliche primäre Bedeutung des zellulären ATP-Spiegels (und entsprechender Di- und Monophosphate) für den Basisrhythmus konnte P. C. T. Jones aufmerksam machen (1970a, 1971): Schlafende Goldhamster weisen einen höheren ATP-Gehalt in Hirn- und Leberextrakten auf als wache Tiere, und äußere Zeitgeber wie Licht und Temperatur verändern den ATP-Spiegel und die Zell-Viskosität; der erhöhte ATP-Spiegel entspricht einer niedrigeren Zell-Viskosität (Jones 1970b, 1972). Möglicherweise gehören das Überschreiten einer ATP-Schwelle und die Mitose-Initiation zusammen, wobei für Aszites-Tumorzellen ein allgemein erhöhter ATP-Gehalt charakteristisch ist (Jones 1969). Circadiane Rhythmen von Sauerstoffverbrauch und Körpertemperatur laufen parallel, sind aber unabhängig von Bewegung und Nahrungsaufnahme (Heusner 1956; J. Aschoff u. Pohl 1970; vgl. Kleiber 1950; J. Aschoff et al. 1967a, 1967b; J. Aschoff u. Wever 1976).

Zellmembran, Membranjunktionen, Morphogenese und Biorhythmik

Die Bedeutung des Membrankontaktes benachbarter Zellen für die Hemmung der Zellbewegung und Zellteilung hatte schon A. Fischer (1925, 1946) in Gewebekulturen beobachtet, indem zentrale Anteile eines Zellklons mit engem Kontakt geringere Mitoseraten aufweisen als periphere Wachstumszonen (vgl. Abercrombie u. Heaysman 1953). Interzelluläre Faktoren, vor allem die interzelluläre Verbindung der Membranjunktionen für wachstumsregulierende Agenzien, rechnet Loewenstein (1966, 1968, 1972, 1973, 1977) zum obligaten Charakteristikum normaler Zellmembranen epithelialer Gewebe. Durch diese Zellverbindungen diffundieren Moleküle bis zu einem Molekulargewicht von 10000, und der elektrische Widerstand zwischen Zellinnerem und außen, der sich mit intrazellulär liegenden Mikroelektroden messen läßt, ist hoch. Die wichtigste Regelgröße für die Ausbildung der Zell-zu-Zell-Verbindungen ist ein niedriger intrazellulärer Calciumionenspiegel (weniger als 10^{-6} M, extrazellulär mehr als 10^{-3} M); er wird durch aerob gebildete Energie (ATP-Synthese) erzeugt. Krebszellen tendieren zur ungenügenden Zellverbindung, wie aus Zellfusionsversuchen hervorgeht (Azarnia u. Loewenstein 1973), und der Calcium-Einstrom in Mitogen-aktivierte Lymphozyten scheint Membransignale für die Aktivierung der Protein- und DNS-Synthesen zu vermitteln (Kersey u. Booth 1975; vgl. die entsprechenden Versuche mit Seeigeleiern von Steinhardt u. Epel 1974).

Mathematisches Modell der Biorhythmik der Zellteilung

Burton (1971) hat das Zelljunktions-System von Loewenstein mathematisch modelliert. Es zeigten sich überraschende Gesetzmäßigkeiten sinusoidaler Schwankungen der hypothetischen Schlüsselsubstanzen im intrazellulären Kontinuum und eine Erklärung paradoxer Erscheinungen bezüglich hemmender und/oder fördernder Einflüsse auf die Zellteilung. Auch aus dem Moscona-Modell der Morphogenese (A. Moscona 1957; vgl. A. A. Moscona 1973) geht die mögliche biorhythmische Funktion der Zellmembran hervor, indem suboptimale Temperaturen eine Verminderung der Diffusion bewirken. Legt man in diesem Zusammenhang das dynamische Membranmosaik-Konzept von Singer und Nicolson (1972) zugrunde, so könnte sich die Temperaturabhängigkeit der Membranproteine und Hormonrezeptoren, ihre Verteilung und Transportfunktion, das Ionenmuster und der Ionengradient aus dem temperaturabhängigen Anpassungsgrad der Membranlipide erklären (Njus et al. 1974; vgl. Verwey u. Overbeek 1948; A. S. G. Curtis 1962; P. C. T. Jones 1970c).

Zyklische Nukleotide als dualistisches Modell der Bioregulation

Beim Studium hormonaler Kontrollmechanismen in tierischen Geweben wurde das zyklische Adenosin-3':5'-Monophosphat (cAMP) entdeckt (Sutherland u. Rall 1960; vgl. Sutherland 1972). Seither wurde der allgemeinen Mittlerrolle des cAMP als „Zweitem Boten" bei Hormonwirkungen besondere Aufmerksamkeit zugewandt. Es wurden vielfältige Effekte der zyklischen Nukleotide bei morphologischen, Differenzierungs- und Kontakthemmungsprozessen beschrieben (Channing u. Seymour 1970; Hsie u. Puck 1971; Sheppard 1971; Prasad 1972; Prasad u. Sheppard 1972). Die „pleiotropen" biochemischen Wirkungen betreffen z. B. die Hemmung des Transportes verschiedener Substrate, die Verlangsamung der Biosynthese und Beschleunigung der Proteolyse (Kram et al. 1973).

An epidermalen Biopsieproben von Psoriasis-Patienten, einer angeborenen Erkrankung der Epidermis, konnten Voorhees et al. (1973b) eine Imbalance zwischen cAMP und cGMP (zyklisches Guanosin-3':5'-Monophosphat) feststellen: In erkrankten Hautpartien lagen die cAMP-Spiegel niedriger, die cGMP-Spiegel höher als an gesunden Hautstellen. Der Befund ließ sich als ein möglicher Mechanismus im Sinne der Dualismus-Hypothese („Yin-Yang-Hypothese") der biologischen Regulation von Hadden et al. (1972) und Goldberg et al. (1973) deuten. Hiernach bewirkt die entgegengerichtete Beeinflussung durch die beiden zyklischen Nukleotide entweder eine Induktion zur Erhöhung der Zellvermehrung (erhöhtes cGMP) oder deren Hemmung unter gleichzeitiger Förderung der Differenzierung (erhöhtes cAMP; vgl. Hogan u. Shields 1974).

Voorhees et al. (1973a) diskutierten die Bedingungen einer cAMP-Regulation durch Chalone u. Prostaglandine (Voorhees et al. 1974, 1976a, 1976b). An Neuroblastom-Zellklonen erzielte Prasad (1972) beispielsweise eine In-vitro-Differenzierung (Axonentwicklung) durch Prostaglandine E_1 und E_2, nicht dagegen durch $F_{2\alpha}$. In diesem Rahmen sah Marks (1976) eine mögliche Erklärung der Tumorpromotion, nämlich die Ausschaltung des G1-Chalon-Systems der Epidermis (vgl. Marks 1973) mit einer gleichzeitigen Aktivierung G1-Chalon-unempfindlicher, G2-Chalon-ansprechbarer früher Stammzellen. Der Mechanismus entspricht einer (quasi embryonalen) Dedifferenzierung (Reifungsverzögerung). Hinweise kommen aus Versuchen an der G1-nichtreaktiven, G2-reaktiven Epidermis neugeborener Mäuse (Bertsch 1975) und der verminderten bzw. veränderten Ansprechbarkeit des epidermalen cAMP-Systems nach Einwirkung chemischer „Promotoren" (Krieg 1975). Aktivitätsschwankungen unspezifisch proliferativer Natur von Hemmfaktoren der haarlosen Mäuse-Epidermis nach karzinogenen, kokarzinogenen und allgemein irritativen Reizen beschrieb Rohrbach (1975). Die Aktivität der Hemmfaktoren verlief gegensinnig zur Rate der DNS-Synthese und Mitose; sie war am 7. Tag nach der Karzinogen-Applikation ausgeprägt asynchron, d. h. es bestand eine hohe Mitosehemmung bei niedriger Inhibition der DNS-Synthese (vgl. Rohrbach et al. 1976).

Hormonabhängiges Tumorwachstum

Der Hormonforschung gebührt in der Onkologie ein wichtiger Platz. Zwei Basismethoden zum Studium der Hormonwirkung bei Tumoren wurden systematisch eingesetzt: Die Entfernung der Hormonquelle oder die Applikation von Hormonen. Beatson (1896) und später Huggins und Bergenstal (1952) extirpierten Hormondrüsen der Sexualorgane beim Mammakarzinom und Prostatakrebs. Nach Huggins (1956) können Tumoren der Gewebe, die zur vollen Stoffwechselaktivität der Hormonregulation unterliegen, eine analoge Hormonabhängigkeit zeigen; sie atrophieren, wenn der Einstrom der Hormone sistiert. In ihrer klassischen Arbeit erzeugten Huggins et al. (1961) nach einmaliger Verfütterung von Methylcholanthren an jungen weiblichen Ratten Mammatumoren; Ovarektomie oder Hypophysektomie vor der Karzinogengabe reduzierte die Tumorinzidenz; hohe Dosen Östradiol und Progesteron, zwei Wochen nach der Karzinogenbehandlung, verhinderten die Tumorentwicklung (vgl. Huggins 1960).

Hormonale Modelle des Maus-Mammakarzinoms

Seit der ersten experimentellen Induktion des Mamma-Adenokarzinoms durch Follikelhormonbehandlung von Männchen eines frischen Wurfes von Mäusen, die zu einem Stamm mit hohem Spontan-Mammatumorbefall gehörten (Lacassagne 1932), wurde diese Mäusetumorart zum bevorzugten Studienobjekt der hormonalen Karzinogeneseforschung. Analytische Experimente an Inzuchtmäusen führten zur Entdeckung der drei wichtigen ätiologischen Faktoren, des genetischen und hormonalen Faktors sowie des Bittnerschen Milchfaktors (Bittners Drei-Faktoren-Hypothese, vgl. Foulds 1967). Es gilt die Feststellung, daß ohne Hormone kein Brustkrebs entsteht. Das ist so zu verstehen, daß Hormone für die physiologische Entwicklung der Brustdrüsen notwendig sind und daß krebsätiologische Faktoren an eben diesem Brustdrüsenepithel angreifen. Vor allem sind es gestörte hormonale Korrelationen von Östrogenen, Progesteron und Prolaktin, die bei der Entstehung des Mammakarzinoms eine Rolle spielen (Mühlbock 1972). So konnte Mühlbock (1965) in einem speziellen Mäuse-Inzuchtstamm GR mit hoher Mammatumorrate eine fast strikte Krebsabhängigkeit von Steroidhormonen demonstrieren. Die Tumoren wuchsen während und regressierten am Ende der Tragezeit (Van Nie u. Thung 1965). Durch geeignete Östron-Progesteron-Behandlung wurde das Wachstum zu einem kontinuierlich fortschreitenden. Am Ende verloren diese Tumoren nach unterschiedlichen Intervallen ihre Hormonabhängigkeit und wuchsen analog zum menschlichen Brustdrüsenkrebs autonom.

Anpassungshyperplasien der endokrinen Drüsen

Neben erwähnten Hormonwirkungen auf endokringesteuerte Organe, die weibliche Brustdrüse, das Endometrium und die Prostata (vgl. auch die Versuche über chemisch induzierte Ratten-Ovarialtumoren mit gonadektomierten Parabionten von Bielschowsky u. Hall 1951), tritt eine hormonale Gewebsstimulierung im Zellstoffwechsel (Anregung der Protein- und Nukleinsäurebiosynthesen), bei der Zellvermehrung (z. B. in Granulationsgeweben und antikörperbildenden Zellformationen) durch Hormone der Hypophyse, der Nebennieren und Schilddrüse (Dougherty et al. 1964; Tata 1967; vgl. Pierpoli u. Sorkin 1969), sowie am sinnfälligsten bei gutartigen Hyperplasien der endokrinen Drüsen selbst hervor (Dontenwill 1961). Es handelt sich um Anpassungsmechanismen im Sinne Büngelers (Büngeler u. Dontenwill 1954, 1959); z. B. bedingen Thiouracilgaben eine Hemmung der Thyroxin-Synthese mit vermehrter Ausschüttung von thyreotropem Hormon und Stimulierung der Gewebsproliferation von Schilddrüsen und Hypophyse (Bielschowsky u. Horning 1958).

Hormonale Dysregulation versus genetische Disposition der Neoplasie

Die gesteigerte Zellproliferation erklärt sich aus der Störung der hormonalen Korrelation und wird aus der Kenntnis der endokrinen Gesamtregulation verständlich. Entstehen maligne Wachstumsprozesse, muß eine genetische Disposition der Zellsysteme vorhanden sein, die durch Hormone im Wachstum beeinflußt werden. Die Folgen sind Erhöhung der Inzidenz der Spontantumoren oder spezieller Geschwulstbildungen bei unveränderter Spontantumorrate. Butenandt (1952, 1954) betrachtete daher die Hormone als bedingt krebsauslösend.

Molekularbiologie der hormonalen Wirkungsweisen

Auf Grund molekularbiologischer Forschungsarbeiten beginnen wir, bestimmte Regulationsmechanismen der Hormone zu verstehen. Wichtig für die Betrachtung der Wachstumsregulation ist die hormonale Wirkung auf das Gen. Unsere Vorstellung über die hormonale Aktivierung von Genketten geht auf Versuche von Karlson (1961) an den Riesenchromosomen von Dipteren mit dem Häutungshormon Ecdyson zurück (vgl. Clever u. Karlson 1960). Mittels biochemischer Untersuchungen der Testosteronwirkung konnten Butenandt et al. (1960) gleichfalls den Angriff an einem Gensystem wahrscheinlich machen. Durch die Genaktivierung wird allgemein die Proteinsynthese der Zelle des Erfolgsorgans, in Analogie zur bakteriellen Genregulation im Sinne von Jacob und Monod (1961), beeinflußt. Das wissenschaftliche Interesse konzentrierte sich zunächst auf die chemisch definierten Steroidhormone, die im Gegensatz zu den Polypeptidhormonen keine strukturellen Unterschiede zwischen verschiedenen Tierarten erkennen lassen.

Differente Rezeptormechanismen für Polypeptidhormone und Steroidhormone

Ein wichtiger Schritt zur Kenntnis der Hormonwirkung war die experimentelle Verfolgung des Rezeptorkonzeptes. Unter Rezeptoren sind genetisch determinierte Zellproteine der Erfolgsorgane zu verstehen, die sich jeweilig als Rezeptor-Hormon-Komplex hochspezifisch assoziieren. Dadurch werden die Erfolgsorgane von den Hormonen „erkannt". Polypeptidhormone reagieren mit Zellmembranrezeptoren, die gleichzeitig eine transmembrane Trägermolekülfunktion besitzen („Carrier-Prinzip") und nach Bindung des Hormons wahrscheinlich das System des „Zweiten Boten", das cAMP, über die Aktivierung der membranständigen Adenylatzyklase induzieren (Sutherland u. Rall 1960; vgl. Robison et al. 1968). Lipophile Steroidhormone entfalten dagegen ihre Wirkung nach Permeation der Zellmembran und Bindung an einen zytoplasmatischen Rezeptor (vgl. Westphal 1971). Der Hormon-Rezeptor-Komplex kann nun auf zwei Ebenen der Genexpression wirksam werden, der Regulation bzw. Aktivierung der Proteinsynthese auf der Ebene der Translation oder, nach allosterischer Konformationsänderung des Hormon-Rezeptor-Komplexes und Hineingelangen in den Zellkern, auf der Ebene der Transkription (Higgins et al. 1973a, 1973b).

Allosterische Regulation biologischer Informationssysteme

Unter Allosterie versteht man den mindestens bistabilen Konformationszustand eines Biomakromoleküls (Novick u. Szillard 1954; Yates u. Pardee 1956) als Grundlage des Feedback-Mechanismus eines biologischen Informationssystems. Speziell wird die Genaktivität durch die potentiell doppelte Spezifität des Repressormoleküls reguliert im Sinne des An- und Abschaltens von Genen innerhalb eines Regelkreises, z.B. die Hemmung der gengesteuerten *Enzymsynthese* durch das Endprodukt der Enzymkatalyse (Jacob u. Monod 1961; Monod et al. 1965).

Anwendungsgebiet der Tumor-Hormonforschung

Da die Voraussetzung für die Hormonwirkung auf die Zelle die Bindung durch spezifische Proteinrezeptoren ist, steht die Frage nach der Korrelation zwischen dem Gehalt von Östrogenrezeptoren und der Hormonabhängigkeit der Brustdrüsentumoren im Brennpunkt klinisch diagnostischer und prognostischer Studien (E. V. Jensen und Jacobson 1960; Folca et al. 1961; vgl. Jensen 1975). Das Problem der mangelnden Übereinstimmung zwischen Rezeptorgehalt und Proliferationsrate der Zellen wird z. B. an In-vitro-Kulturen wie dem Androgen-ansprechbaren (bzw. -nichtansprechbaren) Maus-Mammatumorzellen-Modell von R. J. B. King et al. (1976) verfolgt.

Darüber hinaus bietet das Konzept der „biochemischen Epidemiologie" (Zumoff et al. 1975) Möglichkeiten der Querschnitts- und Verlaufsuntersuchungen zur Erfassung hormonaler Unterschiede zwischen Patienten mit einem bestimmten Tumortyp und entsprechenden Kontrollpersonen ohne Tumor bzw. zwischen Gruppen mit hohem und niedrigem Krebsrisiko. Die erste bemerkenswerte Studie solcher Art wurde von Bulbrook et al. (1960) zwecks Vorauswahl von Brustkrebspatientinnen mit Metastasen für die Adrenalektomie bzw. Hypophysektomie publiziert. Die Autoren bestimmten die Urinausscheidung von Ätiocholanolon und 17-Hydroxykortikosteroiden.

Zur einheitlichen Modellvorstellung über hormonale Wirkungsmechanismen

Tomkins et al. (1969) haben eine einheitliche, wenn auch umstrittene Hypothese der hormonalen Genregulation aufgestellt. Ihrzufolge fände die Aktivierung und Inaktivierung von Genen, die Derepression und Repression, auf der Transkriptionsstufe nur während der Embryonalentwicklung und Organogenese statt. In modifizierter Form konnte diese These durch Ohno und seine Gruppe (vgl. Dofúku et al. 1971) zur Deutung ihrer Befunde am Modell der Geschlechtsdifferenzierung der Maus herangezogen werden. Hiernach unterliegt die Determinierung und Differenzierung des Geschlechtes von Säugetieren und der entsprechenden Organogenese zwei Regulatorgenen. Das eine Gen liegt auf dem X-Chromosom und spezifiziert ein Androgen-Rezeptorprotein (vgl. Jost 1961; Lyon u. Hawkes 1970), das andere Regulatorgen liegt auf dem Y-Chromosom; es differenziert die Entwicklung der Hoden aus indifferenten Gonaden (Ohno 1975). Die Mutation des erstgenannten Genortes bedingt die testikuläre Feminisierung mit Fehlen der Abkömmlinge des Wolffschen Ganges (Dofúku et al. 1971). Diese auch beim Menschen vorkommende Geschlechtsanomalie zeigt trotz Hodenentwicklung und Androgenproduktion ein Dominieren des femininen Phänotyps auf Grund fehlender Rezeptormoleküle (Ohno 1971a).

Hypothese einer Zwei-Gen-Wechselwirkung der Malignität

Im Lichte genannter Vorstellung stellt sich für neoplastische Gewebe die Frage, ob bestimmte Mechanismen der hormonalen Genregulation defekt sind. Der Defekt könnte die Ebene der Transkription oder Translation betreffen (Pitot 1975). An Hand eines (stark hypothetischen) experimentellen Modells zur genetischen Kontrolle der Malignität (Rabinowitz u. Sachs 1970), bei dem die Tumorbildung in vivo und die Transformation in vitro, d. h. die Zellvermehrung unter Kulturbedingungen studiert wurden, die normales Zellwachstum ausschließen, konnten Yamamoto et al. (1973a, 1973b) die Arbeitshypothese verfolgen, daß sich die Malignität als Folge eines gestörten Gleichgewichtes zweier Genaktivitäten manifestiert. Ein Gen bewirkt die Expression und ein anderes die Suppression der Malignität. Versuchsobjekt waren durch Polyomavirus-Infektion bzw. Kanzerisierung mit Dimethylnitrosamin transformierte Goldhamsterzellen. Die Chromosomenanalyse mit Giemsa-Darstellung der Chromosomenbanden (Sumner et al. 1971) erbrachte Hinweise zur Identifizierung der in Frage stehenden Malignitäts-Kontroll-Gene. Diese befanden sich in bestimmten Chromosomenstücken einzelner Chromosomengruppen. Durch letztgenannte Technik der Bestimmung der individuellen Chromosomenbandenmuster wurde das System der Chromosomenidentifizierung entscheidend verfeinert (vgl. Ford u. Hamerton 1956).

Zytogenetische Daten einer defekten Genkontrolle der Malignität

So gewinnt gegenwärtig die Vorstellung an Gewicht, daß die genetische Konstitution (Disposition) für Transformierbarkeit bzw. Malignisierung, gewissermaßen ein Ausdruck für die „Kompetenz" der Zelle, bei einer Reihe chemisch oder viral induzierter Tumoren in Form spezifischer Chromosomenveränderungen, die bei unterschiedlicher Genese der Tumoren different sind, zytogenetisch zur Darstellung zu bringen sei (Kurita et al. 1968; Mitelman 1972; G. Levan 1974; vgl. Friedman u. Fialkow 1976).

Am Beispiel des T6-Marker-Chromosoms im Mäuse-Inzuchtsystem CBA/H bzw. CBA/H-T6 erbrachten Verlaufsstudien zur Fremdkörper-Tumorgenese den Hinweis, daß präneoplastische Zellen mit Klonierungspotenz einen Monat nach Implantation von Glas bzw. Plastikfremdkörpern histologisch und durch Transplantierbarkeit nachweisbar wurden. Sie erwiesen sich als „Mutterzellen" der Tumoren, sofern ein enger Kontakt zum Fremdkörper erhalten blieb, und gestatteten die Verifizierung reproduzierbarer tumorcharakteristischer Schritte wie Latenzzeit, Grad der Anaplasie, chromosomale Aberrationen und Wachstumseigenschaften (Brand et al. 1971, 1975).

Unerwartet hohe Transformationsraten durch SV 40-Viren von Hautfibroblasten der Patienten mit angeborenen Chromosomenanomalien, z. B. Ataxia teleangiectasia oder Xeroderma pigmentosum (vgl. Schroeder 1972), bzw. von normalen diploiden Fibroblasten alternder Menschen (F. Jensen et al. 1963; Kersey et al. 1972) deuten in diese Richtung. In diesen Problemkreis gehören typische Chromosomentranslokationen der Mehrzahl der Patienten mit myeloischer Leukämie (Nowell u. Hungerford 1960, 1964) und mit Burkitt-Lymphom (Jarvis et al. 1974). Man kann sie als Hinweis eines defekten Regelmechanismus der genetischen Expression versus Suppression der Malignität interpretieren. Die gestörte Zwei-Gen-Wechselwirkung ist nach dieser Auffassung die Voraussetzung für die Entstehung autonomer Krebszellen.

2.3. Normalgewebe — Tumorgewebe

2.3.1. Zeitparameter der Zellteilung und Gewebsdifferenzierung

Raum-Zeit-Koordinaten und kybernetisches Prinzip der Selbstregulation

Im komplexen Zusammenspiel zwischen genetischen und Umweltfaktoren ist die Dimension der Zeit neben den drei Dimensionen des Raumes die vierte Koordinate (L. v. Bertalanffy 1960). Dadurch erhalten biologische Prozesse eine Richtung, die durch aufeinanderfolgende Entwicklungsstadien mit sequentieller Aktivierung und Inaktivierung von Genen beschrieben werden kann. Aus den Änderungen der Gen-Umwelt-Beziehungen ergibt sich die Dynamik des Systems (Bartalos 1971). Die allgemeine Systemtheorie nach v. Bertalanffy (1960) betrachtet Lebewesen als offene Systeme: Im Gegensatz zu den geschlossenen Systemen der Thermodynamik stehen sie im ständigen Stoff- und Energieaustausch mit der Umgebung. Die Gesetzmäßigkeit ihrer inneren Beziehungen ist der mathematischen Analyse entsprechend Wieners Formulierung der Kybernetik zugänglich (Wiener 1948, 1963). Charakteristisch für ihre innere Ordnung ist eine Hierarchie von negativen Rückkopplungsmechanismen, die als Ausdruck für die Dynamik des Systems die Entstehung von Oszillationen als Grundlage für Biorhythmen wie Zellzyklus und Morphogenese bedingen (Goodwin 1967). Umfang und Bedeutung positiver Rückkopplungssysteme werden zunehmend evident, auch das Zusammenwirken negativer und positiver Kontrollmechanismen am gleichen Operon (vgl. Englesberg u. Wilcox 1974, Beckwith u. Rossow 1974; Goldberger et al. 1976).

Chronobiologie und Zeitskala der Zell-, Gewebs- und Organdifferenzierung

Die Chronobiologie befaßt sich mit den Mechanismen der biologischen Zeitstruktur und der Erforschung der wichtigen rhythmischen Lebensäußerungen (Halberg u. Katinas 1973; Halberg 1974; Scheving 1976). Während das Regulationsprinzip der adaptiven Enzymbildung bei Protokaryoten (Jacob u. Monod 1961) offenbar keiner Korrelation mit einem programmierten Zeitparameter bedarf, da der genetische Apparat die gesamte Lebensspanne des Einzellers unverändert ansprechbar gegenüber Änderungen der Umgebung bleibt, reagieren Eukaryoten gegenüber gleichen Änderungen der organismischen Umgebung, dem „inneren Milieu", nicht immer gleich, weil sie sich während der Differenzierung ändern (S. Fiala 1968). Zwar trägt jede Zelle alle für das Individuum charakteristischen Gene, aber unterschiedliche Differenzierung und biochemische Aktivität bedeuten, daß differentielle Genabschnitte in den verschiedenen Geweben jeweils unterschiedlich aktiv sind. Das hierfür notwendige „Spezialisierungsprogramm" wird in Form einer zunehmend eingeschränkt verfügbaren genetischen Information auf die Tochterzellen des betreffenden Gewebes und Organs vererbt und bei Bedarf ausgeprägt (P. Weiss 1962; vgl. Harbers u. Sandritter 1973). Hier spielt der Zeitparameter die entscheidende Rolle. Die Zellgenome eines Gewebes wie auch die Kern- und Plasmagene einer Zelle müssen in strikt programmierter Weise mit dem „inneren Zeitgeber" des Systems korrelieren, um in den morphologischen Stufen von der Zygote über die Gewebe zu den Organen die zunehmende Spezialisierung zu realisieren.

Obwohl der Informationsfluß der lebenden Materie mit den drei Matrizen-Kopierungsprozessen DNS-DNS (Replikation), DNS-RNS (Transkription einschließlich der umgekehrten Transkription RNS-DNS) und RNS-Protein (Translation) auf allen drei Ebenen gesteuert und unabhängig kontrolliert werden kann (vgl. Kafatos 1972; Nagl 1972; Geißler u. Bielka 1973), liegt bei den Eukaryoten in der differentiellen Genaktivität wohl der wesentlichste Schritt (vgl. D. Hess 1968): Das zeigt sich u. a. darin, daß infolge der allgemeinen Reprimierung des Genoms durch Histone und der selektiven Aktivierung durch „Hertone" (Nichthiston-Proteine des Zellkerns) nur ein geringer Teil der DNS-Matrize transkribiert wird (vgl. Nagl 1976). Ein wichtiges Kennzeichen der biologischen Differenzierungs- und Spezialisierungsprozesse ist ihre Nichtumkehrbarkeit (vgl. Lotka 1956; Lehmann 1966).

Zellzyklus als Modell einer diskontinuierlichen, periodischen Enzymsynthese

Von den periodischen Vorgängen der Eukaryotenzelle ist die DNS-Replikation eine Syntheseleistung, die Mitose und Zellteilung ein Trennungsprozeß. Die Kenntnis der „Marker der Periodizität" dient dem Verständnis der Kontrollmechanismen gemäß der Annahme, daß beim Durchlaufen des Zellzyklus sequentielle Teilschritte analog den Entwicklungs- und Differenzierungsprogrammen der Metazoen festgelegt zur Wirkung kommen (Mitchison 1973).

Die temporäre Genexpression des Zellteilungswachstums postuliert ein Muster der „Ein-Schritt-pro-Zellzyklus-pro-Strukturgen-Enzymsynthese" mit einem gekoppelten Transkriptions-Translations-Prozeß. Die molekulare Grundlage ist eine instabile mRNS (Versuchsmodell in synchronisierten Kulturen von Sproßhefen: Sebastian et al. 1971; vgl. Halvorson 1977). Neben dem Zellteilungszyklus gibt es den Zellwachstumszyklus mit entsprechenden Markern wie der Änderung der CO_2-Bildungsrate pro Zeiteinheit. Hier liegen meist lineare Muster der Enzymaktivität vor, denen häufig kontinuierliche Enzymsyntheseprozesse mit stabiler mRNS entsprechen (Modell der synchronisierten Spalthefe-Kulturen: vgl. Mitchison 1977). Beide Enzymsynthesemuster laufen normalerweise parallel. Problematisch ist die artefizielle Synchronisierung der genannten Versuchssysteme.

Hier ermöglichen Modelluntersuchungen an Schleimpilzen (Myxomyzeten) mit ihrer haploiden vegetativ-proliferativen Amöbenphase und synzytialen Aggregationsphase die Analyse von Kontrollmechanismen (vgl. Hüttermann 1973). Der Mitosezyklus des vielkernigen Plasmodiums läuft natürlicherweise synchron, wobei bestimmte Makromoleküle kontinuierlich und andere diskontinuierlich synthetisiert werden (R. Braun et al. 1977).

Viel Beachtung fand die stadienspezifische Phosphorylierung der Histone (vgl. Gurley et al. 1972). Im Anstieg der Histon-Phosphokinaseaktivität während der späten G2-Phase, zum Beginn der prophasischen Chromosomenverdichtung, — oder vielleicht der ihr unmittelbar vorangehenden Dekondensation („Zerstäubungsstadium": Heitz 1929; vgl. Nagl 1976) —, vermutet man die entscheidende Regulation der Mitose und schloß aus dem zeitlichen auf den kausalen Zusammenhang. Hiernach wird die allerdings nur indirekt nachweisbare Phosphorylierung der lysinreichen Histone als auslösender Schritt der Mitose und als wichtiges Kontroll-Element im Zellzyklus angesehen (Bradbury et al. 1974a, 1974b). Er betrifft Normalzellen und Tumorzellen (Balhorn et al. 1972).

Zugleich bieten die experimentell genau definierten Differenzierungsschritte der Schleimpilze das Substrat eines Eukaryoten-Entwicklungsprogramms für die Verfolgung metabolischer Parameter und der Biosyntheseprozesse. Sistieren das Wachstum und die DNS-Replikation, beginnt die Morphogenese (Katz u. Bourguignon 1974; vgl. Lodish 1977). Bedeutsam erscheint der RNS-Synthesestopp während der mitotischen Chromosomenverdichtung als eine der möglichen Ursachen der gegenseitigen Ausschließung von Mitose- und Entwicklungsprogrammen (vgl. Flickinger et al. 1970): Bei Froschembryonen sind Transkriptionsrate und Mitoserate invers korreliert (Flickinger 1971), und die evolutiv bei

Planzen und Tieren realisierten „Endozyklen" (Nagl 1974), die die somatische Polyploidisierung mit einer kontinuierlich hohen Synthesekapazität von „Luxusproteinen" begleiten, sind mit der Differenzierung verknüpft oder treten in schnell wachsenden Geweben hervor.

Konzeptionen über endozelluläre Kontrollmechanismen der Zellteilung und Differenzierung ordnen sich um die Aspekte eines quantifizierbaren „inneren Zeitgebers", einer strikten Festlegung der Anzahl Mitosen und der Folge der Differenzierungsschritte auf genetisch verschiedenen Ebenen. Erwähnt seien das biochemische „asymmetrische Replikationsmodell" der DNS-Modifikation durch DNS-Methylasen (Scarano 1969, 1971; vgl. Holliday u. Pugh 1975) oder das endozelluläre Kontrollmodell einer in periodischen Schwankungen regulativ wirkenden Kern(ploidie)-Plasma-Relation (vgl. Hertwig 1903, Hartmann 1928), sei es über ein plasmatisches Initiatorprotein der *Zellteilung* (Schleimpilze: Sachsenmaier et al. 1970, 1972) oder über die Zahl selbstvermehrungsfähiger Plasmagene der Mitochondrien für die *Differenzierung* (Pflanzenkeime: v. Wangenheim 1975, 1976)· UV-Bestrahlung der Physarum-Plasmodien oder Röntgenbestrahlung pflanzlicher Endospermen bewirken in Bestätigung dieser Vorstellungen bei Hemmung der Mitose eine vorzeitige Differenzierung.

Krebswachstum als instabiler Regelkreis infolge gestörter Biorhythmen

Änderungen oszillatorischer Parameter sind entweder äußerer Natur wie Licht und Temperatur, mit denen die systemeigenen synchron sind, oder struktureller Art bezüglich der Komponenten des Systems, der Gene, Enzyme und Hormone (vgl. Kuhn 1976). Strukturelle Änderungen entstehen durch ionisierende Strahlen, durch chemische und virale Agenzien oder Vererbung mutierter Merkmale. Die chronobiologische Dimension eines Gens entspricht der Zeit, in der sein ursprünglicher Informationsgehalt intakt bleibt, gleichgültig ob das Gen aktiv oder inaktiv ist (Gedda 1965; Gedda und Brenci 1969). Chronobiologische Änderungen des Phänotyps erfordern daher den Ausschluß genetischer Einflüsse durch Genanalysen. Neben einfachen Gendefekten, Veränderungen der aktiven und inaktiven Perioden der Gene, auch veränderten Basenmustern, stehen multiple Gendefekte mit additiven und Überlagerungseffekten.

Das führt zu der experimentell mangels klassischer Kreuzungsversuche der Genetik schwierig beweisbaren Vorstellung, daß Krebs und Altern mit der chronologischen Anhäufung mehrerer Mutationen an strategisch wichtigen Genorten zusammenhängen können (Burch 1963; Gander 1967; vgl. Armitage u. Doll 1954, 1957). Werden Chromosomen mit additiv transformativen Genmutationen vererbt, bedeutet dies für die Nachkommenschaft eine Erhöhung der Tumordisposition (Knudson 1975a, 1977). Das schließt nicht aus, daß Imbalancen antagonistischer krebshemmender oder -fördernder Gene im Ergebnis der Krebsauslösung zur Wirkung kommen (Hitotsumachi et al. 1971; vgl. Comings 1973). Das lange Intervall zwischen einer Krebsinitiation und dem Erscheinen maligner Zellformationen kann z. B. ein Hinweis auf eine differentielle Zellselektion in Richtung kumulativ transformativer Genmutationen in teilungspotenten Stammzellen sein.

Nach Überschreiten kritischer Zellmengen (Berenblum 1957; vgl. Bell 1976) und Durchbrechung des Homöostasemechanismus wird die Umgebung für die phänotypische Krebsexpression günstig. Am Mammatumor-Modell der Maus läßt sich verfolgen, wie von normalen Milchgangszellen in der Umgebung kleiner Tumorzellaggregate, die von hyperplastischen Alveolarzellknötchen des Milchgangssystems abstammen, wachstumsregulierende, homöostatische Wirkungen ausgehen. Diese bestimmen entscheidend die Länge der Tumorlatenzperiode (Prehn 1971b; Prehn u. L. M. Prehn 1975). Natürliche Lebenseinschnitte in die Homöostase wie Pubertät, Schwangerschaft und Menopause können mutierte inaktive Gene aktivieren.

Krebs — eine Zellmutation und bzw. oder Fehldifferenzierung des Gewebes

Aus chronobiologischer Sicht stellt sich die Grundfrage des Pathologen „Krebs — eine Zellmutation oder Fehldifferenzierung des Gewebes" neu. Hiernach läßt sich die

Vererbung allgemein durch zwei Vorgänge beschreiben: die im Genom verschlüsselten Informationen und die als biorhythmische Prozesse fungierenden physiologischen Leistungen (z.B. die Rhythmik der Isoenzyme des Kohlenhydrat-Stoffwechsels: Gilbert 1968, 1974). Commoner (1968) sprach von einem zirkulären Netzwerk molekularer Interaktionen, an dem DNS, RNS und Proteine beteiligt sind. Das Gesamtsystem verhält sich Änderungen der Biorhythmik gegenüber elastisch (Waddington 1965), so daß sich störende Einwirkungen erst nach entsprechender Stärke und Dauer in bezug auf die Perioden des betreffenden Systems durchsetzen (Gilbert 1974). Mit zunehmendem Alter kommt es im Laufe der Zeit zu gedämpften Schwingungen mit destabilisierten Rhythmusmustern und den Möglichkeiten der Fehldifferenzierung (Bünning 1964; Düchting 1968).

2.3.2. Experimentelle Modelle zur extrachromosomalen Vererbung

Ergebnisse der Kerntransplantation und Zellhybridisierung

Wichtige Argumente der epigenetischen Differenzierungstheorie als Antithese zur Mutationstheorie des Krebses gründen sich auf Kerntransplantationsversuche. Sie gehen (vereinfachend) davon aus, daß der Genbestand aller Zellen eines Individuums von der Eizelle bis zu den differenzierten Organzellen unverändert bleibt. Experimentell ergab sich, daß die Realisierung der Geninformationen des Kerns vom Plasma kontrolliert wird, indem die Kerne das Replikationsmuster der Zelle annahmen, in deren Zytoplasma sie gelangt waren (De Terra 1960; vgl. De Terra 1969). Meist entsprach die erreichte embryonale Entwicklungsphase wie Blastula — Gastrula — Neurula — Post-Neurula dem jeweiligen Differenzierungsgrad des transplantierten Zellkerns, wenn er zum Beispiel von differenzierten Entodermzellen einer vorgerückten Blastula stammte und in die unbefruchtete entkernte Amphibien-Eizelle gebracht wurde (Briggs u. King 1952; Gurdon 1963).

Nach Kerntransplantation vom Nierenzellkarzinom des Frosches in das enukleierte Zytoplasma der Eizelle bildeten sich Blastulae (T. J. King u. McKinnel 1960; T. J. King u. DiBerardino 1965) und in einem anderen Versuch mit triploid-markierten Tumorzellkernen triploide Kaulquappen, keine Krebszellformationen (McKinnel et al. 1969). Da die Nierentumoren erst beim erwachsenen Tier auftreten, ist dieser Versuch kein zwingender Beweis gegen das Vorliegen mutierter Krebszellen, deren Expression zu einer späteren Zeit erfolgen kann.

Einen rezessiven Charakter der Eigenschaft „maligne" zeigten Zellhybriden nach Fusion einer malignen mit einer nichtmalignen Zelle (H. Harris u. Klein 1969). Aber in vivo hybridisierte Mausdiploidzellen mit Cl.1D-Maustumorzellen waren maligne (größenordnungsmäßig 10^{-3} Zellen der Tumorzellpopulation): Nach Injektion in bestrahlte Empfängertiere führten ihre Kulturisolate zur Tumorentwicklung (Jami u. Avilès 1976). Ebenso klonieren Myelomzellen von BALB/c-Mäusen nach In-vitro-Fusion mit immunkompetenten, Anti-Schaferythrozyten-Antikörper bildenden Mäusemilzzellen (nach deren In-vivo-Sensibilisierung gegen Schaferythrozyten) (Köhler u. Milstein 1975, 1976), und Zellhybriden (nicht teilungsfähiger) Maus-Peritonealmakrophagen mit humanen SV 40-transformierten Fibroblasten erhalten bei Anwesenheit des SV 40-Genom tragenden menschlichen Chromosoms 7 eine unbegrenzte Klonierungspotenz (Croce 1977).

Das Teratokarzinom als Modell der differentiellen Tumorhistogenese

Beim Studium des seltenen Teratokarzinoms des Hodens drängt sich die Vorstellung auf, daß Tumoren ein verzerrtes Abbild normal differenzierter Wechselgewebe sind, so daß man von einem allgemeinen Modell für die Histogenese von Tumoren sprechen kann (Pierce 1967, 1970). Der Tumor ist eine Mischung embryonalen Krebsgewebes mit regellos angehäuften Körpergeweben verschiedener Art aus allen drei Keimblättern, wobei der Anteil der proliferierenden undifferenzierten Stammzellen den der differenzierten Zellen zahlenmäßig übersteigt (Pierce 1974). Bis zur grob erkennbaren

Organogenese der Augen, Zähne, Gliedmaßenanlagen kann die Differenzierung der somatischen Gewebe reichen.

So stellen die *Embryoidkörperchen* dieses Tumors ein embryonales Krebsgewebe als Gegenstück zum embryonalen Epithelgewebe dar, das sich mit mesenchymalen und entodermalen Anteilen zusammen in ähnlicher Anordnung zeigt wie im frühen Stadium der Embryogenese (Peyron 1939). Dixon u. Moore (1952) haben daher postuliert, daß die embryonalen Karzinomzellen von primordialen Keimzellen abstammen und bezüglich der Differenzierung der verschiedenen somatischen Gewebe „multipotent" sind: Hierunter ist die Anfangs- oder junge Ausgangsposition der Zellen in einer dichotomen bipotentiellen Stammbaumentwicklung der somatischen Zellen zu verstehen (vgl. Pierce 1974).

Hinweise erbrachten Versuche von Pierce u. Dixon (1959), die durch Einzelzelltransplantationen des spontanen testikulären Teratokarzinoms des Mäusestammes 129 (L. C. Stevens u. Little 1954) anhand ihrer Aszitesform die unbegrenzte Klonierungsfähigkeit der Tumorstammzellen demonstrierten (Kleinsmith u. Pierce 1964). Auf der anderen Seite konnte in bezug auf die Histogenese der kleinen Embryoidkörper die „multipotente" Gewebsdifferenzierung dieser gleichen embryonalen Karzinomzellen, auch in der Gewebekultur, gezeigt werden (Pierce u. Verney 1961).

In überzeugender Weise führte die Injektion von Einzelzellen aus den Aszites-Teratom-Embryoidkörperchen in genetisch markierte Blastozysten der Maus nach Übertragung auf scheinträchtige Tiere zur Entwicklung normaler Tiere (Papaioannou et al. 1975). In einigen Fällen bildeten sich aus den Teratomzellen befruchtungsfähige Spermien. Das weist darauf hin, daß maligne Zellen ohne eine Mutation entstehen können und daß eine Tumorzelle ein normales embryofetales Entwicklungsmuster zu realisieren vermag. Allerdings zeigten die Nachkommen dieser „Teratokarzinomzellen-Mosaikmäuse" eine stärkere Tendenz zur Teratombildung (Mintz u. Illmensee 1975; Illmensee u. Mintz 1976; Mintz 1977, 1978).

Aus dem Entoderm und Mesenchym der *makrozystischen Embryoidkörper*, die keine embryonalen Karzinomzellen enthalten, gingen dagegen niemals Teratokarzinome sondern ausschließlich reife Knorpel-, Knochen- und Muskelgewebe, ferner Drüsen- und Epithelzellenformationen mit Verhornung hervor (Pierce et al. 1960). Ein elektronenmikroskopischer Vergleich mit der Ultrastruktur der fetalen testikulären Tubuluszellen bestätigte die Annahme, daß die embryonalen Karzinomzellen von primordialen Keimzellen abstammen, indem ihr Plasma durch den hohen Ribosomengehalt bei einem fehlenden endoplasmatischen Retikulum und Golgi-Feld ins Auge fiel (Pierce u. Beale 1964).

Postembryonale Fehldifferenzierung und biologische Tumorzellenheterogenität

Zwei Extrem-Modelle einer embryofetalen Zelldifferenzierung werden diskutiert (Holtzer et al. 1975): Entweder erfolgt die Ausdifferenzierung zu leistungsspezialisierten Endzellen aus multipotenten Embryonalzellen über eine Stufenfolge *exogener Induktoren* oder es wird auf dem Wege segregierender Zell-Linien ein *endogenes Differenzierungsprogramm* realisiert, das beim Durchlaufen diverser Zwischenstufen zum Endzelltyp sequentielle Zellteilungen mit jeweils stets nur einer „binären Entscheidung" pro Zellteilung zur Grundlage hat. Übergänge zwischen den Endzelltypen gibt es nicht, es sei denn über eine Reihe (vorgeschalteter) Mitosen (beispielsweise nach Kerntransplantationen). Die jeweiligen Differenzierungsstufen gehören getrennten Kompartimenten an (Holtzer u. Rubinstein 1977).

Verallgemeinert man das Tumorhistogenese-Modell der gestörten postembryonalen Zellteilung und -differenzierung (Pierce u. Johnson 1971; Sherman u. Solter 1975), so ergibt sich, daß maligne Stammzellen von Normalstammzellen eines Wechselgewebes ausgehen (vgl. Büchner et al. 1961). Der Hauptunterschied ihrer Proliferations- und Differenzierungspotenz läge dann in einer veränderten Ebene der Wachstumskontrolle: Je undifferenzierter die Zellen zum Zeitpunkt der Kanzerisierung sind, desto bösartiger (ungehemmter) erweisen sich die aus ihnen hervorgehenden Zellklone und Tumoren (Pierce 1974; Pierce et al. 1974). Diese Auffassung setzt einen einheitlichen Differenzierungsmechanismus bei embryonalen und regenerierenden Stammzellen voraus. Sie gründet sich auf das endogene Differenzierungsmodell von Skelettmuskelzellen (Holtzer et al. 1974, 1975, 1977). Hiernach vollzieht sich, wie erwähnt, jeder Differenzierungsschritt stets nach binärem

Muster, das heißt „eine Mutterzelle — zwei phänotypisch divergierende Tochterzellen". Diese verhalten sich zueinander symmetrisch oder asymmetrisch, zur Mutterzelle aber divergent. Den differenzierenden „kritischen" Zellzyklus („Quantal cell cycle" nach Holtzer et al. 1975) kennzeichnet allgemein die phänotypische Divergenz zwischen Mutterzelle und Tochterzelle.

Gerade die Zellgruppen, die dem Tumor oft das typische Bild geben, z. B. die Hornperlen eines verhornenden Plattenepithelkarzinoms, bleiben an der Zellproliferation unbeteiligt (vgl. Pierce 1970). Aus der Heterogenität eines Tumorgewebes folgt weiter, daß Tumorstammzellen mit unbegrenzter Vermehrung und geringer Differenzierung solche mit ausgeprägter Differenzierung zu überwuchern tendieren. Jene Tumorstammzellen gehorchen dem Prinzip der phänotypischen Identität zwischen Mutter- und Tochterzellen („Proliferative cell cycle" nach Holtzer et al. 1975). Am Ende des Mehrstufenkontinuums einer Tumorprogression über die Zeit steht das Hervortreten des anaplastisch autonomen Wachstumsstadiums (Foulds 1967; vgl. Prehn u. L. M. Prehn 1975), das offenbar dem Darwinschen Prinzip eines kontinuierlichen Selektionsprozesses mit periodischer Zellvermehrung und Weiterwachsen der vitalen Zellklone unterliegt.

Sind die lichtmikroskopischen Unterscheidungsmerkmale teilungsfähiger und nicht teilungsfähiger Anteile des Tumorgewebes weniger ausgebildet oder nicht vorhanden (Cooper 1973), gründet sich das Urteil im Sinne einer definierbaren „biologischen Wertigkeit" des Tumors, der „Tumorvalenz" (Huber u. Widow 1962; vgl. Oeser 1974), auf Zeichen einer lokalen oder allgemeinen Tumor-Wirt-Beziehung, der Lokalisation und Ausdehnung, der Wachstumsgeschwindigkeit und Tendenz zur Metastasierung.

2.3.3. Probleme der molekularen Ebenen der Zellkanzerisierung

Biochemische Heterogenität der Morris-Hepatome — „molekulares Korrelationskonzept" (Weber)

Der Gedanke, daß die Expression bestimmter morphologischer, biologischer und metabolischer Charakteristika der Tumorzellen mit der Ausprägung ihrer Wachstumspotenz und Malignität, sei es negativ oder positiv korreliert (Weber 1961, 1966), wurde an Inzuchtratten mit einem Spektrum chemisch induzierter Hepatome unterschiedlicher Progression (H. P. Morris 1965; vgl. Aisenberg u. Morris 1961) experimentell verfolgt (vgl. Weber u. Morris 1963). Die Änderungen biochemischer Parameter wurden als Diskriminanten der Tumorwachstumsrate gegenübergestellt und mit den Werten der normalen Leber, differenzierenden Leber (von fetalen und neugeborenen Ratten) und regenerierenden Leber (nach partieller operativer Hepatektomie) verglichen (Weber 1973).

Während die allgemeine Formulierung dieser Theorie die molekularen Prozesse der normalen Zellfunktionen behandelt (Weber 1974), zielt die spezielle Theorie auf die Erfassung metabolischer Imbalancen. Es wird angenommen, daß diese den Tumorzellen bestimmte Selektionsvorteile verleihen können. So sinkt mit zunehmender Wachstumsrate (Tumormalignität) der aerobe Energiestoffwechsel zugunsten der anaeroben Gärung, schwindet der morphologische Differenzierungsgrad und erhöht sich die Ploidie bzw. Aneuploidie der Zellen. Es manifestieren sich katabole/anabole Aktivitäts-Imbalancen der Schlüsselenzyme des Glukosestoffwechsels mit partiellem bis totalem Ausfall kataboler Enzyme (van Potters Feedback-Deletions-Hypothese 1958, 1964a, 1964b; vgl. Pitot 1968). Ferner treten Verschiebungen der Isoenzymmuster mit fetalähnlichen Bildern, z. B. der Aldolase hervor (Schapira et al. 1963).

S. Fiala et al. (1976) lenkten das Interesse auf den hundertfachen Aktivitätsanstieg der Gamma-Glutamyl-Transpeptidase, eines wichtigen Translokationsenzyms im Membrantransport der Aminosäuren über Glutathion als Carrier; der Anstieg erfolgte streng korreliert mit dem chemischen Hepatokarzinogenese-Prozeß. Die Autoren sahen hierin und in bezug auf vergleichbare Enzymaktivitäten fetaler Rattenleber den wichtigsten Parameter, der eine Entstehung fehldifferenzierter, proliferativer Tumorstammzellen widerspiegeln könnte.

Es bilden sich außerdem embryofetale Muster der Methylasen der Transfer-RNS (tRNS) (Srinivasan u. Borek 1963, vgl. Zamecnik 1971), und die tRNS der Rattenhepatome enthält mehr methylierte Basen als normale Rattenleber (Baliga et al. 1969). Höhere Methylierungskapazitäten der Tumor-tRNS-Methyltransferasen aus Rohextrakten verschiedener Tumorgewebe im Vergleich mit entsprechenden Normalgeweben Erwachsener (Borek u. Kerr 1972) lassen sich teils auf den Ausfall von Methylasen-Inhibitoren, teils auf eine modifizierte Spezifität dieser Enzyme zurückführen (Kerr u. Heady 1974).

Warburg-Arbeiten zur Bioenergie des Krebsgewebes

Richtungsweisend für die biochemische Tumorforschung der ersten Jahrzehnte waren jedoch die Arbeiten von Warburg (1923; Warburg et al. 1924; Warburg 1925; Warburg et al. 1926; Warburg 1926a; Warburg u. Hiepler 1952). Warburg untersuchte den Energiestoffwechsel maligner Tumorgewebe und Tumorzellen in Gegenwart von Glukose. Er fand gegenüber normalem Gewebe eine Glykolyse unter aeroben Bedingungen und eine reduzierte Sauerstoffaufnahme. Den Wachstumsvorteil des Krebses sah Warburg in der hohen Gärung trotz Atmung, was einem fehlgesteuerten Pasteur-Effekt entspräche. Der Pasteur-Effekt bewirkt einen Glukosemehrverbrauch in Abwesenheit von Sauerstoff (vgl. Racker 1965). Warburgs Denkweise war holistisch, molekulare Mechanismen rangierten sekundär, er gelangte vom Allgemeinen (Bedeutung der Atmung und Gärung für den Energiestoffwechsel der Zellen) zum Speziellen (die Atmungsstörung der Krebszellen als „letzte Ursache" des Krebses: Warburg 1955, 1966a; vgl. A. E. Smith u. Kenyon 1973).

Nach Entdeckung der informatorischen Nukleinsäuren und der bakteriellen Genregulation wurde das Energiekonzept der Gründerjahre der biochemischen Tumorforschung zu Unrecht zurückgedrängt (vgl. Racker 1974). Die methodischen und theoretischen Arbeiten konzentrierten sich auf das Gen und die Formulierung einer genetischen (Fehl-)Regulation. Sie schritten vom Speziellen (dem molekularen Mechanismus) zum Allgemeinen (den Wachstumseigenschaften transformierter Zellen). Welche molekulare Ebene im Mechanismus der Kanzerisierung primär dominiert, die genetische oder epigenetische, bleibt bis heute unentschieden. An dieser Frage scheiden sich die Krebstheorien unserer Zeit und verstärken sich die Bemühungen, zu einer umfassenden Erkenntnis der Mutations- und/oder der Differenzierungsprozesse der Krebsentstehung zu gelangen (vgl. Finckh 1974; Prehn u. L. M. Prehn 1975).

„Membron-Konzept" und mRNS-Halbwertszeit

Am Beispiel der phänotypischen Variabilität des Morris-Hepatom-Modells, vor allem an den Formen mit geringen Abweichungen vom Normalen, sahen Pitot und seine Gruppe (1974; Pitot et al. 1974; vgl. Pitot u. C. Heidelberger 1963) einen Ansatzpunkt, zu einer einheitlichen Vorstellung der Neoplasie zu gelangen. Sie betrachteten den Differenzierungsprozeß aus der Sicht der Regulation der Translationsebene. Ein hierfür bestimmendes Merkmal eukaryoter Zellen ist die Stabilität oder Halbwertszeit der Boten-RNS (mRNS) (Pitot 1964, 1968; Kafatos 1972). Sie leitet sich theoretisch aus der Interaktion der mRNS mit Membransystemen der Zelle ab (Pitot 1969).

Das läßt an die Art des Bakterien-Replikon-Modells der DNS-Plasmamembran-Interaktion denken, bei dem eine Bindung des Bakterienchromosoms an die Plasmamembran im Mechanismus der Septumbildung angenommen wird (Jacob et al. 1963, 1966; vgl. Maaløe 1969; Previc 1970). Mit Replikon bezeichnet man die in einem Zuge durchreplizierte „Replikationseinheit" der DNS. Hiernach ist die Beendigung einer DNS-Replikation die Vorbedingung für die Bakterienteilung (Donachie u. Begg 1970; Donachie 1973) und korreliert mit dem Wachstum der Bakterienzelle (Bonhoeffer u. Messer 1969; Autissier u. Kepes 1972).

Nach dem Membron-Konzept besitzen Tumorzellen hyperstabile mRNS im freien Zytoplasma für Replikationsproteine und wenig stabile mRNS des endoplasmatischen Retikulums für Differenzierungsproteine. Es gibt experimentelle Hinweise aus der Embryologie, daß das Zytoplasma tierischer Eizellen Vorräte an mRNS enthält (Maggio et al. 1964; P. R. Gross et al. 1964; P. R. Gross u. Cousineau 1969). Möglicherweise bestimmt die Halbwertszeit dieser informatorischen Plasmagene die Anzahl der Zellteilungssequenzen in der frühesten Keimentwicklung, bis es zum ersten Schritt der gewöhnlichen Zellteilung und Differenzierung kommen kann („Quantal cell cycle" – Holtzer et al. 1975; vgl. Tsanev u. Sendov 1971). Läßt man zum Beispiel die speziesdifferierende Zeit der vorembryonalen Entwicklung unberücksichtigt, so erkennt man eine interessante gleiche Logarithmus-Zeit-Gewicht-Funktion bei den Embryonen von Maus, Meerschweinchen und Küken (MacDowell et al. 1927).

Strukturell-funktionelle Modifikationen der malignen Fehldifferenzierung

In ihrer These von der Strukturverarmung karzinogenempfindlicher Zellen folgten S. Fiala und E. S. Fiala (1976) dem Gedanken, daß die Fehldifferenzierung der normalerweise der Entwicklung, Erhaltung und Erneuerung dienenden Stammzellen der Gewebe einen Schwund des ribosomenbesetzten endoplasmatischen Retikulums sowie der Mitochondrien mit sich bringt. Physiologische Bedingungen der Ausreifung zum funktionsfähigen Gewebe verlaufen, wie angedeutet, über eine Sequenz diskreter Differenzierungsschritte, deren Mechanismus mit einer „Entweder-oder-Entscheidung" der jeweils aufeinanderfolgenden Zellzyklen beschrieben werden kann (Holtzer 1963; Holtzer et al. 1972; vgl. Dresser 1976). Hierbei schließen die Programme der „Proliferation" und „Funktion" einander weitgehend aus, denn sie werden von derselben Zelle erfahrungsgemäß nicht zur gleichen Zeit realisiert. Hadjiolov (1965) sieht daher bildhaft das Kennzeichen der neoplastischen Zelle in einer gestörten „Kreuzregulation" von Zellteilung und Differenzierung.

Im Konzept der modifizierten Halbwertszeit unreifer Zytoplasmastrukturen, der die Zellproliferation bestimmenden kritischen Proteine und der sie determinierenden mRNS wird der Gedanke von Kit (1976) gegenständlich: Hiernach starten maligne Zellen immer neue DNS-Synthesezyklen mit proliferativen Zellzyklen. Der hierfür notwendige Vorrat an Proteinen (z. B. Thymidinkinasen und deren mRNS) wird im Zytoplasma bereitgestellt und auf nachfolgende Zellgenerationen weitergegeben. Molekularbiologisch fügt sich dieses Modell in die Hypothese der Ausprägung fetaler Strukturgene für spezifische Isoenzyme und Fetalantigene ein, z. B. Alpha-Feto-Protein und bestimmte fetale Chromatin-Proteine (Nicolini u. Baserga 1974, 1975; Baserga u. Nicolini 1976; Baserga et al. 1976; Yeoman et al. 1976; Busch 1976). Fehlen embryofetale Inhibitoren, so ist vorstellbar, daß entsprechende Eiweißprodukte der fetalen mRNS fortgesetzt in die funktionelle Initiierung der DNS-Synthese mit nachfolgender Zellteilung verwickelt sind. Solche Krebszellen erwerben die Eigenschaft von (quasi) embryonal potenten Stammzellen.

Ursprünglich verstand man unter Chromatin die mit basischen Farbstoffen anfärbbare Substanz des Zellkerns (Flemming 1882). Heute definiert man mit Chromatin die aus Lebendzellen isolierbaren DNS-RNS-Protein-Komplexe von Interphase-Chromosomen der Eukaryotenzellen (Bonner et al. 1968; Dahmus u. Bonner 1970; Bonner u. Garrard 1974). Es hat sich gezeigt, daß die Feinstruktur des neuen Chromatin-Modells einer Perlenkette vergleichbar ist (R. Kornberg 1974; vgl. Bradbury 1976; Nagl 1977b). Diese besteht aus regelmäßigen Untereinheiten, Nukleosomen, mit jeweils einem Histon-Oligomer und schleifenförmig aufgewundener DNS, die sich aus 200 Basenpaaren aufbaut (Hewish u. Burgoyne 1973, Griffith 1975; vgl. Afzelius 1955).

Die Membranläsion — ein „vererbbares" Primärergebnis der malignen Zelltransformation

Trotz aller Unvollkommenheit eines jeden mechanistischen Erklärungsversuches zum biologischen Phänomen „Krebs" gestattet das Membron-Konzept der epigenetischen Zelltransformation (Shires et al. 1974), bestimmte wichtige Kennzeichen der Malignität, vor allem den Ablauf der neoplastischen Pathogenese, mit den vermutbaren biochemisch-molekularen Schritten in einem Denkschema zu vereinen. Die entscheidende Frage richtet sich auf die experimentelle Prüfung der extrachromosomalen (epigenetischen) Vererbung von modifizierten Membranstrukturen. Als „Primärläsion" der Kanzerisierung infolge Einwirkung chemischer, physikalischer und/oder viral induktiver Agenzien gilt das veränderte Membranmuster, unabhängig von den sonstigen Wirkmechanismen. Wahrscheinlich wird die Läsion während einer einzigen

Teilungsperiode der getroffenen Stammzelle „fixiert“ (Initiationsphase Berenblums 1941; vgl. L. Sachs 1967; Farber 1975).

Schon Beisson und Sonneborn (1965) konnten bei bestimmten Protozoenarten nachweisen, daß spezifische Membranmosaikmuster während der Membransynthese die Funktion ihrer eigenen Matrize besitzen. Die regenerierende Leber (G. M. Higgins u. Anderson 1931) durchläuft phänotypische Phasen, die mit dem passageren Erscheinen embryofetaler Antigenmuster (Uriel et al. 1974) und Änderungen der Halbwertszeit der mRNS einhergehen (Bresnick et al. 1967). Das bedeutet andererseits, daß einige membrantypische Parameter der neoplastisch transformierten Zellen im normalen Zellzyklus oszillierend hervortreten; die Vererbung dieser phänotypisch veränderten Merkmale könnte das Gegenstück zur normal programmierten Zelldifferenzierung darstellen, nämlich als eine Interaktion der primär modifizierten Membranstruktur mit mRNS — sei es für Differenzierungsprodukte oder für Zellteilungsproteine.

2.3.4. Pleiotropie sekundärer Wirkungen der Zelltransformation

Onkofetalantigene und modifiziertes Membranmosaik der Tumorzellen

Die Vorstellung, daß embryofetale Gene mit entsprechender mRNS und Proteinen im Verlaufe der Zellkanzerisierung aktiviert werden, erhielt durch die Entdeckung der onkofetalen Zellstrukturen und -leistungen einen wichtigen experimentellen Anhaltspunkt. Erste Befunde über Krebsantigene in menschlichen Magendarmtumoren wurden schon Ende der zwanziger Jahre aus dem Laboratorium von Hirszfeld mitgeteilt (1929; vgl. Zilber 1952, 1962). Die Synthese dieser Antigengruppe korreliert offenbar mit einem bestimmten Differenzierungsgrad des Krebsgewebes und wird im reifen Muttergewebe des Erwachsenen selten und dann meist nur in Spuren angetroffen (Wahren u. Edsmyr 1974; Wahren 1975); die Hauptsynthese erfolgt vor der Geburt.

Das weist auf Basisfunktionen während des intrauterinen Lebens (Pedersen 1944; Bergstrand u. Czar 1956). Man vermutet beim Alpha-Feto-Protein der Dottersack- und Leberparenchymzellen (vgl. Abelev 1971; Lamerz u. Fateh-Moghadam 1975; Seppälä u. Ruoslathi 1976) neben östrophilen vor allem immunosuppressive Eigenschaften (Uriel et al. 1972; Dattwyler et al. 1975; vgl. Gitlin 1975; Anonym 1976). Bélanger et al. (1975) sprachen wegen einer möglichen Hormontransport- und Bindungsfunktion des AFP vom fetalen „Hilfsalbumin“. Sie untersuchten zum Beispiel die AFP-Synthese in Abhängigkeit von der hormonal steuerbaren Leberzellregeneration: Desser-Wiest und Zwintz (1974) fanden eine größere Steroidhormon-Bindungsfähigkeit embryonaler im Vergleich mit adulten Rattensera (vgl. Desser-Wiest 1974a).

Die ersten AFP-Hepatom-Ergebnisse an Mäusen (Abelev 1963) und Menschen (Tatarinov 1964) lenkten das wissenschaftliche Interesse auf die Zusammenhänge zwischen embryonalem und Krebswachstum, vergleichbar mit dem Konzept des Pierceschen Histogenese-Teratom-Modells (vgl. N. G. Anderson u. Coggin 1972).

Diagnostische Bedeutung der Onkofetalantigene

Möglichkeiten für einen breiteren tumordiagnostischen Anwendungsbereich der Onkofetalantigene (OFA — Alexander 1972) ergaben sich aus der Entdeckung des karzinoembryonalen Antigens (CEA) durch Gold und Freedman (1965a, 1965b), einem Serum-Beta-Glykoprotein (vgl. H. J. Hansen et al. 1974). Es wird in der Zellmembran fetaler Zellen des Gastrointestinaltraktes und zum Beispiel des Kolonkarzinoms ausgeprägt und sekretorisch freigegeben (vgl. Fuks et al. 1975).

Am Modell zweier differenter Virustumor-Zell-Linien der Maus haben Ting et al. (1972) die Expression embryofetaler Antigene neben virusspezifischen Membranantigenen analysiert und partiell gleiche Fetalantigenstrukturen in den Tumorzellen verschiedener Herkunft, d. h. der durch SV 40-Virus bzw. Polyomavirus transformierten Zellen, nachgewiesen. Dies deutet auf die immunogenetische Verwandtschaft onkofetaler Proteinantigene während der Prozesse der Ontogenese und Karzinogenese. Die Ausprägung „neuer“ Membranantigene, z.B.OFA, und die Auslöschung vorhandener Antigenstrukturen wie beim

ABO-Blutgruppenantigenschwund (vgl. Davidsohn 1972) schließen einander beim selben Tumor nicht aus und gehören zum Charakteristikum des modifizierten Membranantigenprofils bestimmter Organtumoren des Menschen (vgl. H. N. Green 1958). Die wachsende Kenntnis von Immunmerkmalen der Krebszelle wird der Diagnostik neue Möglichkeiten erschließen (Gold u. Freedman 1975; vgl. Herberman 1976, 1977), in methodologischer und prinzipieller Hinsicht allerdings weiterhin der Gegenstand einer intensiven Forschung bleiben (Robins u. Baldwin 1977).

Plasmamembran und Kontakthemmung der Zellteilung (Topoinhibition)

Auf der Suche nach dem zentralen onkogenen Schritt, aus dem vielfältige Wirkungen sekundärer Art der transformierten Zellen hervorgehen wie das veränderte morphologische, biochemische, immunologische und Wachstumsverhalten, spielt wahrscheinlich die Plasmamembran als Kommunikationsorganell mit der Umgebung und zwischen den Zellen untereinander eine primäre Rolle (M. G. P. Stoker 1972; Schnebli 1973). Ihre Funktion ist neben Erkennungs-, Transport- und Stoffwechselaufgaben eng mit dem Zellwachstum und der Zellteilung verknüpft (Dmochowski u. Bowen 1975). Läßt man Wachstumsfaktoren außer acht (vgl. Holley u. Kiernan 1968; Rubin 1970; Todaro et al. 1967; Vasiliev et al. 1970; Steinitz u. Klein 1977; bezüglich eines entsprechenden Regulationsmodells s. Barghava 1977), so gehört zu den meßbaren In-vitro-Phänomenen des Wachstums die sogenannte Kontakthemmung der Zellteilung; sie wird auch als dichteabhängige Hemmung oder Topoinhibition bezeichnet (Todaro et al. 1965; E. M. Levine et al. 1965; M. G. P. Stoker u. Rubin 1967). Verschiedene Zelldichten ausgewachsener Einschicht-Zellkulturen charakterisieren die einzelnen Zell-Linien.

Phänomenologisch bedeutet der Verlust der Wachstumsregulation, daß sich Krebszellen unter Bedingungen weiterteilen, bei denen sich normale Zellen nur zum Ersatz der abgestorbenen Zellen teilen. Der Unterschied der Sättigungsdichte zwischen Populationen normaler Zellen, z. B. 3T3-Mäusefibroblasten (Todaro u. Green 1963), und malignen Zellen wie SV 40-transformierten 3T3-Fibroblasten (Vogt u. Dulbecco 1960) umfaßt wenigstens eine Größenordnung. Je geringer die Kontaktinhibition, desto höher sind Sättigungsdichte und Malignität der Zellen, bezogen auf die reziproke Tumorlatenzzeit nach Zellinokulation bei Mäusen (Aaronson u. Todaro 1968). Solche Zellen besitzen neben virusspezifischen Transplantatantigenen Onkofetalantigene, zeigen eine erhöhte Agglutinabilität durch antikörperähnlich wirkende Pflanzenlektine, z. B. Concanavalin A (Burger u. Goldberg 1967; Inbar u. Sachs 1969), die mit der Sättigungsdichte parallel geht (Pollack u. Burger 1969), und haben erhöhte Membranproteasen (Schnebli 1972); die Hemmung derselben durch Proteaseinhibitoren bewirkt eine Kontaktinhibition (Schnebli u. Burger 1972; Burger 1977).

Membrankonformation und Zellsignalmodulation

Allgemein mißt der Grundgedanke des „allosterischen Membranmodells" im Sinne eines architektonisch gestalteten „Supermoleküls" (Reissig 1974), das in diskreten relativ stabilen Zuständen verharrt und diskontinuierlich strukturiert ist, den Membrankonformationen und Transmembranproteinen eine informatorische Bedeutung bei (vgl. Marchesi et al. 1972). Folkman und Greenspan (1975) sehen zum Beispiel einen modulierenden Einfluß auf die Ansprechbarkeit gegenüber Mitose- und Wachstumsfaktoren vonseiten der Geometrie der Zellkonformation: Mit Ausnahme hämatopoetischer Zellen werden kugelförmige Suspensionskulturen normaler diploider Zellen gehemmt, während diploide Flachformen auf Glas oder Plastik zum Zellrasen konfluierend proliferieren. Transformierte Zellen teilen sich auch in der Rundform. Das Phänomen hat offensichtlich Beziehung zur In-vivo-Fremdkörper-Karzinogenese (vgl. Brand et al. 1975).

Plasmamembran-Mikrostrukturen (Faltenbildung, „Mikrovilli") und Zellzyklusphasen

Der Initiation der Kernteilung (Karyogenese) folgt gewöhnlich die Initiation der Zellteilung (Zytokinese; vgl. Wolpert 1960). Es gibt experimentelle Befunde, die auf besondere

Relationen zwischen der Plasmamembran und Prozessen des Zellkerns hinweisen (vgl. T. O. Fox et al. 1971; Inbar u. Shinitzky 1974). Anregungen zur Entwicklung genauerer Vorstellungen über Plasmamembran-Zyklusphasen-Beziehungen und die Regulation dieser Vorgänge kamen aus Flächen-Volumen-Berechnungen von in Suspensionskultur wachsenden Mastozytomzellen (Graham et al. 1973) und elektronenmikroskopischen Analysen der Ausbildung der Mikrovilli, haarähnlichen Ausstülpungen der Plasmamembran, während der prämitotischen Verdoppelung des Volumens dieser Zellen (Knutton et al. 1975). Es ließ sich nachweisen, daß die Entwicklung der Mikrovilli der notwendigen Vergrößerung der Zelloberfläche während der Verdopplung des Zellvolumens und der Zytokinese im Sinne einer starken Auffaltung der Plasmamembran entspricht. Der Betrag der Mikrovilli-Gesamtfläche gleicht dem Flächendefizit, das durch Verdopplung des sphärischen Zellvolumens entsteht. An synchronisierten KB-Zellen wurde die Zunahme der Einbaurate der Präkursoren für Membranproteine, -lipide und -kohlenhydrate mit der Membranoberflächenvergrößerung in Zusammenhang gebracht (Gerner et al. 1969).

In Übereinstimmung mit Wolperts Relaxations-Theorie, die die Initiation der Teilung von Seeigeleiern mit der Erschlaffung der Plasmamembran der beiden Zellpole erklärt, an denen die Mitosespindel endet, sieht Pasternak (1976) eine mögliche Deutung des unterschiedlichen Membranstatus während der Interphase und Mitose: Dieselben intrazellulären Elemente, aktinartige Mikrofilamente und Mikrotubuli (Sanger 1975; vgl. Adelstein 1975), assoziieren sich alternierend während der Interphase mit der Plasmamembran und während der Mitose mit der Polspindel sowie äquatorialen Schnürfurche. Offenbar zeigen die stark mikrovillösen Krebszellmembranen als Basisdefekt eine mangelnde Assoziierung mit den Mikrofilamenten, verglichen mit den wenig villösen Normalzellen; dennoch weisen die Zelloberflächen mitotischer Normalzellen und mitotischer Krebszellen kaum einen erkennbaren Unterschied auf (Pasternak 1976). Eine morphische Desorganisation der aktinreichen Mikrofilamente bei Rous-Sarkomvirus-transformierten Hühnerfibroblasten konnten Wang und Goldberg (1976) mit dem Rasterelektronenmikroskop beobachten (vgl. Nicolson u. Poste 1976; Wetzel 1976). Durch Erhöhung des intrazellulären cAMP-Spiegels brachten Willingham und Pastan (1974) Mikrovilli zum Verschwinden.

Allgemein kennzeichnen Mikrovilli also die während des Zellzyklus sich verändernden strukturell-funktionellen Beziehungen der Plasmamembran. Wenn aber zwischen den Mitosen von Krebszellen und Normalzellen kein grundsätzlicher Unterschied besteht, ist das für die Analyse des von uns untersuchten Tumor-Tetanus-Phänomens experimentell und theoretisch von Bedeutung.

Modell des viskoelastischen Membranmosaiks (Singer) und Zelltransformation

Nach dem Konzept des viskoelastischen Membranmosaiks von Singer (1971; vgl. Singer u. Nicolson 1972) ist die Plasmamembran ein dynamisches Diskontinuum einer Phospholipid-Doppelschicht als Matrix, in die globuläre Proteinmoleküle mosaikartig eingefügt sind (vgl. Bretscher 1974). Ihre Dynamik ist dem Fließen einer zarten Ölhaut an der Grenze zweier wäßriger Phasen vergleichbar.

Abweichend vom Singerschen Membranmodell, mit dem es die gleichen molekularen Parameter einer thermodynamisch begründbaren Phospholipid-Doppelschicht und Bimodalität interner Membranproteine teilt, postuliert das Greensche Membranmodell für alle Arten Biomembranen ein und dieselbe Grundeigenschaft: die Einheit von Struktur, Funktion und Biogenese (D. E. Green et al. 1973). Dem „unitarischen“ Anspruch dieser Vorstellung liegen Beobachtungen und Phänomene zugrunde, die den Membranaufbau aus geometrisch definierten, sich wiederholenden Lipoprotein-Untereinheiten zu erkennen geben (vgl. D. E. Green u. Perdue 1966; D. E. Green 1972).

Nach Nicolson (1971, 1974, 1975; vgl. R. B. Taylor et al. 1971) haben Lektinrezeptoren transformierter Zellen eine größere laterale Beweglichkeit mit einer anderen Verteilungsdichte als normale Interphase-Fibroblastenkulturen (vgl. Nicolson u. Poste 1976). In transformierten Zellen und proliferierenden Normalzellen finden sich ferner qualitative und quantitative Membranveränderungen der Glykoproteide (Warren et al. 1973; Warren 1974), Glykolipide (Brady 1973; Hakamori 1973) und Kohlenhydrate (Satoh et al. 1973), vgl. auch Pardee (1975) sowie J. C. Robbins und Nicolson (1975).

Zellteilung und elektrochemisches Membranpotential

An die Zellteilung sind meßbare Veränderungen der Transmembran- und Oberflächenladungen der Zellen gebunden (Cone 1969, 1971a, 1971b; Cone u. Tongier 1971, 1973; Cone 1974). Dolowy (1975) hat hierauf aufbauend eine vereinheitlichende Hypothese des elektrochemischen Verhaltens von Krebszellen entwickelt. Ihrzufolge wird die Stabilität des Zellkontaktes von der Membranstruktur, vor allem von den am Protontransport beteiligten Gruppen als Kontaktsignalen bestimmt (M. Stoker 1964; vgl. Derjaguin u. Landau 1941; Verwey u. Overbeek 1948; A. S. G. Curtis 1962; L. Weiss 1967, 1970, 1975, 1976; vgl. R. J. Good 1972). Die Zellteilung ist endotherm und benötigt zusätzliche Energie. Durch Erhöhung des Oberflächenpotentials wird die normale Energiebarriere erniedrigt und die Zellteilung vollzogen. Der Verlust von Protondonatoren bei Krebszellen erhöht das (negative) Oberflächenpotential. Dies führt zur Verringerung der Zellteilungsenergie und damit zur ungehemmten Teilungspotenz transformierter Zellen, selbst bei einer höheren Zelldichte.

2.3.5. Zellaltern, Zelltod und Neoplasie

„Programmierter Zelltod" während Morphogenese und Zellerneuerung

Unter physiologischem („programmiertem") Zelltod versteht man einen intrazellulären Prozeß, der ohne toxische Einflüsse (Trump u. Bulger 1965) in die normale Entwicklung und Differenzierung der Gewebe und Organe gesetzmäßig einbezogen ist (Versuche zur Klassifikation des Zelltodes s. bei Bessis 1964). Erwähnt seien die embryologische Involution der Müllerschen Gänge nach Einwirkung von Testosteron oder die Verhornung und Abschilferung der nicht mehr teilungsfähigen Epithelzellen (Lockshin u. Beaulaton 1974).

Ein häufiges morphologisches Kennzeichen ist die „Apoptose", eine Art Fragmentation absterbender Zellen in embryologischen, involutiven und malignen Situationen (J. F. Kerr et al. 1972; vgl. E. H. Cooper et al. 1975). Nach dem Lysosomenkonzept von de Duve (1963, 1964) gehen der Aktivierung lysosomaler Enzyme als intrazellulärem Abbaumechanismus häufig katabole Prozesse mit Synthesen von RNS und Protein voraus (Saunders 1966), die reversibel erscheinen (Lockshin 1969). Es besteht daher kein Widerspruch zwischen einem programmierten Absterben und den Aspekten einer physiologischen Regulation, in die der Katabolismus und intrazelluläre Lysismechanismen eingeschaltet werden.

Begrenzte Lebensspanne normaler diploider Zellkulturen

Vom Phänomen her begegnen wir in der begrenzten Serienkultivierbarkeit normaler diploider Zell-Linien (Swim u. Parker 1957; Hayflick u. Moorhead 1961) in Anlehnung an Vorstellungen eines artspezifischen Alters der Lebewesen dem heuristischen, wenn auch umstrittenen Prinzip des Alterns auf zellulärer Ebene (Hayflick 1965; vgl. McHale et al. 1971). In vivo gelang die Reproduktion des Phänomens durch Serienüberimpfung normalen Brustdrüsengewebes bei Inzuchtmäusen mit dem gleichen Ergebnis einer sequentiell begrenzten Transplantierbarkeit (Daniel et al. 1968, 1971). Gelfant und Smith (1972) erklärten die Alterung der Zellen aus regenerativen und Wechselgeweben mit der graduellen Abnahme der autoradiographisch meßbaren DNS-Synthese- und Mitose-Indices (entsprechend einer Zunahme G1- bzw. G2-blockierter Zellen) und zwar sowohl in Zellkulturen (Macieira-Coelho et al. 1966) als auch im alternden Tier nach einer 3H-Thymidin-Dauermarkierung (Heiniger et al. 1972; Cameron 1972a, 1972b).

Molekularbiologisch kommen nach Hayflick (1973) drei Mechanismen in Betracht: Die Kodierung zeitabhängiger, zum Absterben führender Zellveränderungen durch „Alternsgene", eine „Erschöpfung" des genetischen Potentials mit dem Alter und bzw. oder eine zunehmende Anhäufung zufallsbedingter „Fehler" während der semikonservativen DNS-Replikation in den informatorischen Nukleinsäuren und spezifizierten Proteinen (im Sinne des Überschreitens einer kritischen Rate Fehlinformationen als Funktion der Zeit), vgl. z. B. Orgels Theorie der fehlerhaften Synthetasen und/oder Polymerasen (Orgel 1963, 1973) sowie Burnets Konzept der fehlerhaften DNS-Reparaturprozesse (Burnet 1974a, 1974b). Bisher fand sich kein experimentell sicherer Hinweis darauf, daß zytoplasmatische Einflußgrößen der Zellalterung zur Wirkung kommen wie in dem Versuch mit enukleiertem Zytoplasma („Zytoplasten") nach einer Sendaivirus-vermittelten Fusionierung mit Kulturzellen verschiedenen Passage-Alters (W. E. Wright u. Hayflick 1975); auch eine Entscheidung für oder gegen einen deterministischen Mechanismus der Zellalterung, etwa nach Art der Veränderungen des Isoenzym-Musters der Zellen, die normalerweise in der embryofetalen Entwicklungsperiode zur Regel gehören (vgl. Krooth 1974), bleibt abzuwarten.

Alle drei Hypothesen beziehen das Altern und Absterben der Zellen auf genetisch determinierte Lebensspannen in Gestalt einer programmierten Anzahl von In-vitro-Zellteilungen („Sterbeuhr" oder „Zytochron": Kothari 1968). Nach B. E. Walker (1963) ist es die Zahl inäqualer Zellteilungen der teilungspotenten Stammzellen, die den „inneren Zeitgeber" für die Differenzierung und Alterung darstellt. Hierbei gehorcht die Zelle einem Zählmechanismus, bei dem sie nach jeder Teilung nicht mehr die gleiche ist wie vor der Teilung. Die Schritte, die zum Altern und Absterben führen, können feineren Zellveränderungen zugeordnet sein und der Aufhebung der Zellteilung längere Zeit vorausgehen (Hayflick 1973, 1976), zum Beispiel die Abnahme der Sättigungsdichte des Teilungspotentials mit einer gleichzeitigen Reduktion der ribosomalen RNS-Synthese (Macieira-Coelho 1972).

Altern und Homöostasemechanismen

Allgemein betrachtet entspricht das Altern einer natürlichen Störung der Homöostase. Das zeigt sich beispielsweise in der Dynamik des Immunsystems anhand einer verminderten Rate der Proliferation und Differenzierung von Knochenmarkstammzellen sowie der T-Zellen-abhängigen Antikörpersynthese (Nordin u. Makinodan 1974; Kay u. Makinodan 1976). Eine Angleichung an das Alternskonzept der nichtlinearen Thermodynamik und dissipativen Strukturen bietet sich an (Prigogine 1947, 1969; Prigogine u. Nicolis 1967, 1973; Prigogine u. LeFevre 1968; vgl. Zotin u. Zotina 1967; Kahrig u. Beßerdich 1977). So ist ein Modell für vorzeitiges Altern das immobile Jungtier (mit einer Beschleunigung der Entropiezunahme und frühem Tod), während das trainierte alte Tier ein Modell für einen verzögerten Alternsprozeß mit einer retardierten Annäherung an die Ebenen der maximalen Entropie (und des Todes) darstellt (Mateef 1971). Generell bewirkten Stimulation und funktionelle Belastung (als ein Prozeß der Desintegration und Entropiezunahme) in der Erholungsphase eine (zunächst überschießende) strukturell-funktionelle Rekonstitution (mit Entropieabnahme). Dadurch verläuft der insgesamt lineare Alternsvorgang beim Nichtstimulierten näher, beim Trainierten weiter entfernt von der maximalen Entropie, d. h. der Irreversibilität des Todes (vgl. Griggs Konzept der „biologischen Relativität", 1970).

Karyogenetisches Stammlinien-Konzept und Chromosomen-Theorie der Neoplasie monoklonalen Ursprungs

Paradoxerweise erwerben normal teilungsfähige Körperzellen erst durch die maligne Transformation, in Zellkulturen auch spontan, die Fähigkeit zur unbegrenzten Zellteilung („Unsterblichkeit" der Krebszelle). Die Teilungspotenz wird auf die Tochterzellen vererbt. Hinweise auf möglicherweise monoklonale, d. h. von *einer* „Krebsmutterzelle" ausgehende Wachstumsprozesse sind das multiple Myelom des Menschen mit dem jeweils individualtypischen „Leichte-Ketten-Paraprotein" (sog. Immunozytom, Hobbs 1971; vgl. Fakhri u. Hobbs 1970) und dessen experimentelles Analogon, das durch Mineralöl induzierbare Balb/c-Mäusemyelom (M. Potter u. Boyce 1962). Hierzu gehören auch „markierte-Chromosomen-Neoplasien", z. B. die chronisch myeloische Leukämie mit dem Philadelphia-Chromosom, einem Deletionsprodukt des Chromosoms 22 (Nowell u. Hungerford 1960; vgl. Ohno 1971b).

Nach den Erfahrungen in der Zytogenetik gruppieren sich somatische Karyotypen und ihre Veränderungen um jeweils tumorcharakteristische Chromosomenzahlen und „Marker-Chromosomen". Gemäß dem klassischen Stammlinien-Konzept unterliegen diese Karyotypen einer ständigen Gen-Drift. Die Genverschiebung scheint einen Vorgang der Zellselektion unter konkurrierend wachsenden Stammzell-Linien und ihrer wahllos verteilten Mutanten im Ablaufe der Tumorprogression widerzuspiegeln (Makino 1952; A. Levan u. Hauschka 1952; Hauschka u. Levan 1958; vgl. I. H. Porter et al. 1969; Pozharisskij et al. 1973). Man vermutet eine erworbene genetische Instabilität, die die neoplastisch transformierten Zellen einer sequentiellen Auswahl zunehmend teilungsaktiver Tumorzellsublinien zuführt, die die weitere Tumorprogression bestimmen (Nowell 1976). Die monoklonale Herkunft des Krebses ist eine der wichtigen Voraussagen der „Mehr-Treffer-Mutations-Theorie", da die Wahrscheinlichkeit für gleiche Anzahlen und Folgen von Mutationen in gleichen Genregionen von mehr als einer Zelle praktisch Null ist (vgl. Fialkow 1976).

Genetischer „Stellenwert" der Tumorzellen und Krebsgewebe

Chemische, physikalische und virale Agenzien erhöhen die Wahrscheinlichkeit der neoplastischen Zellumwandlung. Sie wirken gewöhnlich kumulativ (H. B. Jones u. Grendon 1975), in Kombination meist additiv (K. G. Schmidt et al. 1976), gelegentlich nachweisbar mutagen (vgl. Calvin 1975; Boyland 1975). Genetische Einflüsse, d. h. *mutative Änderungen der Genstruktur,* deuten sich in der Transformationsrate durch SV 40-Viren der Hautfibroblasten alter Menschen oder bei Chromosomen-Anomalien an (Xeroderma pigmentosum: F. Jensen et al. 1963; Kersey et al. 1972).

Aber in derselben Weise, wie das Chromosomenstudium während der Mitose zum Verständnis der Zellproliferation beigetragen hat (s. oben), bringt die Kernanalyse der Endozyklen (DNS-Verdoppelung ohne Kernverdoppelung) und Endopolyploidie Einblicke in die Prozesse der Morphogenese und Zelldifferenzierung (Näheres bei Nagl 1978). Letztlich entstammen Körperzellen und Krebszellen derselben befruchteten Eizelle, sie sind genetisch verwandt aber nicht identisch. Die Gewebs- und Organfehlbildungen der Tumorzellen weisen auf fehlgerichtete postzygotische Entwicklungsprogramme mit „eigenen" Entwicklungsstufen, während die Differenzierungsstufen der Körperzellen organismuseigene Teile bleiben (Ohno 1971b).

Epigenetischer „Stellenwert" der Tumorzellen und Krebsgewebe

Aufgrund ihrer wesensverwandten Natur kann die Erkennung abartig wachsender Zellen und Zellformationen schwierig sein, selbst subtile Analysemethoden können versagen (Oehlert 1973; Berenblum 1974). Denn man findet neoplastische Eigenschaften wie die unbegrenzte Klonierbarkeit primordialer Keimzellen (Teilum 1971), die Invasivität der Trophoblastzellen und Fibroblasten, die Absiedlung und Vermehrung anderenorts der Lymphozyten und Monozyten bei genannten und anderen Arten Normalzellen. Es sind Merkmale zellulärer Spezialfunktionen, die über embryofetale Entwicklungsstufen epigenetisch (im Verlauf der somatischen Differenzierung), nicht präformiert, vererbt werden (Weinstein 1970; Finckh 1974; vgl. Virchow 1893).

Formal entspricht das Differenzierungsprogramm einer zunehmenden Einschränkung verfügbarer genetischer Informationen, ausgenommen die jeweils spezifischen Zell-Leistungen (Harbers u. Sandritter 1973). Die „differentielle Genreplikation" bedeutet eine Amplifikation distinkter repetitiver DNS-Sequenzen (Strom u. Dorfman 1976; Rogers 1976) mit (offensichtlichen) Kontrollfunktionen wachsender Komplexität (Nagl 1977b). Dies steht im Gegensatz zum molekularbiologischen „Dogma" der DNS-Konstanz aller Zellen eines Individuums und der stets gesamten DNS-Verdoppelung während eines Replikationszyklus. Denn aus der differentiellen Genverdopplung resultiert eine breite Diversität im Kern-DNS-Gehalt nicht nur der Arten (im Verlaufe der Phylogenese) sondern auch der Körperzellen eines Individuums während der ontogenetischen Differenzierung und Spezialisierung (Nagl 1977a). Hierauf basierend wurde ein DNS-Optimierungsmodell der Artentwicklung und Zelldifferenzierung entworfen (Nagl u. Capesius 1977). Unter der aberrierenden Histo-Organogenese der Neoplasie wäre dann die umprogrammierte Zeitskala der embryofetalen Zelldifferenzierung, das heißt eine *zeitlich gestörte Genexpression* zu verstehen und zwar nach dem Grundsatz, daß die „Onkogenese einer blockierten Ontogenese entspricht" (van Potter 1969). Die Folge der sich fehlentwickelnden Krebszelle ist die „Zellneubildung", ein „neuer Organismus": J. Huxley (1958) sprach von einer „neuen Spezies".

Altern, Karzinogenese und essentielle molekulare Parameter

Mit der Zellalterung schreitet die Einbuße verfügbarer Informationen fort. Deterministische Prozesse im Differenzierungsprogramm könnten z. B. Änderungen der Isoenzymmuster der Aminosäuren-Synthetasen darstellen (Krooth 1974), und man findet typische Veränderungen der mRNS-Halbwertszeit, nicht nur zur frühen Gewebsdifferenzierung (Zunahme für Rattenpankreasamylase: Rutter et al. 1964) sondern auch im alternden Gewebe (Abnahme der Herton-mRNS-Stabilität: Stein u. Burtner 1975) sowie als Folge einer neoplastischen Gewebsneubildung (mRNS-Stabilitätsabnahme für induzierbare Enzyme: Pitot et al. 1974). Aber der Mechanismus der Eukaryoten-mRNS-Stabilisierung blieb bisher unbekannt (Pitot 1977a). Interessant ist, daß der Verlust der ATP-Abhängigkeit des Kern-zum-Plasma-Transportes der RNS in *Rattenhepatomzellen* unbeeinflußt vom Alter auftritt (Schumm u. Webb 1975; Schumm et al. 1977; vgl. Smuckler u. Koplitz 1973).

Wie erwähnt entstehen im Verlaufe der Mehrstufen-Karzinohistogenese (Berenblum 1941) Zellklone mit phänotypisch vielfältig modifizierten Merkmalen (Foulds 1967), z.B. Veränderungen der Zellmembran, der mRNS-Stabilität und bestimmter bioenergetischer Parameter. Die Zellselektion geschieht in Richtung einer stärkeren Klonierung und erhöhten Chromosomen-Instabilität mit veränderten Gendosen: Genverdoppelungen (nahezu Tetraploidie), Genvervielfältigungen (nahezu Oktaploidie) und Gendeletionen (Aneuploidie), vgl. I. H. Porter et al. (1969); Ohno (1971b); Sandberg und Sakurai (1974).

Genetisch-epigenetische Krebsstudien am Modell der allophänischen Maus

Allophänische Mäuse entstammen zwei Elternpaaren nach einer In-vitro-Verschmelzung zweier genotypisch differenter Blastomeren aus frühen zygotischen Teilungsstadien (Morulastadium). Der zur Blastozyste (Blastulastadium) weiterkultivierte „Mosaik-Embryo" wird in ein scheinträchtiges Muttertier rückimplantiert (Mintz 1962a, 1962b, 1967, 1971). Es resultieren „Mosaik-Mäuse" mit einer lebenslangen Immuntoleranz zwischen den gendifferenten Zell-Linien der ausreifenden Gewebe und Organe. Anhand der „Phänoklone" (phänotypisch divergierende Gewebszellen-Subpopulationen mit einheitlichem Genotyp) lassen sich Aussagen der genetischen und epigenetischen Krebstheorien experimentell überprüfen. Man behandelt z. B. Mausteratomzellen-Kurzzeit-Kulturen einer transplantablen Aszitesform (Stevens u. Little 1954) mit Mutagenen und propagiert mutierte Phänotypen über Selektivmedien zu mutierten Zellklonen. Diese sind aufgrund eines distinkten Enzymdefektes typisierbar. Man nimmt an, daß die Differenzierung dieser Phänoklone genkontrolliert ist. Sie erfolgt nach Expression der entsprechenden Genloci in den klonalen Stammzellen des betrachteten Gewebes durch Weitergabe der spezifischen Zellfunktionen auf die Tochterzellen während der *Mitose*. Das Entwicklungsspektrum einer einzelnen mutierten Teratomzelle wird durch die Analyse der klonalen Differenzierung überschaubar. Ferner wird durch die Rekombination während der *Meiose* die Kartierung des mutierten Gens in bezug auf bekannte Gene in der Keimzellenlinie ermöglicht (Mintz 1977). Hierzu kreuzt man „Teratomzellen-Mosaik-Mäuse" mit den genetisch markierten Blastozysten-Spendermäusen. Die weitere Verfolgung der phänotypischen Ausprägung des mutierten Gens der Teratomzelle geschieht in homozygoten Tieren der F2-Generation nach gegenseitiger Paarung der F1-Hybriden.

Genetisch-epigenetische Krebstheorie des menschlichen Retinoblastoms

Untersuchungen des mendelnden Erbgangs bei autosomal erblichen Tumoren haben einen „Zwei-Schritt-Mutationsprozeß" als Denkmöglichkeit der malignen Transformation der Zelle ergeben. Es betrifft das Retinoblastom (Knudson 1971; bezüglich der Wilms-Tumorstudie: Knudson u. Strong 1972). Dieses kann erblich sein, aber es kann auch im späteren Leben erworben werden. Statistisch hat sich gezeigt, daß erbliche Fälle gewöhnlich als bilaterale Formen auftreten (Befall beider Augen). Die Begründung besteht darin, daß bilaterale Fälle des einen Elternteils mit 50% Wahrscheinlichkeit vererbt werden und bei den Nachkommen bilateral und unilateral vorkommen. Das spricht für ein primäres

Transformationsereignis in der Keimzelle. So fand sich bei 5 von 6 Fällen mit für Retinoblastom mutierten Keimzellen eine spezifische Chromosomenabnormität (A. I. Taylor 1970; Gey 1970) in Form einer Deletion am Chromosom 13. Sie könnte die Primärläsion des initialen Kanzerisierungsschrittes darstellen.

Es zeigte sich außerdem eine statistische Verteilung der auftretenden Retinoblastome bei den Nachkommen, die alle Möglichkeiten ab Null einschließt. Die beobachteten Häufigkeiten für null, ein und mehr Fälle von Retinoblastomen lassen nun an die Möglichkeit denken, daß es sich bei dieser Anzahl um eine Größe mit Poisson-Verteilung handelt. Das ließe sich so erklären, daß jede einzelne der in Frage kommenden Zellen eine wenn auch sehr geringe Chance hat, noch einen zweiten Mutationsschritt zu vollziehen, der die Umwandlung zur Krebszelle bewirkt. Setzt man voraus, daß die sämtlichen Zellen der Netzhaut (einige Millionen Zellen) den Mutationsschritt unabhängig voneinander vollziehen oder nicht vollziehen, wäre auf diese Weise u. E. die Annahme einer Poisson-Verteilung gerechtfertigt. Die hieraus abgeleiteten Schätzungen zeigen nach Knudson, daß die angenommene Poisson-Verteilung ihren Erwartungswert etwa bei $m = 3$ hat. Das bedeutet, daß die mittlere Anzahl der bei den Nachkommen eines Elternteils mit bilateral auftretenden Retinoblastomen zu erwartenden Tumoren sich auf drei beläuft, wobei unilaterale und bilaterale Tumoren eingeschlossen sind. Knudson wählte den Parameter der Poisson-Verteilung so, daß diese das beobachtete, zahlenmäßig kleine Studienmaterial bestmöglich wiedergab (Knudson 1975a).

In der zahlenmäßig umfangreicheren Arbeit von Bonaiti-Pellie et al. (1976) wurde zu bedenken gegeben, daß die Reihenfolge der Mutationen auf die Latenzzeit des Tumors Einfluß haben könnte, indem sich die Fälle in zwei Gruppen einteilen lassen, solche, die sich je nach Reihenfolge der beiden Schritte im Mittel früher, und andere, die sich später klinisch manifestieren. Knudson ist der Meinung, daß die erblichen Fälle bevorzugt zu den frühen (Kindheits-)Manifestationen dieses Tumors gehören, weil es bis zur Ausbildung desselben nur eines weiteren Schrittes bedarf. Demgegenüber sind nichterbliche Fälle dadurch charakterisiert, daß beide Mutationsschritte in somatischen Zellen vollzogen werden. Hierbei setzt sich die Latenzzeit aus zwei Einzelzeiten zusammen, die im Mittel größer sein dürfte als bei den erblichen Fällen. Die Erblichkeit des einen Transformationsschrittes sollte, wie erwähnt, einer Keimzellenmutation zugeordnet werden. Der zweite somatische Schritt schließt Möglichkeiten eines epigenetischen Geschehens nicht aus (Knudson 1975b).

Neben den hereditären und sporadischen Formen des Retinoblastoms wurde eine dritte möglicherweise latente (zytoplasmatische) Form der Erblichkeit entdeckt. So beschrieben Felberg et al. (1976) bei 9 von 17 Familien mit (sporadischen ?) Retinoblastomfällen erhöhte CEA-Blutspiegelwerte. Dieses „Familien-CEA-Syndrom" könnte bei den Mitgliedern der Familien, bei denen das Retinoblastom asymptomatisch bleibt, (entsprechend dem wahrscheinlichen Vererbungsmuster des CEA) eine zytoplasmatische Heredität zum Ausdruck bringen.

Abgesehen von solchen differenten Vererbungsmodi, die weiterer Untersuchungen bedürfen, läßt die hohe Penetranz der Keimzellenmutation beim Retinoblastom und Wilms-Tumor an die Möglichkeit einer vertikalen RNS-Tumorvirus-Übertragung denken (Lacour et al. 1970), wie es beim embryonalen Nierenkarzinom der Hühner beschrieben wurde (vgl. Bentveltzen 1968, 1972; 1974; Bentveltzen et al. 1972).

Seltene Kindheitstumoren als biologisch-mathematische Krebsmodelle

Das Studium und die statistische Analyse des Retinoblastoms als Typ eines seltenen, auf ein bestimmtes Gewebe beschränkten Tumors des Menschen erscheint vom theoretischen Standpunkt aus besonders interessant. Seine Seltenheit, spezifische Lokalität und die enge zeitliche Abhängigkeit gestalten die Untersuchung dieser im Populationsmaßstab zu betrachtenden Neoplasie unter Berücksichtigung von Umweltfaktoren relativ einfach und mathematisch nachvollziehbar (Knudson 1977; vgl. Lynch 1973; Lynch u. Kaplan 1974).

Im allgemeinen ist die Karzinogenese beim Menschen fast stets sehr komplexer Natur. Kolbye (1976) sprach von der dominierenden Rolle der Stoffwechselvariablen als „dritter Dimension", die neben der vierten Dimension der Zeit, d. h. der Dauer und Häufigkeit der Karzinogen-Exposition, die Aussagen der „zweidimensionalen" Dosis-

Antwort-Aspekte herkömmlicher Karzinogenese-Modelle der Pharmakotoxikologie auf menschliche Organkrebsmuster und -häufigkeiten schwierig übertragbar machen. Gerade die Vielfalt der Agenzien, die miteinander kombiniert und/oder in bestimmter Reihenfolge zur Wirkung kommen, läßt die Fragen der realen Schwellendosen und Toleranzgrenzen kritisch erscheinen (vgl. Bingham et al. 1976; C. C. Brown 1976; Preussmann 1976, 1978), hingegen das Vorherrschen kokarzinogener Faktoren in der Bewertung möglicher Krebsursachen des Menschen offenkundig werden (Falk 1976). Hier bieten die natürlicherweise seltenen, biologisch und mathematisch überschaubaren Modelle entscheidende Ansatzpunkte für die methodische, experimentelle und theoretische Forschung.

TEIL II

1. Zum Problem der Pathogenese

Mit der Forschung Kochs (Ges. Werke 1912) begann die erfolgreiche Ära der kausal-analytischen Untersuchung in der medizinischen Bakteriologie. Koch gelang die experimentelle Darstellung und Abgrenzung der drei phänomenologisch dominierenden Erreger-Attribute: der mikroskopische Nachweis der Erreger in den Krankheitsprodukten (dem ökologischen Standort des ursächlichen Agens), die Erzielung der Reinkultur durch Isolierung der Erreger außerhalb des natürlichen Fundortes (mit den mikroskopischen und makroskopischen Kriterien des Freiseins von Fremdmikroben), ferner die experimentelle Reproduktion der krankmachenden Eigenschaften der gezüchteten Erreger (in einem dem ursprünglichen Habitat angemessenen Substrat).

In seiner berühmten Arbeit über die Ätiologie des Milzbrandes stellte Koch (1876) diese allgemeingültigen Merkmale eines Erregers in einer logisch zwingenden Folge von Experimenten unter Beweis. Als erstentdeckte, gut definierte und dank der Sporen widerstandsfähigste Seuchenmikroben wurden die Milzbrandbazillen zum Prototyp der ätiologischen Erforschung von übertragbaren bakterienbedingten Krankheiten bei Mensch und Tier (vgl. R. Müller 1950). Aufgrund ihrer hohen Pathogenität (etwa 10 Keime des Anthraxbazillus führen zur tödlichen Infektion eines Meerschweinchens), die neben der leichten Kultivierbarkeit mit ausgeprägten makroskopisch-kulturellen und mikromorphologischen Charakteristika einhergeht, erklärt sich die Bevorzugung, die man den Milzbrandbazillen zum Studium von allgemeinen Fragen der Mikrobenpathogenität gab (H. Smith 1976).

Allerdings erlaubt die kausale Verknüpfung einer Krankheit mit einem vermehrungsfähigen Agens im Sinne der Kochschen Erreger-Attribute (mit der Bestätigung der drei Henleschen Postulate — mikroskopischer Direktbefund, kulturelle Isolierung und Pathogenitätsbeweis) keinen Aufschluß darüber, welche Faktoren den Infektionsablauf, d. h. die primäre Vermehrung der Erreger am Infektionsherd und im weiteren den Pathomechanismus der Infektionskrankheit determinieren bzw. modifizieren. Denn seit den Arbeiten Pasteurs und Kochs wird der Mikrobenbegriff vorzugsweise nach den Kategorien der Relationen von Ursache und Wirkung (Fermentation und Infektionskrankheit) sowie Morphe und Physiologie (Mikrostruktur und Funktion), ferner nach den metabolisch kennzeichnenden Arten der Vermehrung (Aerobiose und Anaerobiose, Autotrophie und Heterotrophie) definiert und abgegrenzt (vgl. Lwoff

1951; Stanier et al. 1970; Stanier u. Lwoff 1973). Eine umfassende Darstellung und Erforschung der Mikrobenpathogenität schließt aber die Kategorien und Methoden der Ökologie ein (vgl. T. D. Brock 1966; M. Alexander 1971).

Erkenntnistheoretisch fand die ätiologische Denkweise nach dem Vorbild der medizinischen Bakteriologie in der epidemiologischen und experimentellen Suche nach den Krebsursachen ihre Fortsetzung (Zilber 1953). Dabei ist zu beachten, daß der Kausalitätsgedanke keinen logischen Anknüpfungspunkt enthält zum Verständnis der Entstehung einer Krankheit (der Pathogenese der Infektionskrankheit wie auch des Geschwulstwachstums: Albrecht 1907a, 1907b; Nicholson 1950; Hueck 1953). Das Wesen einer Krankheit kann weder mit ihrer Ursache erklärt noch definiert werden. Denn alle biologischen Phänomene, die Krankheiten einbezogen, sind das Ergebnis des Zusammenwirkens von äußeren Reizen (Realisationsfaktoren, Ursachen im bakteriologischen Sinne) und inneren organismuseigenen (konstitutionellen) Faktoren, die die spezifische Art und Form des Phänomens determinieren (Fischer-Wasels 1927): „Der Organismus bestimmt die Krankheit und ihre Form". Durch die Erscheinungen der Infektionskrankheiten und des Geschwulstwachstums wird der Horizont der Biologie erweitert, indem sie helfen, Fragen zu formulieren, die die Stimulierbarkeit der lebenden Materie mit ihren Potenzen der Entwicklung und Differenzierung zu einer höheren Einheit zusammenführen (Nicholson 1950).

In der Geschwulstlehre betrifft dies die Komplementarität von formaler und kausaler Genese (Hueck 1953). Erstere deckt sich begrifflich mit der Auffassung von Cohnheim (1889) über die embryonale Herkunft der fehlerhaft angelegten „Geschwulstkeime". Eine Fortsetzung dieses Gedankens bietet die heutige teratohistogenetische Forschung. Die andere führt zu Virchows Anschauung der Einwirkung von Reizen, die jede Art von Geschwulstbildung hervorbringt (Virchow 1863; vgl. Stahr 1947). Sie umschreibt die (unspezifische) Entstehung der Präneoplasie, auf deren Terrain Krebswachstum begünstigt wird (Bauer 1963). Zur erweiterten lokalistischen Reiztheorie wird die organismische Auffassung, bei der die indirekte Auswirkung auf andere als das gereizte Organ oder Gewebe postuliert wird (Peller 1936).

Vereint man die beiden Theorien, so gelangt man zu einer umfassenden Ätiohistopathogenese oder -organopathogenese des gestörten Wachstums. Hier werden neben der Realisierung der Wachstumspotenzen, die jeder undifferenzierten teilungsfähigen Eukaryotenzelle innewohnen, die feingeweblichen Stufen der Entzündung, Regeneration und Differenzierung berücksichtigt. Nach Hueck (1953) wird die *temporäre* Erscheinung der physiologischen Entwicklung in der pathophysiologischen Geschwulstentwicklung zu einem *permanenten* Prozeß (vgl. van Potter 1969). Smithers (1962) betrachtete daher das Krebswachstum in letzter Konsequenz als eine Krankheit der geweblichen Organisation, nicht der Zelle (vgl. Lehmann 1966).

1.1. Fragen der Mikrobenpathogenität

Die Erforschung pathogener Eigenschaften von Mikroorganismen ist primär auf Fragen des mikrobiellen Ökosystems gerichtet. Hierunter versteht man eine dynamische Wechselbeziehung zwischen den Erregern und ihren biotischen Umgebungsfaktoren. Nach Raum und Zeit, Struktur und Funktion entspricht der natürliche Infektionsort einer ökologischen Nische, in der sich die selektive Vermehrung der Erregerpopulation vollziehen kann. Gewöhnlich gehen hierbei Veränderungen der Mikrobiosphäre mit physiologischen Adaptationsprozessen bzw. der Auswahl und Vermehrung resistenter Varianten der Mikrobenpopulation (gleichsam in einem „locus minoris resistentiae") einher. Neue adaptive Leistungen der Mikroben führen dann zur Modifikation des Habitats im Sinne des Wirksamwerdens lokaler und allgemeiner Wirtsfaktoren, also zu einer Sequenz vorgezeichneter Mechanismen der Wirt-Erreger-Beziehung.

Im Ökosystem der Mikroben und Wirtszellen entscheidet allgemein die Natur der Mikrobiosphäre, ein jeweils strukturell-metabolisch-funktionell charakteristisches „milieu intérieur" des primären Infektionsortes, das Spektrum der Wirtsspezifität einer pathogenen Mikrobenart. So sind Milzbrandbazillen für alle Säugetiere pathogen, während beispielsweise Typhusbakterien auf natürlichen Übertragungswegen nur im menschlichen Organismus wachsen.

Neben dem qualitativen Merkmal der Mikrobenpathogenität wird der Grad der Adaptation und selektiven Vermehrungspotenz einer Erregerart als quantitatives Kennzeichen ihrer Virulenz gedeutet. Diese bestimmt man anhand der Anzahl von Mikroben, die zur Infektion (Infektionsdosis) oder zum Tode der Versuchstiere führen (Letaldosis) (vgl. Meynell 1957).

Um die artspezifische Pathogenität bestimmter Mikrobenspezies und die entsprechende Empfänglichkeit der Wirtsspezies zu erklären, geht man gegenwärtig davon aus, daß im Stoffwechsel der Parasiten in bezug auf die unterschiedlich verteilten Nährstoffe und Abwehrfaktoren der Zellen, Gewebe, Organe und Körpersäfte des Wirtes nach Raum und Zeit differierende Adaptations- und/oder Resistenzmechanismen schlummern (H. Smith 1968, 1976). Mit Hilfe der quantitativen Analyse vor allem des frühen Vermehrungsprozesses der Mikroben müßten sich alsdann Hinweise auf chemisch definierbare Agenzien erkennen lassen, die eine Förderung oder Hemmung der Mikrobenvermehrung zur Folge haben.

1.1.1. Zur Pathogenese des Milzbrandes

In den zurückliegenden Jahrzehnten wurde die Pathogenese des Milzbrandes stark bearbeitet (vgl. Ross 1955, 1957): So konnte mit histologischen Untersuchungen der Nachweis erbracht werden, daß die primäre Ansiedlung, Auskeimung und Vermehrung von Aerosol-inhalierten Milzbrandsporen nach deren Aufnahme durch Alveolarmakrophagen in den Lymphsinus der ortsständigen Lymphknoten des Tracheobronchialsystems erfolgt, wobei die Erreger von den Makrophagen freigesetzt werden. Über die efferenten Lymphbahnen gelangen die streng aerob wachsenden Milzbrandstäbchen und Stäbchenketten in das Venenblut. Die vorübergehende Aufnahme in die Elemente des retikuloendothelialen Systems und Vermehrung leitet dann über in das septikämische Stadium mit massiver Weitervermehrung im Blut, bis nach Überschreiten kritischer Stäbchenmengen (beim Meerschweinchen handelt es sich um einige Millionen Keime in einem Milliliter Blut) präfinal die etwa hundertfache Menge erreicht wird (Keppie et al. 1955). Hieraus geht hervor, daß nur durch frühzeitige Blutuntersuchungen in kurzen Zeitabständen dieser entscheidende Vermehrungsprozeß der Erreger in reproduzierbarer Weise zu verfolgen ist (R. E. Lincoln et al. 1961).

Verallgemeinert man die Pathogenese des Inhalationsmilzbrandes, so ergibt sich eine Analogie zu anderen zyklischen Infektionskrankheiten mit ihren definierbaren Stadienverläufen (Höring 1962), beispielsweise der Mäuse-Ektromelie (Fenner 1943) und den Menschenpocken (A. W. Downie u. Dumbell 1956). Drei Fragen verdienen hierbei Beachtung: erstens das zufallsbedingte Zusammentreffen inerter Milzbrandsporen mit Alveolarmakrophagen, woraus man entnehmen kann, daß die wirksame Infektionsdosis, die pro Zeiteinheit über längere Zeit in den Körper gelangt, nur ein Bruchteil der Gesamtsporendosis ist, bei Meerschweinchen etwa 2 Sporen bei einer Letaldosis-50-Sporenmenge von 40000 (G. A. Young et al. 1946; Zelle et al. 1946; R. E. Lincoln et al. 1946). Die Überlegungen decken sich mit der Ansicht von Meynell (1957), der die stochastische Natur der Infektionsprozesse näher untersucht und herausgestellt hat. Da zweitens Milzbrandbazillen in verschiedenen Tierarten nahezu konstante Verdopplungszeiten und septikämische Bazillenmengen im Blut aufweisen, läßt sich schließen, daß die irreversible Schädigung der Gewebe vor dem Erreichen des septikämischen Stadiums beginnt, möglicherweise nach lokaler Absorption kritischer Toxinmengen (H. Smith et al. 1955; H. Smith 1960). Daher beansprucht die quantitative Analyse der sekundären Vermehrungsphase zum Verständnis des Pathomechanismus des tödlichen Milzbrandes unter Berücksichtigung der Hypothese von K. M. Stevens (1964), in der der mögliche Einfluß des Sauerstoffentzugs durch die wachsende Bakterienmasse auf lebenswichtige Zellsysteme diskutiert wird, besonderes Interesse (R. E. Lincoln et al. 1961). Ausschlaggebend ist jedoch drittens die Erforschung der Auskeimungs- und Vermehrungsbedingungen, die die Milzbrandsporen im primären Infektionsort der lokalen Lymphknoten vorfinden. Gerade der Basismechanismus dieser Mikronische mit einer multifaktoriellen zeitlich-räumlichen Beziehung von Erregern und lymphoiden Zellen ist unbekannt.

1.1.2. Die zelluläre Basis des Twort-D'Herelleschen Phänomens

Komplexität, Zeitaufwand und Abhängigkeit von den zahllosen Voraussetzungen einer guten Tierhaltung gestalten die Durchführung quantitativer Infektionsversuche jedweder Art methodisch schwierig und bezüglich der Aussagefähigkeit eines Experiments nicht immer eindeutig. Aus diesem Grund erwiesen sich für die Erforschung der zellulären Ebene „Bakterienviren" als die bei weitem übersichtlichsten Kurzzeit-Modelle für quantitative Untersuchungen von Infektionsprozessen und Pathogenitätsmechanismen.

Vom Prinzip her haben die Befruchtung der Eizelle, die virusinduzierte Umwandlung der Normalzelle in eine Tumorzelle und die Infektion eines Bakteriums durch einen Bakteriophagen bestimmte Gemeinsamkeiten (Ellis 1966). Es kommt in allen drei Beispielen zur Penetration von replikationsfähigem genetischem Material. In der Zygote erfolgt die Replikation simultan mit dem durch Zellteilung und Differenzierung fortschreitenden embryonalen Wachstumsprozeß. Ähnlich der befruchteten Eizelle wird die virustransformierte Zelle synchron mit der Virusreplikation zur Zellteilung stimuliert. Der replizierende Phage behält dagegen nur in der lysogenen Phase als Prophage seine Anwesenheit im Genom der Tochterbakterien. In diesen drei Fällen beruht der Mechanismus der Penetration und Replikation auf der „chemischen" Verwandtschaft mit der jeweiligen Wirtszelle, die man mit dem „Schlüssel-Schloß-Prinzip" von Antigen und Antikörper vergleichen kann. Verfolgt man diesen Gedanken unter Abwägung der Ähnlichkeiten und Unterschiede dieser Modelle, so gelangt man zu allgemeineren Aussagen über die Mechanismen der molekularen Prozesse der Infektion und ihrer Pathogenese. Das Verhalten neoplastischer Zellen in den befallenen Geweben und Organen erscheint ebenfalls in einem neuen Licht, sofern die mögliche Abartigkeit der molekularen Replikations- bzw. Translationsmechanismen, bezogen auf normale Prozesse der Proliferation und Differenzierung, ins Auge gefaßt wird.

In dem Bemühen um eine Klärung des Twort-D'Herelleschen Phänomens (Twort 1915), dessen Bearbeitung nach der Entdeckung zunächst fast ausschließlich und verständlicherweise im Zeichen der klinischen Anwendung stand (vgl. Stent 1963), war es D'Herelle, der die partikuläre Natur des lytischen Agens früh erkannte und verfolgte. Ihm gelang die wirklichkeitsnahe Darstellung der Phagenvermehrung mit den Stadien der Adsorption, der intrabakteriellen Multiplikation und der Freisetzung der Nachkommen des infizierenden Phagen nach Desintegration der Bakterienzelle (D'Herelle 1922; 1926).

Seine Arbeiten weckten die Aufmerksamkeit theoretisch-experimentell ausgerichteter Biologen, Physiker und Mathematiker. Ihr Interesse galt von Anfang an der genauen Analyse des Wachstumsprozesses der Bakteriophagen, die sich in der weiteren Folge von großer Tragweite für das Verständnis sowohl der Replikationsmechanismen genetischen Materials im allgemeinen als auch der Virusvermehrung im besonderen erwies (Ellis 1966). Durch die Verwendung virulenter Kolibakterien-Phagen gelang es, Wachstumskurven zu erarbeiten, die durch hinreichend simultane Adsorption aller der Bakteriensuspension zugegebenen Phagenpartikel gestartet werden. Bei Kenntnis der Adsorptionsrate sowie der absoluten Zahl der vermehrungsfähigen Phagen gelangt man zu Ein-Schritt-Vermehrungs-Kurven (Ellis u. Delbrück 1939). Diese erbringen detaillierte Informationen über die Dauer des Intervalls der Phagenvermehrung, die sogenannte Eklipse, ferner über die durchschnittliche Zahl Phagennachkommen pro Bakterienzelle und den Einfluß von Faktoren der Umgebung wie der Temperatur. Die absolute Plaque-Zahl drückt die Zahl vermehrungsfähiger Phagenteilchen in klein gewählten Stichproben aus, bei denen in einer großen Zahl Poisson-verteilter Einzel-Ereignisse etwa 50% der Fälle keine Phagen enthalten.

Die selektive Erfassung seltener Ereignisse war auch der Leitgedanke im Fluktuations-Test von Luria und Delbrück (1943), in dem viele parallele Kulturröhrchen mit einer kleinen, gleichen Zahl sensibler Bakterien beimpft werden. Nach einigen Stunden werden Proben der Kulturen auf verschiedene Agarplatten gebracht, denen als Selektionsmittel homologe Phagen zugesetzt wurden. Im Ergebnis zeigen viele Subkulturen keine resistenten Kolonien (keine Mutation), wenige Subkulturen wenige resistente Kolonien (späte Mutation) und sehr wenige Subkulturen viele resistente Kolonien (frühe Mutation). Die ins Auge fallende Fluktuation der Zahlen resistenter Mutanten im Fluktuations-Test widerlegt die Ansicht, es könnte sich um einen Anpassungsprozeß einiger Bakterien beim Kontakt mit der Noxe (den Phagen) handeln. Vielmehr wird das Resistentwerden nur auf der Basis zufälliger Mutationsereignisse verständlich, die sich *vor* dem Kontakt der Bakterien mit den selektierenden Phagen abgespielt haben.

1.1.3. Studien zur Phagen-Biochemie mit Radioisotopen

Was in den Untersuchungen von Luria und Delbrück offen blieb, war die schwierig zu interpretierende Feststellung, daß nur wenige oder vielleicht überhaupt keine Phagenteilchen in die Wirtszelle hineingelangen. Hier führte die Phagen-Biochemie nach Einführung der Technik mit radioaktiven Isotopen weiter (S. S. Cohen 1948). Durch Markierung der Phagenbausteine wurde der Mechanismus der intrabakteriellen Phagenvermehrung und das offenkundige Ausbleiben ihrer Penetration ergründet. Es blieb dem klärenden Hershey-Chase-Experiment (1952) vorbehalten, die Rolle der Phagen-DNS als essentiellen viralen Bestandteil mit den Eigenschaften der Replikation (Genverdopplung) und Funktion (Speicherung und Weitergabe von Information, Merkmalsausprägung) aufzudecken. In dem Versuch wurden frisch mit Phagen infizierte Bakterien kurze Zeit im Waring Blendor mechanisch gerührt. Die Bakterien befanden sich nach der Zentrifugation im Bodensatz, alle kleineren Partikeln im Überstand. Die Untersuchung der beiden Fraktionen nach dem Gehalt von Radiophosphor in der DNS und von Radioschwefel im Protein der Phagen ergab, daß sich die meiste Phagen-DNS in den Bakterien befand, während das Phagenprotein im Überstehenden nachzuweisen war. Wurde der Rührprozeß unterbrochen, sedimentierten Protein und DNS der Phagen mit den Bakterien. Die von den Bakterienzellen mechanisch abtrennbaren Phagenproteine erwiesen sich als leere Phagenhüllen. Das Experiment lenkte die Forschung auf Struktur-Funktions-Zusammenhänge der informatorischen Nukleinsäuren und war der Beginn der experimentellen Verfolgung molekulargenetischer Vorstellungen an hierfür geeigneten Phagen-Bakterien-Modellen.

1.2. Die Toxikoinfektion des Tetanus

Der Gedanke, daß pathogene Bakterien ihre krankmachende Wirkung durch Giftbildung entfalten, ist fast so alt wie die Kenntnis der Erreger. Im Jahre 1884 zog Koch (1884) aus seinen Studien an der Cholera asiatica den Schluß auf die toxische Ursache der Krankheit, da sich Choleravibrionen nur im Darmlumen ohne Beeinträchtigung der Darmwand oder ihrer Nachbargewebe vermehren. Ähnlich äußerte sich Loeffler (1884a, b) im gleichen Jahr im Zusammenhang mit der Entdeckung der Diphtheriebakterien. Die Erreger waren nur am Ort der Inokulation der an Diphtherie verendeten Tiere nachzuweisen.

Heute müssen wir sagen, daß die ersten drei der kurz nacheinander entdeckten bakteriellen Ektotoxine nahezu die einzigen blieben, bei denen eine ursächliche Bedeutung für die Entstehung des jeweils typischen Krankheitsbildes sicherzustellen war (van Heyningen 1970). Es handelt sich um die Gifte der Diphtheriebakterien (Roux u. Yersin 1888), der Tetanusklostridien (Faber 1890) und Botulinusklostridien (van Ermengem 1897). So war es nach der Entdeckung der schützenden und heilenden Wirkung des Serums von gegen Diphtherie und Tetanus immunisierten Versuchstieren zu verstehen (Behring u. Kitasato 1890), wenn das allgemeine Konzept der antitoxischen Serumbehandlung einer Infektionskrankheit zunächst die medizinisch-bakteriologische Forschung jener Gründerjahre beherrschte. Es wurden die Bemühungen um die Entwicklung von Bakterienvakzinen im Sinne aktiver Immunisierungsverfahren Pasteurs (1880; vgl. z. B. Dowling 1973; Beumer 1974; Sabin 1974) sowie die Herstellung und Anwendung prophylaktischer und therapeutischer Immunsera sehr stimuliert. Viele weitere Bakteriengifte wurden gefunden und nach entsprechender Reinigung gründlich untersucht. Aber in den meisten Fällen konnte keine definitive Rolle bezüglich der Pathogenese der entsprechenden Infektionskrankheit zuerkannt werden (vgl. Ajl et al. 1970).

Aufgrund der auf ätiologische Fragen ausgerichteten Bakteriologie war die Tetanusforschung seit der ersten mikroskopischen Beschreibung der Erreger im Wundsekret von mit Erde infizierten Versuchstieren (Nicolaier 1884), der Gewinnung der Reinkultur im Hochschicht-Nährsubstrat unter Luftabschluß (Kitasato 1889) und dem Nachweis der pathogenen Wirkung des klostridienfreien Kulturfiltrates (Faber 1890) auf die kausale Erkennung, Bekämpfung und Verhütung der Krankheit festgelegt. Tetanus gehört zu den Infektionskrankheiten, bei denen zuerst das Prinzip der Standardisierung von Impfstoffen mit Erfolg entwickelt und erprobt wurde (vgl. Ehrlich 1897, 1900). v. Behring (1900) definierte die heute historische Tetanusgift-Einheit als die Menge Toxin, die nach subkutaner Injektion 2500000 Mäuse von 16 Gramm Körpergewicht innerhalb 96 Stunden tötet (40 Millionen Gramm Mäuse-Gifteinheit). Definitionsgemäß tötet die Dosis letalis minima (Dlm) innerhalb 96 Stunden nach subkutaner Injektion eine 16 g schwere Maus mit den Zeichen des Tetanus. Die gerade krankmachende Giftmenge beträgt für die Maus etwa ein Drittel bis ein Fünftel der gerade tödlichen Giftdosis.

Demgegenüber ist die Internationale Einheit (IE) Tetanus-Antitoxin (Internat. Arzneibuch 1955) das Zehnfache der geringsten Menge Standardserum, die nach In-vitro-Neutralisation ein 350 g schweres Meerschweinchen vier Tage gegen die Testdosis Standardtoxin schützt. Die Testdosis Standardtoxin ist die hundertfache minimal tödliche Dosis, vermischt mit einem Zehntel IE Tetanus-Antitoxin, die ein 350 g schweres Meerschweinchen in vier Tagen tötet (vgl. H. Schmidt 1931). 1 IE Tetanus-Antitoxin ist beispielsweise in 0,00031 g des Standardpräparates enthalten (Regamey 1959). Eine IE Tetanus-Antitoxin entspricht 82,5 Antitoxin-Einheiten (AE) oder Behring-Einheiten (BE). Eine BE (vgl. Behring u. Ehrlich 1894) schützt vier Tage vor dem Tetanustod durch eine 40 Millionen Gramm Mäuse-Giftmenge. Einen protektiven Tetanus-Antitoxintiter von 0,01 IE im ml Serum erzielt man durch einmalige Injektion von 250 Einheiten homologen (humanen) Tetanus-Antitoxins (McComb 1964). Der passive Schutz hält vier Wochen an.

Um die Standardisierung der Tetanusvakzine hat sich vor allem Prigge bemüht; er schuf den Begriff der Schutz-Einheit (SE) von Tetanustoxoid (Prigge u. Schäfer 1939; vgl. Prigge 1953). Diese heute als Internationale Einheit (IE) definierte Tetanusvakzine-Dosis ist 0,03 mg Trockensubstanz von nicht adsorbiertem Standard-Tetanustoxoid äquivalent (vgl. Greenberg 1953). Die Standardpräparate werden im Staatlichen Seruminstitut Kopenhagen vorrätig gehalten.

Eine bis dahin beispiellose Bewährungsprobe bestand die aktive Tetanus-Immunisierung mit Fluidtoxoid-Impfstoff im zweiten Weltkrieg. Alle Angehörigen der US-Armee wurden mit diesem Impfstoff grundimmunisiert und erhielten bei einer Verwundung oder Verletzung nach Aufnahme in ein Lazarett eine Auffrischungsinjektion Fluidvakzine: Das betraf 2 700 000 Soldaten. Vier Soldaten erkrankten an Tetanus, zwei starben daran (Furste et al. 1967; Furste 1971; vgl. Long u. Sartwell 1947). Zum Vergleich erkrankten auf britischer Seite im ersten Weltkrieg (September 1914) 9 von 1000 Verwundeten an Tetanus und nach der allgemeinen Einführung der passiven Serumprophylaxe (Dezember 1914) 1,4 auf 1000 Verwundete (D. Bruce 1920). Tetanustoxoid-Adsorbat-Vakzinen verleihen einen stärkeren Schutz als Fluid-Impfstoffe (vgl. Scheibel et al. 1967, 1968; Körner u. Pletsch 1973; Ullberg-Olsson 1976). Auf der anderen Seite weist der stetige Abfall der Tetanusmorbidität in den industrialisierten Ländern seit Beginn dieses Jahrhunderts, zum Beispiel in den USA, darauf hin, daß sich die allgemeinen Umweltverhältnisse der Menschen – und dies vor dem Beginn der wissenschaftlichen Immunisierungs-Ära – verbessert haben (Fraser 1972).

Die Konzentrierung der bakteriologisch-medizinischen Forschung auf die Bearbeitung der mit der antitoxischen Immunität verknüpften Probleme und deren klinische Anwendung rückte verständlicherweise das Interesse an der Pathogenese des Tetanus auf dessen Erscheinung als Exotoxikose in den Mittelpunkt der aktuellen Thematik. Die Toxikologie, Pharmakokinetik und Neuropharmakologie sowie die Strukturaufklärung und Biochemie des Toxinmoleküls beanspruchte mehrere Jahrzehnte die hieran arbeitenden Forschergruppen (vgl. Bizzini et al. 1974). Bezogen auf die Gesamt-Tetanuspathogenese formulierte daher Kryzhanovskyi (1967b) auf der zweiten Internationalen Tetanuskonferenz in Bern 1966 die folgenden drei Komplexe, die einer Erforschung harren: die Infektion als „primum mobile“ der Mikroben-Wirt-Interaktion, der Feinmechanismus am Bindungs- und Wirkungsort des Toxins sowie weitere Mechanismen, die sich auf die vitalen Zellsysteme des Wirtsorganismus beziehen.

1.2.1. Zur Pathogenese der Tetanus-Intoxikation

Die Krankheitssymptome des Tetanus entstehen, wenn in einer Kette von mikrobiellen, biochemischen, toxikologischen und pathophysiologischen Prozessen (Billaudelle 1967) eine genügende Anzahl Toxinmoleküle nach ihrer lokalen Bildung über die peripheren Nerven zum Zentralnervensystem gelangen und dort zur Wirkung kommen, wobei der Toxintransport über die Blutbahn nicht sicher auszuschließen ist (Kryzhanovskyi 1967b). Es gibt kein bakterielles Toxin, das bei gleicher Wirksamkeit derart ausgeprägte Symptome der fortschreitenden Intoxikation zu erkennen gibt.

5–30 Pikogramm Protein-Stickstoff des gereinigten Toxins entsprechen einer Dosis letalis minima der Maus (van Heyningen u. Mellanby 1971; Bizzini et al. 1974): Mit diesem Toxin gelingt es, alle bei der natürlichen oder experimentellen Toxikoinfektion auftretenden Krankheitserscheinungen zu reproduzieren.

1.2.1.1. Probleme der Tetanustoxinogenese

Die Physiologie der Tetanustoxinogenese ist komplexer Natur, wenig erforscht und in bezug auf die biologische Bedeutung für den Mikroorganismus unklar. Uchida et al. (1971) diskutierten die Toxinogenese lysogener Diphtheriebakterien unter dem Aspekt ihrer Überlebens-Chancen im natürlichen Habitat des Warmblüters. Bei Clostridium tetani ließ sich keine sichere Beziehung zwischen Lysogenie und Toxinogenese nachweisen (Cowles 1934), dagegen war z.B. bei Clostridium botulinum Typ C u. D die Toxin- bzw. Hämagglutininbildung durch Phagen getrennt zu übertragen (Oguma et al. 1976). Gegen Ende der Wachstumsperiode scheint es zur verstärkten Tetanus-Toxinsynthese zu kommen, die möglicherweise, wie Sebald u. Schaeffer (1965) bei Histolyticus-Klostridien zeigen konnten, mit der beginnenden Versporung korreliert (vgl. Schaeffer 1969).

Selektive Nährsubstrate für die Toxinbildung gibt es noch nicht. Unter anderem bemühten sich Mueller u. Miller seit den vierziger Jahren (1940, 1942, 1943, 1945, 1947, 1948, 1954; Fisek et al. 1954) um die Entwicklung peptonfreier, halbsynthetischer Nährmedien zur Gewinnung wirksamer Toxinchargen im Großen und benutzten als Basis ein Kaseinhydrolysat mit Rinderherzinfus. Die Auftrennung des Hydrolysats ergab als aktive Fraktionen Peptide (Mueller u. Miller 1953), von denen die histidinhaltigen besonders aktiv waren (Mueller u. Miller 1953, 1956). Mit einem Mueller-Miller-Medium (1943, 1945) und dem sehr toxinogenen nichtversporenden Harvard-Stamm gelang Pillemer et al. (1948) die Kristallisation des Toxins. In gut gewachsenen Kulturen erhält man Toxinausbeuten, die bis zu einem Zehntel Bakteriengewicht Toxinprotein betragen können (vgl. van Heyningen u. Mellanby 1971).

1.2.1.2. Tierversuche mit gereinigtem Tetanustoxin

Mäuseversuche mit diesem kristallisierten Tetanustoxin durch Pillemer und Wartman (1947) erbrachten unterschiedliche Inkubationszeiten und Krankheitssymptome, je nachdem ob die minimal tödliche Dosis oder die 500000-fache Menge gegeben wurde. Im ersten Fall betrug die Inkubation 20 bis 30 Stunden gegenüber 30 Minuten bei Toxinüberdosis. Im Gegensatz zu der typischen spastischen Lähmung der Extremitäten führte die Überdosis zu atypischen schlaffen Lähmungen, die mit einer auffallend erschwerten Atmung verbunden war. Trotzdem waren keine histopathologischen Veränderungen festzustellen. Während nach örtlicher Toxininjektion die lokale Form des Tetanus auftritt, beginnt die Vergiftung nach intravenöser Toxinapplikation mit den Zeichen des generalisierten Tetanus (vgl. Knorr 1895, 1898).

Pelloja (1951) definierte die Inkubationszeit als jenes Intervall, das vom Augenblick der Toxininjektion oder Toxinbildung bis zum Erscheinen der ersten Tetanuszeichen vergeht, jedoch war sich der Autor der Vielfältigkeit der unbekannten zugrunde liegenden Prozesse bewußt. Wenn bis zum dritten Tag nach intramuskulärer Toxinapplikation die entsprechende Mäuse-Extremität noch bewegt, aber nicht mehr benutzt werden kann, kommt diese einer Letaldosis 50 (LD_{50}) nahe (van Heyningen u. Mellanby 1971). Die LD_{50} Tetanustoxin tötet 50% der gespritzten Mäuse innerhalb von 7 Tagen an Tetanus (Diamond u. Mellanby 1971). Grundsätzlich sind die im Experiment verabfolgten Toxinangaben, die meist noch in Überdosierung angewandt werden, wenig relevant für die natürlichen Vorgänge, die durch exponentiell sich vermehrende Tetanusmikroben zustandekommen (Zemskov 1965).

Zum Beispiel können unerwartete Effekte eintreten, wenn man 24 Stunden vor Applikation einer minimal tödlichen Dosis Tetanustoxin den hundertsten Teil davon intravenös injiziert (sog. Facilitations-Phänomen: Janoff 1964); die Tiere sterben im Mittel 24 Stunden früher an Tetanus als Kontrollen, die eine Stunde vor der Gabe der tödlichen Dosis den hundertsten Teil derselben erhielten. Auch ist bemerkenswert, daß gleiche Mengen Tetanustoxin verschiedene Inkubations- und Überlebenszeiten haben, je nachdem ob intramuskulär oder intravenös und wieviel tödliche Dosen gespritzt wurden (Pelloja 1950, 1951; vgl. Fedinec u. Matzke 1959). So betrug die mittlere Inkubations- und Sterbezeit von Meerschweinchen nach intravenöser minimal tödlicher Dosis 47 bzw. 114 Stunden, nach intramuskulärer 29 bzw. 94 Stunden. Zehn Letaldosen Toxin änderten das Verhältnis zugunsten des intravenösen Applikationsmodus: 22 bzw. 41 Stunden intravenös gegenüber 24 bzw. 53 Stunden intramuskulär.

Pelloja deutete diesen Effekt mit dem Danysz-Phänomen (Danysz 1899, 1902; vgl. Ehrlich 1898). Hiernach benötigt man entsprechend der multiplen Proportionalität von polyvalenten Antigenen und Antikörpern (vgl. Marrack 1938; M. Heidelberger 1939) zur Neutralisation ein und derselben Toxinmenge viel mehr Antitoxin, wenn das Toxin nicht insgesamt auf einmal sondern in mehreren kleineren Fraktionen nacheinander zum Antitoxin gegeben wird. Der Postserotetanus, das heißt ein trotz und nach Serumtherapie lokal auftretender Tetanus, ferner die von Friedemann et al. (1939a, 1939b) gemachte Beobachtung, wonach das Tier zur Neutralisation intrakutan oder intramuskulär verabfolgten Toxins fünfmal bis achtzigmal soviel Antitoxin benötigt wie mit gleicher intravenös applizierter Menge Toxin, gehören offensichtlich zum gleichen Problemkreis. Pelloja (1951) sieht die Erklärung für alle diese Erscheinungen im sukzessiv fraktionierten Einstrom des lokal deponierten Toxins zu dem Tetanus-Antikörper führenden Zirkulationssystem des Versuchstieres einerseits bzw. den toxinaffinen Rezeptoren im ZNS andererseits. Man kann sich vorstellen, daß durch genannten Mechanismus der multiplen Toxin-Rezeptor-Proportionen den haptophoren Gruppen des Toxinmoleküls kompetitiv mehr Bindungsvalenzen in Form von Antikörperbindungsstellen oder bezüglich der toxophoren Gruppen des Toxins mehr ZNS-Rezeptoren verfügbar werden.

In diesem Zusammenhang sind einige Arbeiten zu erwähnen, die sich mit der Frage eines biologisch möglicherweise uneinheitlichen Tetanustoxins, gemessen an der Giftwirkung und spezifischen Neutralisierbarkeit, auseinandersetzen. Es handelt sich nicht nur um das Gift verschiedener Tetanusstämme (vgl. Tulloch 1919a, 1919b) sondern auch verschiedene Toxinchargen desselben Stammes (Nielsen 1969). Diverse Faktoren kommen in Betracht, zum Beispiel die Züchtungs-, Präparations- und Reinigungsmethoden, die zu Toxinpräparaten mit unterschiedlichen Anteilen Toxoid und zu differenten Polymerisationsgraden des Toxins führen. So beschrieben Friedemann u. Hollander (1943a, 1943b) eine sehr variable Giftwirkung und spezifische Neutralisation im direkten bzw. indirekten Testsystem gegenüber verschiedenen Tierarten. Das Problem der divergierenden Avidität (Bindungskraft) und Membrangängigkeit der heterogenen Antitoxinmolekül-Population ist der Gegenstand vieler Untersuchungen (vgl. Cinader u. Weitz 1950, 1953; Kryzhanovskyi et al. 1972; Solovjev 1972; Nagel und Cohen 1973). Verschiedene elektrophoretische Studien ergaben bezüglich der Hauptneurotoxizität zwar einheitliche, aber hinsichtlich weiterer neurotoxischer Nebenkomponenten nicht eindeutige Resultate (Hardegree u. Wannamaker 1965; Volgin u. Sergeeva 1967a, 1967b; Katitch et al. 1968; Volgin et al. 1974).

1.2.1.3. Arbeiten zur Struktur und Funktion des Tetanustoxins

Wichtige Vorstellungen über die Struktur-Funktions-Beziehung des Tetanustoxinmoleküls kamen aus der Erforschung der Toxin-Untereinheiten. In vorangehenden Studien wurden zunächst einige physikalische und chemische Eigenschaften sowie die Aminosäurenzusammensetzung des Toxinmoleküls aufgeklärt (Raynaud et al. 1960; S. G. Murphy u. Miller 1967; D. J. Dawson u. Mauritzen 1968; Craven u. Dawson 1973). Das in reiner Form hochneurotoxische Toxinprotein hat ein MG um 150000 Dalton und eine Sedimentationskonstante um 7,0 Svedberg, was einem vom Pillemerschen Toxin stark abweichenden Wert entspricht. Bizzini et al. (1970) beschrieben 6 freie Sulfhydrilgruppen und 2 Disulfidbrücken. Aber im Gegensatz zu dem dimeren Toxinmodell mit zwei identischen Untereinheiten dieser Autoren (Bizzini et al. 1973) erbrachte die analytische Polyakrylamid-Elektrophorese mit Natrium-Dodecylsulfat des gereinigten Kulturfiltrates einerseits („extrazelluläres" Toxin) und des Bakterienextraktes andererseits („intrazelluläres" Toxin) abweichende Befunde (Matsuda u. Yoneda 1974); das intrazelluläre Toxin wurde nach Raynaud (1949, 1951; vgl. Bizzini et al. 1969) aus Klostridien der exponentiellen Wachstumsphase mit hypertonischer Salzlösung in der Kälte gewonnen. Es gelang den japanischen Autoren, das extrazelluläre Toxin durch Thiol-Reduktion in zwei äquimolekulare nichttoxische, antigendifferente Fragmente „Alpha" (MG 53000) und „Beta" (MG 107000) zu zerlegen und nach Dialyse zum intakten, voll funktionsfähigen Molekül zu rekonstituieren (Matsuda u. Yoneda 1975, 1976; Matsuda et al. 1975). Intrazelluläres Toxin dissoziiert unter diesen Bedingungen erst nach Trypsinierung. Das unterschiedliche Verhalten des intakten intrazellulären und des extrazellulären Tetanustoxins erinnert an die intakte und die „abgeknickte" Form des Diphtherietoxins (Gill u. Dinius 1971; Collier u. Kandel 1971), denn intrazelluläres Tetanustoxin kann durch leichte Trypsinbehandlung in das „abgeknickte" extrazelluläre Molekül umgewandelt werden (Gill u. Pappenheimer 1971; Matsuda u. Yoneda 1974).

Ungeklärt bleibt bisher die eigentliche reversible Giftwirkung auf die Zelle oder Zellorganelle und die Art der biochemischen Läsion. Vergleiche mit anderen „klassischen" Bakterien-Ektotoxinen bieten sich an (Kolata 1975; S. van Heyningen 1976; bezüglich der Toxin-Nomenklatur: Lamanna u. Sakaguchi 1971). So besitzen Diphtherie- und Choleratoxin allgemeinere Zellwirkungen, als dem jeweiligen pathologischen Erscheinungsbild nach zu erwarten wäre. Es gibt Analogien der Struktur und des Wirkmechanismus (vgl. Collier 1975). Diphtherietoxin hemmt spezifisch den Elongationsfaktor „2", ein essentielles Transfermolekül für naszierende Polypeptidketten am Eukaryotenribosom (Collier 1967; vgl. Strauss u. Hendee 1959), wobei die Toxinogenese der Diphtheriebakterien, wie erwähnt, an die Lysogenie (den Besitz latenter Phagen) gebunden ist (Barksdale et al. 1960). Nur abgeknickte Formen, das heißt proteolytisch abgespaltene Peptidfragmente „A" des Toxinmoleküls, sind enzymatisch aktiv (Collier u. Kandel 1971); aber beide Fragmente A und B wirken zusammen (vgl. Uchida et al. 1972). Hierbei reagiert das Peptidfragment „B" spezifisch mit der Zellmembran. Choleratoxin bindet sich ebenfalls mit dem kleineren Fragment „B" irreversibel an bestimmte Mukolipide (Ganglioside) der Zellmembran (S. van Heyningen 1974). Während der Membranrezeptor des Choleratoxins ein Sialidase-unempfindliches Gangliosid ist (van Heyningen 1973; van Heyningen u. Mellanby 1973), stellt das Sialidase-empfindliche Gangliosid der grauen Nervensubstanz mit ziemlicher Wahrscheinlichkeit den Rezeptor am Wirkort dar, der Tetanustoxin spezifisch bindet: Zwei Moleküle freies Gangliosid binden ein Molekül Tetanustoxin. Dies wurde durch langjährige Untersuchungen von van Heyningen (1959, 1963, 1974) bewiesen und führte zur Klärung des Wassermann-Takaki-Phänomens (1898), das die Bindung von Tetanustoxin an Nervengewebe beschreibt. So kann man allgemein sagen, daß Choleratoxin und Tetanustoxin über Zellmembranen wirken (van Heyningen 1973), ersteres durch Aktivierung des cAMP-Systems über Membran-Adenylatzyklasen mit maximaler Steigerung der Sekretionsleistung der Darmepithelien, letzteres offensichtlich über präsynaptische Membranen der Nervenendigungen von bestimmten Schaltneuronen des Rückenmarks und Hirnstamms (vgl. Sherrington 1905; Brooks et al. 1957; D. R. Curtis 1959).

1.2.1.4. Versuche mit Radiojod-markiertem Tetanustoxin

In einer Reihe kontroverser Fragen der Pharmakokinetik und Pharmakodynamik des Tetanustoxins, vor allem beim lokalen Tetanus, wurden in den letzten Jahren durch die Radioisotopentechnik Fortschritte erzielt (vgl. Kirilenko et al. 1964). Es gelang

Habermann und seiner Gruppe, mit ^{125}Jod-markiertem gereinigten Tetanustoxin, das nach der Methode von Bizzini et al. (1969) gewonnen wurde, ein antigenetisch natives, bezüglich Toxizität infolge teilweiser Toxoidumwandlung auf 20 bis 30% der ursprünglichen Wirkung reduziertes Präparat für Radioaktivitätsmessungen und autoradiographische Studien einzusetzen. Wichtige Zeit-Dosis-Parameter der Tetanus-Intoxikation konnten auf diese Weise sichergestellt und dem Verständnis der experimentellen Tetanustoxin-Pathogenese nähergebracht werden.

Sowohl beim lokalen als auch beim generalisierten Tetanus ließ sich das markierte Material länger als drei Wochen im Rückenmark der Versuchsratten, dem Ort des spinalen Reflexapparates, nachweisen. Simultangaben Antitoxin verhinderten die Anreicherung der Radioaktivität vollständig, 10 Stunden später gegebenes Antitoxin *partiell*, 48 Stunden danach blieb die Antitoxinwirkung aus (Habermann 1972). Abweichend von dieser zeitabhängigen Antitoxinwirkung blieb der Lokaltetanus bei dem 10 Stunden später verabfolgten Antitoxin unbeeinflußt. Geht man trotzdem davon aus, daß markiertes mit nicht markiertem Toxin bezüglich Bindung und Wirkung identisch sind (Habermann et al. 1973), spricht dies für einen lang anhaltenden hochaffinen Toxinbindungsprozeß im ZNS. Weniger als 1 Prozent der intravenös injizierten Radioaktivität fand sich im Rückenmark und Hirnstamm, nicht im Hirn und Kleinhirn der Ratten (Habermann u. Dimpfel 1973), wobei eine deutliche Anreicherung im ventrolateralen Teil der grauen Substanz des Rückenmarks (Habermann et al. 1973) und eine maximale Korndichte um und über bestimmten Motoneuronen von jeweils in kleineren Gruppen zusammenliegenden wenigen Zellen hervortrat (Dimpfel u. Habermann 1973). An diesen Zellen liegen die Strukturen der Hemmungssynapsen, und eine reversible Chromatolyse der Motoneuronen dieser selektiven Regionen der ipsilateralen Seite konnten Tarlov et al. (1973) nach intramuskulärer Applikation von Tetanustoxin bei Hunden demonstrieren. Bindungsversuche in vitro mit synaptosomenreichem Material führten vorerst zu keinen schlüssigen Befunden (Habermann 1973; vgl. Mellanby et al. 1965). Jedoch gelang es mit embryonalen Primärkulturen von Mäusegehirn und -rückenmark, eine selektive Anreicherung nach Exposition mit ^{125}Jod-markiertem Tetanustoxin in den Nervenzellen, nicht in Gliazellen, nachzuweisen (Dimpfel et al. 1975).

Früher als die ersten Zeichen des Tetanus wurde die Radioaktivität im korrespondierenden Rückenmarksegment (Habermann 1970a) der intramuskulär mit subletalen Toxindosen belasteten Ratten nachgewiesen, und der lokale Tetanus hielt im Gegensatz zum generalisierten Tetanus (Habermann u. Dimpfel 1973) länger an als die letzte Radioaktivität dieser Region (Habermann 1972). Da das radioaktive Toxin nach intravenöser Injektion innerhalb vier Tagen aus dem Plasma und den parenchymatösen Organen eliminiert war, im Hirnstamm und Rückenmark aber wochenlang fixiert blieb, ergaben sich zwei Latenzperioden: Die erste mit etwa 10 Stunden war das Intervall zwischen Toxingabe und der meßbaren Radioaktivität des Rückenmarks. In diesem Zeitraum war die Plasmaradioaktivität sehr hoch. Die zweite Periode trennte den Einstrom und die Bindung des Toxins vom Beginn der Tetanussymptome. Ihre Dauer war dosisabhängig und belief sich im LD_{50}-Bereich auf 1 bis 3 Tage. Als Erklärung bietet sich ein pharmakokinetischer Mechanismus (Toxinwanderung-Bindung-Wirkung) oder ein pharmakodynamischer Mechanismus. an (Toxinbindung-Latenz-Wirkung).

Unabhängig hiervon sprach die starke Diskrepanz zwischen der hohen Plasmaradioaktivität und der niedrigen ZNS-Radioaktivität während der ersten 10 Stunden nach Toxin-Injektion gegen einen möglichen Toxineinstrom über die Blut-Hirn-Schranke sondern für den „indirekten" Weg über die peripheren Nerven via Vorderwurzeln des Rückenmarks, was sich nach intramuskulärer Toxin-Injektion systematisch verfolgen ließ (Habermann u. Dimpfel 1973). In Bestätigung der Versuchsergebnisse von Meyer

u. Ransom (1903; vgl. Gumprecht 1895; Doerr 1937; G. Wright 1955; Kryzhanovskyi et al. 1961a, 1961b, 1961c, 1961d) kommen neben motorischen Nervenbahnen parasympathische Nerven ohne motorischen Anteil in Betracht, wie die Bradykardie nach subperitonealer Toxin-Injektion in die vordere Magenwand zu erkennen gab (Ambache u. Lippold 1949; Hensel et al. 1973; vgl. Westhues 1964). Neurale Aktivität förderte offenbar die Toxin-Aszension im Nerven (Wellhöner et al. 1973a, 1973b; Seib et al. 1973). Selbst sympathische Nervenwege sind einbezogen (Paar u. Wellhöner 1973; vgl. auch Corbett u. Harris 1973).

Nach der Nervenleit-Theorie entspricht der generalisierte Tetanus multipel ablaufenden lokalen Tetanusprozessen (Friedemann et al. 1941; Laurence u. Webster 1963; vgl. Seib et al. 1973), indem das in der Zirkulation kreisende Gift von den peripheren Nervenendigungen der Muskeln vieler Körperregionen überall zur gleichen Zeit aufgenommen und zum ZNS transportiert wird. Parabioseversuche an Ratten führten nach intramuskulärer Injektion zum lokalen Tetanus des nicht gespritzten Parabionten, wenn vorher eine Nervenbrücke zwischen beiden Tieren geschaffen wurde, jedoch zum generalisierten Tetanus nach intravenöser Toxingabe (Schellenberg u. Matzke 1958).

Die deszendierende Form des systemischen Tetanus, die gerade für den Menschen in der Mehrzahl der Fälle sehr charakteristisch ist, erklärt sich durch die reiche Versorgung des Hirnstamms mit peripheren Nerven besonders der Körperregionen, die zu den Hirnnerven V bis XII gehören. Darauf wiesen die Hirnstamm-Tetanusversuche von E. A. Wright et al. hin (1951).

1.2.1.5. Nervenleit-Theorie und artspezifische Tetanustoxinresistenz

Man kann heute den Jahrzehnte dauernden Meinungsstreit über die Hauptausbreitungswege des Tetanustoxins, der durch die Verfechter der Bluttransport-Theorie, vor allem die Versuche von Abel und seiner Gruppe (1934; Abel et al. 1935a, 1935b; Abel u. Hampil 1935; Abel et al. 1936, 1938; vgl. Vaillard u. Vincent 1891; Zupnik 1905) erneut entfacht wurde, als im Sinne der Nervenleit-Theorie abgeschlossen betrachten. Versteht man unter der Transportkapazität die Relation zwischen den Toxinmengen der Vorderwurzeln und der entsprechenden Muskeln, wo der Nervenweg beginnt, und unter Barriere-Effekt den inversen Ausdruck der Transportkapazität, so korreliert nach Kryzhanovskyi (1965, 1967a) die artspezifische Tetanustoxinresistenz mit der neuralen Barrierewirkung. Als weiterer Faktor ist die pharmakotoxikologische Empfindlichkeit des ZNS, gewissermaßen die Anzahl bzw. Zugänglichkeit „passender" Toxinrezeptoren zu verstehen, die man auf ein Gramm Körpergewicht des Versuchstieres bezieht. An der Spitze der Toxinempfindlichkeits-Skala stehen, — in guter Übereinstimmung mit früheren Angaben von v. Behring (1912; vgl. Knorr 1898) —, Pferd, Esel, Affe, Meerschweinchen, gefolgt von Maus, Kaninchen, Hund, Katze und am Ende der Reihe Gans, Taube, Huhn, Igel. Mäuse sind 12mal so resistent wie Pferde, 6mal so resistent wie Meerschweinchen, aber 150mal empfindlicher als Kaninchen. Mit etwa 100000-facher Resistenz erscheinen Huhn und Igel fast außerhalb jeder Tetanustoxinempfindlichkeit (Vásárhelyi 1935). Jedoch verhalten sich alle Individuen einer Art gegenüber Tetanustoxin in Abhängigkeit vom Körpergewicht und der Umgebungstemperatur (vgl. Ipsen 1951) etwa gleichempfindlich (van Heyningen u. Mellanby 1971). Die Toxinempfindlichkeit des nicht immunisierten Menschen liegt sehr hoch, etwa bei der des Pferdes, wie eine Laboratoriumsintoxikation nach Nadelstich in den Daumenballen mit Toxinflüssigkeit ergab (Nicolas 1893).

Wildlebende, in der Erde scharrende Nagetiere können im Gegensatz zu Hausratten und Hausmäusen hohe Tetanus-Antitoxintiter erwerben (Kolonin et al. 1972; Basova et al.

1972). Den möglichen Mechanismus der natürlichen Immunisierung hat Pochon (1936) untersucht. Dies ist für Versuche zur Spezies-Toxinresistenz zu beachten. Es gelang Möse et al. (1972c), oral mittels Magensonde verabreichte Sephadexpartikeln, die mit Tetanustoxin Kontakt hatten, persorptiv, das heißt parazellulär in die Blutbahn von Mäusen einzubringen. Fast jedes zweite Versuchstier starb an Tetanus (vgl. Herbst 1844; Hirsch 1906; Verzar 1911; Volkheimer 1960; Volkheimer et al. 1968; Schlewinski et al. 1971).

1.2.1.6. Fragen des Feinmechanismus der Tetanustoxinwirkung

Ungeklärte Fragen der Toxinwirkung, des Feinmechanismus seiner molekularen Neuropharmakologie, bedürfen der weiteren Bearbeitung. Bezüglich einer peripheren Wirkung muß man zwischen dem primär zentralen Angriff mit sekundärer peripherer Wirkung (Potenzierung der spinalen Motoneuronen-Aktivität infolge Blockade hemmender Neurotransmittersubstanzen) und einem vorstellbaren primär peripheren Angriff (Blockade der Transmittersubstanzen der neuromuskulären Endplatte) unterscheiden. Die erste Alternative entspricht der Hypothese von Brooks et al. (1957). Sie wurde von Kryzhanovskyi (1965) experimentell weiter ausgebaut und konnte durch spezielle Studien (D. R. Curtis u. de Groat 1968; Guschin et al. 1970; Kryzhanovskyi et al. 1971b; Polgar et al. 1972) im Sinne einer postsynaptischen Hemmungsstörung nach Interferenz des Tetanustoxins mit der Sekretion von Hemmungsmediatoren des präsynaptischen Apparates bestärkt werden. Kryzhanovskyi et al. (1975) fanden ein verändertes Eiweiß-Spektrum synaptischer Gewebsstrukturen des Rückenmarks und Rattenhirns nach Tetanusintoxikation. Der Wirkungsmechanismus des Tetanustoxins (Hemmung der *Freisetzung* von Hemmungsmediatoren) kontrastiert mit der des Strychnins, denn D. R. Curtis und de Groat (1968) fanden mit letzterem eine direkte Blockierung von Glycin, dem vermutlichen Hemmungstransmitter für Motoneuronen des Rückenmarks. Danach wäre die hemmende Wirkung des Strychnins postsynaptisch, die des Tetanustoxins präsynaptisch zu interpretieren.

Das molekularbiologische Modell des Mechanismus der Neurotransmitter-Sekretion basiert auf der Annahme kooperativer Membranproteine mit Carrierfunktion, die nach Komplexbindung mit Calciumionen allosterisch die Rezeptoren der präsynaptischen Membran für Transmitter-Freisetzung aktivieren (D. E. Downie 1970; vgl. Monod et al. 1965; Koshland u. Kirtley 1966; Koshland et al. 1966; Kirtley u. Koshland 1967).

Neben dem Angriff des Tetanustoxins an den spinalen Reflexzentren muß nach den Ergebnissen verschiedener Versuchsmodelle auch mit einer peripheren Wirkung gerechnet werden (Harvey 1939; Göpfert u. Schaefer 1941; Klensch u. Schlömer 1952). Allerdings sind die Deutungen nicht einheitlich. Sehr wahrscheinlich hat das Gift eine allgemeine hemmende Wirkung auf die synaptische Transmission sowohl der spinalen als auch der peripheren Synapsen, bei letzteren vor allem nach großen Toxindosen, durch Blockierung der Transmittersekretion unabhängig von der Transmitternatur (Kryzhanovskyi 1973). Aber im Gegensatz zu der unter natürlichen Bedingungen dominierenden zentralen Wirkung des Tetanustoxins (Mellanby et al. 1973) steht beim Neurotoxin von Botulinusklostridien die periphere Wirkung an den neuromuskulären Synapsen im Vordergrund. Beide Gifte haben etwa das gleiche Molekulargewicht (Syuto und Kubo 1977), greifen präsynaptisch an, wirken extrem lang und sind die stärksten der bekannten Bakteriengifte (Habermann 1974).

Wichtige Modelle für analytische Arbeiten mit Tetanustoxin bieten Experimente am Goldfisch (Lapenta 1932; Diamond u. Mellanby 1971), bei dem die Toxin-Injektion ausschließlich periphere Wirkungen an den neuromuskulären Endplatten mit schlaffer Lähmung zeigt, und an der Kanincheniris (Ambache et al. 1948a, 1948b;

Mellanby et al. 1968; Fedinec 1973), wo die Pupillenparalyse nach intraokulärer Toxin-Injektion offensichtlich die periphere Wirkung des Giftes auf parasympathische Nervenendigungen des Iris-Schließmuskels zu erkennen gibt. Gerade dieses Versuchssystem bietet günstige Voraussetzungen für Studien mit Zeit-Dosis-gerecht appliziertem Tetanus-Antitoxin. Denn bei optimaler Dosierung des Antitoxins entscheidet das zeitliche Intervall zwischen Toxin- und Antitoxin-Injektion über den total oder partiell erzielbaren Schutzeffekt. 60 Minuten nach Toxin gegebenes Antitoxin schützte komplett vor Pupillenparalyse, 6 bis 12 Stunden später gegebenes Antitoxin schützte partiell (Fedinec 1973). Die Resultate decken sich etwa mit den Ergebnissen des isotopenmarkierten Tetanustoxins (Habermann 1972) sowie der einseitigen Toxin-Mikroinjektion einer Dlm in 0,1 Mikroliter in drei Vorderwurzeln des Rückenmarks der Ratte (Kryzhanovskyi 1973) mit ausschließlich intrazisternal schützender im Vergleich zu intramuskulär oder intravenös applizierter Antitoxingabe (Kryzhanovskyi u. Krasnova 1971). Nach Fedinec (1973) wird die maximale Pupillenparalyse, ist sie einmal nach Bindung des Tetanustoxins induziert, weder im Ablauf der Entwicklung noch der Rückbildung modifiziert, selbst wenn das Antitoxin *vor* dem Erscheinen der ersten Symptome gegeben wurde. Im gleichen Sinne sprechen die Antitoxinversuche beim Kaninchen gegenüber „gebundenem" bzw. „freiem" Tetanustoxin (R. A. Webster u. Laurence 1963).

Schließlich verdient die gleichsinnig temperaturabhängige Wirkung des peripher angreifenden Giftes beim Goldfisch bzw. des primär zentralen Angriffs beim Frosch Erwähnung. Ein 60 g schwerer Goldfisch stirbt bei 301,15 °K (+ 28 °C) durch die 20-fache Toxinmenge in der gleichen Zeit von fünf Tagen wie eine 20 g schwere Maus bei 311,15 °K (+ 38 °C), verglichen mit dem tausendfach resistenteren Verhalten des Frosches gegenüber Tetanustoxin bei 301,15 °K (+ 28 °C) (Rowson 1961; Diamond u. Mellanby 1971; vgl. Courmont u. Doyon 1893a, 1893b, 1893c, 1898a, 1898b; Morgenroth 1900). Bei beiden Kaltblüterarten kommt es nach Abkühlung auf unter 291,15 °K (18 °C) zu keiner Toxinbindung, oder es wird je nach Versuchsbedingung die Wirkung nach der Bindung aufgehoben. Das spricht für eine enzymatische Natur beiderProzesse. Die zur Toxinwirkung führende Bindung ist nicht identisch mit der Gangliosidbindung des Toxinmoleküls, da diese zeit- und temperaturunabhängig verläuft (van Heyningen 1959).

1.2.2. Zur Pathogenese der Tetanusinfektion

Unser Wissen über essentielle Vorgänge am Ort der Tetanusinfektion beschränkt sich darauf, daß sich die Erreger streng anaerob vermehren und daß es viele Gewebskontaminationen mit Tetanusmikroben ohne zur Krankheit führende Infektionen gibt (Tulloch 1919a, 1919b). Wir gehen davon aus, daß die Hauptrichtung der biologisch-medizinischen Forschung unserer Zeit die Lebensprozesse auf der Ebene der Strukturen und Funktionen von Biomakromolekülen verfolgt. Man sucht nach Erklärungen der Phänomene in den Kategorien und Begriffen der Physik und Chemie. Das führt zu dem Ergebnis, daß alle Formen von Erreger-Wirt-Beziehungen auf stofflich faßbare Wirkmechanismen von Toxin-Rezeptor-Relationen reduziert werden (Lamanna 1959, 1968) bzw. daß man sich bemüht, das Verhältnis der Quantität von Virulenz-Determinanten einerseits und Resistenz- bzw. Immunitätsfaktoren andererseits methodisch zu analysieren (H. Smith 1976).

Sehr viel komplexerer Natur sind die Probleme der Erreger-Wirt-Beziehungen von sich vermehrenden, miteinander konkurrierenden *lebenden* Zellsystemen und die Aufhellung der Prozesse der zugrundeliegenden Populationsdynamik (Gause 1934, 1936; Lotka 1956; Bonventre 1970; vgl. Jacherts 1960; Dubos u. Kessler 1963; T. D. Brock

1966; van Niel 1966). Diese am Beispiel der Tetanusinfektion genauer zu untersuchen, ist das Ziel unserer experimentellen und mathematischen Studien.

1.2.2.1. Beschaffenheit des Gewebes und Tetanusinfektion

Es gibt heute keinen Zweifel darüber, daß der Tetanus (oder Wundstarrkrampf) im Gegensatz zum stadienabhängigen Verlauf und systemischen Charakter des Milzbrandes seine Entstehung einer Lokalinfektion verdankt.

Gegenteilige Meinungen, die vor allem mit dem Nachweis positiver Blutkulturen bei Tetanuspatienten und Versuchstieren gestützt wurden (Ferrari 1887; Hochsinger 1887; v. Oettingen u. Zumpe 1899; Reinhard u. Assim 1909; J. Mayer 1937; Piringer 1938), konnten durch die pharmakokinetischen Modellversuche mit Radioisotop-markiertem Tetanustoxin (Habermann 1970a sowie durch die Tatsache entkräftet werden, daß große Mengen von Hitze-entgifteten Tetanussporen nach intravenöser Injektion keinen Tetanus induzieren (Tarozzi 1906; Canfora 1908; Schneider 1910). Selbst hohe Dosen lokal injizierte Sporen rufen keinen Tetanus hervor, es sei denn, ein bestimmtes Gewebeterrain wurde durch schädigende Agenzien (z.B. Calciumchlorid-Lösung: Bullock u. Cramer 1919a, 1919b) oder nach vorübergehender Unterbrechung der Blutzufuhr verändert. Schon Vaillard und Vincent (1891) hatten beschrieben, daß hitzebehandelte Tetanuskulturen nach aseptischer Injektion keinen Tetanus provozieren. Sie führten das auf die Phagozytose der Sporen zurück. Aber nachdem die intratestale Applikation von 1,5 Millionen Tetanussporen zunächst ohne Folgen blieb, bewirkte die einseitige Hodenarterien-Ligatur beim Meerschweinchen eine Ischämie der ligierten Seite, und in diesem Gewebe keimten die Sporen innerhalb von zwei Stunden aus, noch bevor histologische Zeichen der beginnenden Nekrose oder Phagozytose zu entdecken waren (Fildes 1927b).

Mit diesem Versuch konnte Fildes erstmals und allgemein die Bedeutung herausstellen, die einer bestimmten Beschaffenheit des Körpergewebes für die Vermehrung und somit die Pathogenese eines Infektionserregers beigemessen werden muß (Gladstone 1972).

Fildes erklärte das Ausbleiben der Sporenauskeimung mit der Sauerstoffspannung der mit Blutgefäßen versorgten gesunden Gewebe. Zum Beweis spritzte er Redox-Farbstoffe wie Methylenblau im reduzierten Zustand intramuskulär zusammen mit Kochsalzlösung oder Calciumchlorid-Lösung. Die zentrale Partie der Calciumchlorid-Injektionsstelle war 24 Stunden später weißlich, die der Natriumchlorid-Stelle bläulich verfärbt. Das zeigt, daß das Zentrum der Calciumchlorid-Läsion das Redoxpotential von reduziertem Methylenblau oder noch stärker negative Werte annehmen kann (Fildes 1929b).

Um einen besseren Einblick in die entzündlich-regenerativen Stadien einer Tetanussporen-behafteten Gewebsläsion zu gewinnen, studierte Russel (1927) den Verlauf des Auswachsens und der Vermehrung eines toxischen und zur Kontrolle eines atoxischen Tetanusklostridienstammes (Fildes 1927a) im Subkutangewebe des Meerschweinchens. Es wurden drei Millionen Sporen in Kochsalzlösung bzw. zusammen mit sterilen Erdpartikeln und zur weiteren Kontrolle in Calciumchlorid-Lösung intramuskulär injiziert. In den frühen Entzündungsstadien (24 bis 48 Stunden p. i.) dominierten die polymorphkernigen Leukozytenfiltrate, später zunehmend die großen mononukleären Zellen (Histiozyten) sowie an der Peripherie der Gewebsläsion reichlich Fibroblasten und mehrkernige Riesenzellen. Stets waren 5 bis 10 Prozent der Sporen außerhalb von Phagozyten zu finden, in Proben mit Erde bis zu 50 Prozent. Mit der Zeit ging die Zahl der freiliegenden Sporen zurück. Neuere Verlaufsstudien bestätigten die Unvollständigkeit der Phagozytose gegenüber Tetanussporen durch Mausphagozyten (Sokolovskaya 1965).

Während die Ausbildung von Abszessen für Erdpartikelproben typisch war, trat bei den Calciumchlorid-Läsionen die breite Gewebsnekrose hervor, die innerhalb von drei Tagen eine starke Stäbchenvermehrung aufwies. Spärlicher war die Stäbchenbildung in den vereinzelten Mikroherden von nekrotischen Leukozyten der Erdpartikel-Areale vier bis sechs Tage nach der Infektion, während es an den Kochsalzstellen zu keiner nachweisbaren Stäbchenphase kam. Die mit dem toxischen Stamm infizierten Meerschweinchen starben jeweils auf der Höhe der Stäbchenvermehrung, Calciumchlorid-Tiere am Ende des zweiten Tages, Tiere mit Erdpartikel-Abszessen am vierten bis fünften Tag nach der Infektion. Mikroskopisch unterschied sich das Wachstum des atoxischen Tetanus-Klostridienstammes kaum von den Bildern des toxinbildenden Tetanusstammes.

In der Diskussion seiner Versuche hob Fildes (1927b) hervor, daß die Anhäufung von Anaerobiersporen in den Phagozyten eher einer Förderung als Hemmung der Sporengermination unterliege, daß aber die vegetative Vermehrungsphase stets außerhalb der Zellen und in nekrotischen Arealen des Gewebes erfolge, wo die Sauerstoffspannung auf Null absinken kann und ein niedriges Redoxpotential vorherrscht. Daß ein massives Klostridienwachstum an sich Rückwirkungen auf die Primärläsion hat, ging aus Untersuchungen von J. W. G. Smith und MacIver (1969) hervor. Die Autoren fanden bei Meerschweinchen, sieben Tage nach Injektion von 0,5 ml 15% Calciumchlorid-Lösung, zehnmal größere Läsionen, wenn diese Klostridien enthielten, gleichgültig ob es sich um toxinogene oder atoxische Tetanuskeime handelte.

Welchen Einfluß eine kritische, sich vermehrende Klostridienmasse auf das schnelle Absinken der Sauerstoffspannung und des Redoxpotentials des befallenen Gewebes mit nachfolgend deletären Schockzuständen hat, zeigten die Versuche von Bullen et al. (1966). Die Autoren infizierten passiv immunisierte Meerschweinchen intraperitoneal mit 3—5 Milliarden vegetativen Keimen *Clostridium perfringens* und verfolgten elektrometrisch die tödlich verlaufende Peritoneal-Exsudation. Schon früher hatte Fredette (1947) die primäre Bedeutung einer abundanten Vermehrung gegenüber der sekundären Giftbildung seitens kritischer Mengen Perfringens-Klostridien herausgestellt: 1 Million Stäbchen wurden von Meerschweinchen, Taube und Pferd reaktionslos toleriert, 100 Millionen gewaschene Keime jedoch mit regelmäßig tödlichem Infektionsverlauf beantwortet. Auch in den Studien von Barnes und Ingram (1955, 1956; vgl. Ingram u. Ingram 1955) zeigte sich die Bedeutung des kritischen Sauerstoffdefizits und des erniedrigten Redoxpotentials für die postmortale Ansiedlung von Klostridien im Muskelgewebe: Erst nach Einsetzen der Totenstarre kam es zum Klostridienwachstum, vorher lagen die Redoxwerte des Gewebes zu hoch.

1.2.2.2. In-vivo-Analysen des Wachstumszyklus von Tetanusklostridien

Das frühest erkennbare mikroskopische Wachstum entdeckte Russell (1927) am zweiten Tag nach der Infektion mit Sporen und Erde, nach Calciumchlorid-Injektion innerhalb von 24 Stunden. Fildes konnte in seinem Experiment (1927b) die ersten Stäbchen zwei Stunden nach der Hodenarterien-Ligatur nachweisen. Wichtige quantitative Untersuchungen zum frühen Wachstum von Tetanusklostridien im Gewebe haben J. W. G. Smith und MacIver (1974) durchgeführt. Es wurden in Zehnerpotenzen abgestufte Dosen Hitze-entgifteter Tetanussporen, bezogen auf Lebendkeimzahlen, in 0,2 ml 4%iger Calciumchlorid-Lösung Mäusen intramuskulär, beginnend mit einer Spore pro dosi, injiziert. Zum Vergleich gelangten der zeitliche Tetanusablauf nach Sporeninjektionen einerseits und nach Toxinapplikation andererseits.

In dieser Versuchsserie entsprachen zwei Letaldosen 1200 Tetanussporen, die mittlere Inkubationszeit betrug 20 Stunden, die mittlere Absterbezeit 38 Stunden, das

Intervall des klinisch progredienten Tetanus 18 Stunden. Ungefähr parallel hiermit lagen die mittleren Zeiten nach der Injektion von zwei Letaldosen Tetanustoxin, nämlich 13 Stunden Inkubationszeit, 30 Stunden Absterbezeit und 17 Stunden Dauer der fortschreitenden Intoxikation. Aufgrund der Stochastik des Infektionsprozesses ist es sehr schwierig, eine definierte Sporen-LD_{50} für solche Versuche einzusetzen (vgl. Zemskov 1965). Die eigentliche Problematik des Versuches lag jedoch darin, daß der eine der miteinander zu vergleichenden Vorgänge, die Toxinbildung nach Sporeninfektion, wahrscheinlich auf einer logarithmischen Stäbchenvermehrung beruht, während der andere eine singuläre, zugleich größere Toxingabe zur Grundlage hat.

Bis jetzt gibt es keine gesicherten Vorstellungen über die In-vivo-Relation der Toxinbildung zum Wachstumszyklus der Klostridien. Lediglich indirekte Hinweise deuten darauf hin, daß die Toxinbildung sehr früh nach der Infektion beginnt. Es war zum Beispiel möglich, den tödlichen Tetanus der Mäuse nach intramuskulärer Sporeninjektion in Calciumchlorid-Lösung durch Penizillin-Applikation, 4 Stunden nach der Sporeninjektion, zu verhindern. Voraussetzung war ein wirksamer Blutspiegel von mindestens 0,05 IE Penizillin pro ml für die Dauer von 3 bis 4 Tagen. Dies gelang mit einem Penizillin-Langzeit-Präparat nach einmaliger Injektion von 1000 IE Penizillin (J. W. G. Smith 1964). Unter gleichen Bedingungen 8 Stunden post infectionem verabfolgtes Penizillin gewährte keinen ausreichenden Schutz. Daß das Penizillin trotzdem die Mikroben am Infektionsort erreichte, ergab sich daraus, daß die gerade schützende Tetanus-Antitoxin-Menge ohne Penizillin, die 1000 IE entsprach, auf 100 IE Antitoxin reduziert werden konnte, wenn am vierten Tag nach der Infektion 10000 IE Penizillin des Langzeit-Präparates in einer singulären Dosis gegeben wurde (J. W. G. Smith u. MacIver 1969). Mit diesem Versuch wurde zugleich deutlich, daß die Tetanusklostridien längere Zeit am Infektionsort proliferieren, nämlich ungefähr 10 Tage, wenn man die meßbare Dauer des passiven Serumschutzes von 1000 IE Antitoxin bei der Maus mit 11 Tagen, bezogen auf eine Mehrfach-Letaldosis von 1×10^3 Tetanussporen, zugrundelegt. Die zwischen 4 und 8 Stunden betragende Zeitspanne der Smith-MacIver-Versuche, in der eine schützende Penizillinwirkung festzustellen war, stimmt mit der allgemeinen von Friedrich (1898, 1905) formulierten chirurgischen Erfahrung überein, derzufolge eine Wundausschneidung im gesunden Gewebe bis zu 8 Stunden nach der Verletzung erfolgen muß.

Da im Smith-MacIver-Experiment 2 Letaldosen Tetanustoxin den Krankheitsablauf einer Infektion mit 2 Letaldosen Sporen (und mehr) zu simulieren scheint, könnte die zeitliche Differenz, die den Krankheitsbeginn nach Toxingabe (13 Stunden) und nach Sporen-Calciumchlorid-Injektion (20 Stunden) markiert, als jenes entscheidende Intervall verstanden werden, in welchem zwei tödliche Dosen Tetanustoxin von den auswachsenden Stäbchen gebildet wurde. Die Anzahl lebender Tetanusklostridien belief sich nach Rückkultivierung aus dem 1 ml großen Volumen der Gewebsläsion in der 7. Stunde nach der Infektion auf rund 1000 koloniebildende Einheiten. Diese Zahl stieg innerhalb 24 Stunden auf 20 Millionen. Da sich die Zahl der Lebendkeime in den ersten 7 Stunden nicht nachweisbar erhöht hatte und die schnelle Vermehrung der Mikroben offenbar erst um die 7. Stunde einsetzte, schlossen die Autoren, daß 1 Dlm Tetanustoxin im infizierten Gewebe in einer sehr kurzen Zeit von einer „sehr kleinen Zahl lebender Klostridien" gebildet wird. Dem Einwand, es könnte sich in diesem Sporenversuch um einen Tetanus handeln, der durch Sporentoxin, ein sog. Protoxin oder präformiertes Toxin (Lamanna u. Sakaguchi 1971), provoziert wurde, versuchten die Forscher dadurch zu begegnen, daß sie 1,2 Millionen der gleichen Tetanussporen in 0,2 ml Kochsalzlösung intramuskulär injizierten. Außerdem wurden 2 ml des sporenfreien Überstandes vom Sporenkonzentrat den Mäusen appliziert. Alle diese Kontrolltiere blieben gesund. Das Problem des Sporentoxins traf im Gegensatz zu Versuchen mit Botulinussporen wahrscheinlich nicht zu (vgl. Booth et al. 1970), zumal schon 120 Tetanussporen im Smith-MacIver-Versuch regelmäßig zum tödlichen Tetanus führten.

Immerhin fand Shoesmith (1964) unterschiedliche Sporen-Inaktivierungszeiten bei einer Testung auf Kulturwachstum und Mäusetoxizität nach Erhitzen auf 100 °C (373,15 °K) bzw. nach ^{60}Co-Bestrahlung. Die In-vivo-Toxizität der Sporen erschien resistenter als die In-vitro-Koloniebildung; Sporentoxin war offenbar nicht beteiligt. Holland (1969) konnte demgegenüber in hitze- und strahlenbehandelten Tetanussporen in Übereinstimmung mit Ergebnissen serologischer Analysen von Sporenextrakten (Rymkiewicz 1964) präformiertes Toxin entdecken, das möglicherweise während der Germination aus den physikalisch geschädigten Sporen frei wurde. Diese Sporen waren nicht vermehrungsfähig (inaktiviert). 2×10^8 der intakten, nicht vorbehandelten Tetanussporen in 0,5 ml Kochsalzlösung entsprachen einer tödlichen Mäusedosis.

1.2.2.3. Probleme des Sporentoxins

Methodisch widersprüchliche Mitteilungen über die Restgiftigkeit hitzebehandelter Botulinussporen vom Typ A (Coleman u. Meyer 1922; vgl. Keppie 1951) zwingen dazu, die Frage einer möglichen Rest-Toxizität „Hitze-entgifteter“ Tetanussporen bei Untersuchungen ihrer Pathogenität, der Auskeim- und Vermehrungspotenz im Tier, im Auge zu behalten (vgl. Shoesmith 1964). So war die Menge des hitzeresistenten Botulinussporentoxins vom Klostridienstamm, der Präparationsmethode und Konservierungsdauer der Sporen abhängig. Nur das sporengebundene Botulinustoxin erwies sich als thermoresistent (10—30 Minuten Erhitzen auf 353,15 °K (+ 80 °C), nicht das diffusible oder an die Stäbchenphase gebundene Toxin. In der Kälte aufbewahrte Sporen verloren teilweise ihr Toxin an die Umgebung (Grecz u. Lin 1967; Grecz et al. 1967). Die tödliche Mäuse- und Meerschweinchendosis schwankte zwischen einigen 10^6 und 10^7 Botulinussporen und war in entsprechenden Extrakten nach Desintegration der Sporen als thermolabiles Toxin nachzuweisen (Keppie 1951). Die Sporendosis, die eine Maus tötete, enthielt 100- bis 1000-fach mehr Sporen als eine analoge Stäbchenzahl der minimal tödlichen Stäbchendosis des betreffenden Botulinusstammes (Grecz et al. 1967). Das Sporentoxin wurde durch sehr geringe Dosen Anti-Botulismus-Serum neutralisiert (Grecz u. Lin 1967). Wahrscheinlich handelte es sich um eine chemisch stabilisierte Form des Sporentoxins, wie es bei Sporenenzymen bekannt ist, die eine hohe Resistenz gegen Denaturierung durch Hitze aufweisen können, z. B. Adenosin-Desaminase und Ribosidase (J. F. Powell u. Hunter 1956; vgl. Lawrence u. Halvorson 1954; Sadoff 1961).

Hohe Aktualität erhielt die kontroverse Thematik des thermostabilen Sporentoxins durch die Studien über Pathogenität des Botulismus von Suzuki u. seiner Gruppe. Die Autoren untersuchten Botulinussporen vom Typ A. In einem In-vitro-Modell mit Meerschweinchen-Leukozyten konnten Suzuki et al. (1970) zeigen, daß Botulinussporen aktiv phagozytiert werden, bevor es zur Freigabe des Toxins kommt. Die Zeit der Germination und Toxinfreisetzung der phagozytierten Sporen lag übereinstimmend bei 8—12 Stunden. 10 Minuten langes Erhitzen auf 353,15 °K (+ 80 °C) zerstörte sowohl die germinierten Sporen als auch die freigewordene Toxizität. Dagegen führte die Phagozytose der vegetativen Stäbchen innerhalb weniger Minuten zur Toxinfreigabe. Da bekanntlich von germinierenden Sporen Calcium ins Medium abgegeben wird (J. F. Powell u. Strange 1953; Gould 1969, 1970; vgl. Šťastná u. Vinter 1970), wurde die Urinausscheidung des Radioisotops ^{45}Ca als Indikator für In-vivo-Auskeimungsprozesse nach intraperitonealer Injektion von 10^8 Calciumisotop-markierten Botulinussporen an Mäusen gemessen. Der Höhepunkt der ^{45}Ca-Ausscheidung lag zwischen 12 und 18 Stunden entsprechend der Auskeimung plus Ausscheidung. Das stimmte mit der zeitlichen ^{45}Ca-Abgabe markierter Sporen nach In-vitro-Phagozytose durch Meerschweinchen-Leukozyten überein (Suzuki et al. 1971b).

Im Basisversuch von Booth et al. (1970) handelt es sich um die intraperitoneale Infektion von Mäusen mit 10^7 bis 10^8 hitzebehandelten Botulinussporen. Die hitzeresistenten Sporen werden von Leukozyten und Makrophagen aufgenommen, keimen in den Phagolysosomen zu hitzesensiblen Sporen aus und setzen tödliche Mengen Toxin frei. Sporendünnschnitte von Clostridium botulinum im Phagozyten ließen in derselben phagozytischen Vakuole reife neben germinierten Sporen und germinierte in Lyse befindliche Sporen sowie Reste von abgebauten germinierten Sporen erkennen (Suzuki u. Grecz 1972a, 1972b).

Die intrazelluläre Verdauung beginnt mit der Aktivierung der Lysosomen (Simpson u. Spicer 1973). Es werden saure Hydrolasen in den Primärlysosomen aktiviert. Das Lysosomenkonzept von De Duve (De Duve u. Wattiaux 1966; vgl. Anonym 1964) unterscheidet im wesentlichen die Stadien der Phagosomen (endozytische Vakuolen mit Fremdmaterial ohne Enzyme), der Phagolysosomen (Verdauungsvakuolen nach Verschmelzung von Phagosomenmembranen mit primären Lysosomenmembranen), die Fremdmaterial und Lysosomen-Enzyme enthalten, sowie der Restkörper, das heißt der unverdaulichen Reste, die der Exkretion unterliegen.

Im Mittelpunkt des Phagozytenmetabolismus steht die Erhöhung der Sauerstoffaufnahme, jedoch wird die meiste Glukose der Granulozyten anaerob über Brenztraubensäure zu Milchsäure abgebaut (Karnovsky 1968; Karnovsky et al. 1971; Klebanoff 1975). Inhibitoren der Glykolyse hemmen die Phagozytose. Während der Phagozytose nimmt die Glykolyse kontinuierlich ab, der Sauerstoffverbrauch über den Pentosephosphatzyklus auf das Zehnfache des Ausgangswertes zu. Dieser Hexose-Monophosphat-Shunt beträgt bis zu zwei Drittel der Gesamt-Sauerstoffaufnahme während der Phagozytose. Schlüsselenzym im Sauerstoff-Energiestoffwechsel ist das Gelbe Atmungsferment (FAD), das NADH zu NAD durch direkte Reaktion mit molekularem Sauerstoff unter Entstehung von Wasserstoffperoxid oxydiert (vgl. Coulthard et al. 1945; Keilin u. Hartree 1948; S. S. Cohen 1951; S. S. Cohen u. Roth 1953). Es wird vermutet, daß Wasserstoffperoxid die Lysosomenmembran aktiviert und über verschiedene Myeloperoxidasesysteme (d. h. die Peroxidase der neutrophilen Leukozyten) die Abtötung der Bakterien in den Phagolysosomen bewirkt.

Im Leukozyten-Botulinussporen-Modell haben Suzuki et al. (1971a) die metabolischen Besonderheiten der Phagozyten, die offensichtlich mit der bakteriziden Kraft dieser Zellen verknüpft sind, näher analysiert. Sie brachten ihr System mit dem natürlichen Ablauf der Phagozytose bei eigenartig protrahiert verlaufenden, auch zu Rückfällen neigenden Botulismus-Toxikoinfektionen, sei es des Magendarmtraktes (Minervin 1967), sei es nach seltenen Botulinussporen-Wundinfektionen in kausalen Zusammenhang (vgl. Davis et al. 1951; C. G. Thomas et al. 1951; Dolman 1961; U. S. Public Health Service 1971). Mit Hilfe selektiver Stoffwechselinhibitoren fanden Suzuki und Grecz (1972b), daß der energiereiche Schritt der Sporenaufnahme in die Phagosomen unter Glykolyse abläuft und daß die Sporenauskeimung in den Phagolysosomen offenbar die Aktivierung und Freisetzung von Lysozym erfordert, das im sauren pH-Bereich die Germination an der Sporenmembran induziert (vgl. Y. Suzuki u. Rode 1967). Botulinustoxin hat keinen beeinträchtigenden Effekt auf die Aufnahme der Sporen, wohl aber auf die bakterizide Kraft der Leukozyten, gemessen an der Lysis von Staphylokokken (Suzuki et al. 1972).

Ein Experiment der Natur, das Chediak-Higashi-Steinbrinck-Syndrom (Quie et al. 1967), zeigt die Wichtigkeit der Verschmelzung von Phagosomen- und Lysosomenmembranen. Infolge eines spezifischen Gendefektes mit Enzymausfall zeigen die Granulozyten solcher Kinder von Geburt an keine Erhöhung der Sauerstoffaufnahme. Die phagozytierten Bakterien werden nicht abgetötet. Im Suzuki-Modell mit Chediak-Higashi-Phagozyten fand sich eine deutliche Verminderung der Botulinussporengermination als Folge der offenbar ungenügenden Bereitstellung von Lysozym, einem wichtigen Produkt der Lysosomenaktivierung (Suzuki et al. 1971 c). Es liegt daher nahe, die vermutlichen Induktoren der Sporengermination und des intrazellulären Auswachsens der Stäbchen im Leukozytenmetabolismus mit Agenzien und Bedingungen zu vergleichen, die in In-vitro-Experimenten zur Auskeimung führen wie freie Aminosäuren (Hills 1949), reduzierende Stoffe, Lysozym oder Wasserstoffperoxid (Gould u. Hitchins 1963; W. L. King u. Gould 1969). Dann wäre die Toxinfreigabe während der Sporengermination durchLysozymeinwirkung auf peptidoglykanhaltige Sporenmembranen zu interpretieren (Takumi u. Kawata 1970; vgl. die Hypothese zur biophysikalischen Stabilisierung der Sporenkomponenten: Chung et al. 1971).

Im natürlichen Ablauf einer Botulismus-Toxikoinfektion ist die Induktion der pathogenen Phase von *Clostridium botulinum*-Sporen durch polymorphkernige Leukozyten ein aktiver pathogenetischer Schritt des Wirtsorganismus. Denn ohne die obligate Beteiligung des phagozytären Potentials kann es nach diesen Untersuchungen keine Vergiftung infolge Germination bzw. kein Auswachsen der Toxin synthetisierenden und sezernierenden Stäbchen geben. Es drängt sich der Gedanke auf, den Alveolarmakrophagen die gleiche zentrale Rolle der Induktion der Sporengermination von Anthraxkeimen als wichtigen vorbereitenden Schritt in der Pathogenese des Lungenmilzbrandes einzuräumen (Ross 1955, 1957; R. E. Lincoln et al. 1961).

1.2.2.4. Biologische Probleme der Tetanussporengermination

Anfangs befaßte sich die Erforschung der Sporenbildner mit den toxinbildenden pathogenen Arten und der Entwicklung wirksamer Entkeimungsverfahren, um den gefürchteten Wundinfektionen und Lebensmittelvergiftungen sowie wirtschaftlichen Einbußen in der Nahrungsmittelindustrie begegnen zu können. Erst seit den fünfziger Jahren wurden Bakteriensporen zum wichtigen Studienobjekt der allgemeinen Mikrobiologie und Molekularbiologie, vor allem im Hinblick auf die molekularen Regulationsmechanismen im Lebenszyklus dieser Mikroben. Die Bildung der Bakterienendospore oder Sporulation wird als ein vereinfachtes Modell der zellulären Morphogenese und Differenzierung mit Protein-Neosynthese nach Expression oder Aktivierung sog. Sporengene interpretiert (V. R. Srinivasan 1964; Nelson et al. 1968; Chambon et al. 1968; Kornberg et al. 1968; Nelson u. Kornberg 1970a, 1970b; Losick et al. 1970; A. Cohen et al. 1972; vgl. Goldberger et al. 1976; Hoch 1976; Piggot u. Coote 1976). Die anaeroben sporenbildenden Bakterien (Klostridien) wurden dabei weniger berücksichtigt. Theorien der Sporulation (Fortnagel u. Freese 1968), der Sporen-Kryptobiose (Keynan 1972; vgl. Vinter et al. 1972) und der Sporengermination (Vary u. Halvorson 1965, 1968; McCormick 1965; Keynan 1969) wurden fast ausschließlich an aeroben Sporenbildnern (Bazillen) erarbeitet (vgl. Day u. Costilow 1964a, 1964b; M. Young 1975; Siccardi et al. 1975). Bei Tetanusklostridien war man stärker an der vegetativen toxinbildenden Phase interessiert (vgl. Kaufman u. Humphries 1958; Zacharias u. Björklund 1968; Zacharias 1969; Chou 1971; vgl. Ivanova u. Sergeeva 1975). Die Gruppe um Meisel untersuchte systematisch Faktoren der Sporulation (Meisel-Mikołajczyk u. Osowiecki 1967; vgl. Perkins 1965) sowie der Antigenstruktur von Tetanus- und Perfringens-Klostridien (Meisel u. Rymkiewicz 1957; Meisel et al. 1964; Meisel-Mikołajczyk 1965).

Aber schon die Tatsache, daß starke morphologische Veränderungen die Sporulation und Germination begleiten (Knaysi 1948) und daß die Umwandlung der reifen Spore zum vegetativen Stäbchen drei morphologisch-biochemisch distinkte, sequentielle Prozesse der Aktivation, Germination und Elongation durchschreitet (Halvorson

1959), — die Sporengermination kann z. B. durch L-Alanin (Hills 1949; vgl. Heiligman et al. 1956) in wenigen Minuten induziert werden (Keynan u. Halvorson 1965; McCormick 1965) —, lassen eine bessere Kenntnis dieses ersten Schrittes einer Tetanusinfektion geboten erscheinen.

Bezeichnet man mit Sporenaktivation die akzelerierende Einwirkung der Alterung oder subletaler Temperaturgrade auf die Sporengermination ohne Beeinträchtigung der Thermoresistenz der Sporen („Hitzeschock": Evans u. Curran 1943), mit Sporengermination den irreversiblen Verlust der Hitzeresistenz und starken Lichtbrechung (vgl. E. O. Powell 1957), wobei die Spore anschwillt und bis zu 30 Prozent des Trockengewichtes durch Verlust typischer Sporensubstanzen wie Dipicolinsäure, Calciumionen, Mukopeptide (J. F. Powell u. Strange 1953; J. F. Powell 1957) infolge Degradation und Exkretion, bei Bazillensporen unter Sauerstoffverbrauch (Halvorson u. Church 1957) einbüßt, so tritt das Auswachsen mit dem Aufbrechen der Sporenhüllen in Erscheinung. Hierbei geht die enzymatische Sprengung der Sporenhüllen der Elongation des Stäbchens voraus und ist von einer energieverbrauchenden Makromolekülsynthese begleitet, die der zeitlichen Folge nach mit RNS-, Protein- und DNS-Synthesen zu charakterisieren ist (J. N. Hansen et al. 1970). Es werden neue Proteine transkribiert, die in der Mutterspore nicht vorhanden waren (Kobayashi et al. 1965; Kobayashi 1972). Demgegenüber scheint die Lipidinkorporation in die wachsende Zellmembran an keine de novo Proteinsynthese gebunden zu sein (Dawes u. Halvorson 1972).

Holland (1969) hat die Germination von Tetanussporen unter kontrollierten experimentellen Bedingungen untersucht. Allgemeine Charakteristika der Sporengermination und vor allem spezielle, für das natürliche Habitat von Clostridium tetani erforderliche Germinanten und Germinationsbedingungen traten zutage. Wie andere Klostridiensporen germinierten Tetanussporen aerob, wenn auch langsamer als unter anaeroben Verhältnissen. Die maximale Auskeimung der Sporenpopulation benötigte im optimalen Komplexmedium mit Herzinfus sowie im optimalen synthetischen Medium ungefähr die gleiche Zeit von 60 Minuten. Von den Hauptgerminanten (Aminosäuren, Karbonsäuren, Koenzyme, Ionen) gehörten Methionin (1 mM), Nikotinamid (80 μM), L-Milchsäure (100 mM) und Natriumionen (280 mM) in 40 mM Phosphatpuffer (Shoesmith u. Holland 1972) zu den unentbehrlichen. Am wichtigsten waren Natriumionen.

Das für Bazillensporen universell geeignete L-Alanin hemmte partiell die Germination von Tetanussporen. „Hitzeschock", 10 Minuten bei 353,15 °K (80 °C), beeinträchtigte die Sporen nicht und erübrigte sich beim Einbringen ins „komplette" Germinationsmilieu. Startet die Germination in Gegenwart von Natriumionen zunächst mit einer physikochemischen Reaktion (Dring u. Gould 1971; vgl. Gould u. Dring 1972), so deuten die Optimaltemperatur von 310,15 °K (+ 37 °C) und ein *p*H-Optimum von 7,5 auf nachfolgende Enzymreaktionen. Anaerobiose sprengt (reduziert) Proteindisulfid-Bindungen (Gould u. Hitchins 1963) mit Zugang lytischer Sporenenzyme zum Substrat im Kortex nach Erhöhung der Sporenpermeabilität und Verlust der Sporensubstanzen. Im Germinationsmedium kommt es zu keiner Sprengung der Sporenhüllen und keiner Elongation des Stäbchens.

Die für Tetanussporen beschriebenen Minimalgerminanten findet man physiologischerweise im hochwertigen Nährstoffangebot des natürlichen Habitats dieser Keime, im Darm der Warmblüter sowie unter anaeroben Wundverhältnissen (Holland u. Shoesmith 1972). Tierische Gewebe stellen hochkomplexe Medien für die anspruchsvollen Tetanusklostridien dar. So konnte die Toxinogenität von genuinen Erdsporen und von Kultursporen mittels Serienpassagen über Kaninchen in subkutan vernähten Fischschwimmblasen gesteigert werden (Illyutovich 1962). Die Anaerobiose für das Auswachsen und die vegetative Vermehrung wird zu einer totalen, wenn der Wirt stirbt. Dann steht ein optimales Nährsubstrat bei absinkender Temperatur zur Verfügung. Selbst hitze- und strahlengeschädigte Tetanussporen germinieren in vivo, nicht in vitro, und wachsen dort aus (Shoesmith 1964; vgl. Holland 1969).

1.2.2.5. Fragen der Toxinsynthese vegetativer Klostridien

Entgegen den früher gebräuchlichen Verfahren der Ektotoxingewinnung aus alten autolysierten Kulturen wurde seit der Entdeckung von Raynaud (1949), die die Extrahierbarkeit von Tetanustoxin aus den intakten Stäbchen der jungen bis zu drei Tage alten Kulturen vor dem Beginn der Stäbchenautolyse betrifft, dieser Methode für die Produktion der Tetanustoxoidimpfstoffe der Vorzug gegeben. Das Zellmaterial ist vom Überstand abtrennbar, und das Toxin kann aus den Zellen im antigenarmen Zustand gewonnen werden (Raynaud u. Turpin 1956; vgl. Lettle 1966; Lettle et al. 1966a, 1966b; van Heyningen u. Mellanby 1971). Aber bis vor einigen Jahren waren über die Mechanismen und die strukturelle Organisation der Bakterienzelle, die eine Sekretion von Makromolekülen (Enzymen, Toxinen) durch die unbeschädigte Zellwand ins umgebende Medium ohne eine Autolyse des Stäbchens erlauben, keine Einzelheiten bekannt.

Da bei den In-vivo-Versuchen von J. W. G. Smith (1964) durch Penizillin ein nachhaltiger Schutz gegen das frühe Wachstum der Tetanusklostridien in den Calciumchlorid-induzierten Läsionen zu erzielen war, — der maximale Blutspiegel betrug 2 IE Penizillin im ml Serum —, erhebt sich die Frage nach einem inneren Zusammenhang zwischen Zellwandsynthese (Lederberg 1957; vgl. Strominger et al. 1971; Ghuysen et al. 1975), Klostridienwachstum und Toxinogenese. In-vitro-Studien von Scheibel und Assandri (1959a) zur Prüfung auf toxinogene L-Phasen von Tetanusklostridien (Dienes 1950; vgl. Klieneberger-Nobel 1951) führten zu unterschiedlichen Ergebnissen. Einerseits gelang es, den sporogenen und toxinogenen Laboratoriumsstamm Tulloch 3 unter dem Einfluß von 10 IE Penizillin auf 1 ml Tetanuskultur der logarithmischen frühen Wachstumsphase in eine gleichtoxische L-Phase umzuwandeln. Auf Lebendkeimzahl bezogen bildeten L-Formen offenbar mehr Toxin (vgl. auch die Toxinproduktion stabiler L-Formen von *Clostridium perfringens*: Mahony 1977). Andererseits hatte ein Teil der subkultivierten L-Phase-Kolonien des asporogenen hochtoxischen Laboratoriumsstammes „Harvard" unter den gleichen Bedingungen die Toxizität verloren. Übereinstimmend verlief das L-Phasen-Wachstum mehrerer Tetanusstämme ohne Versporung. Insgesamt erbrachte der Versuch, daß in wachsenden Tetanusprotoplasten die Toxinsynthese weitergehen kann und nicht an die Sporulation gebunden ist. Der in aller Welt zur Impfstoffproduktion eingesetzte Harvard-Stamm (Mueller u. Miller 1943; vgl. E. M. Taylor 1945) ist asporogen, und Bonventre u. Kempe (1960) arbeiteten mit einem sehr toxischen asporogenen Botulinusstamm.

Weitere Untersuchungen von Scheibel und Lennert-Petersen (1958) an Tetanussporen- und Stäbchenkulturen ließen eine hemmende Wirkung des Penizillins an auswachsenden sowie sich teilenden Tetanusstäbchen erkennen. Die Germination sowie die Ruhephase der Sporen in Kochsalzlösung blieb durch dieses Antibiotikum unbeeinflußt. Nach Lund (1953) werden in Kochsalzlösung suspendierte Tetanussporen durch mehr als 10000 IE Penizillin im ml nicht beeinträchtigt, während in Nährmedien germinierte Sporen von 1 IE Penizillin pro ml im Wachstum gehemmt werden. Verschiedene aus menschlichem Material frisch angezüchtete Tetanusstämme verhielten sich unterschiedlich penizillinempfindlich (Lindberg u. Newton 1954/55; Scheibel u. Assandri 1959b). Eine längere Bebrütung als 48 Stunden ließ die Zahl der überlebenden Keime ansteigen. Auf der Objektträger-Mikrokultur wurde der Tulloch-3-Stamm in der Grenzdosis von 0,1 µg Penizillin pro ml gehemmt. In Thioglykolat-Bouillon-Kulturen mit einer Einsaat von durchschnittlich 100—1000 Tetanussporen pro Röhrchen lag die minimale Hemmgrenze bei 0,6 µg = 1 IE Penizillin pro ml (Anwar u. Turner 1956).

Trotzdem weisen eine Reihe von Arbeiten auf gewisse, wenn auch unklare Zusammenhänge zwischen Sporulation und Toxinogenese hin. Das zeigten Yamagishi et al. (1964) an Perfringens-Klostridien und Sanada und Nishida (1965) an ebenfalls aus Erdproben nach unterschiedlicher Erhitzung isolierten Tetanusstämmen (vgl. auch Sebald u. Schaeffer 1965; Smirnova et al. 1973). Es bestand eine inverse Korrelation zwischen der Thermoresistenz (dem Sporulationsvermögen) der isolierten Stämme und ihrer Toxinbildung (Nishida 1967, 1968).

Duda und Slack (1969) suchten elektronenmikroskopisch mit ferritinmarkierten Antitoxin-Antikörpern an lysozymbehandelten jungen Botulinuskulturen nach Toxinmolekülen. Der früheste Nachweis im Zytoplasma der Protoplasten gelang in der sechsstündigen Kultur, im Kulturüberstand nach 12 Stunden. Sporenhaltige Protoplasten reicherten die Ferroglobuline am Exosporium und den äußeren Sporenhüllen an, allerdings enthielt das verwendete Antitoxin wahrscheinlich auch Antikörper gegen Stäbchenkomponenten. Im Suzuki-Modell mit Botulinussporen und Leukozyten verhielten sich mit Antibotulismus-Serum behandelte Botulinussporen trotz der erhöhten Phagozytose refraktär gegen die Germination, und die antikörperbeladenen, phagozytierten Sporen behielten ihre Hitzeresistenz. Möglicherweise waren die Sporenhüllen durch Besetzung mit Antikörperglobulinen gegen Permeabilitätsänderungen seitens lytischer Enzyme blockiert (vgl. Suzuki u. Grecz 1973).

Während sich Tetanustoxin in teillysierten Zellen mittels Ferroglobulin an feinkörnigen osmiophilen Massen elektronenoptisch darstellte (Volgin et al. 1974), führten Versuche an geeigneten Mutanten der Gasbrandgruppe (*Clostridium perfringens*, *Clostridium oedematiens*) zu Fortschritten unserer Kenntnis der Toxinsekretion. Genannte Mutanten synthetisieren und sezernieren ungewöhnlich große Mengen Ektotoxin (Kushnarev u. Smirnova 1966; Kushnarev et al. 1968, 1969). Es gelang, an Ultradünnschnitten von Keimen der logarithmischen Wachstumsphase Hinweise über Feinstrukturen der Sekretion zu erhalten. So wurden zarte Zellwandkanälchen sichtbar (vgl. Manocha u. Colvin 1967; Nermut 1967; Trevethik u. Metzenberg 1968). Diese verliefen vom periplasmatischen Raum zum Außenmedium. Aus den Kanälchen trat sezerniertes Toxin, markiert durch Antitoxin-Ferroglobulin (vgl. Singer u. Schick 1961), als amorphes Material in Form von „Mikrokapseln" an die Zelloberfläche. Im Zytoplasma fanden sich gelegentlich Zisternen und Tubuli, die eine gewisse Ähnlichkeit mit der Golgi-Zone aktiv sezernierender Gewebszellen aufwiesen. Diese waren mit Material mittlerer Elektronendichte angefüllt und traten zu den ferritinmarkierten Ablagen der entsprechenden Zelloberfläche in Verbindung. Ferner bildeten sich in den ersten Stunden des Wachstums im periplasmatischen Raum Aushöhlungen, sog. Schleusen (Kushnarev u. Smirnova 1966; Kushnarev et al. 1969), die mit amorphem und Membranmaterial angefüllt waren und sich innerhalb von 2 bis 3 Stunden entleerten. Über den Schleusen waren umschriebene Teile der Zellwand lysiert, und das spezifische Ferroglobulin lokalisierte sich an diesen Partien der Zelloberfläche. Niemals kam es zur totalen Bakteriolyse, denn die Plasmamembran blieb stets intakt. Wahrscheinlich gehören die Zellwandkanälchen mit dem Schleusenmechanismus zur strukturellen Basis für die Absonderung des angehäuften Sekretionsproduktes während der logarithmischen Wachstumsphase der getesteten Klostridienstämme (Smirnova et al. 1971; vgl. Smirnova et al. 1973).

2. Zum Problem der Anoxybiose

Anaerobier metabolisieren und vermehren sich ohne molekularen Sauerstoff und werden in sauerstoffreicher Umgebung gehemmt oder abgetötet. Diese klassische Definition folgt Pasteurs Entdeckung des „Leben ohne Sauerstoff" (1861) am Beispiel der Buttersäurebazillen (*Clostridium butyricum*). Klostridien gehören zu den heterotrophen Anaerobiern und erfüllen als aerointolerante Anoxybionten die Pasteurschen Bedingungen: Sie decken ihren Energiebedarf ohne molekularenSauerstoff und werden durch Zutritt von Luft bei 1 atm (0,1 MPa) im Wachstum gehemmt (J. G. Morris 1976).

Bald nach der Entdeckung stellte sich das Problem der ubiquitären Verbreitung der Anaerobier in der weithin aeroben Biosphäre, im Erdboden, auf der Haut und Schleimhaut von Mensch und Tier, in der Milch und den tierischen Nahrungsmitteln, im Pflanzenreich (Fredette 1964; J. G. Morris 1976). Selbst in der Antarktis wurden zahlreiche auch menschenpathogene Klostridienarten gefunden (Miwa 1975a, 1975b). Abgesehen von fortschreitenden Fäulnisprozessen vermehren sich anaerobe Protokaryoten an umschriebenen Orten, dann häufig in enger Syntrophie verschiedener Arten von Anaerobiern (J. G. Morris 1977), wo sie dem schädlichen Einfluß von molekularem Sauerstoff bzw. dessen freien Radikalen wenig ausgesetzt sind (Stanier et al. 1970).

Pasteur sah das biologische Paradoxon der Anoxybiose im Lichte ökologischer Beziehungen, indem sauerstoffzehrende Aerobier Wachstumsnischen für Anaerobier bereitstellen. Bei der Fortnerschen Plattenmethode zur Züchtung anaerober Bakterien (1928) wird der natürliche Vorgang des Sauerstoffentzugs durch massives aerobes Bakterienwachstum mit Serratia marcescens-Kulturen imitiert. Die aeroben Keime schaffen eine günstige anaerobe Wachstumsatmosphäre.

Es reicht eine Skala abgestufter Stoffwechselzwischentypen von den obligaten Anaerobiern über aerotolerante Anaerobier und fakultative Anaerobier zu den obligaten Aerobiern. Die letzteren vermehren sich nur in sauerstoffreicher Umgebung. Diese Einteilung ergab sich empirisch entsprechend dem Wachstumsmuster der Bakteriengruppen und -arten in Hochschichtagar-Kulturen (Rist 1898; vgl. Liborius 1886). Später folgte eine biochemische Aufgliederung der Stoffwechseltypen anhand der den Energiestoffwechsel charakterisierenden essentiellen Enzymsysteme (W. Frei 1935). Bakterielle Elektronen-Transportsysteme haben sehr unterschiedliche Arten von Carriern und Terminalakzeptoren, während bei den Eukaryoten Sauerstoff als der einzige terminale Elektronen-Akzeptor fungiert (vgl. Konings u. Boonstra 1977).

Im Klostridienstoffwechsel begegnen wir Fragen der anaeroben Energiegewinnung, der speziellen Energieverwertung und der differenten Sauerstoffempfindlichkeit verschiedener Klostridienspezies.

2.1. Energiestoffwechsel und Anaerobiose

Im Mittelpunkt bioenergetischer Umwandlungsprozesse steht der Mechanismus der Energiegewinnung, vom Prinzip her ein Transport von Valenzelektronen oder Wasserstoffatomen über „kaskadenartig" miteinander verkoppelte Oxydoreduktionen. Der

Elektronenfluß bzw. Wasserstofftransport folgt thermodynamisch dem natürlichen Energiegefälle, das sich beim Abbau des Nährsubstrates zwischen den biologischen Redoxsystemen mit stärker negativem Redoxpotential als Wasserstoffdonatoren (Stoffe mit „Elektronendruck") und solchen mit stärker positivem Redoxpotential als Wasserstoffakzeptoren („elektronenaffine" Stoffe) ausbildet. Nur wenn das Wasserstoffatom entlang den Stufen des Redoxgefälles unter Abnahme der freien Energie in immer stärker affine Bindungen gebracht wird, entsteht Energiegewinn mit exergonem Reaktionsverlauf (vgl. Wald 1966). Der Energiezuwachs basiert auf Reduktion, die reduktive Wasserstoff- bzw. Elekronenaufnahme ist Voraussetzung für die oxydative Wasserstoff- bzw. Elekronenfreigabe. Es gehört zum Grundverständnis der biologischen Oxydation, daß sie ein energieverbrauchender Prozeß ist und die hierzu erforderliche Arbeit von der Reduktion geleistet wird (Lipmann 1966).

Die bei Wasserstoffbindung freiwerdende chemische Energie dient der Überführung in energiereiche Phosphatbindungen und wird dort gespeichert (Lohmann 1929). Energiereiche Phosphatbindungen sind dadurch gekennzeichnet, daß zwischen dem Energiegehalt der reagierenden Substanz (ATP) und dem der Reaktionsprodukte (Hydrolyse-Produkte ADP u. Phosphat) eine relativ hohe *Energiedifferenz* besteht. Die Synthese von einem Mol Adenosintriphosphat (ATP), dem universellen biologischen Energiespeicher, aus einem Mol Adenosindiphosphat (ADP) setzt energetisch eine Potentialdifferenz zwischen Elektronendonator und -akzeptor von mindestens 200 mV, entsprechend einem Stoffwechsel-Energiebetrag von $\Delta G' = -7$ Kcal/Mol ($-29{,}3$ J/Mol) ATP, voraus (Lipmann 1941): Ein koordiniertes Wechselspiel zwischen Elektronentransport (Oxydation-Reduktion) und Phosphatgruppentransport (Phosphorylierung-Dephosphorylierung) ist das Wirkungsprinzip (Lipmann 1946). Die Richtung des enzymatisch gesteuerten Phosphatgruppen-Transports ist ebenfalls thermodynamisch durch die Skala der Gruppenpotentiale festgelegt, indem Verbindungen mit hohem Phosphatgruppenpotential als Phosphatdonatoren und solche mit niedrigem Phosphatgruppenpotential als Phosphatakzeptoren dienen, wie z. B. ADP. ATP hält zwischen den Extremen die vermittelnde „Zwischenposition" (vgl. Lehninger 1974).

Die Art der ATP-Synthese bestimmt den Grundtyp des Energiestoffwechsels oder Katabolismus der Nährstoffe. Bei der Fermentation oder Gärung erfolgt eine Substratstufen-Phosphorylierung mit Dehydrasen (NAD, NADP: Warburg u. Christian 1936; vgl. Warburg 1948a) als Leitenzymen, bei der Atmung eine Elektronentransport-Phosphorylierung mit Zytochrom (Keilin 1925; vgl. Keilin 1966) und Zytochrom-Oxydase (Warburgsches Atmungsferment: Warburg 1926b, 1927; vgl. Warburg und Negelein 1933; Warburg et al. 1933; Warburg 1948b) als Leitenzymen (Thauer et al. 1977). Gärung und Atmung sind zwei verschiedene Wege der biologischen Oxydation, wobei der biochemische Mechanismus der Zellatmung auf dem gleichen Prinzip des Wasserstoffentzugs (Substrat-Dehydrierung) nach Aufnahme von Wasser (Hydratation) beruht, entsprechend der Lipmannschen Atmungsformel (vgl. Wald 1966):

$$C_6H_{12}O_6 \cdot 6H_2O = 6\,CO_2 \cdot 12\,H_2\,.$$

Während Kohlendioxid durch Dekarboxylierung aus Karbonsäuren entsteht, dient Sauerstoff als terminaler Wasserstoffakzeptor. Die Hydrierung des Sauerstoffs mit einem stark positiven Redoxpotential in der Atmungskette ist der wichtigste Weg der Regenerierung (Phosphorylierung) von ATP bei den aeroben Organismen. Die biochemischen Mechanismen der Energiegewinnung im Katabolismus der Nährstoffe wurden bevorzugt an aeroben Zellsystemen erarbeitet (Forrest u. Walker 1971; vgl. Decker 1972). Sauerstoff als terminales Oxydans erlaubt es den Aerobiern, alle organischen Verbindungen unter Energiegewinn abzubauen, da die Verbrennung des Substrat-Wasserstoffs (die „Reduktion von Sauerstoff") jede Substrat-Dehydrierung oder Oxydation und damit den Gesamtstoffwechsel genügend exergon gestaltet.

Der Feinmechanismus der durch Elektronenfluß erfolgenden ATP-Bildung ist noch umstritten (vgl. Racker 1972). Neben der Hypothese der chemischen Kopplung über Zwischenprodukte stehen die Chemiosmose-Hypothese (vgl. P. Mitchell 1973; Racker 1974) und die Konformationshypothese. Letztere beruht auf der Annahme einer mit dem Elektronentransport gekoppelten Konformationsänderung der (Mitochondrien-)Membranproteine (vgl. D. E. Greens unitarisches Konzept des energiespeichernden und -umformenden Proteinmoleküls: 1974; vgl. Chance et al. 1974). McClare (1974) sprach formal von einem spezifisch gerichteten Energieaustausch auf der Grundlage resonanzerzeugender, gleichartig angeregter Molekülzustände.

Zu den wahrscheinlich wichtigsten ATP-regenerierenden Prozessen der Anaerobier, speziell der Klostridien, zählen die von der Dehydrierung der Brenztraubensäure ausgehenden Reaktionen. Hierbei entsteht ein stark negatives Reduktionsäquivalent. Der Prozeß läuft über die Aktivierung durch Coenzym A (CoA ist ein Überträger von Acylgruppen wie ATP von Phosphatgruppen), wird durch Acetat-Kinase katalysiert und führt über die Phosphotransacylierung zur Stufe des Acylphosphats (E. R. Stadtman u. Barker 1950; Sagers et al. 1962; Twarog u. Wolfe 1963; vgl. T. C. Stadtman 1968):

$$\text{Acyl-S CoA} + \text{Phosphat} \rightleftharpoons \text{HS CoA} + \text{Acylphosphat};$$

$$\text{Acylphosphat} + \text{ADP} \rightleftharpoons \text{Acylat} + \text{ATP}.$$

Da Acyl-Coenzym A im anaeroben Stoffwechsel überwiegend aus Brenztraubensäure hervorgeht, hat die Stoffklasse der α-Ketosäuren eine zentrale Stellung beim Energiegewinn und bei einem Großteil Biosynthesen im Baustoffwechsel der Klostridien.

Einen ebenfalls wichtigen anaeroben Redoxprozeß stellen die über reduzierte Pyridin-Nukleotide (NAD) freigesetzten Elektronen dar, die eine Ferredoxin-abhängige Wasserstoffbildung bewirken können. Klostridien-Ferredoxin ist ein Nichthäm-Eisenprotein (Orme-Johnson u. Beinert 1969; vgl. Petitdemange et al. 1977). Die Reduktion von Protonen durch Elektronen ist ein Ausweg des Anaerobenstoffwechsels zur Umgehung des internen Ausgleichs der Wasserstoffbilanz (Decker 1972; vgl. Thauer et al. 1977).

2.2. Baustoffwechsel und Anaerobiose

Die Energieverwertung erfolgt im Baustoffwechsel oder Anabolismus. Es wird die im Katabolismus gespeicherte Energie in endergonen Reaktionen umgeformt und zu Synthesen von Monomeren-Bausteinen, zu Polymerisationen, Transportvorgängen und Bewegungsabläufen, z.B. begeißelter Bakterien, verbraucht. Das geschieht unter hydrolytischer Spaltung von ATP zu ADP.

Die zentrale Stellung des ATP-ADP-Systems für die biologische Energieübertragung resultiert biochemisch aus zweierlei Gründen. Zum einen wird das Prinzip des „gemeinsamen Zwischenprodukts“ verwirklicht: Das Reaktionsprodukt (ATP) wird zum Substrat der nachfolgenden Reaktion, indem es die Übertragung der Phosphatgruppen von energiereichen auf energiearme Phosphatverbindungen vermittelt. Zum anderen ist ATP an allen Phosphatgruppen übertragenden Enzymreaktionen obligat beteiligt. Dadurch besteht die Möglichkeit, den Energiefluß durch einfache Mechanismen zu regulieren (vgl. Lehninger 1974).

Die enzymgesteuerte Wechselwirkung biologischer Redoxprozesse mit dem universellen Energieträger ATP als zentraler Schaltstelle des Katabolismus und Anabolismus bedingt, daß die Wachstumsgeschwindigkeit dem ATP-Umsatz proportional ist. Dieser setzt sich aus der Geschwindigkeit des ATP-Verbrauchs und der ATP-Regenerierung zusammen. Beide müssen im Fließgleichgewicht des Energiedurchsatzes der Zelle gleichgroß sein. Während bei den Aerobiern der Baustoffwechsel die geschwindigkeitsbegrenzende Komponente ist, scheint bei den Anaerobiern die ATP-Regenerierung im Energiestoffwechsel auf Grund der Substratstufen-Phosphorylierung der wachstumslimitierende Faktor zu sein (Decker et al. 1970). Daraus folgt, daß man bei Kenntnis des Stoffwechsels des Energie(Nähr)-Substrats und der beteiligten Phosphorylierungsreaktion den ATP-Wachstumsertrag errechnen kann (vgl. Bauchop u. Elsden 1960). Er gibt die Zellmasse in Gramm an, die durch den Umsatz von 1 Mol ATP synthetisiert wird.

Y_{ATP} (der ATP-Wachstumsertrag) ist demnach die meßbare Kopplungsgröße zwischen ATP-Umsatz und Zellwachstum.

Es läßt sich errechnen, daß der ATP-Pool zur Zellverdopplung einer *Clostridium kluyveri*-Kultur, also einer Generation dieser Klostridien, etwa 10000mal umgeschlagen werden muß (Decker 1972). Sollte sich die experimentell an *Clostridium kluyveri* ermittelte Größe von 10 g Trockenzellen, entsprechend 50 g Feuchtzellen, pro Mol-Umsatz ATP als eine biologische Konstante erweisen (Thauer et al. 1967; Thauer 1968), könnte man umgekehrt aus Bestimmungen des Wachstumsertrages auf unbekannte Stoffwechselwege und die Zahl der ATP-bildenden Schritte (Phosphorylierungen) schließen (vgl. Forrest u. Walker 1971). Bemerkenswert erscheint hierbei die Regulierbarkeit der pro Energiesubstrat gebildeten ATP-Menge. Sie erlaubt den Anaerobiern die Optimierung der thermodynamischen Effizienz (des Wirkungsgrades) der Energieumwandlung (Thauer et al. 1977).

2.3. Redoxpotential der Klostridienkultur und Sauerstoffabhängigkeit

Redoxprozesse sind die Grundlage der Gewinnung von Bioenergie. Es gelangt Wasserstoff in enzymgesteuerten Schritten zu immer niedrigeren Reduktionsstufen. Als Maß des Redoxpotentials eines Redoxsystems kann der Druck des Wasserstoffgases an der Wasserstoffelektrode gelten. Es gibt Beziehungen zwischen dem Redoxpotential als Ausdruck der elektromotorischen Kraft eines Reduktionsmittels (seinem *r*H-Wert = dem negativen dekadischen Logarithmus des Eh = der Zahl der unter Standardbedingungen von H-Atomen wegtransportierten Elektronen: Clark 1924; 1960; vgl. Kalauch 1954) und dem *p*H-Wert als Ausdruck der Wasserstoffionen-Konzentration. In der Elektrolytchemie entsprechen Redoxreaktionen einem Austausch von Elektronen, Säure-Base-Reaktionen einem Protonenaustausch mit der Umgebung des Systems. Ein abnehmender *r*H-Wert, d. h. stärker negativ werdender Eh-Wert, ist einem zunehmenden Wasserstoffdruck bzw. einer ansteigenden Reduktionswirkung des Systems äquivalent.

Normalerweise stellen sich in einem biologischen Fließgleichgewicht für jede Mikrobenspezies, aber auch in den Gewebs- und Organzellen sowie Körperflüssigkeiten des Organismus jeweils typische, in Puffersystemen stabilisierte und regulierte Redox- und *p*H-Balancen ein (Cannan et al. 1926; Shapiro 1972). Im Gegensatz zu den Aussagen der Redoxmessungen der physikalischen Chemie läßt sich kaum definieren, was wir als Eh einer *Bakterienkultur* bestimmen (J. G. Morris 1975). Immerhin deuten Eh-Verschiebungen in der Kulturflüssigkeit auf Imbalancen miteinander konkurrierender Oxydoreduktionspaare, den Einfluß unbekannter irreversibler Reduktoren und nicht zuletzt des physikalisch gelösten Wasserstoffs und Sauerstoffs hin (Rabotnowa 1963). Trotzdem zählt zu den unerläßlichen Wachstumsbedingungen von strikten Anaerobiern, insbesondere bei kleiner Einsaat, ein ausreichend niedriges Redoxpotential, beispielsweise Werte um −50 mV für die Anzucht der spezifisch obligaten Anaerobenflora des Wiederkäuermagens (Hobson 1976; vgl. Hungate 1950). Man kann die Bedeutung des Eh-Wertes für die Anaerobenkultur neben einer absoluten Sauerstoff-Freiheit, die durch reduzierend wirkende Substanzen wie Sulfhydrilverbindungen unterstützt wird, den notwendigen Optima des pH-Wertes und der Temperatur an die

Seite stellen. Über weitere theoretische Grundlagen der Anaeroben-Methodologie haben Hentges u. Maier referiert (1972). — Schließlich verlangt das Wachstum heterotropher Klostridienarten bestimmte Kohlenstoff- und Stickstoffquellen für den Energie- und Baustoffwechsel. Als oxydable organische Substanzen übernehmen die Kohlenwasserstoffverbindungen über ihre zunehmend reduzierten Zwischenstufen die Funktion der intramolekularen Wasserstoffdonator- und -akzeptorsysteme.

Seit langem ist die dem Mikrobenwachstum allgemein innewohnende Reduktionskraft Gegenstand von stoffwechselanalytischen Untersuchungen (Aubel et al. 1929; Aubel u. Houget 1945; Aubel et al. 1946; Fildes 1929a; Knight u. Fildes 1930; Knaysi u. Dutky 1936; vgl. L. F. Hewitt 1950). Daß in evolutiver Hinsicht den Reduktasen des anaeroben Stoffwechsels die dominierende Rolle zufällt, im aeroben Metabolismus der photosynthetisierenden Organismen den Oxydasen, bedeutet nicht, daß Rudimente des älteren Stoffwechseltyps in vielerlei Formen der evolutiven Entwicklungsstufen erhalten blieben. In der Tat ergab die vergleichende potentiometrische Untersuchung des aneroben Grenzpotentials der Zellen (in einem neutralen Argonmedium bei Dunkelheit) sehr stark negative Werte von —630 mV bei Clostridium pasteurianum, verglichen mit dem Anstieg auf —530 mV der photosynthetisierenden Zellformen (Blau- und Grünalgen, Zellen höherer Pflanzen); letzteres Plateau wurde erst nach 3 bis 4 Stunden erreicht (Zakrzhevski u. Kalashnikov 1973), während sich die Klostridienwerte sofort einstellten. Clark (1924) betrachtete die reduktive Potenz vor allem des anaeroben Energiestoffwechsels als Ursache dafür, daß sich Anaerobier „ihre eigene anaerobe Umgebung schaffen". So beginnen Klostridiensporen nach Beimpfung eines Traubenzuckerbouillon-Röhrchens am Boden desselben spärlich zu keimen und zu wachsen. Mit zunehmender Reduktion zeigt sich ein Farbumschlag des Nährmediums zur Leukobase des zugesetzten Redoxindikators, z.B. Methylenblau, und zwar zunächst in der Tiefe des Röhrchens. Das Wachstum schreitet fort und breitet sich in zur Sauerstoffdiffusion entgegengesetzten Richtung, also zur luftangrenzenden Zone des Nährmediums hin aus.

Als ubiquitärer biologischer Elektronenakzeptor hat Sauerstoff einen starken elektropositiven Einfluß auf den Eh-Wert der Kultur. Dadurch werden anaerob stoffwechselnde Bakterien eines Teils ihres Bioenergie erzeugenden Reduktionspotentials und der für das „Anwachsen" unerläßlichen Redoxbedingungen beraubt. Allerdings sind die diesbezüglichen Nährbödenansprüche der verschiedenen Klostridienarten unterschiedlich. In vergleichenden Untersuchungen mit Elektrolyt-, Puffer-, Kultur- und Nährlösungen hatte H.-E. Jacob (1971) gefunden, daß bei stärker anaerob wachsenden Bakterienarten stärker negative Redoxwerte gemessen werden, was auf unterschiedliche Mengen des gebildeten Wasserstoffs hinwies:

Durch spezielle Anordnung der Membranmeßkette für Redoxpotential-Messungen und geeignete mechanische Vorbehandlung der Platinelektroden gelang es H.E. Jacob (1970), die Abnahme des Sauerstoffdrucks in Millimeter Hg um eine Größenordnung mit der Verminderung des Redoxpotentials („des Potentials der Platinelektrode") um 60 mV zu korrelieren.

Die Hauptursache des tödlichen hypovolämischen Schocks der Meerschweinchen durch kritische Mengen Perfringensklostridien (5 Milliarden in Kochsalzlösung gewaschene Stäbchen geringer Toxizität) sahen Bullen et al. (1966), wie erwähnt, in der starken Sauerstoffabsorption im Bauchraum, wo das Klostridienwachstum erfolgte. Daß die Wachstumsintensität von der kritischen Infektionsdosis mitbestimmt wird, zeigte die Fredettesche Studie zum „Burst-Faktor" (1947), indem 10^6 Perfringensklostridien toleriert wurden, während 10^8 Keime regelmäßig zum Tode des Versuchstieres führten. Direkte Hinweise auf eine Sauerstoffabsorption metabolisierender Perfringensklostridien in Traubenzuckerlösung ergaben sich mit der stoffwechselmanometrischen Methode nach Warburg (Osako 1954). Die Rate betrug etwa ein Drittel der Sauerstoffabsorption von Kolibakterien. Es handelte sich um Laboratoriumsstämme. Frisch angezüchtete Klostridienspezies der Gasbrandgruppe absorbierten keinen Sauerstoff (Clostr. perfringens war bei der Anzucht nicht vertreten). Osako führte den Absorptionseffekt auf die nicht durch Cyanid hemmbare Direktoxydation von Glukose im Pentosephosphat-Zyklus zurück. Hierbei wird eine starke Dehydrierung mit Bildung von Wasserstoffgas ohne vorherige Fermentation zur Brenztraubensäure beobachtet. Leitenzym ist ein Flavoprotein (FAD als prosthetische Gruppe; Warburgs „Gelbes Atmungsferment": Warburg u. Christian 1932a, 1932b, 1933, 1938, 1939; vgl. Keilin u. Hartree 1948; S. S. Cohen 1951). Vergleichsweise fand sich bei Tetanus-Laborstämmen, nicht bei frisch isolierten Stämmen, lediglich eine „endogene Atmung", das heißt ein geringer Sauerstoffverbrauch der in Kochsalzlösung suspendierten und gewaschenen Stäbchen nach Belüftung. Die Vermehrungsfähigkeit in Kochsalzlösung suspendierter, belüfteter Tetanusstäbchen war kaum beeinträchtigt (Hirano u. Osako 1953).

2.4. Theorien der Sauerstofftoxizität und obligaten Anaerobiose

Wir kennen zwei Wirkungen des biologischen Sauerstoffverbrauchs, die in komplizierter Wechselwirkung stehen und im Einzelfall keine eindeutige Zuordnung der konkreten Bedingungen einer obligaten Anaerobiose erlauben. Einerseits beeinflußt Sauerstoff die Redoxkette als Oxydans, andererseits können schädliche Nebenwirkungen entstehen, die wichtige Lebensäußerungen der Zelle, z. B. Membranfunktionen, beeinträchtigen. Es handelt sich nach der Hypothese von Michaelis (1946) um freie Radikale, d. h. kurzlebige hochreaktive Intermediärformen des Sauerstoffs, die durch univalente Reduktionsschritte desselben entstehen. Sauerstoff ist daher für alle Zellen potentiell toxisch (Gerschman 1964; vgl. Shanklin 1969). Der Nachweis freier Radikale in biologischen Systemen gelingt mit der Elektronenspinresonanz-Spektroskopie (Commoner u. Ternberg 1961). J. G. Morris (1976) spricht von der breiten Sauerstofftoleranz, die sich von den hypersensitiven obligaten Anaerobiern bis zu den minimal empfindlichen hyperaeroben Mikroorganismen erstreckt (vgl. Fredette et al. 1967; J. G. Morris u. O'Brien 1972). Die geringe physikalische Löslichkeit molekularen Sauerstoffs in wäßrigen Lösungen unter dem normalen Partialdruck des Sauerstoffs bei 293,15 °K (20 °C) mit 0,021 MPa (0,21 atm), beträgt 9 mg Sauerstoff pro Liter und ist in bakteriologischen Nährlösungen bei 303,15 °K (30 °C) mit 8 mg pro Liter noch geringer (D. E. Brown 1970). In organischen Lösungsmitteln steigt sie auf das etwa Achtfache an, so daß es zu einer Anreicherung von Sauerstoff in lipophilen Zellmembranen kommen kann.

Die mögliche Bedeutung von Katalase und/oder Peroxydase als Schutz aerober Mikroben gegen Wasserstoffperoxid wurde bald erkannt und viel diskutiert (Gottstein 1893; Rywosch u. Rywosch 1907; vgl. M'Leod u. Gordon 1923a; Holman 1955), denn fast alle Anaerobier bilden schon aufgrund ihrer starken Reduktionspotenz in Gegenwart von Luftsauerstoff Wasserstoffperoxid (M'Leod u. Gordon 1925; vgl. M'Leod u. Gordon 1923b); aber das Enzym, das den meisten Anaerobiern fehlt, genügt nicht in jedem Fall für ein Wachstum in aerober Atmosphäre (Callow 1923). Ferner gibt es Aerobier ohne Katalase (D. Jones et al. 1970) sowie strikte Anaerobier mit Katalase (Prévot u. Thouvenot 1952).

Die Katalase-Theorie der Anaerobiose wurde durch die Entdeckung und Charakterisierung der Superoxid-Dismutase erweitert und vervollständigt (McCord u. Fridovich 1968, 1969; McCord et al. 1971; vgl. Fridovich 1975). Zahlreiche Versuchsergebnisse sprechen dafür, daß dieses Enzym allen sauerstoffabhängigen Lebewesen die entscheidende Schutzfunktion vermittelt (J. G. Morris 1976). Es katalysiert eine „sichere" und schnelle Überführung des Superoxidanions (nach univalenter Reduktion von molekularem Sauerstoff) in molekularen Sauerstoff und Wasserstoffperoxid nach der Formel:

$$O_2^- + O_2^- + 2\,H^+ \rightarrow O_2 + H_2O_2\,.$$

Während Säugerzellen kupfer- und zinkhaltige Superoxid-Dismutasen besitzen, fand sich z. B. bei Kolibakterien ein konstitutives eisenhaltiges Enzym im Periplasma und ein adaptives manganhaltiges Enzym im Zytoplasma (Gregory et al. 1973). Einige Klostridienspezies enthielten kleine Mengen des Enzyms, z. B. *Clostridium perfringens* (J. Hewitt u. Morris 1975).

Welche Atom- oder Molekülform des Sauerstoffs als das schädlichste Intermediär-Radikal zu gelten hat, ob atomarer Sauerstoff, das Hydroxyl-Radikal, das Superoxidanion oder Wasserstoffperoxid, hängt von verschiedenen Faktoren ab. Es steht fest, daß Bakterien ohne Katalase/Peroxydase und Superoxid-Dismutase hochempfindlich gegen den intrazellulären Kontakt mit Sauerstoff, besonders seitens ungesättigter autoxydabler Membranlipide sind (vgl. L. Smith 1968).

3. Das Tumor-Tetanus-Phänomen

Den Anlaß zur Entdeckung des Tumor-Tetanus-Phänomens gab eine Testung toxinfrei gewaschener, erhitzter Tetanussporen an Ehrlich-Solidtumor tragenden Versuchsmäusen: Die intravenös mit Sporen behandelten Tiere starben innerhalb kurzer Zeit an den Zeichen des Tetanus (vgl. Möse 1974). In den folgenden Jahren und unabhängig mit der ein Jahr später erscheinenden Arbeit von Malmgren und Flanigan (1955) kam es zu einer starken Stimulierung der Tumor-Klostridien-Forschung. Dabei stellte es sich heraus, daß die experimentelle Analyse dieser Erscheinung, die zunächst als Malmgren-Flanigan-Phänomen (Schneeweiß u. Fabricius 1967a), dann allgemein als Tumor-Klostridien-Phänomen bezeichnet wurde (Schneeweiß u. Fabricius 1967b), eine biologisch zu verallgemeinernde, mathematisch formulierbare Theorie einschloß. Zugleich aber wurden durch systematische Untersuchungen von Möse und Mitarbeitern (Möse u. Möse 1959; Möse 1960) mit den von diesen Autoren aus Erdproben isolierten, nicht toxischen, aber tumorzerstörenden (d. h. den Tumor lysierenden) Klostridienstämmen eine breite Folge von Klinik-bezogenen Erkundungs- und Grundlagenarbeiten inauguriert.

Malmgren und Flanigan (1955) gingen von der Vorstellung aus, daß Krebsgewebe mit seiner erhöhten Zellproliferation, der anaeroben Glykolyse und Milchsäurebildung, ferner durch die Nekroseherde mit herabgesetzter Sauerstoffspannung und seinem veränderten Gefäßmuster in seiner Gesamtheit, verglichen mit Normalgewebe, jene Bedingungen bietet, die für eine lokal selektive Vermehrung systemisch applizierter Anaerobier, vor allem Klostridien, in Betracht kommen. Gegenstand ihres Versuches war daher die Testung der Tumorbesiedlung durch vegetative Stäbchen nach intravenöser Applikation von Tetanussporen an tumortragenden Versuchsmäusen.

Das Ergebnis ihrer Studie war eindeutig: 33 Mäuse mit Transplantat-Mammakarzinomen, -Fibrosarkomen, -Hepatomen sowie spontanen Mammatumoren starben innerhalb 48 Stunden nach Tetanussporeninjektion mit den klinischen Zeichen des Tetanus. Demgegenüber blieben 24 tumorfreie gesunde Kontrollmäuse nach gleicher Tetanussporenbelastung in der Beobachtungszeit von 30 bis 40 Tagen gesund und frei von Tetanus.

Die bakterioskopische und histologische Untersuchung dieses augenscheinlichen Alles-oder-Nichts-Verhaltens des Tumorgewebes, verglichen mit Normalgewebe, erbrachte die Bestätigung, daß die Tetanussporen nur im Tumorgewebe zur vegetativen Form unter Toxinbildung auswuchsen und zum Tetanustod der Tumortiere führten. So fanden sich Tetanusstäbchen ausschließlich in Ausstrichpräparaten des Tumorgewebes, und die üppige Stäbchenproliferation war unter passivem Tetanus-Antitoxinschutz bis zum 13. Tag nach Sporeninjektion zu verfolgen. Histologisch bestanden in den untersuchten Tumorarten und -proben verschieden große Makronekrosen, zum Teil nur Mikronekrosen, die Tetanusstäbchen waren aber auch in vitalen Gewebebezirken anzutreffen.

Die quantitativ angelegten Blutagar-Plattenkulturen mit differentialerhitzten Tumor- und Organhomogenaten bestätigten die selektive Lokalisierung der hitzesensiblen Tetanusstäbchen in der Tumorläsion, denn die Erhitzung für 20 Minuten auf 73 °C reduzierte die hohen Ausbeuten der nichterhitzten Homogenate von durchschnittlich etwa 5 Millionen auf weniger als 10 Kolonien pro Tumor. In den Sammelhomogenaten von Leber, Milz, Niere und Lunge gab es dagegen weder bei Tumortieren noch bei tumorfreien Kontrollen diesbezügliche Unterschiede vor und nach der Erhitzung: Die durch Rückkultivierung erzielten Raten betrugen durchschnittlich etwa 200 Kolonien pro Organhomogenat eines Tieres.

In der Malmgren-Flanigan-Studie verhielt sich die tödliche Vermehrung und Giftbildung der Tetanusklostridien invariant und unabhängig von der Art des Tumors (Transplantat-Tumoren, Spontantumoren), der Größe des Tumors (das Tumorgewicht schwankte zwischen 0,3 g und 11,0 g), dem Geschlecht der Mäuse und der Dosis Tetanussporen ($9 \times 10^3 - 2{,}4 \times 10^6$ Sporen pro Maus).

Dieser klassische Tumor-Tetanus-Versuch birgt eine Reihe Fragen in sich: solche mit mehr praktischer Relevanz, ferner theoretische Vorstellungen. Wir können auch versuchen, zunächst ein experimentell-analytisches Prinzip zu verfolgen, um zu bestimmten quantitativ definierbaren Bezugsgrößen zu gelangen. Die Bedeutung der ersten zwei Forschungsrichtungen bedarf keines Kommentars. Die zuletzt aufgeworfene Frage ergibt sich aus dem heutigen Trend der biologischen Grundlagenforschung: Es wird ein hochcharakteristisches biologisches Phänomen methodisch bis zur zellulären Ebene zurückverfolgt und vergleichend untersucht. Das Ziel besteht darin, wesentliche Aussagen zum biologischen Verhalten bestimmter Einzelzellen oder wichtiger Zellgruppen innerhalb der zu testenden Zellpopulationen von Tumorzellen und Klostridien zu erarbeiten.

Als Richtschnur und Prototyp einer quantitativ-biologischen Arbeit sei die Studie von Simonsen (1962) über die Transplantat-gegen-Wirt-Reaktion (graft-versus-host reaction) erwähnt. Sie verfolgte den Gedanken, daß immunokompetente Zellen nach intravenöser Injektion in einen Fremdwirt, der aus immunogenetischen Gründen die Immunzellen des Spenders toleriert, spezifisch gegen Gewebsantigene des Wirts reagieren. Die Stärke der sich entwickelnden GVH-Reaktion korreliert mit der antigenen Potenz (in Abhängigkeit von genetischen Faktoren) und der Zahl der transplantierten Immunzellen (als Ausdruck für die Antikörperpotenz). Aus dem Ergebnis dieser Untersuchungen gingen Impulse zur Neuformulierung und Präzisierung der Klon-Selektions-Theorie der Immunität von Burnet hervor (1959; vgl. Simonsen 1967; Jerne 1955, 1969, 1971, 1973) mit stärkerer Wichtung restriktiver Mechanismen der frühen Ontogenese der Immunantwort bezüglich ungleicher Verteilungsraten von Antikörperspezifitäten, die häufig gegen arteigene Antigene und sehr selten gegen artfremde Antigene gerichtet sind.

3.1. Praxisnahe Probleme der Tumor-Klostridien-Forschung

Die Tumor-Klostridien-Problematik kann unter dem allgemeinen Gesichtspunkt der Beziehungen zwischen Tumoren und Mikroben betrachtet werden. Sie ist ein Sonderfall jener eigentümlichen Relationen speziell affiner Gruppen von Mikroorganismen zu bestimmten Eukaryoten-Zellsystemen. Die Wechselwirkung, welche sich in den Struktur-Funktions-Beziehungen der Tumorzellen und Mikroben manifestiert, wurde zum Gegenstand der Untersuchung an entsprechenden Modellen, um die Möglichkeiten klinikrelevanter Methoden der mikrobiologischen Tumortherapie und Tumordiagnostik zu prüfen und weiterzuentwickeln. Diesbezügliche Arbeiten reichen bis ins letzte Drittel des vorigen Jahrhunderts zurück. Klyuyeva und Roskin (1963) prägten den Begriff „Krebs-Biotherapie" für ihre Versuche mit Extrakten aus Trypanosoma cruzi, und eine Reihe von Autoren befaßte sich mit der antitumoralen Wirkung verschiedener Bakterien-, Pilz- und Protozoenbestandteile (Übersichten bei Reilly 1953; Möse 1964; Gericke 1965a, 1971) sowie im besonderen mit der viral bedingten Onkolyse (Moore 1954, 1960; Siegert 1956; Southam 1960).

Die Affinität bestimmter Mikrobenarten zu Tumorzellen (vgl. Seibert et al. 1967, 1971, 1972) bietet die Grundlage der „artefiziellen Heterogenisierung" des Tumorgewebes mit Fremdantigenen (Svet-Moldavsky u. Hamburg 1964). Begrifflich kann die Tumor-Mikroben-Beziehung Ehrlichs Prinzip der „Therapia magna sterilisans" zugeordnet werden (1910; Ehrlich u. Hata 1910; vgl. Mentberger 1913), um den Zusammenhang zwischen chemischer Struktur und spezifischer Wirkung, die Bindung eines Chemotherapeutikums am Wirkort der „Zielzelle", zum Ausdruck zu bringen. Dieses klassische Konzept der Chemotherapie hat Gause (1966) auf der Suche nach „Mikrobenmodellen der Tumorzelle" erweitert: Diese sollen als Bakterienmutanten mit tumorähnlichem Energiestoffwechsel der Vortestung auf potentiell zytostatische bzw. kanzerostatische Stoffe dienen (vgl. Rosenkranz 1973).

Drei Wirkprinzipien der Tumorzellzerstörung nach selektiver Ansiedlung und Anreicherung von Mikroben in Tumorgewebe lassen sich unterscheiden: die direkte Zerstörung des Tumorgewebes durch Giftbildung, Substratentzug oder massive intrazelluläre Vermehrung der Mikroben (Webb et al. 1966); das Ansprechen spezifischer Immunmechanismen, die sich gegen die „antigenüberfremdete" Tumorzelle richten (Lindenmann u. Klein 1967; vgl. Paul 1972); schließlich die Förderung unspezifischer Abwehrfaktoren mit adjuvanten mikrobiellen Zellbestandteilen und Wirkstoffen (Ribi et al. 1973; Ribi et al. 1976; Nauciel et al. 1976).

In der heutigen Komplexbehandlung des Krebses messen zum Beispiel Mathé et al. (1977; vgl. Mathé 1976, 1977) der aktiven Immunotherapie an ausgesuchten Formen menschlicher Neoplasien wachsende Bedeutung bei. Die Gefahren entgegengerichteter Effekte (Immunaktivierung — Immundepression, Immunelimination — Immunstimulation des Krebses) müssen beachtet und vermieden werden (vgl. Bliznakov 1977). Als Gegenstück der onkolysierenden Mikrobenwirkung ist die onkogene Potenz wichtiger Vertreter der Tumorviren, der RNS-Tumorviren (Gillespie u. Gallo 1975; Baltimore 1976), der DNS-Tumorviren (Glaser u. Rapp 1975; Rapp u. Westmoreland 1976; Dulbecco 1976; vgl. Gross 1975; Prevost 1976a, 1976b) sowie des Agrobacterium tumefaciens, eines ätiologischen Agens bösartiger Pflanzentumoren, zu nennen (crown gall tumours: P. R. White u. Braun 1942; A. C. Braun 1947). Letztgenannte Bakterien sind ein interessantes Studienobjekt der epigenetischen Zelltransformation (A. C. Braun 1972) und dienen, abgesehen von aktuellen Nukleinsäure-Untersuchungen (Guille u. Quetier 1970; Drlica u. Kado 1975), vor allem der Erforschung möglicher Zusammenhänge zwischen bakteriellen Plasmiden und Krebserzeugung (van Larebeke et al. 1974; Zaenen et al. 1974).

Die praktischen Arbeiten der Tumor-Klostridienforschung richten sich auf alle drei Anwendungsgebiete der Onkologie, das heißt die Behandlung, Erkennung und Entstehung von Tumoren.

3.1.1. Onkolyseversuche mit Klostridien

Erste Laboratoriumsberichte über Tumoren und Klostridien stammen von Torrey und Kahn (1927). In umfangreichen Onkolyse-Tests mit Histolyticus-Sporen und dem Flexner-Jobling-Karzinom der Ratte bzw. mit Histolyticus-Kulturfiltraten konnten keine verläßlichen Aussagen bezüglich quantitativer Bedingungen erzielt werden. Recht differenziert war das Vorgehen von Parker et al. (1947). Sie injizierten Histolyticus-Sporen oder das Toxin dieser Gasbrandklostridien intratumoral und konnten je nach Tumorart und adjuvanter Penizillin- bzw. Antitoxintherapie unterschiedlich starke Onkolysen mit vorübergehender Tumorregression an Mäuse-Transplantat-Tumoren beobachten.

Den entscheidenden Anstoß zur systematischen Erforschung des Klostridien-abhängigen Tumorlyseprinzips gaben Möse und Mitarbeiter (Möse u. Möse 1959; Möse 1960). Auf der Suche nach einem nichttoxischen und selektiv im Tumorgewebe proliferierenden Sporenbildner gelang aus Erdproben die Anzüchtung und Isolierung eines Clostridium butyricum-Stammes mit der Protokoll-Nr. 55 (spätere Bezeichnung Clostridium oncolyticum M55: ATCC No. 13732; vgl. Fredette u. Planté 1970a, 1970b). Er erwies sich für alle nachfolgenden experimentellen und klinischen Onkolyse-Tests sowie für die hierauf gerichteten Grundlagenarbeiten als der wichtigste Bezugsstamm.

Man kann die Onkolysestudien in verschiedene Etappen einteilen. Zunächst erfolgte eine Überprüfung der experimentellen Möglichkeiten und Grenzen des Onkolyse-Prinzips an einem Spektrum verschiedener Nagetiertumoren mit unterschiedlichen nichtpathogenen Klostridienarten (Möse u. Möse 1964; Gericke u. Engelbart 1964; Thiele et al. 1964a, 1964b; Engelbart u. Gericke 1964). Allgemein konnte keine Lebensverlängerung der sporenbehandelten Tumortiere erzielt werden. Häufig starben sie auf der Höhe der Tumoreinschmelzung und -verflüssigung. Betroffen waren fast nur die zentralnekrotischen Anteile der Tumoren. Wiederholbare Dosis-Antwort-Kurven zeigten z. B. das Mäusesarkom 180 mit einer unteren Onkolyse-Grenzdosis von 10^5 Klostridiensporen und das amelanotische Hamstermelanom No. 4 (Thiele et al. 1964a). Charakteristisch waren ferner eine Mindestgröße der onkolysebereiten Tumoren und eine breit streuende Onkolysepotenz bis zur völlig fehlenden Onkolysefähigkeit einzelner Klostridienarten. Aerobe Sporenbildner zeigten unter gleichen experimentellen Bedingungen keine Onkolyse (Möse u. Möse 1964), wobei die Onkolysekapazität der Klostridien offensichtlich mit ihrer Saccharolysepotenz parallel ging. Eine fast hundertprozentige und reproduzierbare Lyse mit Clostridium oncolyticum M 55 konnte am amelanotischen Hamstermelanom No. 3 demonstriert werden (Engelbart u. Gericke 1964). Die zufällig entdeckte, aus chalonhaltigem Schweinehautextrakt isolierbare onkolytische Substanz ließ sich auf eine Klostridienspezies zurückführen (Mohr 1971; Mohr et al. 1972a; Mohr et al. 1972b). Der Stamm war gegenüber Mammatumoren des Hundes wirksam, versagte aber an Spontanmelanomen des Hundes (Haas u. Mohr 1974).

Unerläßlich zur qualitativen Beurteilung der Tumorlyse durch Klostridien sind biologische Kontrollen. Die Sporenbehandlung wird an gesunden tumorfreien Tieren und nekrotischen Prozessen mit entzündlich-regenerativen Zellneubildungen vorgenommen. So untersuchten Thiele et al. (1964b) mit mikroskopischen und kulturellen Methoden das Verhalten der Klostridien in künstlich erzeugten Rattennieren-Infarkten und Herzmuskelnekrosen von Ratten, in Muskelnekrosen von Meerschweinchen und tuberkulösen Lungenläsionen der Maus. Etwa 30 Prozent der mit Butyricus-Sporen (und anderen nichtpathogenen Klostridienarten) intravenös behandelten Infarkttiere zeigten am 3. bis 4. Tag nach der Injektion eine partielle Verflüssigung des infarzierten Gewebes. Im noch vitalen Randsaum waren Stäbchen von der 6. Stunde bis zum 11. Tag nach Sporeneinspritzung nachweisbar. Die gesunde Niere der Gegenseite blieb frei von Klostridien. In den Calciumchlorid-induzierten Muskelnekrosen der Meerschweinchen kam es zur begrenzten Auskeimung und Vermehrung vom 1. bis zum 11. Tag nach Sporengabe. Die tuberkulösen Lungenläsionen zeigten keine ins Auge fallende Stäbchenproliferation, nur eine Sporengermination. Tumoröse Gewebe waren dagegen stets durch stärkere Stäbchenvermehrung und Gewebslyse gekennzeichnet.

Nach Vorstudien im Selbstversuch und an gesunden Probanden wurden unter Berücksichtigung der tierexperimentellen Erfahrungen zusammen mit Klinikern und Pathologen einer Reihe Patienten mit inoperablen malignen Tumoren, insbesondere des Gehirns (Heppner u. Möse 1966, 1978), Sporen des Stammes *Clostridium oncolyticum* M 55 injiziert (Möse et al. 1967). Einzeldosen von 10^{10} Klostridiensporen wurden gut toleriert. Auskeimung und massives Stäbchenwachstum erfolgten in gleicher Weise wie in den Tiertumoren. Die Kolliquationsnekrose zeigte sich zuweilen unter Temperaturerhöhung und Leukozytose innerhalb 4 bis 8 Tagen nach der Sporenapplikation. Die Hauptmasse der vegetativen Formen war an der Grenze zwischen nekrotischem und erhaltenem Geschwulstgewebe zu finden. Im vitalen Randgebiet des Tumors agen Stäbchen und Sporen nur vereinzelt und stets interzellulär (vgl. P. Rousseau et al. 1970), und zum gesunden Gewebe hin sistierte das Klostridienwachstum (Propst u. Möse 1966a). Im Gegensatz zu den Tierbefunden von Thiele et al. (1964b) wurde in traumatischen Organnekrosen und Gewebsmalazien des Menschen keine Stäbchenvermehrung beobachtet (Möse 1968). Die klinischen Erfahrungen der Grazer Gruppe wurden von anderen Autoren bestätigt (Kretschmer 1972; Kretschmer u. R. Gräßer 1972; Kretschmer et al. 1972a), wobei Carey et al. (1967) supportive Maßnahmen zum Wasser- und Elektrolytausgleich und zur Bekämpfung der Alkalose während des Onkolyseprozesses einsetzten.

Mit den praktischen Versuchen und zwecks Optimierung der Therapiemethoden wurden Erkundungs- und Grundlagenarbeiten begonnen. Sie richteten sich auf die Prüfung pharmakophysiologisch interessanter Klostridien-Enzyme, die für die Onkolyse bedeutsam sein könnten. Sie wurden ferner auf die Untersuchung akzessorischer Einflüsse immunologischer, stoffwechselphysiologischer und chemotherapeutischer bzw. radiotherapeutischer Art ausgedehnt unter Einbeziehung der Klostridien-Bakteriologie wie Stammcharakterisierung, Sporenherstellung und In-vivo-Tests zur Sporenprüfung.

Die Unterscheidung pathogener Klostridienstämme anhand ihrer Toxinspektren ist ein Bestandteil ihrer Zuordnung zu bestimmten Spezies und Subspezies (Prévot 1966; vgl. Zeissler et al. 1960; Oakley 1970). Eine genauere Differenzierung vor allem der gewebsaffinen Enzymaktivitäten (vgl. MacLennan 1953) onkolytischer Klostridienstämme umfaßt daher wichtige Fragen zum Wirkmechanismus der klostridienbedingten Onkolyse (Möse et al. 1972a; Möse et al. 1972b; vgl. Propst u. Möse 1966b), zumal Erfahrungen darüber vorlagen, daß blutgefäßreiche Hirntumoren des Menschen eine starke Besiedlung und Lyse durch Klostridien zeigten, verglichen mit dem schlechten Ansprechen gefäßarmer Hirntumoren auf die intravasale Sporentherapie (Möse 1968).

Die Vermutung einer Kollagenasewirkung von *Clostridium oncolyticum* M55 ließ sich aufgrund des unregelmäßigen In-vitro-Nachweises nicht erhärten (Brantner 1972), jedoch gewannen die Befunde von Möse et al. (1972a; Möse et al. 1972b) an Gewicht, daß sowohl Kulturfiltrate, Sporen als auch Stäbchen dieses Stammes reproduzierbare Kininase-Effekte aufweisen. Es handelt sich um Kinin abbauende bakterielle Exoenzyme. Ihr Gruppencharakter kommt in der Hemmung durch o-Phenanthrolin, einen Chelatbildner, der Metallo-Enzyme durch Komplexbindung blockiert, zum Ausdruck (Erdös 1966; Vogel et al. 1966; vgl. Brantner u. Fischer 1973). Es gelang, die Wirkung der Klostridienkininase in Sporen M55-behandelten Ehrlich-Solidtumoren der Maus im Vergleich mit Kontrolltumoren nachzuweisen (G. Fischer et al. 1975). In Frühphasen von Ehrlich-Aszites-Krebszellen und Aszitesflüssigkeit haben LeBlanc und Back (1975) Kininasen gefunden. Die Grazer Autoren verfolgen die interessante Arbeitshypothese, daß *Clostridium oncolyticum*-Sporen auf dem Blutweg den Tumor besiedeln, im Interstitium auskeimen, durch ihre Exoenzyme das natürliche Fließgleichgewicht der de novo Synthese und Degradation der Plasmakinine stören und infolge des permanenten Kininmangels der Tumorkapillaren mit Hemmung der Mikrozirkulation zur Ischämie und Nekrotisierung führen (vgl. Mabascheri 1971). Erfolgversprechende Ansätze einer pharmakologischen Beeinflussung der Tumorlyse durch Sporen mit Ellagsäure wurden mitgeteilt (Möse u. Fischer 1974): Ellagsäure ist eine Kinin freisetzende Diphenylsäure, die den Hageman-Faktor aktiviert (Gautvik u. Rugstad 1967).

Die wichtige Frage, ob die Immunabwehr auf den onkolytischen Klostridien-Effekt einen Einfluß hat, wurde von Gillissen und Schweizer (1972) näher untersucht. Sie konnten zeigen, daß durch aktive Immunisierung mit *Clostridium oncolyticum* M55-Stäbchenvakzine, nicht durch Sporenvakzine, die onkolytische Wirkung dieses Stammes auf das solid wachsende Ehrlich-Karzinom der Maus aufgehoben wird; umgekehrt führte die immunsupprimierende Vorbehandlung der Mäuse mit Prednisolon oder ^{60}Co-Ganzkörper-Bestrahlung zur signifikanten Verstärkung des onkolytischen Sporen-Effektes (Schweizer 1971, 1972; vgl. Schweizer 1970). Weniger eindeutig waren die Versuche zur Kombinationsbehandlung von Ratten-Transplantat-Tumoren mit M55-Sporen und Cyclophosphamid; es ließ sich der vorsichtige Schluß ziehen, daß zwar kein Tumorgewichtsvergleich, jedoch die Verlängerung der Überlebenszeit eine Beurteilung des Therapie-Erfolges ermöglichte (Kretschmer et al. 1972b, 1974a). Das gleiche Vorgehen konnte am amelanotischen Hamstermelanom No. 3 gewählt werden (Kretschmer et al. 1973a). Prednisolon plus Sporen hatten keine Wirkung. Die mittels Stäbchen-Agglutinin-Nachweis erkennbare Immunstimulierung wurde durch Cyclophosphamidgaben zeitweilig unterdrückt (Kretschmer et al. 1974a).

Versuche, die Behandlungsergebnisse durch Eingriffe am Glukose-Energiestoffwechsel zu verbessern, wurden von verschiedenen Forschergruppen aufgegriffen und in unterschiedlichen Richtungen verfolgt. Zum einen sollte die künstliche oder natürliche Übersäuerung des Tumorgewebes als selektierende Teilkomponente der Tumorchemotherapie dienen. Hierfür hatten v. Ardenne et al. (1969; vgl. v. Ardenne 1970) ein Verfahren der programmierten Glukose-Dauerinfusion entwickelt, während Graffi (1974; vgl. Schwabe et al. 1974) den gezielten Einsatz *körperfremder* Enzyme bevorzugten, die das Kanzerostatikum im natürlicherweise leicht sauren pH-Bereich des Tumors in die Wirkform überführen. Zum anderen ging aus Modellstudien an alloxandiabetischen Ratten hervor, daß das Klostridienwachstum im Tumor durch Kurzzeit-Hyperglykämie gefördert wird und mit einer früheren, stärkeren Antikörperbildung gegen Klostridienstäbchen, verbunden mit einer erhöhten Onkolyserate, einhergeht (Ludewig et al. 1975).

Weitere Kombinationsmaßnahmen zur Verbesserung der Sporentherapie wurden beschrieben, die Anwendung von Eisen-Dextran-Komplexen zur Blockierung von Porphyrinen, denen eine Wirkung für die beschleunigte Wiederversporung der Klostridien im Onkolysat beigemessen wurde (Gericke u. Engelbart 1964), oder die Behandlung mit Fluor-Desoxyuridin beim Mäusesarkom 180 (Thiele et al. 1964a). In neueren Versuchen haben Gericke et al. (1975) eine Zeit-Dosis-gerecht abgestimmte Mikrowellen-Hyperthermie mit der M55-Sporen-Tumorlyse kombiniert (vgl. Dietzel u. Weber 1976). Bis zu 2 g schwere Ehrlich-Solidtumoren des Nackens, aber vor allem auch kleinere Tumorknoten wurden 4 Minuten auf 316,15 °K (43 °C) erwärmt und erhielten 12 Stunden danach Klostridiensporen intravenös injiziert. Sie erreichten deutliche Onkolysen und Tumorgewichtsreduktionen im Vergleich zu den Kontrolltieren (vgl. Dietzel et al. 1976; Dietzel u. Gericke 1977). Eine Dreifachkombination mit Klostridiensporen, lokaler Hyperthermie von 314,15 °K (41 °C) und Röntgen-Therapie (2000 r) führte beim Harding-Passey-Melanom der Maus in 20% der Fälle zur Tumorregression (Dietzel et al. 1978). Die einzelne Therapiekomponente blieb ohne Effekt. Die thermische Wirkung scheint in einer Rhythmisierung im Sinne einer Teilsynchronisation der Tumorzellproliferation zu liegen (Dietzel 1975).

Die Bemühungen um eine Entwicklung der Sporentherapie werfen Probleme medizinisch-bakteriologischer Art auf, die Brantner (1974) in Form von Mindestforderungen bezüglich der Klassifizierung onkolysierender Klostridienstämme formuliert hat: Freisein von pathogenen und pyrogenen Eigenschaften, Verträglichkeit, Wirksamkeit durch selektives Wachstum im Tumor und verzögerter immunologischer Abbau (vgl. Schwager 1976).

Völlige Pyrogenfreiheit der Klostridiensporen war selten zu erzielen (Möse u. Möse 1964), allerdings verhielten sich verschiedene Klostridienstämme, auch Chargen desselben Stammes, recht unterschiedlich (Thiele et al. 1964a). Die allgemeine Verträglichkeit hoher intravenöser Sporendosen war gut; ihre Retension, gemessen an der Rekultivierungsrate aus 1 mg Organfeuchtgewicht bei Mäusen, betrug bis zu 9 Wochen. Mit diesem verzögerten Sporenabbau waren gelegentlich zu beobachtende Reonkolysen zu erklären (Thiele et al. 1964b).

Die Herstellung gereinigter, stäbchenfreier Klostridiensporen verlangt besondere Ansprüche an die Wachstumsbedingungen, Nährsubstrate und Kultivationstechniken, die dem jeweiligen Stamm anzupassen sind. Es wurden unter anderem Fragen der Peptonqualität, der aeroben und/oder anaeroben Züchtungsverhältnisse und Redox-Systeme, der Voraussetzungen für einen synchronen Sporulationsvorgang bearbeitet und diskutiert (Reichenfelser 1969; Möse et al. 1970, 1971, 1972d; Brantner et al. 1975a, 1975b; Mehnert et al. 1975; Urban et al. 1975; vgl. Berger 1947; Vinet u. Fredette 1951; Bergère u. Hermier 1965a, 1965b). Die Qualitätsforderungen an die Sporen-Chargen gehen darüber hinaus von Ergebnissen aus, die bestimmte Spezialuntersuchungen zur Charakterisierung der wichtigsten Stammeigenschaften erbringen, und beziehen In-vitro-Test-Systeme ein, mit denen besondere Leistungen und Funktionsmechanismen der Klostridien bestimmt werden können. So zeigte die Elektronenmikroskopie an reifen Butyricus-Sporen die bekannten Gattungsmerkmale mit zwei Sporenhüllen und einem Exosporium als homogener Lage (Bergère u. Hermier 1970; vgl. M. Rousseau et al. 1971a, 1971b; Short u. Walker 1972). Polysaccharid-Granula erschienen grobdispers im Zytoplasma der Mutterzelle, feindispers im Sporenplasma (Bergère et al. 1975). Reife M55-Sporen lagen exzentrisch im Sporangium, das der Zytoplasmamembran der Mutterzelle entspricht, wobei wie üblich die Sporulation an Vorgänge der Zytoplasmamembran, die Germination an Veränderungen des Sporenkortex mit Flüssigkeitsaufnahme und Freiwerden größerer Mengen Sporensubstanzen geknüpft ist (Propst u. Möse 1965, 1966c; vgl. Althoff et al. 1976).

Wie jüngere Untersuchungen von Brantner u. Wenzl (1977) über gewebsaktive Klostridien-Nukleasen, -Proteasen und -Peptidasen andeuten, könnte die Onkolyse-Eigenschaft von dieser Art freiwerdenden Sporensubstanzen bestimmt werden. Diese Auffassung wurde von Fredette und seiner Gruppe geteilt (P. Rousseau et al. 1970). Eine wichtige Erkenntnis war, daß *germinierte* M55-Sporen in bestimmten Mengenrelationen von Sporen und Eukaryotenzellen das In-vitro-Wachstum maligner Zellstämme und heteroploider Zellrassen malignen Ursprungs nach 8- bis 24-stündigem Kontakt hemmend oder zytotoxisch beeinflussen (Chagnon et al. 1972a); diploide Zellkulturen blieben unverändert (Chagnon et al. 1972b; Fredette u. Planté 1972; Boisvert u. Fredette 1974; McSween u. Fredette 1974): Das Hemmprinzip der Klostridien(sporen)-Extrakte kam in Dosis-Wirkungs-Kurven zur Darstellung. Diese Untersuchungen wurden auf eine attenuierte Mutante von *Cl. perfringens* Typ A ausgedehnt (Lapointe u. Fredette 1974, 1975a, 1975b; Lapointe u. Portelance 1977, 1978). Schon Gericke und Contzen (1967) hatten die prognostische Bedeutung eines Bakterien-Tests zwecks Vorauswahl onkolysierender Klostridienstämme und onkolysierbarer Tumorarten erkannt. Hierfür scheint sich die manometrische Methode mit modifiziertem Parker-Medium (Negelein et al. 1966) zu eignen, denn die Vermehrungsrate der mitinkubierten Klostridien-Testsporen (z. B. Stamm 1672A McClung) wurde von der Zahl der anaerob metabolisierenden Ehrlich-Aszites-Karzinomzellen bestimmt (Negelein et al. 1975).

3.1.2. Möglichkeiten der Tumorerkennung durch Klostridien

Der Gedanke einer diagnostischen Anwendung des Tumor-Klostridien-Phänomens war wegen der hohen Tumorselektivität von vornherein gegeben (Möse 1970a, 1970b). Malmgren und Flanigan (1955) äußerten in der Schlußwertung ihrer Arbeit die Vorstellung, die Tumorlokalisation der Klostridienantigene mit Radionuklid-markierten Antikörpern zu studieren. Aus weiterführenden Untersuchungen von Möse (1970a, 1970b) ging hervor, daß zwei Voraussetzungen die Grundlage zur serologischen Tumordiagnostik mit Klostridienantigenen bilden, zum einen die differenten Antigenstrukturen von Sporen und Stäbchen desselben Klostridienstammes (vgl. Meisel 1968; P. D. Walker u. Thomson 1972), zum anderen die selektive Stäbchenbildung und -vermehrung im Tumorgewebe nach intravenöser Sporeninjektion. Während aber die Tumorlyse entscheidend von der Mindestgröße des Tumorknotens abhängt, ist die serologische Methode ein sensitiveres Verfahren zum spezifischen Nachweis der Keimvermehrung, etwa als Folge einer Sporengabe am dritten Tag nach der Tumorzellinokulation (Möse u. Möse 1970). Signifikante Titerbewegungen der Anti-Stäbchen-Antikörper sind daher ein Hinweis auf eine intratumorale Stäbchenproliferation, unabhängig davon, ob die Onkolyse durch Klostridien eingetreten oder ausgeblieben ist. So verhielten sich in der Studie von Möse u. Möse (1970) onkolysierende und nicht-onkolysierende Klostridienstämme serologisch etwa gleichwertig. Aerobe Sporenbildner, z. B. *Bacillus subtilis*, erwiesen sich dagegen als ungeeignet.

Die serologische und tumorbiologische Forschung wurde erweitert, nachdem schon Gericke (1965b) mit der Widal-Agglutination und der indirekten Hämagglutination

(Witte u. Gericke 1952; vgl. Neter et al. 1956; Gericke u. Vértesy 1975, 1976) Kreuzreaktionen zwischen *Clostridium oncolyticum* M 55 und anderen tumorlysierenden Klostridienstämmen nachgewiesen hatte. Carey et al. (1965) hatten diese empfindliche Methode zum serologischen Antikörpernachweis gegen Stäbchen-Antigene nach Sporeninjektion bei menschlichen Karzinosen mit Erfolg angewendet (Carey et al. 1967), und Sachse und Sachse (1977) konnten mit der indirekten Hämagglutination die serologische Verwandtschaft der Hämosensitine zwischen zwei onkolysierenden Klostridienstämme einerseits bzw. zwei nichtonkolysierenden Stämmen andererseits bestätigen (vgl. Bergère et al. 1968).

An 26 experimentellen Tumoren von Maus, Ratte, Hamster, Meerschweinchen und Kaninchen erhielten Möse und Gericke (1971) mit M55-Stäbchenantigen 11 positive, 7 fraglich positive und 6 sicher negative Befunde. Sehr instruktiv war eine Verlaufsstudie des Methylcholanthren-induzierten Mäusesarkoms. Bei diesem Modell war für die optimale Antikörperproduktion das Intervall zwischen Tumorinduktion und Sporeninjektion entscheidend (Möse u. Gericke 1971). So erwiesen sich vom 40. Tag bis zum 90. Tag nach der Methylcholanthrengabe die Bedingungen für die Stäbchenproliferation im wachsenden Tumor und für die Antikörperbildung als besonders günstig. Die dann einsetzende Titerabnahme wurde mit der Immundepression infolge zunehmender Tumorkachexie in Verbindung gebracht. Schließlich zeigte eine Diagnostik-Studie an Brustkrebspatientinnen, daß es zur deutlichen Titersteigerung der Anti-M55-Stäbchen-Antikörper, verglichen mit einer gesunden Kontrollperson, kommen kann (Möse u. Möse 1973).

In der Arbeitsgruppe um Kretschmer wurden die Versuche der Tumor-Klostridien-Serodiagnostik an einem durch Äthylnitrosoharnstoff induzierten Hirntumor der Ratte fortgeführt (Kretschmer et al. 1973b). Antikörperanstiege wurden im allgemeinen 2 bis 4 Wochen vor dem Auftreten klinischer Tumorzeichen beobachtet, lagen allerdings nicht viel höher als die registrierten niedrigen Titerbewegungen, die nach einer Sporenapplikation bei Transplantat-Tumoren der Ratte verfolgt wurden (Kretschmer u. A. Gräßer 1973; Kretschmer et al. 1974b, 1974c). Dagegen entwickelten 14 Tumorpatienten nach singulärer M55-Sporeninjektion insgesamt eine stärkere Antikörperdynamik gegen Stäbchenantigene (Kretschmer u. A. Gräßer 1972).

Eine durchgehende serologische Bearbeitung der Gattung Clostridium, die die apathogenen Arten einschließt und nach dem Vorbild der Salmonellen-Antigentabelle (Kauffmann 1957; vgl. P. B. White 1926) taxonomische Bedeutung erlangen könnte, unter anderem für Klostridien aus Milch und Molkereiprodukten (Sharpe u. Goudkov 1966), steht noch aus (Norris 1962). Bei pathogenen Arten wurde die Artspezifität hitzestabiler (393,15 °K $\triangleq$ 120 °C) Sporenagglutinogene abgeklärt (Meisel u. Rymkiewicz 1959; vgl. Meisel 1968). Ellner und Green (1963a, 1963b, 1963c) wiesen unter den sehr variablen löslichen Antigenen aus Kulturüberständen mittels Gelpräzipitation solche mit Spezies-Spezifität nach, z. B. bei *Clostridium perfringens, novyi, septicum, tetani.*

Es soll in diesem Zusammenhang nicht unerwähnt bleiben, daß Untersuchungen an Erdboden-Klostridien im Antibiogramm enge Beziehungen aller saccharolytischen Stämme untereinander erkennen ließen, zu denen *Clostridium butyricum* zu zählen ist (Hammann u. Ottow 1976).

Eine agglutinatorische Typisierung von Tetanusklostridien aus menschlichem Wundmaterial an auf 338,15 °K (65 °C) erhitzten, phenolbehandelten Tetanuskulturen, die sich bezüglich ihres Toxins wahrscheinlich monospezifisch verhielten, hatte Tulloch begonnen (1917, 1919a, 1919b, 1919c). Die 5 Typen wurden von Fildes (1925) durch Absorptionstests näher abgegrenzt und im Tierversuch in toxische und atoxische Stämme unterteilt. Weitere Erfahrungen brachte nach dem Vorgehen von Weil und Felix (1917, 1918a, 1918b; 1920; vgl. Castellani 1902; T. Smith u. Reagh 1903) die „qualitative Rezeptoranalyse" durch Agglutination, Absättigung und Immunisierung der hitzestabilen (bis 373,15 °K $\triangleq$ 100 °C) O-(Körper-)Antigene und hitzelabilen H-(Geißel-)Antigene (Felix u. Robertson 1928; vgl. Condrea 1930, 1931): Hiermit wurden die Tullochschen Tetanus-Serotypen als Geißelantigentypen klassifiziert. Tetanus-Körperantigene hatten eine Gruppen-

und einige von ihnen eine Artspezifität (D. W. Henderson 1934, 1935; Gunnison 1937; J. D. MacLennan 1939; vgl. McCoy u. McClung 1938). Die Komplementbindungsreaktion erfaßte Antikörper gegen Körper- und gegen Geißelantigene (Gunnison 1947).

Moderne Immunmarkierungstechniken erschlossen der Klostridienserologie neue Arbeitsgebiete. So diente die Immunradiometrie (Miles u. Hales 1968) mit ferritinmarkierten Antikörpern, wie erwähnt, dem elektronenmikroskopischen Nachweis von Klostridientoxinen, z. B. an Sporenmembranen (Duda u. Slack 1969) oder der Lokalisation der Toxinsekretion in den Klostridienstäbchen (Smirnova et al. 1971; vgl. P. D. Walker u. Thomson 1972). Der „Verknüpfungs-Test", eine modifizierte Radioimmuntechnik (Habermann 1970b), erleichterte pharmakokinetische Tetanustoxinstudien, und für die Bestimmung sehr geringer Mengen Antitoxin im Serum wurde ein Festphasen-Radioimmuntest entwickelt (Habermann u. Wiegand 1973; Bernáth u. Habermann 1974). Diese hochsensitive Technik ist für seroepidemiologische Untersuchungen größerer Bevölkerungsgruppen erfolgversprechend, wie das früher mit dem wenig empfindlichen Widal-Test und dem aufwendigen Antitoxin-Nachweis im Mäusetest bei menschlichen Sera versucht wurde (z. B. Coleman u. Meyer 1926; vgl. Fulthorpe 1958).

Wachsende Bedeutung in der Nuklearmedizin haben die Studien zur diagnostischen und/oder therapeutischen Positivdarstellung der Tumoren (Hoffer u. Gottschalk 1974). Schubert und Winkler (1965) berichteten als erste über den Anreicherungsprozeß der Klostridien im Tumor seitens ^{131}Jod-markierter Antikörper gegen Klostridienstäbchen. Bereits 24 Stunden nach intravenöser Antikörperinjektion, 3 Tage nach intravenöser Sporengabe an 8 bis 10 Tage alten Yoshidasarkomen der Ratte, trat die Akkumulation der Radioaktivität in der szintigraphischen Tumordarstellung hervor. Die Radionuklid-markierten Antikörper allein hatten eine unspezifische Tendenz zur Tumoranreicherung (Winkler 1965; Schubert 1965). Weitere szintigraphische Verteilungsstudien mit ^{51}Chrom-markierten Butyricussporen zeigten eine bevorzugte Aktivitätsanhäufung in den RES-Organen, nicht in der erwarteten Stärke im Tumorgebiet (Wenzel u. Eißner 1968; Eißner 1969).

3.1.3. Krebsätiologie und Klostridienmetabolismus

Neuere epidemiologische Arbeiten weisen auf Besonderheiten der geographischen Verteilung häufiger menschlicher Organtumoren, z.B. des Dickdarmkarzinoms beider Geschlechter (Higginson 1967; Wynder u. Shigematsu 1967; Doll 1967; Doll et al. 1970) oder des weiblichen Brustdrüsenkrebses (Frisch u. Reveille 1969). Es gelang bei diesen Tumorlokalisationen, den Einfluß von Ernährungsfaktoren durch analytische Untersuchungen der Gallensäuren, der Darmbakterien und der Steroidhormone genauer zu definieren (vgl. Wynder 1975a, 1975b).

Wichtige Voraussetzungen hierfür waren leistungsfähige Methoden zur Erfassung der anspruchsvollen strikt anaeroben Bakterien, u. a. die Anaerobier-Rollröhrchen-Methode von Hungate (1950), die Anaeroben-Kammermethode von Drasar (1967) oder die Platten-in-Flaschen-Methode von Mitsuoka et al. (1969; vgl. Mitsuoka et al. 1965). Es zeigte sich, daß anaerobe Bakterien, vor allem die gramnegative Gattung Bacteroides, zur Hauptmasse der Dickdarmbakterienflora des Erwachsenen gehören (Mitsuoka u. Hayakawa 1972; Mitsuoka et al. 1973; Mitsuoka et al. 1976; vgl. Haenel u. Müller-Beuthow 1963 sowie Finegold et al. 1974). Weiter fand man die Möglichkeit, Stuhlproben tiefgefroren zu versenden und zu verarbeiten, so daß die Züchtungsraten und Mengenanteile der verschiedenen Bakterienarten keinen äußeren Einflüssen unterliegen können (Drasar et al. 1969; vgl. Rosenblatt 1976).

Auf der Suche nach dem „Bindeglied" in der Korrelation zwischen Nahrungsfettkonsum und Kolonkarzinomrisiko stießen Hill et al. auf metabolische Besonderheiten von Lezithinase-negativen Klostridienarten, vor allem *Cl. paraputrificum*

(V. C. Aries et al. 1971; Goddard u. Hill 1972). Viele Klostridienspezies mit variierenden Mengenrelationen zählen zu den obligaten Darmbakterien. Die onkolysierenden und andere Butyricus-Stämme sind im allgemeinen Lezithinase-negativ. Von M.J. Hill et al. (1971a; vgl. V. Aries et al. 1969) wurde die Arbeitshypothese entwickelt, daß bestimmte Dehydrogenasen als induzierbare Leitenzyme der Paraputrificus-Klostridien aus Gallensäuren polyzyklische aromatische Kohlenwasserstoffe synthetisieren. Diese gleichen mit ihren konjugierten Doppelbindungen den karzinogenen Ringsystemen dieser Stoffgruppe (vgl. Goddard et al. 1975).

In Stuhlproben fanden M.J. Hill et al. (1975) bei 40 Prozent der englischen Bevölkerung, selten in Japan und Uganda, *Clostridium paraputrificum* (Drasar et al. 1976). Die Stuhlanalysen von Probanden aus Ländern mit hoher Dickdarmkrebs-Inzidenz (Schottland, England, USA) und solchen mit niedriger Inzidenz (Japan, Indien, Uganda) erbrachten eine lineare Korrelation zwischen den jährlichen Neuerkrankungen an Kolonkarzinom und der Menge der Gallensäuren-dehydrierenden Klostridien pro Gramm Faeces. Es bestand darüber hinaus eine positive Korrelation zur Gesamtgallensäurenkonzentration im Stuhl (mg/g Trockengewicht: M. J. Hill 1975). Von 44 Kolonkarzinompatienten hatten 36 hohe Gallensäurenmengen im Stuhl, dagegen nur 15 von 90 Patienten mit anderen Grundleiden. Gallensäuren dehydrierende Klostridienarten fanden sich bei 31 der 44 Krebspatienten und bei 8 der 90 Nichtkrebspatienten (M. J. Hill et al. 1975).

Aus dem postulierten Zusammenhang von Nahrungsfettverbrauch, Kolonkarzinom-Inzidenz und Darmklostridienmetabolismus stellt sich die Frage nach der Auffindung der ursächlichen Darmkarzinogene. Im Rattenkolon waren Lithocholsäure und Taurodesoxycholsäure tumorfördernd (Narisawa et al. 1974). In der erwähnten Studie von M. J. Hill (1975) wurde eine lineare Beziehung der Kolonkrebshäufigkeit und Desoxycholsäure im Stuhl (mg/g Trockengewicht) konstatiert. Mastromarino et al. (1976) fanden bei Patienten mit Kolonkrebs eine signifikant erhöhte mittlere Enzymaktivität fäkaler Anaerobier, die zu mikrobiellen Umwandlungsprodukten der primären Gallensäuren und des Cholesterins führte, verglichen mit den anaeroben enzymatischen Wirkungen der Darmbakterien von asymptomatischen und gesunden Kontrollpersonen. Sie werteten diesen Befund als einen weiteren Hinweis auf die Bedeutung von Stoffwechselfaktoren in der Epidemiologie des Kolonkarzinoms. Forscher wie Cook et al. (1940), Salaman und Roe (1956), Wynder und Reddy (1974) hatten früher schon die Desoxycholsäure als ein potentielles Karzinogen und/oder Kokarzinogen angesehen. In diesem Zusammenhang sei das Anus-praeter-Modell der Ratte von Wittig et al. (1971) erwähnt. Die Autoren studierten die Kanzerisierung des Darms durch Dimethylhydrazin und stellten einen kokarzinogenen Einfluß der Ingesta fest (Wittig et al. 1976).

Aufgrund eines ähnlichen Verhaltens der Epidemiologie von Kolonkrebs und Brustdrüsenkrebs kann die „Luxuskonsumptions-Hypothese“ in gleicher Weise auf die Ätiologie des Mammakarzinoms angewendet werden. Dies um so mehr, als es experimentelle Anhaltspunkte dafür gibt, daß Paraputrificus-Klostridienkulturen aus Gallensäuren und Cholesterinabkömmlingen Steroidöstrogene, vor allem das 17-Methoxyöstradiol, metabolisieren (M. J. Hill et al. 1971b; M. J. Hill 1975; P. Hill et al. 1977; vgl. Lowenfels u. Anderson 1977).

3.2. Zur Warburg-Hypothese des Tumor-Klostridien-Phänomäns

Die Tumor-Klostridien-Versuche von Malmgren und Flanigan (1955) sowie von Möse und Möse (1959) trugen dazu bei, die Leitlinien der Warburgschen Arbeiten zum Energiestoffwechsel der Tumoren theoretisch zu überdenken (Warburg 1923; Warburg et al. 1924; Okamoto 1925). Während sich die neuere Hypothese über Ernährung und Krebs auf die Untersuchung der möglichen Ätiologie von Ernährungsgewohnheiten und Stoffwechseleigentümlichkeiten bestimmter Darmklostridien konzentrierte, ging Warburg in der Interpretation vorliegender Versuchsresultate einen Schritt weiter: Er wertete das selektive Auskeimen, Vermehren und Lysieren der tumorlokalisierten Klostridien als definitiven In-vivo-Beweis für die fakultative Anaerobiose des Tumorwachstums (Warburg 1961) und lehnte das Argument des klostridienfördernden Nekrose-Effektes ab, da zumindest mikroskopische Nekrosen wegen des fehlenden Stoffwechsels den Sauerstoffdruck der sie umgebenden lebenden Zellen aufweisen würden. Als Ursache für die Auskeimung der strikten Anaerobier im Tumor betrachtete er allgemein den erniedrigten Sauerstoffdruck der gärenden Tumoren (Warburg 1966a). Er folgerte in Analogie zum „Verjüngungsprozeß" der Kulturhefen (Pasteur 1876), daß die fakultativ anaeroben Krebszellen einen notwendigen natürlichen Wechsel zwischen Anaerobiose und Aerobiose durchlaufen, wenn zum Beispiel aus anaeroben Tumormassen metastasierende Zellen oder Zellverbände freiwerden und zunächst aerob wachsen, bevor „ihr eigenes Wachstum ihnen den Sauerstoff fortnimmt", so daß sie schließlich wieder anaerob wachsen (Warburg 1962, 1966b).

In der klassischen Arbeit von Warburg, Posener und Negelein (1924) über den Stoffwechsel der Karzinomzellen wurde die Frage gestellt, welcher Unterschied im Glukosemetabolismus zwischen wachsenden und ruhenden Geweben einerseits sowie Tumorgewebe und Embryonalgewebe andererseits besteht. Es wurde die stoffwechselmanometrische Methode (Warburg 1923; Minami 1923) an Gewebedünnschnitten eingesetzt. Das wesentliche Ergebnis läßt sich dahin zusammenfassen, daß sich epithelreiche menschliche Tumoren ähnlich dem Flexner-Jobling-Karzinom der Ratte verhielten, indem sie eine hohe anaerobe Glykolyse (Milchsäuregärung) aufwiesen. Beim Einbringen der Schnitte aus Stickstoff- in Sauerstoff-Atmosphäre (Pasteur-Effekt: Warburg 1926a) konnte der starke Gärungstoffwechsel nicht zum Verschwinden gebracht werden. Gutartige Tumoren zeigten demgegenüber nur eine geringe aerobe Glykolyse. Sie trat bei Hühnerembryonalgewebe fast ganz zurück, so daß die anaerobe Gärung aerob im Sinne eines totalen Pasteur-Effektes praktisch aufgehoben wurde und die Atmung des Embryonalstoffwechsels aerob fast ohne Gärungskomponente verlief. Stationäre Gewebe wie Muskelfaszie, Darmschleimhaut oder Drüsenparenchym besaßen eine nur etwa ein Zehntel des Tumorstoffwechsels betragende anaerobe Glykolyseaktivität. Wie beim Embryonalgewebe war die aerobe Glykolyse kaum zu messen. Die Autoren werteten ihre Untersuchung in der allgemeinen Richtung, daß im embryonalen Zustand eine große anaerobe Gärung mit hierauf abgestimmter Atmung vorhanden ist, die in ruhenden Geweben des Erwachsenen auf eine kleine anaerobe Glykolyse zurückgeht und aus der sich der Tumorstoffwechsel mit starker anaerober Gärung und einer hiermit im Vergleich zu kleinen Atmung herausbilden kann. Am ausgeprägtesten ließ sich der Tumorstoffwechsel an „Reinkulturen" von Ehrlich-Aszites-Karzinomzellen der Maus demonstrieren (Warburg u. Hiepler 1952; Warburg 1955, 1956).

Mit diesen experimentellen Beobachtungen, denen die Autoren selbst einige Einschränkungen anfügten, wurde zum ersten Male das Problem der Regulation des Energiestoffwechsels der Zelle erkannt und das Interesse auf die zugrundeliegenden feineren Kontrollmechanismen gelenkt (vgl. Weinhouse 1956; 1976a): Es handelt sich um das Basisphänomen der gestörten Kompetition zwischen Glykolyse und oxydativer Phosphorylierung um verfügbares ADP und anorganisches Phosphat (vgl. Racker 1972, 1976). Zum Beispiel korrelierte die Stärke der Glykolyserate mit dem Grad der Malignität der Morris-Rattenhepatome (Burk u. Woods 1967; H. P. Morris u. Meranze 1975). Als eine versuchsweise Erklärung für die veränderte Kompetition beim Pasteur-Effekt bzw. seinem Gegenpart, dem Crabtree-Effekt (dem Phänomen der Glukose-induzierten Atmungshemmung: Crabtree 1929), wurde die nachweisbare Umschaltung auf fetale Isoenzymmuster wichtiger Phosphatgruppen-übertragender Gärungsenzyme diskutiert, deren andersartige Reaktionskinetik die aerobe Glykolyse des Tumorstoffwechsels bewirken könnte (Gosalvez et al. 1969; Gosalvez et al. 1974). Im Komplex möglicher Kontrollmechanismen ließe sich die aerobe Glykolyse als primäre Regulationsstörung der Malignität infolge einer umprogrammierten Genexpression interpretieren (vgl. Weinhouse 1976b). In der Kontroverse um unterschiedliche Meßergebnisse und deren Bewertung wurde unter anderem auf die Wichtigkeit der Berücksichtigung des Basalstoffwechsels hingewiesen (Burk u. Schade 1956), dessen artabhängige Größe in das Meßresultat eingeht: Gesetz von der Proportionalität des Grundstoffwechsels zur Potenz 0,75 des Körpergewichts (Kleiber 1932). Die Umrechnungsfaktoren für die Gewebe der Maus, des Kaninchens und des Menschen betragen zum Beispiel 160, 60, 25 (vgl. Adolph 1949; Krebs 1950; G. Lehmann 1956).

Warburg hatte den Sauerstoffdruck, der für die Vermehrung von Butyricus-Klostridien noch zulässig sein könnte, manometrisch bestimmen lassen (Kayser 1962, 1963, 1968). Er betrug 30 mm Wassersäule. Aus Inkorporationsversuchen an kultivierbaren Ehrlich-Aszites-Krebszellen ließ sich schließen, daß der Thymidin-Einbau für die DNS-Synthese und der Aminosäurentransport obligat sauerstoffabhängige Prozesse sind (Krause et al. 1971; vgl. Krause u. Schneider 1973, 1974). In der zeitweiligen Erhöhung der ionalen Membranpermeabilität sahen Malenkov et al. (1974), wie oben erwähnt, ein wesentliches Startmoment der Zellteilung. Nicht die Zellvermehrung, aber die Zellerhaltung ist in der Kultur durch anaerobe Glykolyse gewährleistet.

Daß der Sauerstoff- und Glukoseverbrauch eines Tumors primär nicht von der Stoffwechselkapazität der Krebszellen allein sondern von den Transportbedingungen und der Vaskularisation abhängen, zeigte sich beim Studium gewebsisolierter Tumormodelle (Gullino u. Grantham 1961; Vaupel et al. 1971). Diesbezügliche In-situ-Messungen der Glukosestoffwechsel-Parameter haben die Ergebnisse von Warburg u. Mitarb. im wesentlichen bestätigt. Außerdem sind die Meßresultate der Implantationstumoren auf die Verhältnisse der soliden Spontantumoren übertragbar (Gullino 1975).

Aufgrund des disproportionierten Zellumsatzes von Tumorzellen und Kapillarendothelien ist nach Tannock (1970) an den gut versorgten Zellen in der unmittelbaren Nähe einer Kapillare ein steiler Sauerstoff- und Glukosegradient zu erwarten (vgl. Longmuir 1964; Greenspan 1976) mit allen Folgen der Mangelversorgung für tiefer liegende Anteile des Tumorgewebes (Vaupel et al. 1976). Insgesamt ist für die Stoffwechsellage des Tumorgewebes die reduzierte inhomogene Tumordurchblutung charakteristisch.

Ebenfalls aus geometrischen Gründen ist das dreidimensionale In-vivo-Wachstum ohne Blutversorgung beim Carcinoma in situ und dem Wachstumsstart eines Tumortransplantats etwa auf 1 mm große Zellhaufen beschränkt (Folkman u. Greenspan 1975; Folkman 1976). Wegen der Disproportion der Flächenzunahme in der zweiten Potenz und Volumenzunahme in der dritten Potenz versagt die einfache Diffusion (Folkman u. Cotran 1976). Solche Tumorzellaggregate bilden drei Zonen, eine äußere proliferative, eine mittlere noch vitale, aber nicht proliferative und eine innere nekrotische Zellzone aus (vgl. Eder u. Wrba 1961; Wrba u. Eder 1962).

3.3. Der Maus-Tumor-Tetanus-Test

Drei Fragen blieben im Malmgren-Flanigan-Versuch (1955) unbeantwortet, die bei genauerer Überlegung unsere Aufmerksamkeit verdienen. Zunächst handelte es sich um solidwachsende Experimentaltumoren. Sie wurden bzw. waren zeitlich vor der systemischen Tetanussporen-Applikation etabliert. Infolgedessen gelangten nicht exakt bestimmbare Sporenmengen mit dem Blut in quantitativ nicht definierbare Tumorareale, wo sich die Auskeimung und Vermehrung der Tetanusstäbchen vollzog.

Die Versuchsanordnung von Malmgren und Flanigan (1955) war somit erstens ungeeignet, einen Einblick in die minimal tödliche Startdosis Tetanussporen zu geben, die in der beobachteten zweitägigen Überlebenszeit zum Tod der Maus an Tetanus führte. Der Versuch ließ zweitens die Frage offen, wie sich Tiere mit Wundtetanus, z. B. nach Verbrennung oder Staphylokokkeninfektion, verhalten, ob sich mit anderen Worten Regenerationsgewebe von Tumorgewebe unterscheidet und mehr Information bringt als das homöostatische Gewebe einer gesunden unbelasteten Kontrollmaus. Drittens stellte sich mit der positiven Tumor-Korrelation, d. h. der tumorselektiven Klostridienvermehrung, das Problem des „primum mobile" der frühen Klostridiendynamik. Gerade die obligate Anaerobiose der giftbildenden Tetanusklostridien verlangte nach einer Erklärung, welche Eigenschaft bzw. welche Gewebsparameter der Tumoren der Germination, Proliferation und Giftbildung der Tetanuskeime förderlich sind. In Betracht kämen zum Beispiel nekrotisierende Prozesse einerseits oder vitale Tumorcharakteristika andererseits. Vor allem interessierte es, ob ruhende oder in fortgesetzter Proliferation befindliche Regionen des Tumorgewebes aktiv beteiligt sind (Schneeweiß 1965). Wir haben unsere experimentellen Untersuchungen auf diese drei wichtigen Fragen konzentriert und in entsprechenden Tier-Testmodellen biologisch und mathematisch analysiert.

3.3.1. Die zelluläre Basis des Tumor-Tetanus-Phänomens

Im Malmgren-Flanigan-Experiment ging aus dem Alles-oder-Nichts-Verhalten der Tumor-Tetanus-Mäuse und der nicht an Tetanus erkrankten Kontrolltiere hervor, daß Tumorgewebe einen optimalen Wachstumsort für Tetanusklostridien darstellt. Wir haben den Basisversuch von Malmgren und Flanigan (1955) durch Einbeziehung zusätzlicher Kontrollgruppen erweitert. Es kam uns darauf an herauszufinden, ob sich Mäuse mit solidwachsendem Ehrlich-Karzinom von Tieren mit lokaler Brandwunde oder Staphylokokkeninfektion bezüglich des Tetanus-Sterbekurvenverlaufs (zeitlicher Beginn, Steilheit und Höhe der Kurven) nach intravenöser Sporengabe unterscheiden (Schneeweiß et al. 1965a). Es war ferner von Belang, welche Funktionsmerkmale eine Unterscheidung zulassen, beispielsweise die Eliminierungszeit der aus dem Blut rückkultivierbaren Tetanuskeime (Schneeweiß et al. 1965b) oder die bestimmbare Menge Tetanustoxin im Blut und Tumorgewebe (Schneeweiß et al. 1966). Wir fanden zwischen einem Tumortetanus und einem Wundtetanus lediglich graduelle, keine prinzipiellen Unterschiede in bezug auf Steilheit und Höhe der Tetanus-Sterbekurven, die Keimrückkultivierung aus dem Blut oder den Bluttoxingehalt der an Tetanus verendeten Versuchs- und Kontrollmäuse. Es stellte sich kein Alles-oder-Nichts-Effekt nach der intravenösen Injektion von 5×10^6 Tetanussporen ein. Weder erwies sich das Tumor-Tetanus-Phänomen als hundertprozentig tetanusreaktiv noch verhielten sich die mit gleicher Sporenmenge belasteten Kontrolltiere nach vorangegangener Verletzung tetanusunempfindlich.

Wir prüften daher eine größere Gruppe von Ratten in einer weiteren Tetanussporen-i.v.-Studie. Es wurde eine mittlere Dosis von 1×10^7 Tetanussporen pro Tier eingesetzt. Die Tetanusempfindlichkeit von Ratten mit Diäthylnitrosamin(DÄNA)-induzierten Hepatomen sollte der Tetanusbereitschaft nach operativer Teilhepatektomie gegenübergestellt werden (Schneeweiß u. Fabricius 1975a). In diesem Versuch trat eine ausgeprägte Zeit-Dosis-Distanz zwischen Hepatom-Tetanus und Leberregenerations-Tetanus zutage. Denn in bezug auf den zeitlichen Abstand zwischen der letzten Karzinogengabe und der Tetanussporenapplikation blieben Hepatomratten in der gewählten Beobachtungszeit von 10 Wochen uneingeschränkt tetanusempfindlich, während Hepatektomieratten die maximale Tetanusempfänglichkeit nur etwa 24 Stunden nach der Operation behielten. Es kontrastierte gewissermaßen eine fortschreitende Tetanusreaktivität der Tumortiere mit einer schnell abklingenden, strikt zeitgebundenen Tetanusbereitschaft der Organregenerationstiere.

Wir haben dieses differierende Zeitmuster der Tetanusreaktivität auf die zugrunde liegenden unterschiedlichen Proliferationsprozesse der jeweils betroffenen Zellpopulationskinetik bezogen. Indirekt bestätigende Hinweise aus anderen experimentellen Modellen ergaben sich beim Studium der hormonabhängigen Wachstumsregulation der Leber (Desser-Wiest 1974a). Wrba et al. (1974) hatten eine schnelle Zunahme höherer Ploidiegrade der Leberzellen nach partieller Hepatektomie und eine sich über Wochen erstreckende Ploidiezunahme nach DÄNA-Gaben beschrieben (vgl. Alfert u. Geschwind 1958). Der Höhepunkt einer autoradiographisch ermittelten DNS-Synthese und Mitosewelle war 48 Stunden nach Hepatektomie überschritten (Fabrikant 1968). Insgesamt war der Rattenversuch eine weitere wichtige Bestätigung für unsere Forderung, daß zur quantitativen Analyse des Tumor-Tetanus-Geschehens eine zahlenmäßig durch Tumorzellen und Sporen definierbare Startvoraussetzung beider Wachstumsprozesse von Eukaryoten und Protokaryoten gegeben sein muß.

Zur Lösung dieser Aufgabe wurde ein neues Testsystem konzipiert. Es basiert auf der hohen Tetanusempfindlichkeit der Maus. Im Maus-Tumor-Tetanus-Test werden Erkrankung und/oder Tod an Tetanus als biologische Meßgrößen des zu untersuchenden In-vivo-Wachstums der Klostridien gewertet (Schneeweiß u. Fabricius 1967a). Da reife Tetanussporen erfahrungsgemäß mehrere Jahre ihre Germinations- und Vermehrungspotenz sowie die Fähigkeit zur Toxinsynthese behalten, eignen sie sich für die Reproduktion der Versuchsergebnisse in größeren Zeitabständen. Die Herstellung und Konservierung bekannter Verdünnungen mit Tetanussporen garantieren daher den Einsatz eines gut definierten „Testsporen-Reagens". Hierbei dienen die Sporen als numerische Bezugsgröße für die Analyse der Startbedingungen des Tumorwachstums.

Als Standardtumor wählten wir Ehrlich-Aszites-Karzinomzellen der Maus, deren stammspezifisches uniformes Chromosomenmuster seit Jahrzehnten eine gleichbleibende Wachstumsqualität in den verschiedenen Mäuserassen widerspiegelt (Klein u. Klein 1951; Bayreuther 1952; Hauschka 1953; Kaziwara 1954; Tjio u. Levan 1954; Querner 1955; Hauschka et al. 1957; Hauschka u. Levan 1958; vgl. Mayer 1966). Als frische Testzellen besitzen sie die erforderliche Qualität einer „Reinkultur" von proliferativ höchst aktiven Säugerzellklonen.

Entscheidend für den weiteren Ausbau war unsere experimentelle Erfahrung, daß sich dieses Testsystem bei Beachtung aseptischer Kautelen mit schonender Behandlung der Tumorzellen, der Wahl günstiger Mischungsrelationen von Tumorzellen und Tetanussporen sowie eines geeigneten Injektionsortes analog einer äußerst sensitiven, reproduzierbaren Methode zum biologischen Nachweis von Tumorzellen verhält (Schneeweiß u. Fabricius 1971). Prüft man zum Beispiel „Schachbrett-Verdünnungen" von Tumorzellen und Tetanussporen in Mäusegruppen zu jeweils mindestens 10 Tieren und vergleicht die Wertepaare, die sich aus dem Verhältnis der an Tetanus gestorbenen zu den insgesamt gespritzten Tieren zwischen Versuchs- und Kontrollgruppen ergeben, anhand des Fisher-Tests auf Signifikanz, so erhält man die „prozentuale Sterblichkeit" nach der bekannten Formel:

$$\frac{\begin{array}{c}\text{Prozent Überlebensrate}\\ \text{Kontrolltiere}\end{array} \text{ minus } \begin{array}{c}\text{Prozent Überlebensrate}\\ \text{Versuchstiere}\end{array}}{\begin{array}{c}\text{Prozent Überlebensrate}\\ \text{Kontrolltiere}\end{array}} \text{ mal } 100$$

ergibt Prozent „*Spezifische Sterblichkeit*".
Werte über 60% sind ein Kennzeichen für die „Malignität" der getesteten Zellsuspensionen.

Zunächst wurde der Maus-Tumor-Tetanus-Test an einer Gruppe allogener, syngener und xenogener Tumor-Wirt-Systeme erprobt (vgl. Schneeweiß 1975). Das Testprogramm sah neben bekannten Transplantationstumoren chemisch und viral induzierte Transplantat-Tumoren der Maus und Ratte vor. Im einzelnen erfolgte die Untersuchung des Ehrlich-Aszites-Karzinoms und Aszites-Lymphosarkoms der Maus mit AB-Mäusen (Auszucht), der Aszites-Leukämie L1210 mit DBA-NMRI-Hybridmäusen, des Mamma-Adenokarzinoms der Maus mit CBA/Bln-Inzuchtmäusen und der Graffi-Virusleukämie der Maus mit 17/Bln-Inzuchtmäusen. Unter den xenogenen Tumor-Wirt-Systemen, die mit Dečin-Mäusen (Auszucht) getestet wurden, befanden sich 3 Aszitestumoren der Ratte, nämlich Zellen des Rattenhepatoms, Walker-Karzinoms und Yoshida-Sarkoms. Wir wählten eine Sporen-Letaldosis 50 (LD 50); sie entsprach einer Sporenmenge, die nach Vermischung mit 10^5 vitalen Mäusetumorzellen bzw. 10^6 Rattentumorzellen (geprüft im Vitalfärbetest) etwa 50% der Tumormäuse an Tetanus tötete. Die Mischsuspension mit Tumorzellen und Sporen setzte sich jeweils aus 10 Volumina Tumorzellen-Aufschwemmung und 1 Volumen Sporensuspension zusammen. Es wurden 0,1 ml subkutan am Nackenfell injiziert (Näheres s. Material und Methoden). Im Ergebnis betrug die Tetanussporen-LD_{50} 1×10^2 bei Aszitestumorzellen der Maus; sie erhöhte sich auf 1×10^3 bei den solid wachsenden Inzucht-Mäusetumoren als Zellausgangsmaterial bzw. bei den xenogen überimpften Ratten-Aszitestumorzellen. Das deutet darauf hin, daß die Wachstumspotenz der Tumoren, bezogen auf Prozent Tumorangehraten in den untersuchten Kontrollgruppen, mit der wirksam infizierenden Menge Tetanussporen invers korrelierte, denn je stärker das Tumorwachstum war, desto niedriger lag die Tetanussporen-LD_{50}.

Die Frage des offensichtlich universellen, wenn auch differenzierten Ansprechens der geprüften Tumorarten im Maus-Tumor-Tetanus-Test mußte darüber hinaus von der Seite der Tetanusstämme untersucht werden. Wir zogen drei Laboratoriumsstämme in Betracht, Stamm Harfert (Institut für allgemeine und medizinische Mikrobiologie, Virologie und Epidemiologie der Humboldt-Universität Berlin), Stamm Tulloch 3 (Staatliches Seruminstitut Kopenhagen) und Stamm No. 8033 (Bakterien-Stammsammlung Washington D.C.). Es wurden gleiche Sporenzahlen von jedem Tetanusstamm mit der gleichen Menge Aszites-Lymphosarkomzellen der Maus zusammengebracht. Das Ergebnis war eindeutig: Alle drei Tiergruppen starben zeitlich homogen an Tetanus sowohl mit gleicher mittlerer Überlebenszeit als auch mit gleicher Rate der Gesamtsterblichkeit. Besonderes Interesse verdient in diesem Zusammenhang die Tatsache, daß der Tetanusstamm No. 8033, den Malmgren und Flanigan 1955 in ihrem klassischen Versuch verwendet hatten, sich analog zu den anderen beiden Tetanusstämmen verhielt (Schneeweiß u. Fabricius 1974). Der Tetanusstamm No. 8033 ist nach Cravetz et al. (1951) mit dem NIH-Tulloch-Stamm Typ 11 identisch.

Eine weitere Bestärkung darin, daß das Tumorwachstum in noch unbekannter Weise das Klostridienwachstum stimuliert, erfuhr unsere Vorstellung durch Bestrahlungsversuche mit Ratten-Aszites Hepatomzellen. Diese wurden in vitro bestrahlt und anschließend im Maus-Tumor-Tetanus-Test mit unbestrahlten Hepatomzellen als Kontrolle verglichen. Während 50% der Tiere, die 2000-r-bestrahlte Tumorzellen subkutan injiziert erhielten, an Tetanus starben, reagierten die Mäuse mit unbestrahlten Hepatomzellen und gleicher Sporendosis hundertprozentig; sie gingen alle innerhalb einiger Tage an Tetanus zugrunde. Die Strahlendosis von 10000 r brachte sowohl das Tumorwachstum der implantierten Zellen als auch das Tetanusgeschehen zum Erliegen, die Mäuse blieben tumorfrei und gesund (Schneeweiß u. Fabricius 1972). Das Ergebnis ist dahingehend zu interpretieren, daß die Klostridienvermehrung einer

Stimulation seitens vitaler Tumorzellen untersteht. Diese Vorstellung gewinnt dadurch an Gewicht, daß subletal bestrahlte Tumorzellen mit einem erhaltengebliebenen Stoffwechsel, aber verlorengegangenem Teilungsvermögen (Negelein, Schneeweiß u. Fabricius 1979) einen regressierenden Herd Tumorzellen bilden. In diesem Herd fehlt der entscheidende Tumorzellen-Vitalfaktor, der zur Induktion des Klostridienwachstums notwendig ist.

Die Sensitivität des Maus-Tumor-Tetanus-Tests ist groß. Etwa 3×10^3 vitale Leukämie L1210-Zellen konnten nach subkutaner Miteinsaat hoher Sporenzahlen durch einen Tetanus signalisiert werden. Bekanntlich stammte die Entdeckung des immunologischen „Durchschleichphänomens", d. h. des Weiterwachsens kleiner Tumorzellinokula im Vergleich zur verstärkten Transplantatreaktion seitens größerer Tumorzelldosen, aus Versuchen mit der Leukämie L1210 (Humphreys et al. 1962). Wir fanden, daß die Schwelle der noch vollständig anwachsenden Tumorzellmenge heraufrückt, wenn man vom syngenen Leukämie L1210-Modell zum allogenen Ehrlich-Karzinom-System überwechselt. Die kritische Ehrlich-Krebszelldosis, die bei allen Tieren subkutan angeht und zum Tetanus führt, liegt nach unseren Erfahrungen bei 1×10^5 vitalen Tumorzellen. Verwendet man xenogene Tumorzellen, rückt diese Grenze nochmals um eine Zehnerpotenz höher. Subletale Ganzkörperbestrahlung der Empfängermäuse mit 400 r, 24 Stunden vor der Zellen-Sporen-Injektion verabfolgt, bewirkte das Umgekehrte: Die Ehrlich-Karzinom-Schwellendosis ging beispielsweise von 1×10^5 auf 3×10^4 vitale Tumorzellen herunter.

Bezogen auf das Feuchtgewicht von Leukämie L1210-Zellen betrug die gerade vollständig angehende Tumorzellmasse im Tumor-Tetanus-Test etwa 0,03 mg. Berechnet man eine Million Leukämie L1210-Zellen mit 1 mg Feuchtgewicht, so entspricht die Tumorzellmasse, die vom Tetanus angezeigt wird, einem Zehnmillionstel einer 30 g schweren Maus. Wir müssen uns allerdings darüber im klaren sein, daß eine Bewertung nach Gewichtseinheiten oder Reaktionsstufen in einer statisch formulierbaren Empfindlichkeitsskala der Test- und Kontrollgruppen, z. B. durch Berechnung der „spezifischen Sterblichkeit", keine Anhaltspunkte über den zugrundeliegenden Wachstumsprozeß ergibt. Hierzu benötigt man dynamisch zu bewertende Kriterien. Diese sollen anhand biologischer Kontrollsysteme reale Aussagen über den Ablauf des Testes in Abhängigkeit von den biologisch wichtigen Parametern ermöglichen, die den zu untersuchenden Wachstums- und Vermehrungsvorgang betreffen.

3.3.2. Biologische Kontrollen des Tumor-Tetanus-Phänomens

Zur methodologischen Vervollständigung des Maus-Tumor-Tetanus-Tests bemühten wir uns um die Erarbeitung biologisch relevanter Kontrollen. Es sollte die Information des Meßergebnisses vom Prinzipiellen her fundiert und präzisiert werden. Ursprünglich hatten wir als „Gegenprobe" Einzelzellsuspensionen aus normalen Organen nach mechanischer Zertrennung und Prüfung im Vital-Färbetest vorgesehen. In Betracht kamen neben Milz- und Leberzellen von Maus und Ratte auch periphere Blutleukozyten. Mäuse-Embryonalzellen prüften wir im syngenen Transplantationssystem, die übrigen Zellarten im allogenen oder xenogenen Spender-Empfänger-System. Alle getesteten Zellsysteme einschließlich der Mäuse-Embryonalzellen (die Mäusedosis betrug ca. 4×10^5 trypsinierte vitale Embryonalzellen und 2×10^4 Tetanussporen) verhielten sich stets tetanusnegativ (Schneeweiß u. Fabricius 1971).

Wir glauben nicht, daß diese Art von Spezifitätskontrolle eine reale Einschätzung des Testprinzips des subkutan solidwachsenden Tumorgewebes gestattet. Eher schien uns in der Serie der Rattenhepatom-Tetanus-Versuche die Leberregeneration nach operativer Hepatektomie geeignet zu sein, die Unterschiede der Testresultate zwischen Tumorwachstum und regenerierendem Wachstum in biologisch sinnvoller Weise zu demonstrieren (Schneeweiß u. Fabricius 1975a).

Wir gehen davon aus, daß der Maus-Tumor-Tetanus-Test solidwachsendes Tumorgewebe nach subkutaner Injektion genau dosierter Einzelzellsuspensionen anhand der Tetanussterbekurven anzeigt. H. B. Hewitt (1954) konnte in Modellversuchen nachweisen, daß die subkutane Injektion von Partikel-Aufschwemmungen bis herab zur Größe von Bakterien eine „Abfiltration" der Teilchen im dichten Netz der Kollagenfasern des Bindegewebes bewirkt, während die Suspensionsflüssigkeit das benachbarte Gewebe im größeren Umkreis vorübergehend ödematös durchtränkt. Die Partikeln bleiben als unifokaler Zellhaufen an der Austrittsöffnung der Injektionskanüle liegen. Dieser entspricht einem viel kleineren Bezirk als das flüssigkeitsinfiltrierte Gewebe. Im Tumor-Tetanus-Test sammeln sich die Tumorzellen nach der subkutanen Injektion zunächst als kleines diskusförmiges Zellaggregat (Urban et al. 1974), eingebettet in bindegewebiges Stroma, von wo aus die Einsprossung der ernährenden Kapillaren in die Randzone des anwachsenden Tumorzellhaufens erfolgt.

Wir können also das subkutane Bindegewebe der Maus als das biologische Kontrollgewebe zum Tumor-Tetanus-Test betrachten. Pathologisch-anatomisch ziehen wir drei Arten Zellneubildungen dieses Gewebes in Erwägung: das embryonale, regenerative und entzündliche Zellwachstum. Als Basis- oder Bezugswert gilt das ruhende Bindegewebe, bei dem sich Zellverlust und -ersatz die Waage halten. Das Wachstumsmuster des in Homöostase befindlichen Bindegewebes der Unterhaut prüften wir im „Kochsalz-Sporen-Test". Hierzu wurden die Tetanussporen in gewünschter Menge mit physiologischer Kochsalzlösung aufgeschwemmt und im Dosisvolumen von 0,1 ml subkutan injiziert.

Die Testung des in Regeneration sich befindenden Subkutangewebes, das wir dem embryonalen Wachstumsmuster gleichzetzen dürfen, nahmen wir im „Calciumchlorid-Sporen-Test" vor. Die Tetanussporen wurden in starker Verdünnung mit 1 Volumen Kochsalzlösung zu 10 Volumina 5%-iger Calciumchlorid-Lösung zugesetzt. Das Dosisvolumen betrug meist 0,1 ml. Da das Calciumchlorid eine gewebsnekrotisierende Wirkung hat (Bullock u. Cramer 1919a, 1919b), wurde sofort nach der Einspritzung in Abhängigkeit vom Dosisvolumen und dem Alter der Tiere eine mehr oder weniger ausgedehnte Gewebstraumatisierung mit nachfolgender Regeneration und Wundheilung induziert. Es resultierten Sterbekurven an Wundtetanus, die man nach zeitlichem Beginn, Steilheit und Höhe analog zum Tumortetanus methodisch behandeln und analysieren kann.

Das Wachstumsmuster entzündlicher Zellneubildungen des Subkutangewebes untersuchten wir am Beispiel des antikörperbildenden Zellgewebes eines Impfstoffgranuloms. Die Mäuse erhielten eine Primärinjektion von Diphtherie-Formoltoxoid-Adsorbat-Impfstoff. Mit der subkutan zu applizierenden Sekundär-Impfstoffdosis, der zuvor die gewünschte Menge Tetanussporen beigemischt wurde, erfolgte die Auslösung des „Impfgranulom-Tetanus". Da die Tetanussterbekurven mit großer Wahrscheinlichkeit die Aktivität des antikörperproduzierenden Zellpotentials im Herd des Impfstoffknötchens widerspiegeln, ermöglichen sie Aussagen über die Zellproliferation des Impfgranuloms, das wir zunächst formal-mathematisch untersuchten (Schneeweiß u. Fabricius 1970; Schneeweiß et al. 1972).

Zur Lösung der durch den Tumor-Tetanus-Test aufgeworfenen zellpopulationsdynamischen Probleme haben wir in der weiteren Folge auf den „Kochsalz-Sporen-Test" und „Calciumchlorid-Sporen-Test" zurückgegriffen. Wir stellten fest, daß diese beiden Kontrollsysteme alle Bedingungen erfüllten, die notwendig sind, um die für das mathematische Modell des Maus-Tumor-Tetanus-Tests entscheidenden Parameter zu erarbeiten und genauer zu definieren.

3.3.3. Zellpopulationskinetik und Tetanusmortalität

Aus den geschilderten Erfahrungen des Tumor-Tetanus-Tests mußten wir den Schluß ziehen, daß zur Analyse des zu messenden Wachstumsprozesses vor allem der *Dynamik* des Versuchsablaufes die entscheidende Bedeutung zufällt. Denn bei kritischer Auswertung der Versuchsprotokolle sprachen die experimentellen Daten für eine enge Korrelation zwischen Tumorwachstum und Klostridienvermehrung, die sich in den Kurvenverläufen der Tetanuserkrankungen und Todesfälle einerseits und der (Flächen-)Zunahme des Tumors andererseits manifestiert. Es handelt sich um die schon erwähnte invers korrelative Beziehung zwischen Tumorangehrate und Tetanussporen-Letaldosis 50, um das parallele Verhalten zwischen Tumorwachstumsrate und Steilheit der Tetanussterbekurve, ferner um die komplementäre Austauschbarkeit der Einsaatmengen von Tumorzellen und Tetanussporen.

Wir hatten beim Vergleich der verschiedenen Transplantattumorarten von Maus und Ratte im Maus-Tumor-Tetanus-Test gesehen, daß Zellpopulationen mit hoher Angehrate Tetanussporen stärker stimulieren als solche mit geringerer Angehpotenz. Das zeigte sich in den niedrigen Sporen-Schwellenwerten der stark anwachsenden Tumoren verglichen mit den hohen Tetanussporen-Schwellendosen der schwächeren Tumoren. Wir konnten den stark anwachsenden Tumorzellarten eine niedrige kritische Sporenletaldosis zuordnen.

Die Korrelation von Tumorwachstum und Klostridienvermehrung zeigte sich des weiteren darin, daß eine stark und schnell durchwachsende Tumorzellpopulation, zum Beispiel die erhebliche Größenzunahme der Tumormasse beim solidwachsenden Ehrlich-Karzinom, mit einem rapiden und steilen Tetanussterbeverlauf der betreffenden Mäusegruppen parallel ging. Wir fanden andererseits stark verzögert einsetzende und flach verlaufende Tetanussterbekurven, wenn es sich wie beim transplantablen Inzucht-Mammatumor-Modell der Maus um zunächst sehr protrahiert größer werdende Tumorzellformationen handelte (Schneeweiß u. Fabricius 1975b).

Dem Phänomen der Komplementarität der Einsaat-Dosen von Tumorzellen und Tetanussporen begegneten wir bei ein und derselben Tumorart. Spritzte man beispielsweise einer Mäusegruppe $2{,}5 \times 10^5$ vitale LeukämieL 1210-Zellen, einer anderen Gruppe $2{,}5 \times 10^4$ Zellen desselben Tumors, so bewirkte im ersten Fall eine Tetanussporen-Einzeldosis von $1{,}5 \times 10^2$ nahezu die gleiche Tetanusmortalität wie im zweiten Fall die Dosis von $1{,}5 \times 10^3$ Sporen. Diese Austauschbarkeit der zahlenmäßig definierbaren Startbedingungen von Tumorzellen und Sporen variiert von einem Tumorsystem zum anderen innerhalb gewisser Reaktionsbreiten. Die Form der Tetanussterbekurven und damit der Verlauf des „Tumor-Tetanus-Wachstums" sind hierbei allerdings variabel: Die höheren Tumorzellmengen ergeben einen zeitlich kürzeren Beginn und steileren Anstieg als die geringeren Zelldosen.

Faßt man diese experimentellen Befunde unter Berücksichtigung der In-vitro-Bestrahlungsstudie, in der die Bedeutung der ungehemmt teilungsfähigen Tumorzellen für das Ansprechen des Tumor-Tetanus-Tests zutage trat, zu einem einheitlichen Gesichtspunkt zusammen, so ergibt sich folgender Leitgedanke: Bei Kenntnis der Eingabedaten von Zellen und Sporen erweist sich die Analyse der Tetanussterbekurven als Mittel zur Klärung der Beziehung zwischen Tumorwachstum und Klostridienvermehrung auf zellulärer Ebene. Je stärker das Wachstum der betreffenden Tumorzellpopulation desto ausgeprägter manifestiert sich die Selektivität (Spezifität) des Tumor-Tetanus-Phänomens, d. h. des Klostridienwachstums im Maus-Tumor-Tetanus-Test (genauer gesagt im „Transplantattumor-Tetanustoxikoinfektions-Modell" der Maus). Es liegt daher nahe, die Zellpopulationen mit großer Wachstumsfraktion und kurzer mittlerer Zellzykluszeit, die durch steile Tetanussterberaten signalisiert werden, auf das Verhalten der einzelnen Zellklone hin zu untersuchen.

Durch gedankliche Verknüpfung der Zellpopulationskinetik, vor allem des Proliferationsmusters der individuellen Klone einer Tumorzellpopulation, mit den jeweils durch die Sporendosis variierenden aber tumortypisch verlaufenden Kurven der Tetanussterblichkeit glauben wir, für die Frage, wie die Selektivität des Tumor-Tetanus-Phänomens zu interpretieren ist, eine Arbeitshypothese gefunden zu haben. Selbstverständlich muß dieser Gedanke konkreter und exakter formuliert werden. Wir wollen versuchen, ihn anhand der nachfolgend darzustellenden Versuchsetappen und experimentellen Ergebnisse einer kritischen Einschätzung und abschließenden allgemeinen Wertung zu unterziehen.

3.4. Die Arbeitshypothese des Tumor-Tetanus-Phänomens

Die grundlegende Idee zur Erklärung und mathematischen Beschreibung des Tumor-Tetanusverlaufs besteht darin, daß die Auskeimung der Sporen und nachfolgende Vermehrung der Klostridienstäbchen durch die proliferierenden Tumorzellen stimuliert wird. Wir begründen diese Hypothese damit, daß die sich teilenden Zellen gegenüber den ruhenden Zellen einen stark erhöhten Sauerstoffverbrauch haben. Wir nehmen deshalb an, daß es innerhalb der Zellzykluszeit einen bestimmten Abschnitt gibt, in dem die unmittelbare Umgebung der Zelle durch eine sehr niedrige Sauerstoffkonzentration charakterisiert ist. Der steile Sauerstoffgradient entsteht durch einen vorausgegangenen erhöhten Sauerstoffverbrauch der Zelle, der infolge der begrenzten Sauerstoffdiffusion nicht augenblicklich wieder ausgeglichen werden kann.

Wenn nun eine Spore zufällig nach der subkutanen Tumorzellen-Sporen-Injektion in ein solches Sauerstoffgefälle gelangt, sind in diesem Zeitintervall die Bedingungen für das Auskeimen und die Vermehrung der Tetanusklostridien gegeben. Wir nehmen an, daß der kritische Zeitabschnitt genügt, um gerade eine Stäbchenverdoppelung zu ermöglichen. Hieraus ergibt sich das gleiche Verhalten im Teilungsrhythmus der jeweiligen Tumorzelle und des entsprechenden Klostridienstäbchens. Wir gehen also davon aus, daß die Vermehrung der Klostridien mit dem Wachstum der „getroffenen" Tumorzellklone parallelgeht! Für die einzelne Spore bedeutet das Treffer-Ereignis, daß sie in die unmittelbare Nähe einer Tumorzelle gelangt ist, die sich im Gegensatz zu einer ruhenden Zelle im Vorgang der Proliferation befindet. Das Treffer-Ereignis bedeutet außerdem, daß bis zum Zeitpunkt der Mitose der getroffenen Zelle diese Spore germiniert und zum Tetanusstäbchen auswächst, sofern es nicht vorher phagozytiert wird. Allerdings haben die Simulationsrechnungen gezeigt, daß das Auftreten der Phagozytose bei kleinen Sporenzahlen von vernachlässigbarer Größenordnung ist. Die weitere Vermehrung bereits gebildeter Tetanusstäbchen ist dadurch zu charakterisieren, daß jeder in der unmittelbaren Nachbarschaft stattfindende Zellteilungsschritt zu einem Verdoppelungsschritt der Stäbchen ausgenutzt wird.

Durch die Möglichkeit der Phagozytose ist es offenbar wichtig, zwischen der Trefferwahrscheinlichkeit und der Auskeimwahrscheinlichkeit für eine Spore zu unterscheiden. Diese Auskeimwahrscheinlichkeit ist sicher nicht größer als die Trefferwahrscheinlichkeit und ist mit dieser identisch, wenn die Phagozytose vernachlässigbar ist.

Die Trefferwahrscheinlichkeit, also die Wahrscheinlichkeit dafür, daß eine beliebige im Spritzvolumen enthaltene Spore in die unmittelbare Nähe einer proliferierenden Tumor- (bzw. Normal-)Zelle gelangt, hängt von mehreren Einflußgrößen ab. Sie wird um so größer sein, je größer der Anteil der proliferierenden Zellen in der umgebenden Zellpopulation ist. Dieser entspricht im üblichen Sinne der Wachstumsfraktion. Weiterhin wird die Verteilung der Abstände zwischen den Zellen den Wert der Trefferwahrscheinlichkeit beeinflussen. Schließlich kann es durch Abdriften von Sporen über Lymph- und Blutwege zu einem Sporenverlust kommen, so daß auf diese Weise die Trefferwahrscheinlichkeit vermindert wird.

Somit ist die Anzahl der pro Versuchstier tatsächlich „treffenden" und evtl. germinierenden Sporen eine zufällige Zahl. Dabei ist zu beachten, daß auch die Anzahl der im einzelnen Injektionsvolumen enthaltenen Sporen vom Versuche her nicht streng kontrollierbar ist. Diese Anzahl ist — wie man zeigen kann — in sehr guter Näherung durch eine Poisson-Verteilung zu beschreiben.

Es ist klar, daß dieses bis jetzt behandelte Treffermodell eine gewisse stochastische Tetanusreaktivität definiert. Die von uns durchgeführten Simulationsrechnungen haben jedoch ergeben, daß für eine quantitativ richtige Beschreibung des Verlaufs der Tetanusreaktivität das Trefferprinzip allein nicht genügt. Der zeitliche Ablauf der Tetanussterbekurven im Simulationsmodell entsprach für keine Wahl der Trefferwahrscheinlichkeit annähernd den beobachteten Sterbeverläufen. Eine besondere Eigenschaft des reinen Treffermodells besteht ja darin, daß bereits ein einziger Treffer zum Tod des Versuchstieres führen müßte. Wir haben daher das zugrundeliegende mathematische Modell zu einem allgemeineren Modell erweitert. Es wird hierbei die Möglichkeit eingeräumt, daß die aus einer Zellteilung hervorgehenden Tochterzellen nicht mehr erneut den Teilungszyklus durchlaufen. Solche Tochterzellen würden das Wachstum der Klostridienstäbchen nicht mehr gewährleisten. Auf diese Weise kann es zu einem Stillstand des Wachstums der betroffenen Stäbchenpopulation kommen.

Wir bezeichnen im folgenden die Wahrscheinlichkeit dafür, daß der nachfolgenden Stäbchengeneration durch eine proliferierende Zelle ein weiterer Teilungsschritt ermöglicht wird, als Klonierungswahrscheinlichkeit. Aus der Definition geht hervor, daß die Klonierungswahrscheinlichkeit im allgemeinen eine von der Zahl der Generationen abhängige Größe ist. Das mathematische Modell der Stäbchenvermehrung kann somit folgendermaßen beschrieben werden: Der gesamte Wachstumsprozeß der aus einer Einzelspore hervorgehenden Stäbchengesamtheit besteht aus einer mehr oder weniger großen, d. h. zufälligen Anzahl von Verdoppelungsschritten. Da im allgemeinen mehrere Treffer vorliegen, geht die gesamte Klostridienpopulation aus einer gewissen Anzahl von Einzel-Vermehrungsprozessen der genannten Art hervor. Dabei können die Beiträge der einzelnen Klone sehr unterschiedlich sein. Es ist klar, daß dieses allgemeine Klonierungsmodell das oben beschriebene Treffermodell als Spezialfall enthält. Das speziellere Modell erhält man dadurch, daß man die Klonierungswahrscheinlichkeit $= 1$ setzt.

Die andere Extremsituation erhält man, wenn man für die Klonierungswahrscheinlichkeit den Wert Null annimmt. Unter dieser Voraussetzung führt jeder einzelne Treffer nur zur Bildung genau eines Stäbchens. Diese Situation dürfte angenähert bei einer im Gleichgewicht befindlichen Zellpopulation vorliegen, bei der Zellneubildung und Zellverlust etwa den gleichen Umfang haben.

Unserem mathematischen Modell können wir ferner die Annahme zugrundelegen, daß von jedem Tetanusstäbchen eine wohldefinierte, für alle Stäbchen gleiche Toxinmenge gebildet wird. Da für jedes Gift allgemein eine gewisse Schwellendosis der Wirkung existiert, die von der Versuchstierart abhängig ist, gehen wir ebenfalls von einem solchen Schwellenwert aus. Die zu dieser kritischen Toxinmenge gehörende Stäbchenzahl bezeichnen wir als kritische Stäbchenzahl. Bei Überschreitung der kritischen Stäbchenmenge zeigt das Versuchstier die typischen Zeichen einer Tetanuserkrankung. Die kritische Stäbchenzahl entspricht nach dieser Definition somit nicht der für das Tier tödlichen Toxinmenge. Trotzdem ist beim Tumor-Tetanus und auch beim Wund-Tetanus das Überschreiten der kritischen Stäbchenzahl in der Regel gleichbedeutend mit dem Tetanustod des Versuchstieres. Der Grund hierfür ist darin zu sehen, daß die tödliche Dosis nur wenig höher als die eben definierte kritische

Dosis liegt, so daß bei einer rapiden Stäbchenvermehrung diese Grenze praktisch nicht sichtbar wird. Unter den Tieren, die überleben, gibt es jedoch immer wieder auch solche, die einen lang anhaltenden Tetanuskrampf entwickeln. In solchen Fällen ist durch die Klostridienvermehrung zwar die kritische Stäbchenzahl überschritten worden, jedoch ist die insgesamt gebildete Toxinmenge unterhalb der tödlichen Schwelle geblieben. Diese Tiere werden gewöhnlich nach mehreren Wochen Dauerkrampf wieder gesund.

Die kritische Stäbchenzahl stellt einen weiteren wesentlichen Parameter unseres mathematischen Modells dar.

Schließlich erfordert die Analyse der Tetanussterbekurven eine detaillierte mathematische Beschreibung der Zellzykluszeiten, da diese den zeitlichen Ablauf des Geschehens im wesentlichen determinieren. Wir gehen in unserem Modell davon aus, daß die Zykluszeiten der zugrundeliegenden Zellpopulation durch eine gewisse statistische Verteilung zu beschreiben sind. Die Simulationsrechnungen haben ergeben, daß die Streuung dieser Zeiten in der Tumorzellpopulation sehr groß ist. Eine wichtige zusätzliche Annahme beruht darauf, daß die Zykluszeiten der einzelnen Zellklone konstant bleiben, daß es jedoch zwischen den einzelnen Klonen erhebliche Unterschiede gibt. Wir berücksichtigen in unserem Modell allerdings, daß die Möglichkeit für eine allmähliche Verlängerung der Zykluszeiten im Fortschreiten des Wachstumsprozesses besteht.

Die Parameter, die den zeitlichen Ablauf der Tetanussterbekurven enscheidend bestimmen, sind demnach die mittlere Zykluszeit, die Varianz der Zellzykluszeiten und die pro Generation auftretende mittlere Verzögerung der Zellzykluszeiten.

Mit diesem mathematischen Modell ist es uns gelungen, die wichtigsten Versuchsergebnisse im Rahmen des Maus-Tumor-Tetanus-Tests und seiner biologischen Kontrollsysteme (Kochsalz-Sporen-Test und Calciumchlorid-Sporen-Test als Modell des Wund-Tetanus) durch Rechnersimulation zu rekonstruieren. Wir schließen daraus, daß unser Modell den Prozeß der zellabhängigen Tetanusinfektion in den wesentlichen Zügen richtig erfaßt. Darüber hinaus ist es uns gelungen, die entscheidenden biologischen Parameter für diesen Prozeß zu erkennen und quantitativ zu erfassen. Außerdem zeigen unsere Ergebnisse, daß die stochastische Beschreibungsweise der Darstellung dieses komplexen biologischen Wachstumsprozesses besonders angepaßt ist.

4. Material und Methoden

4.1. Methodische Vorbemerkungen

Die Untersuchung des Zellwachstums im Unterhautgewebe der Maus mit Tetanussporen umfaßt mehrere vorbereitende Schritte und die anschließende Durchführung des Testes. Die einzelnen Teststufen sollten nach Möglichkeit normiert werden.

Zu den vorbereitenden Maßnahmen gehören erstens die Züchtung, Präparation, Prüfung und Aufbewahrung der Tetanussporen eines gut versporenden und giftbildenden Tetanusklostridienstammes, zweitens die laufende Passagierung der transplantablen Mäuse-Aszites-Tumorzellen, gegebenenfalls eine Tiefkühlkonservierung, drittens die Haltung und Bereitstellung von Versuchsmäusen eines geeigneten Stammes entsprechender Qualität mit bestimmtem Körpergewicht.

Die Testdurchführung besteht aus der Gewinnung, Zählung und Präparation der Tumorzellen, ihre gründliche aber schonende Vermischung mit Tetanussporen in der jeweils gewünschten Endkonzentration des Dosisvolumens und eine gleichförmige Subkutan-Injektionstechnik der Tumorzellen-Tetanussporen-Mischsuspension im Gebiet des Nacken-Schulter-Bereichs der Versuchstiere. Alle Versuchsschritte der Präparation, Verdünnung, Mischung und Injektion verlangen die Verwendung steriler Arbeitsgeräte und Reagenzien sowie die Einhaltung aseptischer Kautelen. Die Ablesung des dreiwöchigen Versuchsablaufes wird einmal täglich vorgenommen. Alle Fälle mit beginnenden (lokalen) oder fortgeschrittenen (allgemeinen) Tetanuszeichen werden registriert, die an Tetanus gestorbenen Tiere seziert und der Tumor bezüglich Größe, Farbe, Lage und Vaskularisierung makroskopisch beurteilt.

Die Normierung des Testes gründet sich auf die Konstanz der Sporeneigenschaften sowie der Sporendosis als Hauptbezugsgrößen. Die Tumorzellen müssen eine während der Versuchsdurchführung gleichbleibende Vitalität und Mengenverteilung behalten.

Die Versuchsmäuse sollten in einem ausreichend guten Gesundheits- und Ernährungszustand gewichtshomogen unter gleichen Fütterungs- und Haltungsbedingungen stehen. Zu den wichtigen Testvoraussetzungen gehört die Beherrschung der subtilen Misch- und Injektionstechnik bei einheitlich zu handhabenden Zählmethoden, Befundungen der Ableseresultate und Bewertungsmaßstäben. Nach Möglichkeit sollten die Injektions- und Ablesetermine in der gleichen Tageszeit, beispielsweise den frühen Vormittagsstunden, liegen.

4.2. Tetanussporen

Für den Maus-Tumor-Tetanus-Test eignen sich Tetanusstämme, die sowohl toxinogene als auch sporogene Eigenschaften besitzen. Wir verwendeten für alle Versuche den Stamm *Clostridium tetani* Tulloch 3[1]). Der Stamm wurde im Schrifttum verschiedentlich als Bezugs- und Kontrollstamm eingesetzt. Tulloch (1917, 1919a, 1919b) hatte ihn aus menschlichem Wundmaterial isoliert und mit agglutinatorisch definierten Laboratoriumsstämmen

[1]) Wir danken Frau Dr. Inga Scheibel vom Staatlichen Seruminstitut Kopenhagen für die freundliche Übersendung des Tetanusstammes.

verglichen: Er erwies sich mit einer USA-Standard-Kultur von Tetanusklostridien, die zur Herstellung von antitoxischen handelsüblichen Sera dienten, als gruppenidentisch.

4.2.1. Sporenzüchtung — Sporenpräparation

Züchtungsmedium

Es wurde eine mit 4%igem Peptonzusatz modifizierte Leberbouillon (Oxoid-Granulat CM 77) verwendet. Aus 1 Liter Originalmedium wurde das Lebergranulat durch Grobfiltration (4fach Mull über Haarsieb und G2-Glasfritte – Saale-Glas GmbH Jena) entfernt.

Zu dem heißen Leberbouillonfiltrat kam ein Zusatz von 4% Pepton C/ELB (Serva). Abfüllung zu etwa 150 ml in Babyflaschen, die vorher mit Zellstoffstopfen und Becherglas heißluftsterilisiert wurden. Sterilisation der modifizierten Leberbouillon im Autoklaven 30 Minuten bei 394,15 °K (121 °C).

Anzucht

Die Durchführung der Versuche erfolgte mit folgender Anzuchtcharge:

Animpfung: Etwa 1×10^7 reife Tetanussporen, suspendiert in 0,1 ml physiologischer Kochsalzlösung (die Sporen stammten aus einer 1965 lyophilisierten Tetanus-Leberbouillon-Kultur, der ersten Subkultur des aus Kopenhagen übersandten Sporenmaterials), wurden mit Tuberkulinspritze und langer Kanüle auf den Boden je eines Traubenzucker-Bouillon-Röhrchens (0,1%) eingeimpft. Die Traubenzucker-Bouillon wurde vorher frisch aufgekocht und schnell abgekühlt. Bebrütung 12 Stunden bei 308,15 °K (35 °C).

1. *Passage*: Je 1 ml Animpfmaterial wurde auf jeweils 10 ml Traubenzucker-Bouillon vorsichtig ohne Ansaugen von Luft mit einer 5-ml-Glasspritze und langer Kanüle überimpft. Bebrütung 24 Stunden bei 308,15 °K (35 °C).

2. *Passage*: Je 10 ml Traubenzucker-Bouillon-Kultur der ersten Passage wurden mit 5-ml-Spritze und langer Kanüle frei von Luftblasen auf je eine Kulturflasche mit 150 ml der frisch sterilisierten modifizierten Leberbouillon eingeimpft. Bebrütung 3 Wochen bei 308,15 °K (35 °C).

Alle Inkubationen erfolgten im Exsikkator nach dreimaligem Evakuieren und Beschikken mit Nelson-Gasgemisch (5% CO_2 in Reinstickstoff, weniger als 0,02% O_2 laut Gasanalyse). Zum Evakuieren benutzten wir eine Drehschieber-Vakuumpumpe. Nach 24 Stunden Bebrütung bei 308,15 °K (35 °C) war eine deutliche Gasentwicklung in den Kulturflaschen zu erkennen.

Sporenpräparation

Nach aerober Sterilitätskontrolle auf Blutagarplatten und mikroskopischer Durchsicht der Leberbouillon-Kulturen wurde gut versportes Kulturmaterial der verschiedenen Flaschen zusammengegossen. Die Auswaschung wurde in Zentrifugengläsern in physiologischer Kochsalzlösung fünfmal bei 2500 g je 30 Minuten unter sterilen und aseptischen Bedingungen vorgenommen. Nach der letzten Auswaschung wurde das Zentrifugat auf das etwa Zehnfache des Ausgangsmaterials konzentriert, was 80 ml Sporenkonzentrat entsprach, und, um das Toxin zu zerstören, im Wasserbad auf 344,15 °K (71 °C) für 30 Minuten, gerechnet vom Augenblick des Erreichens der Temperatur in einem entsprechenden Kontroll-Erlenmeyerkolben, erhitzt. Nach dem Abfüllen in Ampullen zu je 2 ml in physiologischer Kochsalzlösung wurden die Sporen-Ampullen im Kühlschrank bei 276,15 °K bis 278,15 °K (+3 °C bis +5 °C) aufbewahrt.

4.2.2. Sporenprüfung

Mikroskopische Qualitätsprüfung

Nach der Übersichtsfärbung mit Methylenblau waren über 95% des Kulturmaterials versport. Die Sporensuspension bestand zu etwa 80% aus Einzelsporen, der Rest aus Sporangien. Weniger als 5% aller Sporen waren unreif (gefärbt).

Gesamtsporenzahl

Die Bestimmung erfolgte in der Bakterienzählkammer (Neubauer-Netz mit einer Kammertiefe von 0,02 mm). Wie gingen von unserer Erfahrung aus, daß sich Suspensionen mit 50—100 Sporen pro Kammer (1/50 mm³) am besten zählen lassen.

Nach folgenden mathematischen Überlegungen kamen wir zu dem Schluß, daß mit einer ausreichenden statistischen Sicherheit durch Mittelwertbildung die Zählung von 16 Kammern genügt: Das vorgegebene Konfidenzintervall sei $(\lambda - \varepsilon, \lambda + \varepsilon)$, das Signifikanzniveau sei α. Werden k Zählungen durchgeführt mit den Ergebnissen $n_1, \ldots, n_k$ und ist $\bar{n} = (n_1 + \ldots n_k)/k$, dann wird nach der Wahrscheinlichkeit $P = W(\lambda - \varepsilon \leqq \bar{n} < \lambda + \varepsilon)$ gefragt. Es soll k so bestimmt werden, daß $P \geqq \alpha$ ist. Bei genügend großem Erwartungswert (etwa $\lambda \geqq 15$) kann die Poisson-Verteilung in guter Näherung durch die Normalverteilung ersetzt werden. Folglich ist der Mittelwert aus k Einzelwerten nach $N\left(\lambda, \frac{\lambda}{k}\right)$ verteilt. Daraus folgt

$$W(\lambda - \varepsilon \leqq \bar{n} < \lambda + \varepsilon) \approx \frac{k}{\lambda\sqrt{2\pi}} \int_{\lambda-\varepsilon}^{\lambda+\varepsilon} e^{-\frac{k(x-\lambda)^2}{2\lambda}}\, dx.$$

Durch die Substitution $\sqrt{\frac{k}{\lambda}}\,(x - \lambda) = t$ erhält man:

$$W(\lambda - \varepsilon \leqq \bar{n} < \lambda + \varepsilon) \approx \frac{1}{\sqrt{2\pi}} \int_{-\varepsilon\sqrt{\frac{k}{\lambda}}}^{\varepsilon\sqrt{\frac{k}{\lambda}}} e^{-\frac{t^2}{2}}\, dt = 2F\left(\varepsilon\sqrt{\frac{k}{\lambda}}\right) - 1\,.$$

(F entspricht der standardisierten Normalverteilung $N(0{,}1)$.
Daraus folgt:

$$2F\left(\varepsilon\sqrt{\frac{k}{\lambda}}\right) - 1 \geqq \alpha, \quad F\left(\varepsilon\sqrt{\frac{k}{\lambda}}\right) \geqq \frac{1+\alpha}{2}.$$

Bei einem vorgegebenen Signifikanzniveau von 95% ($\alpha = 0{,}95$), $\varepsilon = 5$ und einer mittleren Sporenzahl von $\lambda = 100$ erhält man unter Verwendung der tabellierten Flächen unter der Normalkurve (E. Weber, 1964, Tafel 2) für k den Wert 16. Durch die Zählung von 16 Zählkammern liegt der Mittelwert mit der vorgegebenen Sicherheit innerhalb des vorgegebenen Konfidenzintervalls. Nach unseren Überlegungen erhält man sehr ungenaue Zählwerte, wenn man wie Baker (1967) Bakterienaufschwemmungen von ca. 10 Keimen pro kleinstem Quadrat auszählt. Um Zählergebnisse in gleicher Genauigkeit wie in unserem Beispiel zu erhalten, d. h. ebenfalls bei $\alpha = 0{,}95$ bzw. $\varepsilon = 5$, müßte ein Vielfaches an Kammern ausgezählt werden.

Lebendsporenzahl

Die Testung erfolgte in 0,4%igem Hochschicht-Thioglykolatagar (modifizierter Nährboden, Institut für Immunpräparate Berlin). Pro 10 ml Kulturmedium wurden 0,1 ml einer Sporensuspension in abfallenden Zehnerverdünnungsstufen eingesät. Die Auswertung erfolgte nach 5-tägiger Bebrütung bei 308,15 °K (+35 °C) im Exsikkator unter Nelson-Gasgemisch. Zunächst stellten wir in Vorversuchen an je 10 Kulturröhrchen pro Sporenverdünnung die Mindestsporenzahl fest, die in mehr als 50% der Röhrchen zum Wachstum führen. Mit der ermittelten Sporenzahl wurden insgesamt 100 Versuchsröhrchen beimpft, und nach 5tägiger Bebrütung stellten wir die Anzahl der bewachsenen Versuchsröhrchen fest.

Die pro Röhrchen eingesäte Sporenmenge ist eine Zufallsgröße, die durch eine Poisson-Verteilung beschrieben werden kann. Die Auskeimwahrscheinlichkeit für das einzelne

Röhrchen bezeichnen wir mit q. Die Schätzgenauigkeit für q hängt von der Anzahl der inkubierten Versuchsröhrchen ab, z. B. findet man bei 100 Versuchsröhrchen und einer Wachstumsrate von 60% ($q = 0,6$) für die wahre Auskeimrate das Konfidenzintervall von 49,7 bis 69,7% zum Signifikanzniveau von 95% (E. Weber 1964, Tafel 8a). Die Anzahl der gewachsenen Röhrchen ist binomialverteilt.

q ist jedoch nicht identisch mit der Wahrscheinlichkeit p für die Einzelspore auszukeimen und zu wachsen. Die Aktivität für die Einzelspore errechnen wir nach der Poisson-Verteilung. Danach ist die Anzahl der Sporen pro Röhrchen eine Poisson-verteilte Zufallsgröße mit einem vorgegebenen Erwartungswert μ. Es läßt sich zeigen, daß die Anzahl der tatsächlich angewachsenen Sporen ebenfalls Poisson-verteilt mit dem Erwartungswert μp ist. Folglich ist die Wahrscheinlichkeit, daß keine einzige Spore pro Röhrchen auskeimt, gleich $e^{-\mu p}$. Diese Wahrscheinlichkeit entspricht dem Wert $1 - q$. Durch Auflösung nach p folgt:

$$p = -\frac{1}{\mu} \ln (1 - q).$$

Für die verwendete Tetanussporen-Charge erhielten wir folgende Werte:

$$\mu = 29 \; [(2,9 \pm 0,6) \cdot 10^8 \text{ Sporen pro ml auf } 10^{-6} \text{ verdünnt}], \; q = 0,75.$$

Dann ergibt sich für p der Wert

$$p = -\frac{1}{29} \ln (1 - 0,75) = 0,0478.$$

Für die Einzelspore beträgt die Wahrscheinlichkeit auszukeimen und zu proliferieren 4,78%.

Sporentoxin-Test

Nach 4-wöchiger Aufbewahrung der frisch hergestellten Sporen im Kühlschrank bei 276,15 °K bis 278,15 °K (+3 °C bis +5 °C) wurden 4 ml Überstand des Sporenkonzentrats nach scharfer Zentrifugation und Sterilfiltration (Membran-Filterspritzen Sartorius-Membranfilter GmbH Göttingen) auf fünf 25 g schwere Mäuse injiziert. Jedes Tier erhielt je 0,5 ml subkutan am Nacken. In der Beobachtungszeit von 20 Tagen fanden sich keine lokalen oder allgemeinen Hinweise auf eine Tetanusintoxikation.

Sporen-Letaldosis-Test

Je 0,1 ml Sporenkonzentrat wurden 20 weiblichen 25 g schweren Mäusen subkutan am Nacken injiziert. Die Einzeldosis entsprach 3×10^7 reifen, bei 344,15 °K (71 °C) 30 Minuten entgifteten Tetanussporen. Nach 16-tägiger Beobachtung zeigte sich das folgende Resultat: 2 Mäuse starben am 2. Tag, 10 Mäuse am 3. Tag, 5 Mäuse am 4. Tag, 2 am 5. Tag und das letzte Tier am 6. Tag post infectionem an Tetanus.

4.3. Tumorzellen

Tumor-Aszites-Zellen sind für das Tumor-Tetanus-Modell besonders geeignet. Als vitale Einzelzellsuspension lassen sie sich technisch einfach gewinnen, leicht verarbeiten und transplantieren. Vor allem sind sie die Voraussetzung für reproduzierbare quantitative Untersuchungen.

In der Mehrzahl der darzustellenden Versuche wurden Ehrlich-Aszites-Karzinomzellen der Maus verwendet. Der Tumor wurde von Prof. A. Graffi 1948 in das damalige Forschungszentrum für Biologie und Medizin Berlin-Buch übernommen. Es handelt sich um den hyperdiploiden Lettré-Stamm, der den bekannten Karyotyp mit den typischen Marker-Chromosomen aufweist (Abb. 1).

Der Stamm zeigt seit seiner ersten Chromosomen-Analyse durch Bayreuther (1952; vgl. Hauschka et al. 1957; K. D. Mayer 1966; Schöneich 1968; Schiffer u. Markoe 1974) nach 25 Jahren Tierpassagen eine beachtenswerte Stabilität und Homogenität. Sie bestätigte

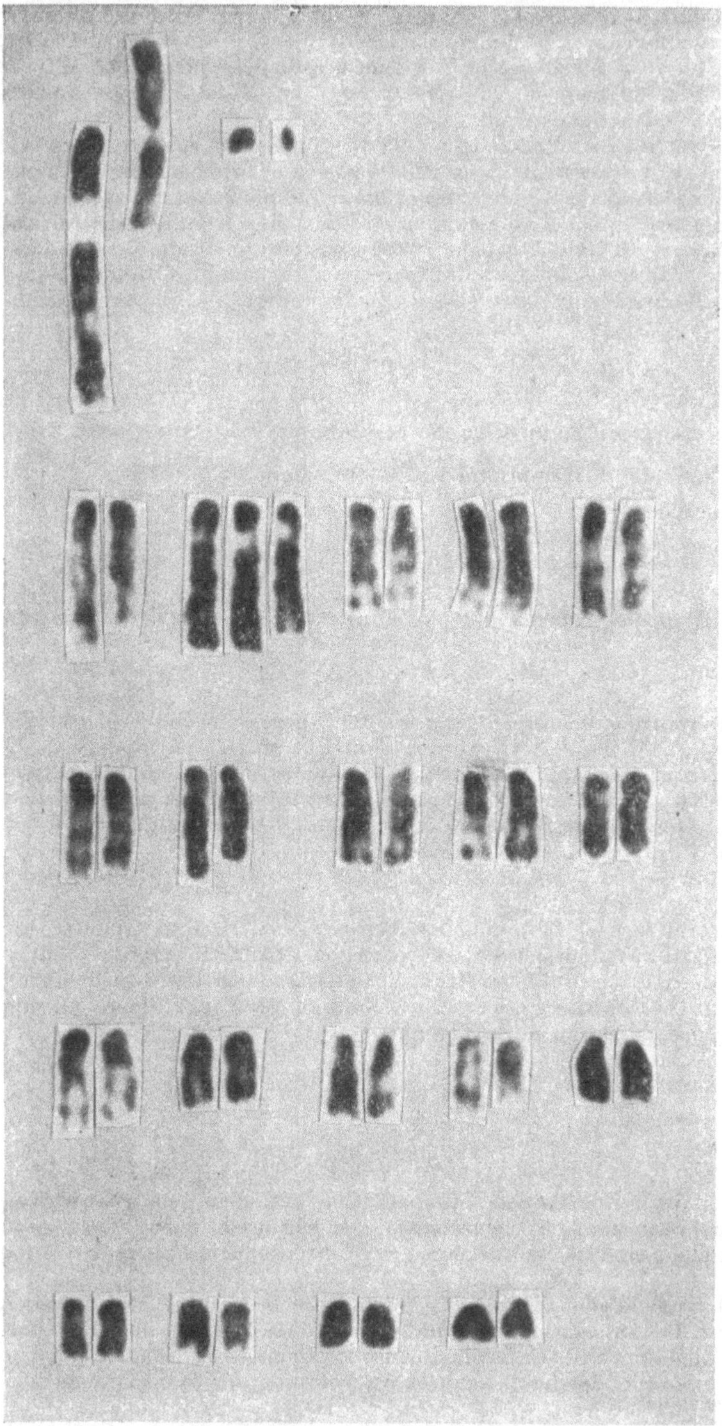

Abb. 1. Karyotyp des Ehrlich-Aszites-Karzinoms Stamm Lettré „Berlin Buch“ (Piede 1976).

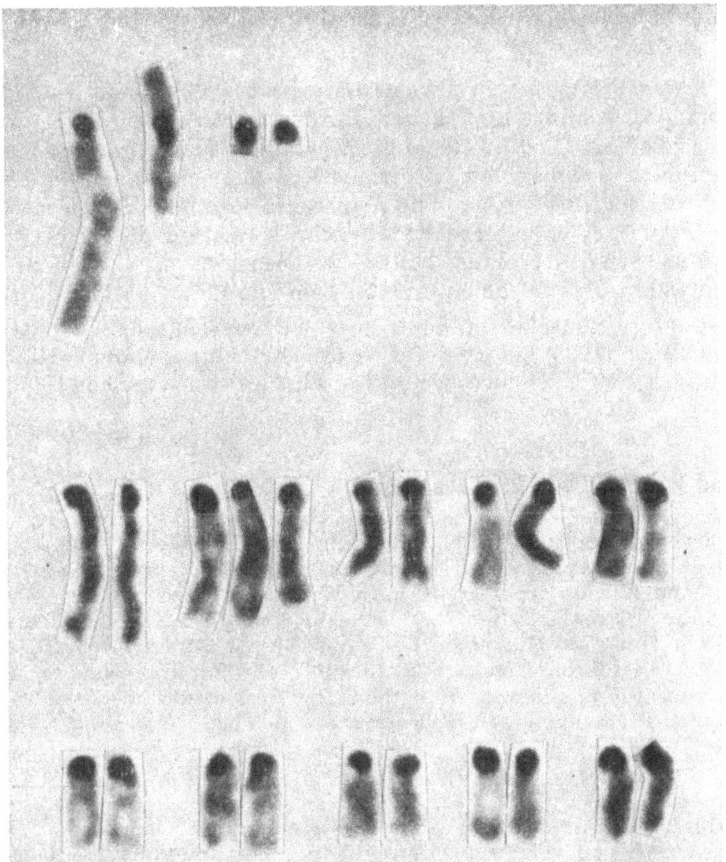

Abb. 1

sich in unseren seit 1962 durchgeführten Versuchen hinsichtlich der gleichbleibenden Tumor-Angeh- und -Wachstumsraten.

Man erkennt in Abb. 1 zwei Chromosomen mit charakteristischen Besonderheiten, das eine („A") mit Sekundäreinschnürung, die das Chromosom in einen längeren proximalen und kürzeren distalen Abschnitt teilt, das andere metachromatische Chromosom („B") mit medianem Kinetochor (Zentromer). Beide sind länger als die längsten des normalerweise diploiden Satzes von 40 Mäusechromosomen. Ferner sind zwei (3 bis 4) sehr kurze Chromosomen zu erkennen. Sie sind kürzer als die kleinsten normalen Metaphase-Chromosomen der Maus. Unter 100 ausgewerteten Zellen befanden sich 66 mit der mittleren Chromosomenzahl 43 (stem-line)[1]).

Bleibt zu erwähnen, daß die (vermutbare) Abkunft über den ursprünglichen Aszites-Tumor von Loewenthal und Jahn (1932) auf eines der verschiedenen Maus-Mamma-Karzinome von Ehrlich bis auf das Jahr 1896 zurückgeführt wird (Ehrlich u. Apolant 1905; Ehrlich 1906, 1907b).

4.3.1. Präparation und Prüfung der Tumorzellen

Zur Aszitesabnahme wurden die Spendermäuse mit Äther oder CO_2 getötet, das Fell vom darunterliegenden Gewebe des Abdomens freipräpariert und die Tumor-Aszitesflüssigkeit mit steriler Spritze und Kanüle unter aseptischen Kautelen abgesaugt. Zur Vermeidung der Gerinnung wurde etwa ein Fünftel Volumen einer 3,13%igen Natriumcitratlösung zugegeben und durch Hin- und Herneigen der Punktionsspritze vermischt. Die Hauptmenge des Tumor-Aszites füllten wir nach Entfernung der Punktionskanüle in frischsilikonisierte, heißluftsterilisierte Blaurock-Röhrchen. Der Rest wurde für die Sterilitätskontrolle in einem zweiten Röhrchen gesammelt und 2 Stunden bei 310,15 °K (37 °C) vorbebrütet.

Sterilitätsprüfung

Zur Kontrolle auf Sterilität der Tumorzellen haben wir je eine große Öse (4 mm ∅) des vorbebrüteten Tumor-Aszites von jeder Maus getrennt in je ein Röhrchen Traubenzuckerbouillon zur aeroben Bebrütung und Thioglykolat-Bouillon für die anaerobe Bebrütung abgeimpft. Die Hauptmenge des Tumor-Aszites blieb während der 24-stündigen Bebrütung bei 310,15 °K (37 °C) als Zellkonzentrat im Kühlschrank bei 276,15 bis 278,15 °K (+3 bis 5 °C). Nur solche Ehrlich-Aszites-Proben, die nach 24 Stunden frei von Bakterienwachstum blieben, wurden weiterverimpft bzw. in den Versuch genommen. Die beimpften Kultur-Röhrchen wurden weitere 48 Stunden zur Nachbeobachtung im Brutschrank gehalten.

4.3.2. Passagierung der Tumorzellen

Die 24 Stunden im Kühlschrank gehaltenen Ehrlich-Aszites-Tumorzellen wurden mit Periston-N (Bayer, Leverkusen) verdünnt und im Dosisvolumen von 0,5 ml intraperitoneal verimpft und zwar im Verhältnis 1 Teil Tumorzellen und 19 Teile Periston-N. Das entspricht ungefähren Dosen von 5×10^6 Ehrlich-Karzinomzellen. Die Angehrate betrug 100%; die Passagetermine lagen beim Ehrlich-Aszites-Karzinom am 9. bis 11. Tag nach der Transplantation.

Für die Passagierung der Tumorzellen wurden ausschließlich weibliche Mäuse des Stammes AB verwendet. Bekanntlich erhält man beim Ehrlich-Aszites-Karzinom nach intraperitonealer Injektion Aszitestumoren, nach subkutaner Injektion Solidtumoren.

---

[1]) Wir möchten Frau Dr. Witkowski und Frau Piede, Universitäts-Nervenklinik der Charité, Humboldt-Universität Berlin, für die Anfertigung der Chromosomen-Analyse danken.

4.4. Versuchsmäuse

Da große Zahlen an Versuchstieren benötigt wurden, arbeiteten wir mit Auszuchtmäusen des Stammes Agnes Bluhm (AB), die von einem Züchter in etwa 14tägigen Abständen bezogen wurden. Die Experimente mit der Leukämie L 1210 machte die Bereitstellung von DBA/NMRI-Hybridmäusen ebenfalls von einer außerhalb des Instituts liegenden Zuchtanstalt erforderlich. Im allgemeinen wurden männliche Tiere, beide Geschlechter jedoch stets getrennt, verwendet. Neben der genotypischen Identität bietet der hohe Heterozygotiegrad der Hybridmäuse eine gute Gewähr für eine höhere Resistenz gegenüber Umweltfaktoren und Infektionen, verglichen mit Inzuchttieren (vgl. Roberts 1969; Loosli 1969). Das Körpergewicht der Tiere betrug zum Versuchsbeginn je nach Fragestellung meist zwischen 25 und 30 g.

4.4.1. Tierhaltung

Die Tiere waren in Plastik-Käfigen auf feinen Holzspänen mit Futterraufe aus Metall und Plastik-Trinkgefäßen zu jeweils 10 Tieren untergebracht. Die Raumtemperatur betrug 296,15 °K bis 298,15 °K (23 bis 25 °C) bei Ventilation und wechselnder Luftfeuchtigkeit wegen fehlender Vollklimatisation. Sie erhielten Wasser ad lib. und Pellet-Standardfutter® (für Ratten und Mäuse: Staatliche Zentralstelle für Versuchstierzucht und -versorgung Berlin) folgender Rezeptur[1]): Mais 28%, Weizenmehl 30%, Luzernegrünmehl 3%, Trockenmagermilch 2%, Futterhefe 4%, Fischmehl 8%, Hafermehl 8%, Weizenkleie 8%, Vitaminwirkstoff 2%, Mineralstoff 3%, Dextrin 4%.

Rezeptur der Mineralstoffmischung mit 5,2% P_2O_5 (12,0% P_2O_5), P:Ca Verhältnis = 1:4,7:

Kohlensaurer Kalk 52,2%, Dicalciumphosphat 30,9%, Steinsalz 15,0%, Eisensulfat 1,5%, Mangansulfat 0,3%, Kupfersulfat 0,1%.

Rezeptur der Vitaminvormischung (je kg Fertigfutter): Vitamin A 8.000 IE, Vitamin D 1.200 IE, Vitamin E 50 mg, Vitamin B_2 4,4 mg, Nikotinsäureamid 19,8 mg, Cholinchlorid 22,0 mg.

Durchschnittliche Analysenwerte der Gehalte in der Frischsubstanz: Trockensubstanz 86,0%, Rohprotein 20,3%, Rohfett 3,6%, Rohfaser 4,1%, Rohasche 6,6%, stickstoffreie Extraktstoffe 51,4%.

4.4.2. Versuchstierkontrolle

Alle Versuchstiere wurden nach der Anlieferung mit Human-Pockenlymphe vakziniert und 14 Tage in Quarantäne gehalten. Tiere mit Zeichen einer beginnenden Ektromelie wurden eliminiert (die Morbidität betrug auch in Zeiten mit hohem Durchsatz selten mehr als 1%).

Etwa alle zwei Monate wurden veterinärhygienische Untersuchungen auf den Ernährungs- und Allgemeinzustand der Tiere sowie auf Befall mit Ekto- und/oder Endoparasiten durchgeführt.[2]) In einem Beobachtungszeitraum von 4 Jahren (1974–1977) ergab die veterinärbakteriologische und parasitologische Untersuchung jeweils einmal Befunde von Staphylokokken, Streptokokken, Diplokokken und Pasteurellen, gelegentlich von Pilzen, regelmäßig von Kolibakterien bzw. koliformen Stäbchen sowie von aeroben Sporenbildnern.

---

[1]) Zentralinstitut für Ernährung der Akademie der Wissenschaften der DDR — Potsdam-Rehbrücke.

[2]) Wir danken Herrn Dr. Schubert und seinen Mitarbeitern, Bereich Versuchstierzucht und Tierhaltung im Forschungszentrum für Molekularbiologie und Medizin der Akademie der Wissenschaften der DDR Berlin-Buch, für die stets gewährte Unterstützung bei der Beschaffung, Haltung und Kontrolle der Versuchstiere.

Die regelmäßige Grobdesinfektion der Tiereinheiten erfolgte mit Wofasept 5%, gegebenenfalls mit Präparaten auf Formalinbasis. Tiere, die älter als 6 Monate waren, wurden nicht in den Versuch genommen.

Bei Abschluß eines Versuches wurden die makroskopischen Befunde der inneren Organe (Milz, Leber, Herz, Lunge, Niere, Darm) durch eine genügende Anzahl Sektionen eingetragen.

4.5. Methodik des Maus-Tumor-Tetanus-Tests

Das allgemeine Testprinzip besteht darin, die zum Zellwachstum aktivierten Gewebsareale, Tumorgewebe nach Injektion bestimmter Zelldosen, mit Tetanusklostridien zu besiedeln, daß eine typische Dynamik der Klostridienvermehrung am Ort der Tumorzellinokulation in Form einer typischen Tetanussterbekurve der Mäuse resultiert. In unserem Versuchsmodell (Abb. 2) wird die Anfangsbedingung des Wachstumsprozesses durch Subkutaninjektion abgemessener Mengen teilungsfähiger Tumorzellen und Tetanusklostridien festgelegt. Beide Zellsuspensionen werden gründlich vermischt und simultan lokal appliziert.

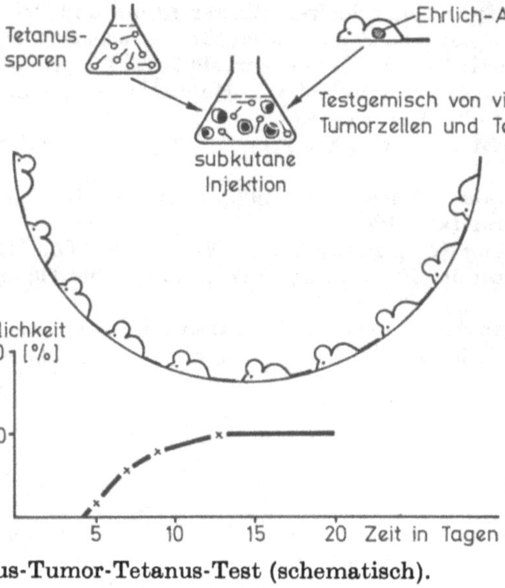

Abb. 2. Maus-Tumor-Tetanus-Test (schematisch).

4.5.1. Vorbereitung der Tumorzellen

Die Abnahme der Tumor-Aszites-Zellen für den Versuch erfolgte wie zur Weitertransplantation des Tumors. Je nach Umfang wurden die einzelnen sterilen Zellproben mehrerer Spendertiere zusammengemischt. Um vor dem Versuch eine Aussage über die Zellvitalität zu haben, wurde das Gemisch des Zellkonzentrats auf den zehnten Teil in physiologischer Kochsalzlösung verdünnt und 1 Teil dieser Verdünnung mit 2 Teilen einer 0,5%igen Trypanblaulösung in physiologischer Kochsalzlösung versetzt, vgl. Haagen und Seeger (1938), Seeger und Schacht (1960). Nach 3 Minuten Einwirkungszeit der Farblösung wurden zunächst mindestens drei Kammern (Neubauer-Zählnetz, Kammertiefe 0,02 mm) ausgezählt und der Mittelwert des Zählergebnisses für die Herstellung der Endverdünnung der vitalen (nicht blau angefärbten) Zellen in der gewünschten Anzahl Dosisvolumina zugrundegelegt. Zur maximalen Schonung der Zellen wurden alle Misch- und Verdünnungsschritte der Zellen im Eiswasserbad vorgenommen. Die für den Versuchsansatz benötigten Glasgeräte (Röhrchen, Pipetten, Erlenmeyerkolben, Bechergläser) wurden in Aquaphob NS 2 (VEB Chemiewerke Nünchritz) silikonisiert und heißluftsterilisiert.

Die Endverdünnung der Zellsuspension wurde in Periston-N (Bayer, Leverkusen) hergestellt. Es handelt sich um eine Blutersatzflüssigkeit folgender Zusammensetzung: Polyvinylpyrrolidon (mittleres MG 12600) 6,0; Natriumchlorid 0,55; Kaliumchlorid 0,042; Calciumchlorid krist. 0,05; Magnesiumchlorid krist. 0,005; Natriumbicarbonat 0,023; Aqua redest. steril. ad 100,0 ml.

Die abgemessene Menge Zellkonzentrat wurde in die vorgelegte Menge eisgekühlter Periston-N-Lösung pipettiert und zur schonenden Mischung der Zellen von einem Becherglas in ein anderes durch 10maliges Hin- und Hergießen vermischt. Nachkontrolle in der Zählkammer und bei Bedarf Nachkorrektur der Zellzahl. Am Schluß des Versuches wurde durch insgesamt ca. 10 Kammerzählungen ($\lambda = 120$, $\varepsilon = 20$, $\alpha = 0{,}9$; vgl. 4.2.2.) die genaue Zellzahl bestimmt.

4.5.2. Mischung der Tumorzellen mit Tetanussporen

Die im Kühlschrank vorrätig gehaltene Tetanussporensuspension, die, wie oben angegeben, im Phasenkontrastmikroskop in einer Neubauer-Kammer ausgezählt worden war, wurde über Zehnerstufen in physiologischer Kochsalzlösung mit ggf. weiteren Teilverdünnungsschritten am Versuchstag auf die gewünschte Sporenendverdünnung gebracht. Da Sporensuspensionen zum Verklumpen neigen, wurden die Verdünnungen nach einem speziellen Mischungsverfahren hergestellt. Die jeweilige Ausgangsverdünnung wurde zunächst mit der 5-ml-Spritze und langer, nicht abgeschliffener Kanüle (180 mm Länge, 1 mm lichte Weite) jeweils zehnmal durch kräftiges gründliches Aufziehen und Ausspritzen gleichmäßig suspendiert. Dann wurde auf diese Kanüle eine Tuberkulinspritze umgesteckt und nach kurzem Nachmischen 1 ml in 9 ml physiologische Kochsalzlösung der nächsten Verdünnungsstufe übertragen. Erneutes Mischen mit neuer und trockener 5-ml-Spritze und Kanüle, Austauschen mit neuer Tuberkulinspritze und Weiterverdünnung wie geschildert. Die Sporenendverdünnung wurde unmittelbar nach der Fertigstellung in ein vorbereitetes leeres Becherglas eingefüllt.

In ein silikonisiertes Becherglas mit 1 Teil Tetanussporensuspension in physiologischer Kochsalzlösung wurden aus einem anderen Becherglas 10 Teile der fertigen Tumorzellsuspension in Periston-N-Lösung vorsichtig ohne Schaumbildung zugegossen. Beide Suspensionen wurden durch 10maliges vorsichtiges Hin- und Hergießen gründlich vermischt.

Sofort im Anschluß daran wurden die gewünschten Teilmengen der frisch bereiteten Zellen-Sporen-Mischung in bereitgestellte silikonisierte Blaurock-Röhrchen pipettiert und zwar jeweils in 5-bis 6-ml-Portionen. Nach 6- bis 8maligem Pipettieren aus der Mischaufschwemmung wurde erneut 4mal hin- und hergegossen und weiterpipettiert. Die frisch beschickten Versuchsröhrchen kamen sofort ins Eiswasserbad und verblieben dort bis zur Beendigung des Spritzens in der Tiereinheit.

4.5.3. Injektion der Zellen-Sporen-Testsuspension

Da eine unverminderte Wachstumspotenz der in Periston-N suspendierten Ehrlich-Aszites-Karzinomzellen nach unseren Erfahrungen auf etwa 4 Stunden begrenzt ist, waren wir bemüht, innerhalb dieser Zeitspanne nach der Herstellung der Zellen-Sporen-

Testaufschwemmung die Injektionen durchzuführen. Während der ersten Stunden ließ sich kein meßbarer Abfall der zellulären Vermehrungspotenz in unserem Testsystem nachweisen.

Als Injektionsort wählten wir das Subkutangewebe im Nacken-Schulter-Dreieck. Das im Herd der Klostridienvermehrung gebildete Tetanustoxin wandert auf dem Weg der motorischen Nervenbahnen zum Zentralnervensystem. Es greift bei tödlich endendem Tetanusverlauf an den lebenswichtigen Zentren im verlängerten Rückenmark an. Die Kürze des Weges, den das Toxin vom Infektionsherd zur Medulla oblongata zurücklegt, ist ein wesentliches Moment dieses Applikationsmodus.

Das Dosisvolumen pro Maus betrug in der Regel 0,1 ml. Es wurde mit der Tuberkulinspritze und den Kanülen-Nummern 12, 14 oder 16 injiziert. Der Kanülenschaft wurde um etwa 30° mit der Austrittsöffnung nach oben abgewinkelt, um nach dem Einstechen und Nachvorneschieben der Kanüle beim Einspritzen mit der Öffnung nach oben streng subkutan zu liegen. Nicht immer gelang es uns, solitär liegende Subkutantumoren zu erzielen. Die Tiere waren oft während des Spritzens unruhig, und der Spritzvorgang selbst mußte von *einer* Versuchsperson ohne manuelle Assistenz ausgeführt werden. Größere Versuchsansätze wurden parallel immer von denselben zwei Versuchspersonen (U. S. u. E.-M.F.) gespritzt.

Damit die Tumorzellen-Sporen-Suspension an jeweils 10 Mäusen eines Käfigs homogen verteilt appliziert wurde und um eine Gruppe von 40 Tieren aus jeweils *einem* Versuchsröhrchen, das 5 bis 6 ml Testsuspension enthielt, gleichmäßig zu beimpfen, verfolgten wir eine gründliche, aber ausreichend schonende Mischtechnik. Hierzu wurde der Röhrcheninhalt mit Tuberkulinspritze und langer Kanüle (180 mm Länge, 1 mm lichte Weite, abgeschliffene und entgratete Spitze) vor der Injektion der ersten Zehnergruppe 5- bis 6mal, vor der zweiten Gruppe 2- bis 3mal und vor den letzten zwei 10er Gruppen je 1- bis 2mal vorsichtig ohne Schaumbildung und zu starken Zug oder Druck auf dieFlüssigkeitssäule gemischt. Nach dem jeweils letzten Aufziehen wurde die Kanüle mit steriler Pinzette aufgesteckt, befestigt und abgewinkelt. Vorhandene Luftblasen wurden in Zellstoff ausgedrückt. Dann erfolgte die Injektion, welche zügig, aber beim eigentlichen Spritzakt genügend langsam und vorsichtig durchgeführt wurde.

4.5.4. Ablesung des Tests

Zur Beurteilung des Versuchsablaufes wurden die Mäusegruppen jeden Tag zur gleichen Tageszeit, gewöhnlich am Vormittag, bei steil verlaufenden Tetanussterbekurven zusätzlich abends inspiziert. Es kam darauf an, die beginnenden Zeichen des Tetanus festzustellen, das Fortschreiten von den lokalen zu den allgemeinen Symptomen zu verfolgen und den Tod an Tetanus zu registrieren. Dieser spezifische Symptomenkomplex mußte von gelegentlich unspezifisch interkurrent auftretenden Erkrankungen bzw. unspezifischen Todesfällen differentialdiagnostisch unterschieden werden. Das gelang bei entsprechender Erfahrung, täglicher Nachschau und unter Berücksichtigung des Sektionsbefundes in den meisten Fällen.

Typisch ist der Tetanusbeginn mit der Steifhaltung der Schulter-Nacken-Region, Anlegen der Ohren und dem stelzenden Gang. Die Tiere bewegen sich nicht mit der üblichen Gewandtheit. Beim Fortschreiten des Prozesses treten die Augen häufig stärker hervor. Das Tier stützt sich in starker Krampfhaltung auf die steif ausgestreckten hinteren Extremitäten, wobei die vorderen Gliedmaßen an den Körper angewinkelt sind. Bei Berührung, aber auch spontan, reagiert das Tier mit Konvulsionen, die den ganzen Körper einbeziehen, mit Krampfatmung einhergehen und in der Agonie mit Urinaustritt enden.

Neben tödlich endenden Tetanusfällen kommt es vereinzelt zu lokalen Krampfformen, die mehrere Tage oder Wochen stationär bleiben und an denen das Tier nicht zugrunde geht. Der Dauerkrampf hat die Tendenz, sich nach Tagen oder Wochen spontan zurückzubilden, so daß er am Ende des Versuchs, gewöhnlich nach drei Wochen, schwächer oder kaum mehr nachzuweisen ist.

Von den gestorbenen und den übrigen Tieren, die nach Beendigung des Versuchs mit Äther bzw. CO_2 abgetötet wurden, legten wir Sektionsprotokolle an. Das Rückenfell wurde von kaudal nach kranial freipräpariert, über den Kopf des auf dem Bauch liegenden Tieres zurückgeklappt und die Rückseite des Fells in der Hals-Nacken-Schulter-Region und der darunter liegenden Muskelfaszie auf das Vorhandensein eines Tumors untersucht. Regelmäßig haben wir das interskapulare Schulterfett in die Tumorsuche einbezogen. Registriert wurden die Größe, Farbe und Lokalität des Tumors sowie die Stärke der Gefäßneubildung in den angrenzenden Gewebspartien des Subkutangewebes bzw. bei epi- oder intramuskulär gewachsenen Tumoren der Muskelregion. Wir bestimmten die beiden größten Durchmesser der meist scheibenförmig wachsenden Subkutantumoren mit der Schieblehre. Wuchsen die Tumoren multipel oder verstreut, beschränkten wir uns auf die Maße des jeweils größten Tumors.

4.5.5. Bewertung des Tests

Aufgrund der simultanen Inokulation von Transplantattumorzellen und Tetanussporen handelt es sich um ein komplementäres Tumortransplantations-Tetanustoxikoinfektions-Modell der Maus. Daher bieten sich für eine dynamische Bewertung der Zellneubildung dieses Testsystems zwei Arten von Wachstumsprozessen an: zum einen der Verlauf der Tetanussterbekurve als Ausdruck einer sich vermehrenden, ektotoxinbildenden Klostridienpopulation, zum anderen die Größenzunahme des Tumors als Ergebnis eines überschießenden Wachstumspotentials von klonierenden Tumorstammzellen.

In die Tetanussterbekinetik gehen die Parameter der Inkubationszeit (Anzahl der Tage vom Injektionstermin bis zum Ausbruch der Tetanuszeichen), der Überlebenszeit (Anzahl der Tage vom Injektionstermin bis zum Tod), bezogen auf ein Einzeltier oder auf den mittleren Wert der Tiergruppe, ein. Die Tage des Krankheitsbeginns bzw. des Todes an Tetanus wurden mitgerechnet.

Das Tumorwachstum wird durch die Zunahme der mittleren Tumorfläche pro Gruppe beurteilt, entweder der Tiere, die an einem bestimmten Versuchstag an Tetanus starben, oder der Kontrolltiere, die Tumorzellen ohne Tetanussporen erhalten hatten und an den gleichen Tagen getötet wurden wie die Versuchstiere starben. Für die statistische Auswertung wurden die Tetanusmorbidität (Erkrankungsrate der Tiere pro Gruppe) und Tetanusmortalität (Sterberate pro Gruppe) herangezogen. Die Tetanus-Gesamtmorbidität umfaßt neben der Mortalität die Anzahl der lokal stationären Tetanusformen, die fünf Tage und länger am lokalen Tetanus erkrankten, ohne bis zum Ende der Beobachtungszeit von drei Wochen daran zu sterben. Das Tumorwachstum wird durch die Tumorangehrate (Anzahl der Tumortiere im Vergleich mit der Gesamtzahl einer Gruppe, die gleiche Tumorzelldosen erhielten) und Tumortodesrate (Anzahl der an Tumor gestorbenen Tiere unter der Gesamtzahl einer Gruppe mit gleichen Tumorzelldosen) charakterisiert.

4.5.6. Festlegung der Gruppenumfänge

In Abhängigkeit von den gestellten Versuchsaufgaben war es notwendig, ausreichend große Versuchsumfänge einzusetzen, um zu statistisch gesicherten Ergebnissen zu gelangen. Die Gruppen umfaßten je nach Fragestellung bis zu mehreren hundert Tieren.

Vom statistischen Standpunkt aus ist die beobachtete Tetanusmortalität bzw. -morbidität eine binomial verteilte Zufallsgröße. Folglich ist es möglich, einen Test heranzuziehen, der die Gleichheit der Parameter in Binomialverteilungen überprüft (E. Weber 1964, S. 159).

Der Vergleich der Tetanussterbezeiten aus behandelten und unbehandelten Gruppen erfolgte durch Anwendung des U-Testes nach Wilcoxon-Mann-Whitney (L. Sachs 1972, S. 230), da er ein parameterfreier Test ist, der keine zusätzlichen Voraussetzungen über die Verteilung der Sterbezeiten macht. Desgleichen konnte die Prüfung des Tumorwachstums mit Hilfe des U-Testes geschehen, wobei die beiden größten Durchmesser zur Flächenberechnung der Tumoren ermittelt wurden.

4.6. Normierung des Testsystems

Die wichtigste Bezugsgröße des Tests ist die mit der Sporendosis variierende Tetanussterblichkeit. Wir bemühten uns daher um die Bereitstellung qualitativ gleichbleibend aktiver Tetanussporen. Während der Entwicklungsarbeiten wurden zunächst die im Jahre 1965 in Tarozzi-Leber-Bouillon gezüchteten und lyophilisierten Tetanussporen verwendet. Sie wurden in Ampullen unter Hochvakuum abgeschmolzen und bei 253,15 °K (−20 °C) aufbewahrt. Dieses Lyophilisat von Tulloch 3 war die Erstanzuchtcharge unseres Laboratoriums. Es blieb während zehn Jahren unverändert aktiv. Die in der Arbeit beschriebenen Versuche haben wir im wesentlichen mit einer 1975 hergestellten, aus der Charge '65 stammenden Animpfmenge Tulloch-3-Sporen durchgeführt, vgl. Abschnitt 4.2. Eine Verdünnung 1×10^{-2} entsprechend 3×10^{6} Tetanussporen in 1,0 ml Kochsalz-Suspension der Charge '75 behielt zwei Jahre die volle Aktivität im Tierversuch. Ebenso verhielt sich eine hohe Verdünnung von 1×10^{-7} entsprechend 3×10^{1} Tetanussporen im Milliliter in einer Testperiode von 10 Wochen biologisch unverändert stabil. Je größer der Anteil reifer nicht anfärbbarer Sporen in einer Ausgangssuspension ist, desto länger haltbar erwiesen sich nach unseren Erfahrungen die in Kochsalzlösung verdünnten, im Kühlschrank aufbewahrten Testsporensuspensionen.

Die Grenzen einer quantitativ zuverlässigen Sporendosierung liegen einerseits in der Ungenauigkeit der Zählmethoden, andererseits der Zufallsverteilung der Sporen auf die Einzeldosen. Wir waren bestrebt, die Zählkammer-Ungenauigkeit gering zu halten, indem die Methode stets vom gleichen Untersucher mit der gleichen Fülltechnik, Zählerfahrung und unter Berücksichtigung des Mittelwertes mehrerer Kammerfüllungen gehandhabt wurde. Die Zählkammer-Sporenwerte wurden anhand der Lebendkeimzahl-Bestimmung ergänzt (Bestimmung der Auskeimungsrate der Testsporen). Das beschriebene Verfahren der Tumorzellvermischung und -verdünnung zur Erhaltung der Tumorzellvitalität, insbesondere der Teilungspotenz, ist nicht frei von mechanischen Insulten. Es garantiert jedoch eine gleichmäßige Verteilung der Zellen selbst bei großen Versuchsansätzen. Periston-N erwies sich als gleichbleibendes Suspensionsmedium für Tumorzellen verschiedener Art und Herkunft. Für den Test genügte die Erhaltung der Vermehrungsfunktion für die Dauer einiger Stunden nach der Zellgewinnung aus dem Tier. Der Gedanke, Periston-N zu verwenden, ergab sich aus unseren früheren Erfahrungen mit Periston-N als Grundlage des Basalmediums nach R. A. Nelson und Mayer (1949) im *Treponema pallidum*-Immobilisationstest (Berlinghoff 1956; Schneeweiß 1959; Schneeweiß u. Dietz 1963).

Schwierig ist die unterschiedliche biologische Wertigkeit (Wachstumseigenschaft) der verschiedenen Tumorzellchargen ein und desselben Tumorzellstammes. Sie tritt besonders beim Arbeiten mit Grenzdosen der Zellen, also unterhalb einer kompletten Tumorangehrate, in Erscheinung. Da wir in den darzustellenden Versuchen meist mit der vielfachen Tumorzelldosis, die in 100% der Fälle angeht (größenordnungsmäßig 1×10^6 vitale Tumorzellen in 0,1 ml Dosisvolumen, bei Leukämie L1210-Zellen waren es mehr als 1×10^5 Tumorzellen), gearbeitet haben, fiel das Phänomen weniger ins Gewicht. Nach unseren Erfahrungen führt die 24stündige Aufbewahrung von Ehrlich-Karzinomzellen in der eigenen Aszitesflüssigkeit bei 276,15 °K bis 278,15 °K (+3 bis 5 °C) zu einer Abschwächung ihrer Vermehrungspotenz bei gleichbleibenden anaeroben Glykolysewerten (Negelein et al., unveröffentlichte Versuche). Die Ansprechbarkeit des Tumor-Tetanus-Tests auf diese feinen Unterschiede der Tumorzellvitalität, die weder vom Vitalfärbetest noch von der manometrischen Messung zu erfassen sind, kann als Hinweis auf die Sensitivität des Testsystems verstanden werden.

Der Injektionstechnik kommt insofern Bedeutung zu, als primär intramuskulär wachsende Tumorzellen stärker durchwachsen als streng subkutan liegende Tumorzellhaufen. Auf Grund der natürlichen Tag-Nacht-Schwankungen der Mitoseaktivität hat der Injektions-Zeitpunkt Einfluß auf den Ablauf und das Endresultat des Tests. Speziell hierzu angesetzte Versuche geben das zu erkennen. Wir berücksichtigen im allgemeinen die gleiche Tageszeit für den Ansatz und die tägliche Ablesung eines Versuches.

Qualität, Gewicht, Alter und Geschlecht der Versuchsmäuse können den Ablauf und Ausgang des Tests erheblich modifizieren. Hieraus lassen sich in entsprechenden Versuchsanordnungen bestimmte Gesetzmäßigkeiten ableiten. Schwächliche Tiere ergeben meist ein geringeres Tumorwachstum als gesunde kräftige Tiere. Spezifisch pathogenfreie Mäuse bieten nach bisherigen Erfahrungen keine entscheidenden Vorzüge gegenüber konventionell gehaltenen Mäusen. Voraussetzung sind vor allem hygienisch ausreichende Haltungsbedingungen. Bestimmte Tumorarten wie die Leukämie L 1210 erfordern die Verwendung syngener Mäuselinien wie der Ursprungsstamm, auf dem der Tumor entstand.

4.7. Biologische Kontrollsysteme

Die biologischen Kontrollsysteme dienen dazu, Aussagen über die Basisreaktivität des ruhenden homöostatischen Subkutangewebes gegenüber Tetanusklostridien einerseits und das vorübergehend in starker Regeneration proliferierende Unterhaut-Bindegewebe andererseits zu erarbeiten. Die Aufgabe besteht darin, quantitative und qualitative Unterschiede der Tetanussterbekinetik der Mäuse zum Tumor-Tetanus-Test zu analysieren und zu erklären.

4.7.1. Tetanussporen-Kochsalz-Kontrolle

Im Sporen-Letaldosis-Test (vgl. 4.2.2.) ergab die biologische Vortestung nach subkutaner Injektion von 3×10^7 Sporen in 0,1 ml physiologischer Kochsalzlösung eine 100%ige Tetanussterblichkeit.

Im Kochsalz-Sporen-System prüfen wir den „biologischen Hintergrund" des Tumor-Sporen-Tests. Wir verstehen hierunter den numerischen Unterschied zwischen der Sporen-Infektionsdosis 50 des Tumorsystems und des Kochsalz-Systems. Er liegt in der Größenordnung von fast 5 Zehnerpotenzen. So beträgt die Sporen-ID_{50} beim Tumor bei einer Testung von 1×10^6 Ehrlich-Karzinomzellen ca. 1×10^2, im Kochsalz-Sporen-Test dagegen 5×10^6. Hinter dem numerischen Unterschied verbirgt sich ein differenter biologischer Prozeß der zu testenden Zellpopulationen, nämlich proliferierender Tumorzellen bzw. homöostatischer Bindegewebszellen.

4.7.1.1. Durchführung des Kochsalz-Sporen-Tests

Wir haben den Maus-Tetanussporen-Kochsalz-Test zu einem biologischen Kontrollsystem weiterentwickelt. Es werden Gruppen von Mäusen mit etwa gleichem Körpergewicht und Geschlecht untersucht. Sie erhalten subkutan 0,1 ml ausgezählte Mengen Tetanussporen, die in physiologischer Kochsalzlösung suspendiert zu Volumina von je 5 bis 6 ml für jeweils 40 Versuchstiere in silikonisierte Blaurockröhrchen eingefüllt werden. Da die Sporen zur Verklumpung neigen, homogenisieren wir gründlich durch mindestens 10mal wiederholtes Auf- und Abziehen des Spritzstempels, wobei wir mit langer scharfer Kanüle arbeiten.

Die Ablesung und Bewertung nehmen wir wie im Tumor-Tetanus-Test vor. Ein größerer Teil der Tiere reagiert mit einer lokal stationären Tetanusform. Daher wurde zur Gewährleistung des Ablese-Ergebnisses jedes neu krampfende Tier der Zehnergruppe eines Käfigs individuell markiert. Auf diese Weise sind die in allen Abstufungen auftretenden klinischen Tetanusverläufe bei der täglichen Registrierung schnell und sicher zu protokollieren. Je niedriger die Mortalität der Gruppe ausfällt, desto höher steigt der relative Anteil der lokal stationären Tetanusmorbidität. Gewöhnlich zeigen die gestorbenen bzw. getöteten Tiere bei der Sektion ein subkutan liegendes, grauweißliches bis leicht gelbliches Knötchen von 1 bis 2 mm Durchmesser. Mit zunehmend langer Versuchsdauer, meist nach bereits einer Woche, ist dieser Herd nur als Pigmentfleck zu erkennen.

4.7.1.2. Kochsalz-Sporen-Test mit Penizillin — Ausschluß der Sporentoxin-Hypothese

Zur richtigen Interpretation der analytischen Kochsalz-Sporen-Tests war die Sporentoxin-Hypothese auszuschließen. Sie besagt, daß der experimentelle Tetanus im Kochsalz-Sporen-Test durch das hitzestabile Sporentoxin der Hitzeschock-behandelten Tetanussporen-Kultur zustande kommt (vgl. Holland 1969).

Wir führten einen Penizillin-Versuch durch. Das Antibiotikum hemmt die Stäbchenphase von *Clostridium tetani* (vgl. Scheibel u. Lennert-Petersen 1958), so daß eine Reduzierung des Tetanusverlaufs auf ein Stäbchenwachstum mit aktiver Toxinsynthese im Kochsalz-Sporen-Test hindeutet. Fünf Gruppen zu je 200 Mäusen erhielten $4{,}5 \times 10^6$ Tetanussporen in 0,1 Dosisvolumen von physiologischer Kochsalzlösung. Gruppe 1 diente als unbehandelte Negativ-Kontrolle, Gruppe 5 als Positiv-Kontrolle mit mehreren Penizillin-Injektionen (Tabelle 1, Abb. 3).

Tabelle 1. Kochsalz-Tetanussporen-Test mit Penizillin
$4{,}5 \times 10^6$ Tetanussporen, 10000 IE Prokain-Penizillin } pro dosi/Maus

Gruppe	Penizillin	Tetanusfälle		Gesamtzahl Tetanus	Gesamtzahl pro Gruppe
		stationär	tödlich		
1	ohne	56	43	108	200
2	$+ 12^h$	55	16	71	197[1])
3	$+ 24^h$	54	38	92	199[1])
4	$+ 36^h$	72	32	104	200
5	$- 2^h + 12^h + 24^h + 36^h$	44	6	50	199[1])

[1]) 5 interkurrente Todesfälle

Im Ergebnis war die Tetanusreaktivität der Gruppe, die in der 12. Stunde nach der Sporeninjektion eine einmalige Dosis von 10000 IE Prokain-Penizillin erhalten hatte, statistisch signifikant gegenüber der unbehandelten Kontrollgruppe (1) vermindert (1%-Signifikanzniveau).

Wir schließen hieraus, daß die Tetanuserkrankung und -sterblichkeit im Kochsalz-Sporen-Test die Folge des Stäbchenwachstums aus germinierten Sporen ist, das von einer aktiven Tetanustoxinsynthese begleitet wird. Somit können wir alle Ergebnisse der darzustellenden Kochsalz-Sporen-Tests als durch Tetanusstäbchen induzierte Infektions-Intoxikations-Prozesse interpretieren.

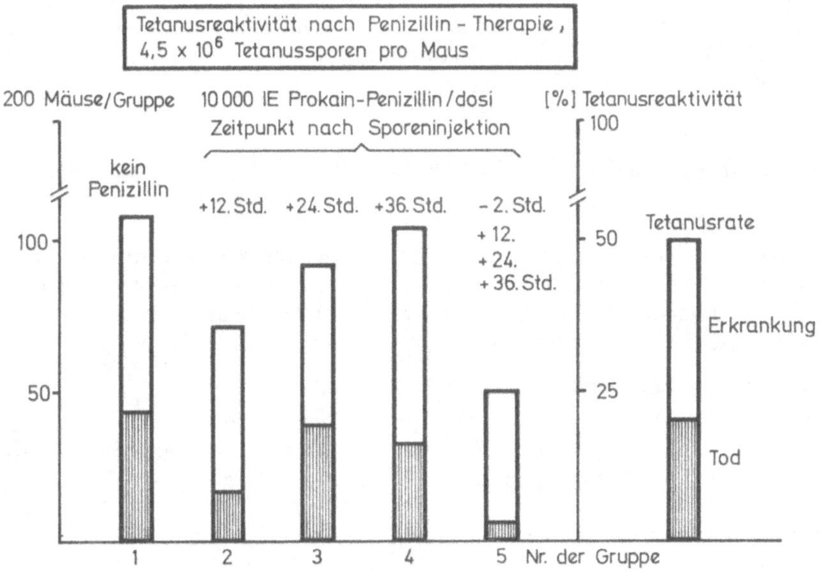

Abb. 3. Kochsalz-Sporen-Test mit Penizillintherapie.

4.7.2. Tetanussporen-Calciumchlorid-Kontrolle

Das Calciumchlorid-Tetanus-System ist ein Modell für den Wund-Tetanus. Dieser ist die natürliche Krankheitsform des Clostr. tetani bei Warmblütern. Der $CaCl_2$-Sporen-Test bringt nach unserer Hypothese eine regenerierende Zellpopulation der Subkutis zur Darstellung. Wir haben uns bei der Entwicklung dieses Kontrollsystems vom Gedanken leiten lassen, daß man bei der feineren Analyse des Tumor-Tetanus-Tests ein dem Tumorwachstum biologisch verwandtes quantifizierbares System zur Verfügung haben muß. Wir verwendeten stets eine 5%ige Calciumchloridlösung. Sie wurde in 500-ml-Blutkonservenflaschen abgefüllt, bei 394,15 °K (121 °C) autoklaviert und im Kühlschrank bei 276,15 bis 278, 15 °K (+3 bis 5 °C) bereitgehalten.

4.7.2.1. Durchführung des Calciumchlorid-Sporen-Tests

Wir geben 1 Teil Tetanussporen zu 10 Teilen 5%iger $CaCl_2$-Lösung. Es wird wie im Tumor-Tetanus-Test in silikonisierten Bechergläsern gemischt. Anschließend erfolgt die sofortige Einfüllung von 5- bis 6-ml-Portionen in silikonisierte Blaurock-Röhrchen für jeweils 40 Versuchstiere. Die Versuchsröhrchen verbleiben zur Vermeidung einer vorzeitigen Sporengermination in der stärker sauren $CaCl_2$-Lösung im Eiswasser, bis die Injektionen in der Tiereinheit beendet sind.

Die Ablesung und Auswertung des Tests erfolgen wie gewöhnlich. Etwa ab 7. Tag nach der Injektion beginnt sich der Fell-Lappen über dem regenerierenden Wundareal der Subkutis abzuheben. Der Abstoßung des Lappens schließt sich die Verschorfung und Reepithelisierung vom Wundrand her an. Diese ist innerhalb drei Wochen nach Versuchsbeginn in der Mehrzahl der Fälle abgeschlossen. Der Haarwuchs ist nach dieser Zeit erneuert. Daher findet man bei der Sektion der Tiere je nach Versuchsstadium und nach Alter des Heilprozesses frische große, noch von Fell bedeckte Wundflächen, dann offene und später verschorfte trockene Wundregionen, schließlich kleiner werdende Schorfe und reepithelisierende, noch kahle bzw. dann neu behaarte ehemalige Wundbezirke. Im Unterhautgewebe selbst erkennt man zeitweilig und teilweise narbige Umwandlungszonen.

4.7.2.2. Calciumchlorid-Sporen-Test — Dosisvolumen und Tieralter (Körpergewicht)

Der $CaCl_2$-Tetanussporen-Test spricht auf drei Einflußgrößen sehr empfindlich an: die Größe des Injektionsvolumens, das Alter (Gewicht) der Versuchstiere und den diurnalen Mitose-Rhythmus des zu testenden Gewebes. Die ersten beiden der drei Variablen haben wir quantitativ untersucht.

$CaCl_2$-Sporen-Dosisvolumen-Vergleich (Tabelle 2, Abb. 4)

Erhöht man das Sporen-Dosisvolumen im $CaCl_2$-Sporen-Test auf jeweils das Doppelte, vermindert sich die Sporen-ID_{50} bei jeder Stufe um den Faktor 30, während die Wundfläche auf etwa das Doppelte des vorangegangenen Wertes ansteigt.

Tabelle 2. $CaCl_2$-Sporen-Test — Dosisvolumen-Vergleich
abfallende Dosisvolumina / ansteigende Sporendosen } Tetanussporen-ID_{50}

Gruppe	Dosis-volumen	mittlere Wundfläche (mm^2) mit Standardabweichung	Sporendosis	Zahl tödlicher/stationärer Tetanusfälle/getesteter Mäuse
1	0,01	$22{,}5 \pm 17{,}7$	6×10^5	11/2/39
2	0,025	$58{,}8 \pm 25{,}4$	2×10^4	22/0/40
3	0,05	$125{,}2 \pm 31{,}4$	6×10^2	32/0/40
4	0,1	$255{,}6 \pm 58{,}5$	2×10^1	21/1/38

Wir berechneten die Körperoberfläche einer 18 g schweren Maus nach der Umrechnungsformel von Lee (1929) mit 71,0 cm^2: $S = 12{,}54 \cdot W^{0{,}6}$ (W = Gewicht der Tiere in Gramm, S in Quadratzentimeter). Die Wundfläche nach Injektion von 0,1 ml 5%iger Calciumchlorid-Lösung bei an Tetanus gestorbenen Tieren entspricht dann einem Hautareal von 3,6% dieses Wertes. Die hiermit induzierte Tetanusreaktivität ist mit 1×10^6 Ehrlich-Krebszellen im Tumor-Tetanus-Test vergleichbar.

Eine weitere Analogie zwischen Wund-Tetanus und Tumor-Tetanus besteht darin, daß der relative Anteil der lokal stationären Tetanusfälle an der Gesamtrate von Tetanus sehr gering bleibt. Mit 0,1 ml Dosisvolumen befinden wir uns an der Schwelle zur Calciumchlorid-Toxizität, da nach der Injektion von 0,25 ml 5%iger $CaCl_2$-Lösung bis zu 10% der Tiere sterben.

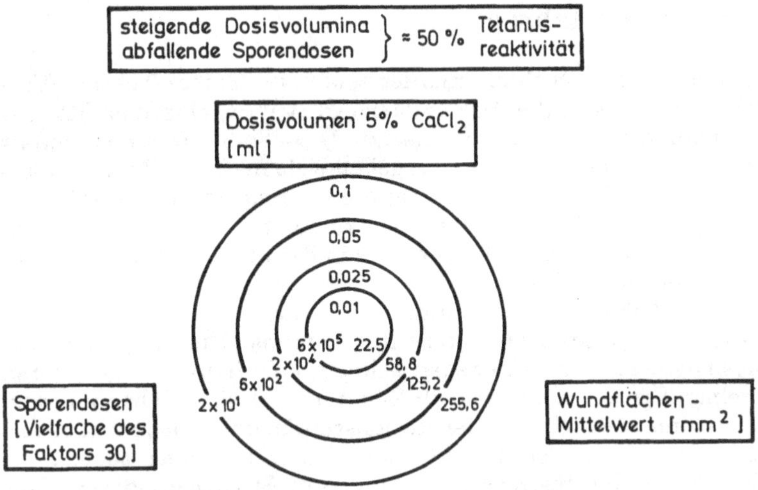

Abb. 4. $CaCl_2$-Sporen-Test — Dosisvolumen-Vergleich.

Calciumchlorid-Sporen-Test — Altersklassen-Vergleich (Tabelle 3, Abb. 5)

Tabelle 3. $CaCl_2$Sporen-Test — Altersklassen-Vergleich
0,1 ml 5% $CaCl_2$-Lösung } pro dosi pro Maus
2 × 10^1 Tetanussporen

Gruppe	mittleres Körpergewicht (Alter geschätzt)	Zahl tödlicher/stationärer Tetanusfälle/getesteter Mäuse
1	36 g (4 bis 5 Monate)	8/1/40
2	18 g (7 bis 9 Wochen)	21/1/40

Wir erhielten bei den jüngeren Tieren mit durchschnittlichen 18 g Gewicht eine mehr als doppelt so starke Tetanusreaktivität wie bei den älteren Mäusen mit im Durchschnitt 36 g Gewicht.

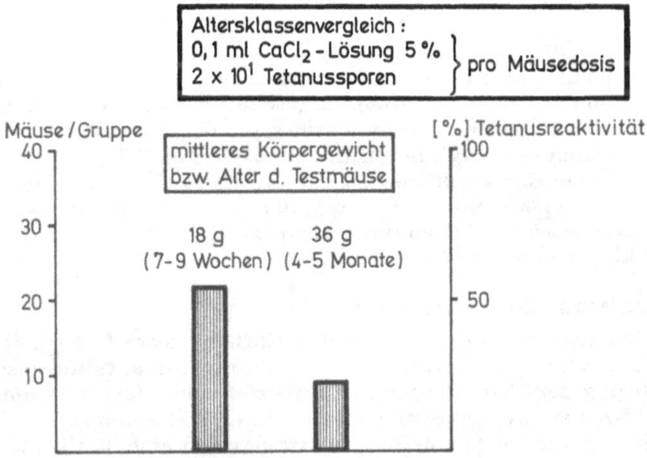

Abb. 5. $CaCl_2$-Sporen-Test — Altersklassen-Vergleich.

4.8. Adjuvante Analyseverfahren

In der Frage nach dem möglichen Mechanismus der selektiven Tumor-Tetanus-Verläufe gingen wir davon aus, daß sich die Tetanussterbekurve aus einzelnen Klonierungsprozessen der Klostridien additiv zusammensetzt. Diese sind durch eine jeweils individuell unterschiedliche Vermehrungsdynamik gekennzeichnet. Die Tetanusinkubationszeit bzw. -sterbezeit umfaßt drei Abschnitte: die Sporengermination mit dem daran anschließenden Auswachsen der Stäbchen, die exponentielle Stäbchenvermehrung, ferner die Wanderung, Bindung und Wirkung des in der Stäbchenphase synthetisierten und sezernierten Tetanustoxins.

Die sigmoidale Tetanussterbekurve ist ein Ausdruck für die sehr unterschiedlichen Inkubations- und Sterbezeiten (Überlebenszeiten) des Tetanus. Hierfür gibt es zunächst zwei Erklärungsmöglichkeiten: Entweder keimen innerhalb der getesteten Mäusegruppen die einzelnen Sporen zu differenten Zeiten aus, besitzen aber während des exponentiellen Wachstums etwa gleiche Generationszeiten, oder wir haben es mit unterschiedlichen Generationszeiten der individuellen Klostridienklone zu tun bei einem etwa zeitgleichen Start der Sporenauskeimung und Stäbchenbildung. Eine dritte Möglichkeit besteht darin, daß wir differente kritische Stäbchenzahlen bei homogenen Generationszeiten und Lag-Phasen der Germination zu berücksichtigen haben.

Am Anfang der analytischen Untersuchungen stand das Problem, das tumorabhängige Klostridienwachstum mit einem geeigneten Tumor-Sporen-Zytostatika-Modell qualitativ zu verifizieren. Der Einsatz zusätzlicher Analysemethoden sollte es ferner ermöglichen, unter den der genannten drei Hypothesen die für unser Modell zutreffende herauszufinden. Dazu war ein tieferer Einblick in den Klonierungsprozeß der Klostridienpopulation erforderlich. Es versteht sich, daß durch das Klostridienwachstum ein Immunisierungsprozeß induziert werden kann, den es experimentell auszuschließen galt. Auch auf die mögliche Beeinträchtigung der Tumorzellen durch das Gift der Tetanusklostridien mußten wir unser Augenmerk richten.

4.8.1. Zytostatikaversuche im Leukämie L1210-Tetanus-Modell

Der Einfluß einer zellhemmenden Therapie auf den Tumor-Tetanus-Verlauf wurde am Beispiel der solidwachsenden Leukämie L1210 untersucht.

4.8.1.1. Tumorzellen

Die Leukämie L1210 kann als Aszitesform einfach und reproduzierbar transplantiert werden. Sie wurde durch Hautpinselung männlicher DBA/2-Mäuse mit Methylcholanthren induziert (Law et al. 1949). In den nachfolgenden Jahren wurde sie in der Aszitesform für umfangreiche Zytostatikatestungen eingesetzt (vgl. Leiter u. Schneiderman 1959).

Unser Institut erhielt eine Zell-Linie der Leukämie L1210 im Jahre 1971 aus dem Zentralinstitut für Mikrobiologie und experimentelle Therapie der Akademie der Wissenschaften der DDR in Jena. Die zellkinetischen Daten dieses Tumors sind uns nur von der Aszitesform bekannt (vgl. z.B. Skipper et al. 1964).

Präparation, Prüfung und Passagierung der L1210-Zellen

Die Entnahme der Aszitesflüssigkeit erfolgte wie die der Ehrlich-Aszitesflüssigkeit (s. 4.3.1.), jedoch muß unmittelbar nach der Gewinnung die Weitertransplantation der L1210-Zellen bzw. die Durchführung der Tierversuche gewährleistet sein. Nach unseren Erfahrungen verlieren die L1210-Zellen wenige Stunden nach ihrer abdominalen Entnahme ihre Vitalität. Trotzdem legten wir von jedem Spendertier getrennt eine Sterilitätskontrolle an, um den Versuchsablauf unter Kontrolle zu behalten. Eine Konservierung des Zellstammes wurde in Flüssigstickstoff vorgenommen.

Tumorzellpassagen

Die laufende Aszites-Transplantation wurde mit frisch entnommenen Asziteszellen von 6 bis 8 Tage alten Aszites-Spendertieren in einem Dosisvolumen von 0,5 ml Zellen, die in Periston-N (Bayer Leverkusen) 1:100 verdünnt worden waren, durchgeführt. Das entspricht einer Zellzahl von ca. 5×10^5 L1210-Zellen pro dosi. Nach 6 bis 8 Tagen können reichlich Asziteszellen durch Punktion gewonnen werden. Die Angehrate beträgt dabei 100%, und etwa am 12. Tag sterben die Tiere an einem hämorrhagischen Aszitestumor. Für die Zellpassagen wurden weibliche DBA/2-, seltener weibliche F_1-Hybrid-Mäuse DBA/2/NMRI) verwendet.

4.8.1.2. Versuchsmäuse

Für die Durchführung der Tumorversuche mit der soliden Leukämie L1210 wurden fast ausschließlich männliche F_1-Hybridmäuse DBA/2/NMRI verwendet. Hybridmäuse besitzen auf der einen Seite die für das Wachstum der L1210-Zellen notwendige genotypische Identität, sind aber gegenüber Umwelteinflüssen und Infektionen stärker resistent als Inzuchttiere (vgl. Roberts 1969; Loosli 1969). Das Gewicht der Tiere betrug meist zwischen 25 und 30 g.

Tierhaltung

Die Versuchstiere für den Leukämie L1210-Tetanus-Test unterlagen der gleichen Haltung wie bei den AB-Mäuse-Versuchen (Abschnitt 4.4.2.).

4.8.1.3. Zytostatika-Therapie

Um den Effekt der von uns gewählten zytostatischen Therapie zu erhöhen, begannen wir entsprechend den Angaben von H. O. Klein et al. (1970) die Therapie mit einer geringen Vincristin-(VCR-)Gabe (vgl. Abb. 6), die nach diesen Autoren zu einer Synchronisation von Ehrlich-Tumoren führen soll. Wir rechneten bei der soliden Leukämie L1210 nach der Transplantation mit einer Lag-Phase von 48 Stunden, wie sie von E. Frei und Freireich (1965) sowie Wodinski et al. (1967) für die Aszitesform dieses Tumors angegeben wurde. Da wir die Therapie mit Sicherheit zu einem Zeitpunkt durchführen wollten, wo der Tumor sich in der exponentiellen Wachstumsphase befindet, begannen wir sie am dritten Tag nach der Injektion der Tumorzellen mit Tetanussporen (vgl. Goldin et al. 1967). Geht man davon aus, daß die starke Tumorproliferation in diesem Wachstumsstadium entsprechend unserer Arbeitshypothese einen besonderen Stimulus für die Klostridienvermehrung darstellt, so muß sich die Hemmung zu diesem Zeitpunkt besonders in unserem Testsystem widerspiegeln.

Die Therapie begannen wir mit einer intraperitonealen Applikation von 40 µg Vincristin pro Kilogramm Körpergewicht. 8 Stunden bzw. 11 und 14 Stunden danach injizierten wir dreimal i.p. je 160 mg Cytosin-arabinosid (Ara-C) pro Kilogramm Körpergewicht. Nach Borsa et al. (1969) rechneten wir mit einem Blutspiegelwert des Ara-C von maximal 100 µg pro Milliliter Serum. Bei einer Halbwertszeit von rund 20 Min. können wir knapp 3 Stunden mit einer tumorwirksamen Ara-C-Dosis nach singulärer Applikation rechnen. Durch die wiederholten Ara-C-Gaben wollten wir den Effekt erhöhen (vgl. das Therapieschema der Abb. 6).

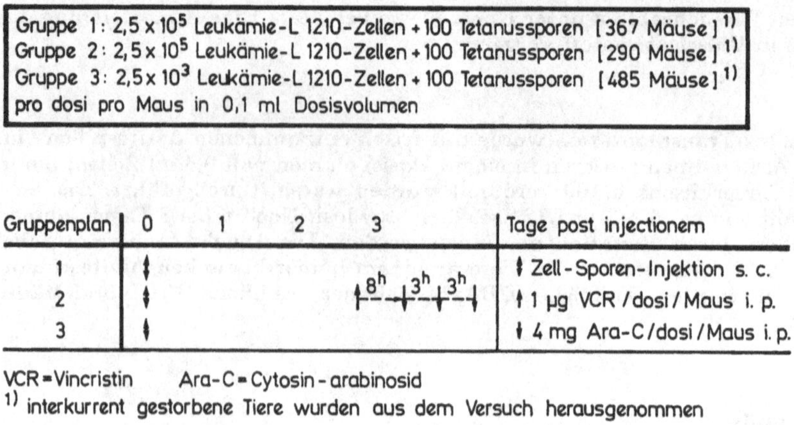

Abb. 6. Vincristin-Cytosin-arabinosid-Therapieschema.

4.8.1.4. Wirksamkeit von Cytosin-arabinosid und Vincristin auf Tetanuskulturen

Unser Zytostatikum mußte darauf untersucht werden, ob es gleichzeitig die Klostridienproliferation hemmt. Die Untersuchung führten wir in Analogie zu Antibiotikatestungen in einer In-vitro Tetanuskultur durch. Zunächst untersuchten wir, ob Ara-C in unserem Nährmedium wirksam sein kann, oder bereits vorher einem Abbauprozeß unterliegt.

Wirksamkeit von Cytosin-arabinosid in einem Nährmedium[1])

Die Wirksamkeit von Ara-C in Traubenzuckerboullion wurde durch den Vergleich der DNS-Synthese-Hemmung von Ehrlich-Aszites-Zellen mit der Hemmung in Ringer-

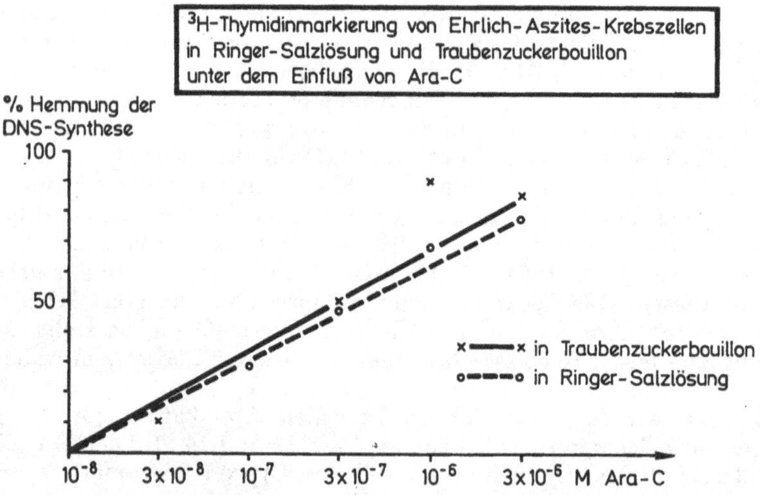

Abb. 7. Testung auf Ara-C-Wirksamkeit in Tetanuskulturmedium.

---

[1]) Herrn Prof. Dr. P. Langen und Frau Chem.-Ing. Chr. Lehmann, Zentralinstitut für Molekularbiologie der Akademie der Wissenschaften der DDR, Bereich Bioregulation, sind wir für die Unterstützung bei der Durchführung der Versuche zu Dank verbunden.

lösung untersucht. Die DNS-Hemmung durch Ara-C wurde durch eine ^{3}H-Thymidin-Markierung der Ehrlich-Aszites-Zellen gemessen. Die Testung erfolgte nach der Vorschrift von Langen und Kowallik (1968). Aus Abb. 7 geht hervor, daß es zu einer vollwirksamen DNS-Synthese-Hemmung in dem von uns verwendeten Kulturmedium kommt.

Wirksamkeit von Ara-C auf Tetanuskulturen

Aus den Arbeiten von Keynan und Halvorson (1965) geht hervor, daß die Bakteriensporen bis zur Ausbildung einer Stäbchenpopulation drei Phasen durchlaufen: die Aktivierung, die Germination und das Auswachsen der Stäbchen. Während die Aktivierung ein reversibler Prozeß ist und beispielsweise durch Hitzeschock erzielt wird, geht durch die irreversible Germination die typische Sporeneigenschaft (hohe Resistenz gegenüber chemischen und physikalischen Agenzien) verloren. Für die Interpretation unserer In-vivo-Versuche war es wichtig, ob Ara-C *Clostridium tetani* in einer dieser drei Phasen hemmt. Wir versuchten dies durch eine zeitlich gestaffelte Zugabe von Ara-C zu untersuchen. Zugleich prüften wir entsprechend den zu erwartenden unterschiedlichen Ara-C-Blutspiegelwerten drei Dosen Cytosin-arabinosid in einem In-vitro-Resistenz-Test (vgl. Abb. 8).

Wir untersuchten die Wirksamkeit von 1, 10 und 100 µg Ara-C/ml Nährmedium und bestimmten anhand von Trübungsmessungen und Koloniezählungen das Wachstum von Clostr. tetani mit und ohne Ara-C-Zusatz. In Vorversuchen hatten wir er-

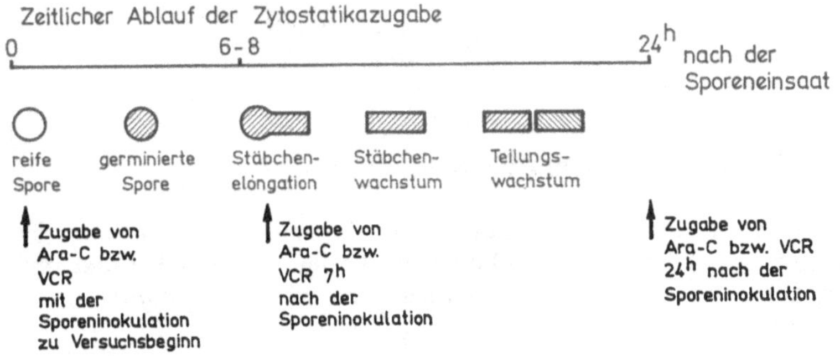

Abb. 8. Schema der In-vitro-Testung von Ara-C und Vincristin.

Tabelle 4. In-vitro-Testung von *Clostridium tetani* gegenüber Ara-C
170 Tetanussporen/10 ml Traubenzuckerbouillon
Bebrütung 72h bei 308,15 °K (+35 °C)

		Extinktion × 1000[1]) (560 nm)	Wachstumsrate (% der Röhrchen)
ohne Ara-C		82 ± 79	58
100 µg Ara-C	0 Std. p. i.	74 ± 67	60
10 µg/ml Ara-C	0 Std. p. i.	101 ± 58	78
1 µg/ml Ara-C	0 Std. p. i.	115 ± 64	87
100 µg Ara-C	7 Std. p. i.	81 ± 57	70
10 µg/ml Ara-C	7 Std. p. i.	104 ± 63	83
1 µg/ml Ara-C	7 Std. p. i.	120 ± 15	95
100 µg Ara-C	24 Std. p. i.	120 ± 22	100
10 µg/ml Ara-C	24 Std. p. i.	124 ± 30	100
1 µg/ml Ara-C	24 Std. p. i.	104 ± 26	95

[1]) Mittelwerte mit Standardabweichungen

mittelt, daß die Auswertung der Trübungsmessungen bei 560 nm am Spekol (Firma VEB Zeiss, Jena) erfolgen kann (Fabricius 1974). Diese Wellenlänge erwies sich bei der Wachstumskontrolle von Tetanuskulturen geeigneter als die von Oberzill (1955, 1967) empfohlene Wellenlänge von 650 nm. Tabelle 4 zeigt das Ergebnis dieser Messungen. Anhand dieser Werte konnten wir feststellen, daß in einer Traubenzuckerbouillon das Wachstum von Tetanusklostridien durch Ara-C nicht gehemmt wird.

In einem halbstarren Kulturmedium (modifizierte Thioglykolat-Bouillon mit 0,4% Agar: Institut für Immunpräparate Berlin) konnten wir dieses Ergebnis durch Koloniezählungen bestätigen, vgl. Tabelle 5. In der gleichen Weise testeten wir das Wachstum von Tetanuskulturen unter dem Einfluß von Vincristin. Wir gaben 500, 50 bzw. 5 ng VCR in den gleichen Zeitabständen wie Ara-C zu 10 ml Thioglykolat-Medium, vgl. Abb. 8. Es konnte in keinem Fall eine Wachstumshemmung von Tetanussporen und -stäbchen beobachtet werden.

Tabelle 5. Einfluß von Ara-C auf das Koloniewachstum von *Clostridium tetani* in der Thioglykolat-Kultur
600 Sporen/20 Röhrchen (im Mittel 30 Sporen/Röhrchen)
5-tägige Bebrütung bei 308,15 °K (+35 °C)

Zeitpunkt der Ara-C-Zugabe	Anzahl der Kolonien				
	ohne Ara-C	100	10	1	µg Ara-C/ml
0 Std. p. i.	7	8	16	34	
7 Std. p. i.		37	76	72	
24 Std. p. i.		52	89	92	

4.8.2. Penizillin- und Tetanus-Antitoxin-Zeitstufenversuche

Um eine Erklärung für die breiten Schwankungen der Überlebenszeiten beim Tumor-Tetanus und $CaCl_2$-(Wund-)Tetanus zu bekommen, haben wir den Klonierungsprozeß der Klostridien durch eine experimentelle Zerlegung in Teilabschnitte analy-

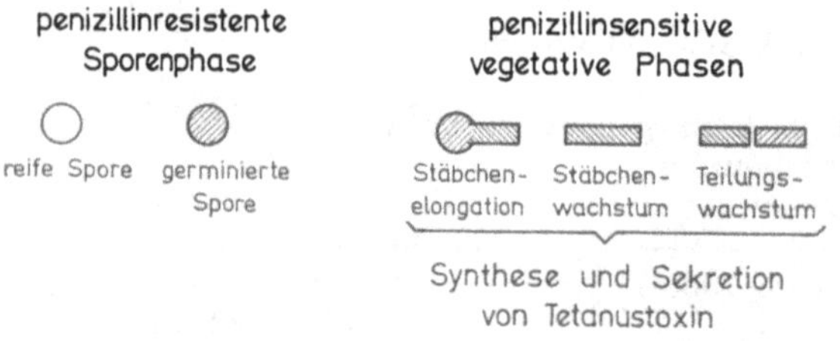

Abb. 9. Penizillinsensitive *Clostridium tetani*-Phasen.

tisch untersucht. Es wurden Penizillin und Tetanus-Antitoxin in durch Vorversuche ermittelten Zeitabständen und Dosierungen angewendet. Penizillin hemmt spezifisch die Stäbchenphase der Klostridien (Scheibel u. Lennert-Petersen 1958), während Tetanus-Antitoxin das Gift als Wachstumsprodukt der Klostridien spezifisch neutralisiert, ohne Einfluß auf das Klostridienwachstum zu haben (Abb. 9).

Aus der Abhängigkeit der Wirkung vom Zeitpunkt der Medikation versuchten wir zunächst, einen Überblick über die Dynamik der Anfangsvermehrung der Klostridien am Infektionsort beim Tumor- und Wund-Tetanus zu erhalten. Das zu erwartende Latenzstadium der Toxinwanderung, -bindung und -wirkung sollte hierbei näher abgegrenzt werden.

Penizillin-Zeitstufenversuche

Es wurde das Präparat Jenacillin A (VEB Jenapharm, Jena) mit 500000 IE Benzylpenizillin-Natrium und 1500000 IE Benzylpenizillin-Prokain verwendet. Wir verdünnten den Inhalt einer Flasche mit 10 ml physiolog. Kochsalzlösung und injizierten 0,05 ml subkutan-intramuskulär in die linke hintere Extremität entsprechend einer Einzeldosis von 10000 IE Penizillin. Hiermit ließ sich die Grenzdosis eines mittleren Blutspiegels von 0,6 IE/ml Sammelserum von 10 Spendermäusen, nach Testung im Agar-Lochtest mit *Bacillus subtilis* ATCC 6633 als Testsporensuspension, während ca. 10 Stunden aufrechterhalten.

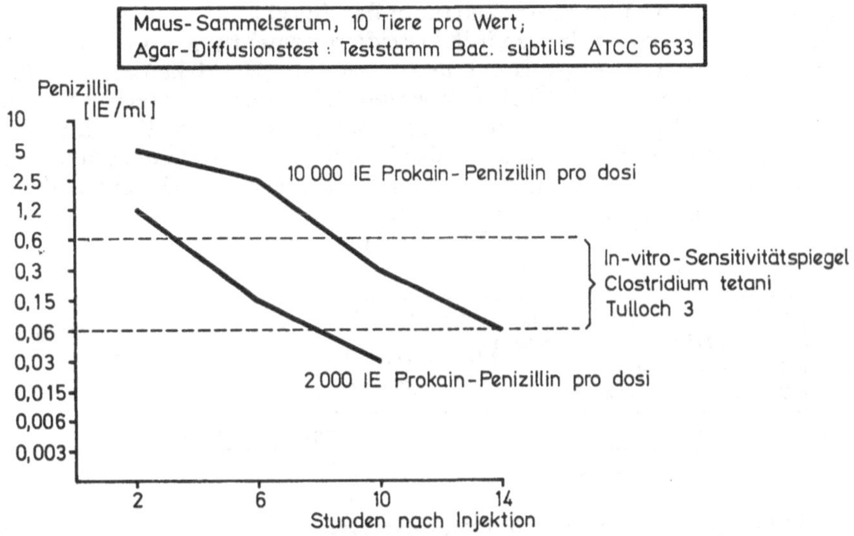

Abb. 10. *Clostridium tetani* Tulloch 3 — hemmende Penizillin-Blutspiegel der Maus.

Im Röhrchen-Verdünnungstest mit Thioglykolat-Bouillon (Institut für Immunpräparate Berlin) betrug die sicher hemmende Wirkung im Milliliter Bouillon 0,6 IE Penizillin nach Einsaat von 3×10^4 Tetanussporen Tulloch 3 pro Röhrchen. Nach dreitägiger Bebrütung war bei 0,06 IE Penizillin pro Milliliter Bouillon eine Stäbchenvermehrung mit Toxinbildung durch Prüfung im Mäusetest festzustellen. Der sichere Grenzwert von 0,6 IE Penizillin liegt zwischen der von Scheibel und Assandri (1959b) mit der Objektträger-Mikrokultur ermittelten Grenzdosis von ca. 0,2 IE (Stamm Tulloch 3) und der von Anwar und Turner (1956) gegenüber 100 Sporen eines anderen Tetanus-Laboratoriumsstammes gefundenen Grenze von 1 IE Penizillin pro Milliliter Bouillon (Abb. 10).

Wollen wir uns auf eine „sichere" obere Grenze von 0,6 IE Penizillin im Milliliter Blut festlegen, müssen wir bei einer fortlaufenden 12stündigen Penizillin-Medikation mit einem „penizillinfreien Fenster" rechnen, das in bezug auf die in vivo zu hemmenden bzw. abzutötenden Tetanusstäbchen etwa zwei Stunden dauert. Das ist bei einer mathematischen Modellierung des Penizillin-Effektes zu berücksichtigen.

Tetanus-Antitoxin-Zeitstufenversuche

Für die Tetanus-Antitoxin-Versuche verwendeten wir s.c./i.m. am kaudalen Rücken appliziertes Tetanus-Trypto-Serum „Dessau" (Institut für Impfstoffe Dessau), meist vom Pferd, u. U. und dann nach der Pferdeserumgabe vom Schaf oder Rind. J. W. G. Smith und MacIver (1969) bestimmten die Dauer des passiven Serumschutzes bei der Maus nach einer Dosis von 100 IE Antitoxin mit 9 Tagen. Hierbei wurde gegen eine mehrfache Mäuse-Letaldosis von 1 × 10³ Tetanussporen, die in 0,2 ml 4%iger Calciumchlorid-Lösung intramuskulär injiziert wurden, getestet. Nach unseren Erfahrungen schützt eine singuläre Gabe von 100 IE Tetanus-Antitoxin gegen 2 Letaldosen Tetanustoxin für die Dauer von 7 Tagen mehr als 90% der toxinbelasteten Mäuse vollständig gegen eine lokale Tetanuserkrankung.

4.8.2.1. Tumor-Tetanus-Test mit Penizillin und Tetanus-Antitoxin

Das „kritische Intervall" umfaßt jenen Zeitraum der Inkubationszeit, in dem sich die exponentielle zum Tetanustod führende Klostridienvermehrung vollzieht. Aufgrund der breiten Varianz der Tetanus-Inkubationszeiten (Überlebenszeiten) läßt sich lediglich der steiler verlaufende Teil der sigmoidalen Summensterbekurve in distinkte Zeitabschnitte zerlegen und durch das Zeitstufen-Schema der Penizillin-und Tetanus-Antitoxin-Applikation für die Analyse des frühen Klostridienwachstums heranziehen. Im Tumor-Tetanus-Test sind das die ersten 8 Tage post infectionem. Abb. 11 bringt das Therapie-Schema eines Zeitstufenversuchs.

Das Ergebnis wurde in den Abb. 12 und 13 zusammengestellt.

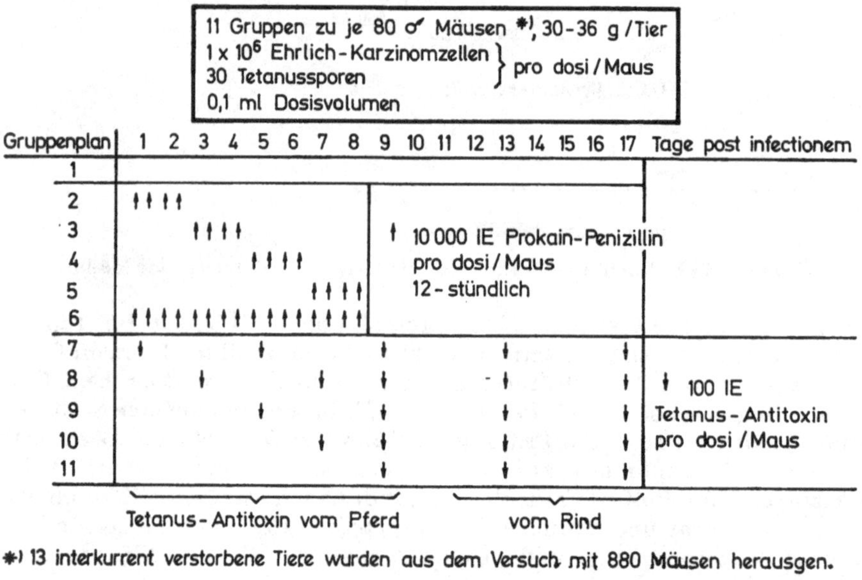

Abb. 11. Therapieschema mit Penizillin und Tetanus-Antitoxin (Tumor-Tetanus-Zeitstufenversuch).

Ergebnis: Die Hauptmenge der kritischen Stäbchen- und Toxindosis, die zur Erkrankung und zum Tod an Tetanus führt, bildet sich nach dem Gesamtbild dieses Versuchs am 3. und 4. Tag nach der Tumorzellen-Tetanussporen-Injektion: Es ist das Intervall der maximalen Penizillinwirkung einerseits und zugleich der am stärksten reduzierten Tetanus-Antitoxinwirkung andererseits. Der zeitliche Abstand zwischen maximaler Penizillinwirkung (3. und 4. Tag p. i.) und dem klinischen Erscheinen des Tetanus (5. und 6. Tag p. i.) deckt sich etwa mit dem Zeitintervall der maximal reduzierten Tetanus-Antitoxinwirkung (Zeitpunkte der Tetanus-Antitoxin-Applikation am 3. bzw.

5. Tag p. i.). Hieraus folgt, daß vom Überschreiten der kritischen Stäbchen- und Toxinmenge bis zum Auftreten der klinischen Tetanuszeichen 1 bis 2 Tage vergehen, entsprechend dem Intervall der Wanderung, Bindung und Wirkung des Tetanustoxins. Auf diese Weise kommt das am 7. Tag p. i. verabreichte Tetanus-Antitoxin zu spät, denn die exponentiell wachsende, den steil ansteigenden Part der Tetanussterbekurve determinierende Stäbchen- und Toxinmenge wurde mindestens zwei Tage früher gebildet.

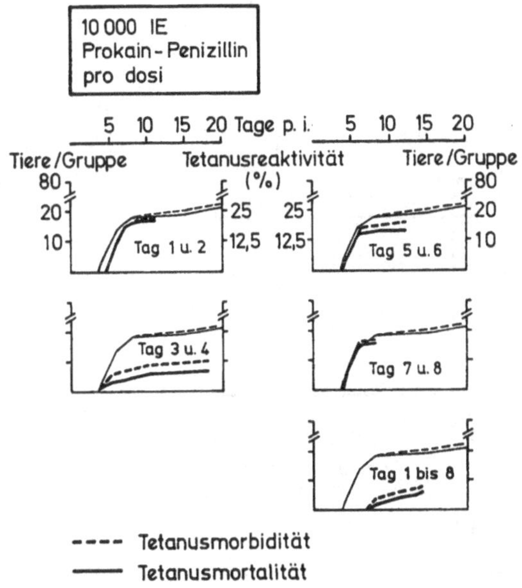

Abb. 12. Tumor-Tetanus-Test mit Penizillin (Zeitstufenversuch).

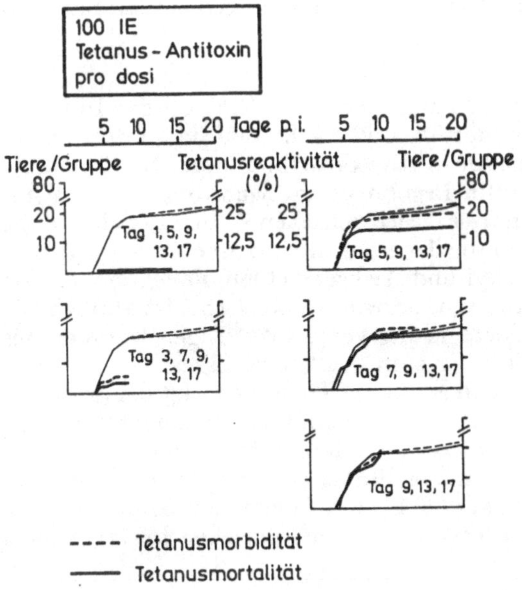

Abb. 13. Tumor-Tetanus-Test mit Tetanus-Antitoxin (Zeitstufenversuch).

4.8.2.2. Calciumchlorid-Sporen-Test mit Penizillin und Tetanus-Antitoxin

Entsprechend dem Tumor-Tetanus-Zeitstufenversuch (4.8.2.1.) wurde ein analoges Experiment im Calciumchlorid-Sporen-Test durchgeführt. Da die Summensterbekurve im Wund-Tetanus schneller beginnt und steiler verläuft als beim Tumor-Tetanus, wurde das Therapie-Schema mit Penizillin und Tetanus-Antitoxin den ersten drei Tagen des Infektions-Intoxikationsprozesses, ähnlich der Tetanustoxin-Antitoxin-Studie von Kryzhanovskyi und Alekseev (1969), angepaßt (vgl. Abb. 14).

Das Ergebnis wurde in den Abb. 15 und 16 zusammengestellt.

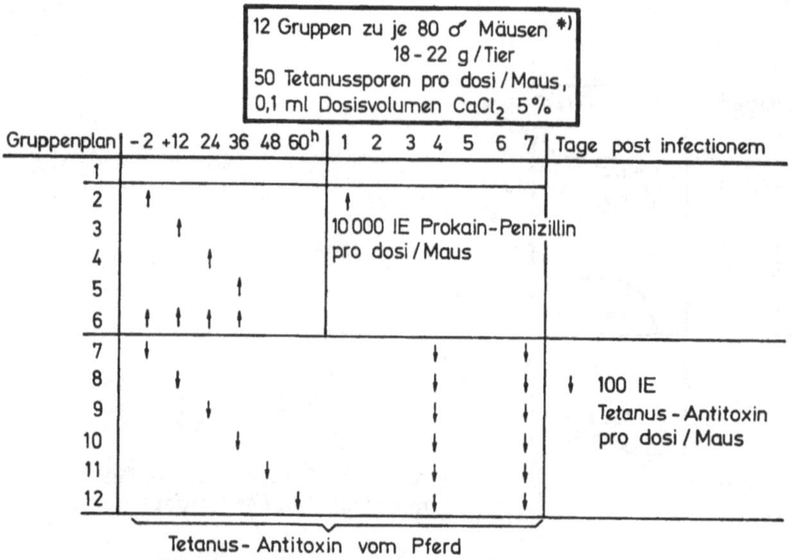

*) 20 interkurrent verstorbene Tiere wurden aus dem Versuch mit 960 Mäus. herausgen.

Abb. 14. Therapieschema mit Penizillin und Tetanus-Antitoxin (Calciumchlorid-Sporen-Zeitstufenversuch).

Ergebnis: Entgegen den Erfahrungen mit dem Tumor-Tetanus-Test liegt das Intervall der maximalen Penizillinwirkung zwischen der 12. und 24. Stunde post infectionem, während die schwindende, zu spät kommende Antitoxinwirkung auf die 36. bis 60. Stunde p. i. fällt. Somit stehen die Penizillin-Ergebnisse größenordnungsmäßig mit dem allgemeinen chirurgischen Vorgehen der Friedrichschen Wundausschneidung (1898, 1905) recht gut im Einklang, während die Tetanus-Antitoxinbefunde im großen und ganzen den Angaben von Kryzhanovskyi und Alekseev (1969) nahekommen. Da die Hauptmenge der Tetanusfälle am 3. Tag p. i. erkrankt und stirbt, ist ähnlich wie beim Tumor-Tetanus-Versuch mit einer Verzögerung von 1 bis 2 Tagen während des Durchschreitens des „kritischen Intervalls" bis zum Auftreten klinischer Tetanusformen zu rechnen. Das im kritischen Intervall gebildete Toxin benötigt demnach zur Nervenwanderung, -bindung und -wirkung etwa 24 Stunden. Da dem in der 60. Stunde p. i. applizierten Tetanus-Antitoxin jede Schutzwirkung fehlt und die den steilen Part der Tetanus-Summensterbekurve determinierende Stäbchen- und Toxinmenge von der 12. bis 24. Stunde p. i. gebildet wird (in der 36. Stunde kommt Penizillin zu spät), resultiert, wie gesagt, eine etwa 24-stündige Verzögerung im klinischen Intoxikationsverlauf.

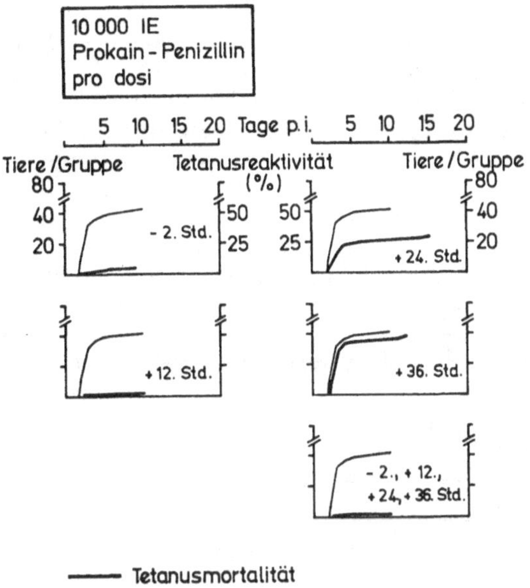

Abb. 15. Calciumchlorid-Sporen-Test mit Penizillin (Zeitstufenversuch).

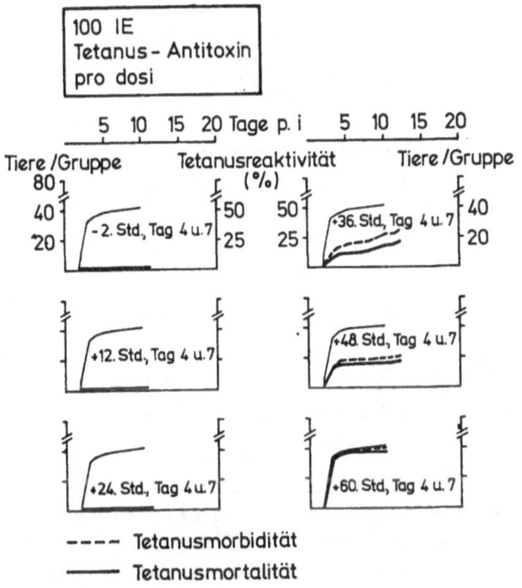

Abb. 16. Calciumchlorid-Sporen-Test mit Tetanus-Antitoxin (Zeitstufenversuch).

4.8.3. Tumor-Tetanus-Test — Ausschluß einer aktiven Tetanustoxin-Immunität

In einem Vorversuch stellten wir fest, daß eine aktive Tetanusimmunität nach zwei Gaben von 0,75 IE Tetatoxoid (Institut für Impfstoffe Dessau) pro dosi, die in einem 14-tägigen Intervall appliziert wurden, keine vollständige Immunität gegen eine mindestens zweifach tödliche Dosis von 3×10^3 Tetanussporen nach Vermischung mit 1×10^6 vitalen Ehrlich-Krebszellen pro dosi pro Maus verleiht: Von den 40 immunisierten Mäusen starben 3 Tiere zwischen dem 6. und 9. Tag p. i. an Tetanus, und weitere 3 Tiere entwickelten einen lokal stationären Tetanus, der zwischen dem 7. und 10. Tag p. i. begann. Von den nicht geschützten Tieren starben mehr als 75% am 6. und 7. Tag p. i., die restlichen Mäuse am 5. bzw. 8. bis 10. Tag des Versuches.

Es kam uns darauf an, in einem entsprechend aufgebauten Testsystem auszuschließen, daß bei einem (geringen) Teil der Tiere, die keinen manifesten Tumor-Tetanus entwickeln, unterschwellige Grade einer aktiven antitoxischen Immunität zur Ausbildung kommen. Bei einer Nachuntersuchung von Patienten mit überstandenem Tetanus fanden Wozidwodzki und R. Gräßer (1966) keine überzeugenden Hinweise auf eine aktive antitoxische Immunität, und eine selbst mehrmalige Tetanusintoxikation hinterließ bei Meerschweinchen keine Spuren einer Immunisierung. Wir gingen von der Überlegung aus, daß eine Zeit-Dosis-gerechte Belastung mit Tetanustoxin ausreichend besetzter Gruppen von Test- und Kontrolltieren selbst geringste Grade einer unterschwelligen Immunität sichtbar machen müßte.

6 Gruppen mit je 160 Mäusen, 80 ♂, 25-35 g,
80 ♀, 20-25 g,
2 Gruppen mit je 30 Mäusen, ♂, 35 g

Gruppenplan ♂ - ♀	Ehrlich-Krebszellen pro dosi	Tetanussporen pro dosi	Tetanus-Antitoxin 100 IE pro dosi Tag 0 + 7 p. i.		2 DLM Tetanustoxin pro dosi, Tag 25 p. i. i. m.	s. c.
1 a	1 x 10^6	70			↓	
1 b	1 x 10^6	70				↓
2 a	1 x 10^6	70			↓	
2 b	1 x 10^6	70				↓
3 a	1 x 10^6				↓	
3 b	1 x 10^6					↓
4 a	1 x 10^6	70	↑	↑	↓	
4 b	1 x 10^6	70	↑	↑		↓
5 a	1 x 10^6	70	↑	↑	↓	
5 b	1 x 10^6	70	↑	↑		↓
6 a	1 x 10^6		↑	↑	↓	
6 b	1 x 10^6		↑	↑		↓
7 ♂					↓	
8 ♂						↓

Abb. 17. Tetanustoxin-Belastungsversuch — Ausschluß einer aktiven antitoxischen Immunität.

Wir gingen ferner davon aus, daß die Prüfung einer antitoxischen Immunität zugleich auch den Ausschluß einer antibakteriellen Immunität impliziert, wenn anhand geeigneter Versuchs- und Kontrollgruppen eine differierende „Vorsensibilisierung" gegen unterschwellige Mengen Tetanustoxin der gesundgebliebenen Mäuse, die Tumorzellen und Sporen erhalten hatten, nachzuweisen wäre. In diesen Fällen müßte sich eine Erhöhung der kritischen Stäbchenzahl, die zum Tetanus führt, ergeben, und es käme darauf an, die Toxinbelastbarkeit der tetanusfrei gebliebenen Tiere nach frühem Tumor-Tetanus-Verlauf mit entsprechenden Tieren zu vergleichen, die nach spätem Tumor-Tetanus-Verlauf (einem sog. postserologischen Tetanus nach vorausgegangenen Antitoxingaben) resultieren.

Abb. 17 zeigt das Schema des Tetanustoxin-Belastungstests zum Ausschluß einer aktiven antitoxischen Tetanusimmunisierbarkeit im Maus-Tumor-Tetanus-Test.

Die Durchführung des Versuchs gestaltete sich in der Weise, daß die Gruppen 1 bis 6 am gleichen Tag mit Tumorzellen und Tetanussporen bzw. mit Tumorzellen allein gespritzt wurden. Die früh einsetzende Tetanussterbekurve der Gruppen 1 und 2 sowie die später beginnende Tetanussterbekurve der Gruppen 4 und 5 wurden täglich registriert. Am 25. Tag post injectionem wurden die lebengebliebenen Tiere beider Kollektive, außerdem die Kontrollgruppen 3 und 6, die Tumorzellen ohne Sporen erhalten hatten, schließlich die Leerwert-Gruppen 7 und 8 mit Tetanustoxin belastet. Es wurden

Tabelle 6. Tetanustoxin-Belastungsversuch — Tetanussterblichkeit der Tumor-Tetanus-Mäuse und Toxintest-Verlauf bei den lebengebliebenen Tieren

Tag p. i.	Gruppen 1+2 ♂	Gruppen 1+2 ♀	Gruppe 3 ♂	Gruppe 3 ♀	Gruppen 4+5 ♂	Gruppen 4+5 ♀	Gruppe 6 ♂	Gruppe 6 ♀	Gruppen 7	Gruppen 8
4	3	9								
5	14	14								
6	7	17								
7	9	11				1				
8	8	10			1	2				
9	3	3								
10	1									
11					1					
12					1	2				
13	2	2			1	1				
14					2	4				
15					6	11				
16					10	8				
17		1			2	10				
18	47	67			4	6				
19	-12	-16	-20	-16	4	4				
20	(interkurrente Todesfälle)				1	2				
21	überwiegend Tumortod				1					
22					2					
23					1	1				
24					37	52				
					-17	-20	-10	-8		
					(interkurrente Todesfälle)					

Tetanustoxin - Test

	♂		♀		♂		♀		♂		♀		♂		♀			
25	i.m.	s.c.	i.m.	s.c.	i.m.	s.c.	i.m.	s.c.	i.m.	s.c.	i.m.	s.c.	i.m.	s.c.	i.m.	s.c.	i.m.	s.c.
26																		
27	24	41	30	34	9	24	17	31		17		14		13		15	1	30
28	30	3	11	2	20	5	13	3	5	15	1	17	3	13	3	9	26	
29	3					1			9	8	12	7	7	2	5	6	2	
30					1				9	4	4		7	4	3		1	
31	57	44	41	36	30	30	30	34	9	2	8	2	4		1	1	30	30
32									7				4		3	1		
33									4			1	1		2	1		
34									1	1	1			1	3			
35									1		1		1					
36									3	1	2	1		1	2			
37									3		1	1						
38																		
39									1			1			3			
									52	48	30	44	27	34	25	33		
Stationärer Tetanus									4	6	12	4	8	1	11	3		

nur die Tumortiere ausgewählt, bei denen der Tumor noch nicht zu weit fortgeschritten war. Weitere 14 Tage wurde der Tetanuserkrankungs- und -sterbeverlauf der toxingespritzten Test- und Kontrollgruppen verfolgt. Tabelle 6 bringt die Zahlenergebnisse.

Die erste Kolumne bringt die Reihenfolge der Versuchstage nach der Zellen-Sporen-Injektion. Ab 25. Versuchstag beginnt der Tetanusverlauf nach der Tetanustoxin-Injektion der lebengebliebenen Versuchs- und Kontrolltiere. Alle bis zu diesem Zeitpunkt am Tumor-Tetanus oder am Tumor gestorbenen Tiere fallen aus der Serie der Toxinbelastung heraus. Die weiteren Kolumnen enthalten die Zahlen der an den jeweiligen Versuchstagen an Tumor-Tetanus bzw. nach dem 25. Tag am Toxin-Tetanus gestorbenen Mäuse. Die zugehörigen Gruppen-Nummern sind in der ersten Zeile aufgeführt. So stehen die frühen Tetanus-Sterbefälle der Gruppen 1 und 2 in der 2. und 3. Kolumne, die späten Postserotetanus-Sterbefälle der Gruppen 4 und 5 in den Kolumnen 6 und 7. Gruppen 7 und 8 sind Leerwert-Kontrollen, die am 25. Tag Tetanustoxin erhielten. Da schließlich die Tetanustoxin-Injektionen bei einem Teil der jeweiligen Gruppe intramuskulär in die linke hintere Extremität, bei dem anderen

Tabelle 7. Tetanustoxin-Belastungsversuch — Statistischer Vergleich zwischen den zeitlichen Verläufen der Tetanussterbekurven

	Gruppe 1+2 ♀	Gruppe 4+5 ♀	Gruppe 3 ♂	Gruppe 1+2 ♂	Gruppe 3 ♂	Gruppe 3 ♀	Gruppe 3 ♂/♀	Gruppe 6 ♂	Gruppe 6 ♀	Gruppe 6 ♂/♀
Gruppe 1 + 2 ♂	–									
Gruppe 4 + 5 ♂		–								
Gruppe 7			(+)							
Gruppe 7				+						
Gruppe 1 + 2 ♂					–					
Gruppe 1 + 2 ♀						–				
Gruppe 1 + 2 ♂/♀							–			
Gruppe 4 + 5 ♂								–		
Gruppe 4 + 5 ♀									(+)	
Gruppe 4 + 5 ♂/♀										–

\+ Signifikanz zum 1%-Niveau
(+) Signifikanz zum 5%-Niveau
— nicht signifikant

Teil dieser Gruppe subkutan im Nacken-Schulter-Dreieck der Mäuse erfolgte, enthalten die bis zum 31. bzw. 39. Versuchstag fortgesetzten Kolumnen jeweils zwei Zahlenfolgen. Am untersten Ende der Kolumne 6 bis 9 befinden sich die Zahlen der stationären Tetanusfälle, die das Toxin überlebten.

Für die statistische Bewertung des zeitlichen Verlaufs der Tetanusreaktivität haben wir in diesem Versuch einen Test auf die Gleichheit der Parameter in 2 Multinomialverteilungen eingesetzt. Dabei wurde die *Rate* der Gesamt-Tetanussterblichkeit einer Gruppe mit einer zu vergleichenden Gruppe unberücksichtigt gelassen. Es wurden also nur die im Versuch gestorbenen Tiere miteinander verglichen. In der Tat entspricht die Einteilung der insgesamt gestorbenen Tiere auf die einzelnen Sterbetage einer Multinomialverteilung, deren Parameter durch die Sterbewahrscheinlichkeiten für den jeweiligen Tag gegeben sind (vgl. L. Sachs 1972, S. 367).

Der Vergleich zweier Gruppen liefert einen Testwert, der mit einem in üblicher Weise von der Zahl der Freiheitsgrade und dem gewählten Signifikanzniveau abhängigen kritischen Wert verglichen wird (Tabelle 7). Liegt der Testwert oberhalb des kritischen Werts, wird das durch ein „+"-Zeichen in der Tabelle vermerkt. Wir haben das 5% und 1% Niveau zugrunde gelegt. Signifikanz bedeutet nicht unbedingt, daß der mittlere Sterbezeitpunkt einer der beiden Gruppen zeitlich signifikant früher liegt; sie bedeutet nur einen insgesamt anderen Verlauf der Tetanusreaktivität.

Da keine signifikanten Gruppenunterschiede der *subkutan* mit Toxin belasteten Tiere resultierten, wurde auf eine Zahlenwiedergabe verzichtet. Ein Vergleich der beiden Geschlechter im Tumor-Tetanusverlauf erbrachte weder für die frühen noch die späten Sterbefälle signifikante Unterschiede. In der *intramuskulären* Toxinserie ragten die 5% bzw. 5% und 1% Niveau-Signifikanzunterschiede zwischen Leerwert-Gruppen (7) und Tumorkontrollgruppe einerseits (3) bzw. Tumor-Tetanusgruppe andererseits (1 + 2) heraus. Das bedeutet, daß Tumortiere stärker auf Tetanustoxin ansprechen als gesunde tumorfreie Tiere, am stärksten nach unterschwellig abgelaufener Toxinsensibilisierung. Eine aktive Tetanustoxin-Immunität der untersuchten Mäuse ließ sich in keinem Gruppenvergleich sicherstellen. Die Vorsensibilisierung mit unterschwelligen Mengen Toxin, die die Wirkung der Testtoxindosen erhöht und die kritische Toxinschwelle herabsetzt, ließ sich sogar in der Postserotetanus-Phase nachweisen: So war die weibliche Gruppe (4 + 5) beim Vergleich mit der entsprechenden weiblichen Tumorkontrolle (6) im 5% Niveau signifikant different. Auch beim Postserotetanus ist daher mit keiner aktiven Tetanustoxin-Immunität zu rechnen.

4.8.4. Tumor-Tetanus-Test — Ausschluß einer Zellschädigung durch Tetanustoxin (Tetanospasmin)

Um sicher zu gehen, daß die Tumorzellaktivität durch Tetanusgift nicht beeinträchtigt wird, haben wir einen Versuch durchgeführt, bei dem die Zellen 60 Minuten bei 310,15 °K (+37 °C) mit der 200fachen Dlm Tetanustoxin[1]) in Periston-N inkubiert wurden. Nach Zugabe entsprechender Mengen Tetanussporen wurden wie üblich 0,1 ml Dosisvolumina subkutan an 160 Mäusen pro Gruppe appliziert. Zur Neutralisierung der in 0,1 ml Dosisvolumen enthaltenen mehrfachen Dlm Tetanustoxin erhielten alle Mäuse kurz vor Beginn des Versuchs eine einmalige Injektion von 100 IE Tetanus-Antitoxin. Das gleiche Vorgehen wählten wir für die 160 Mäuse der Kontrollgruppe, bei denen die Tumorzellen *ohne* Tetanustoxin inkubiert und dann mit Tetanussporen

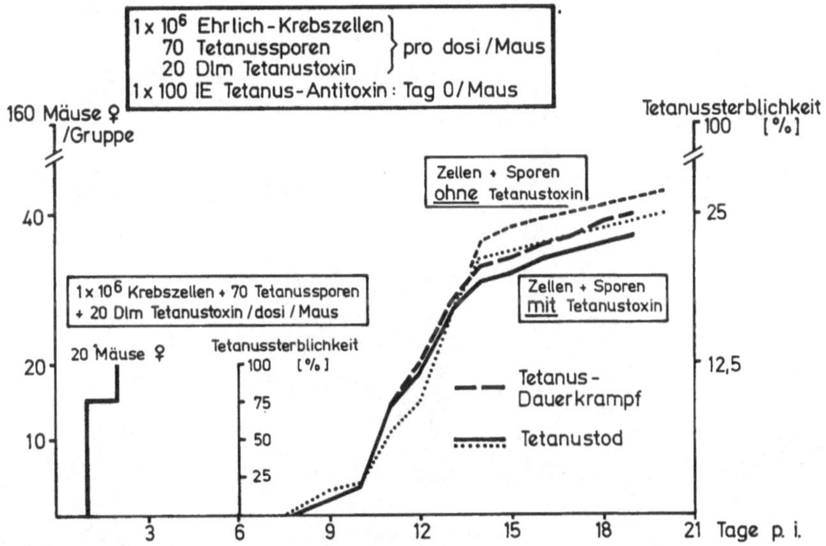

Abb. 18. Tumor-Tetanus-Test — Ausschluß einer Tumorzellschädigung durch Tetanustoxin.

[1]) Wir danken Herrn Dr. R. Gräßer (Institut für Impfstoffe Dessau) für die freundliche Überlassung des Tetanus-Trockengiftes.

vermischt und appliziert wurden. Auch diese Gruppe wurde mit 100 IE Tetanus-Antitoxin geschützt. Eine zweite Kontrollgruppe mit 20 Mäusen erhielt das Tumorzellen-Tetanussporen-Toxingemisch nach Vorinkubation ohne Antitoxingabe.

Infolge der hohen Verdünnung des Tetanospasmins dürften die beiden anderen Giftkomponenten, das Erythrozyten-schädigende Tetanolysin und der Phagozytose-Hemmungsfaktor, in unserem Versuchssystem keine Rolle spielen: Die 20 Dlm Tetanustoxin entsprechen 400 ng des partiell gereinigten Trockenpräparates. Das Ergebnis wurde auf Abb. 18 graphisch zusammengestellt.

Beide Tetanus-Sterbekurven verlaufen fast deckungsgleich. Wir schließen, daß selbst vielfach tödliche Mengen Tetanustoxin unter den gewählten Bedingungen das Wachstumsverhalten der Tumorzellen nicht beeinträchtigen. Die tödliche Tetanustoxinmenge ist offenbar zu gering, um die beiden anderen Toxinkomponenten zur Wirkung kommen zu lassen.

5. Versuchsergebnisse – mathematisches Modell

Unsere experimentellen Ergebnisse werden in der Reihenfolge der Versuchsschritte, die zur Ermittlung der Parameter des mathematischen Modells notwendig waren, dargestellt. Zunächst ging es um eine qualitative Aussage: Es sollte die Arbeitshypothese über das Wachstumsmodell experimentell gestützt werden, das die strikte Abhängigkeit der Klostridienvermehrung vom Wachstum der Tumorzellen postuliert. Sodann wurde in den Kochsalz-Sporen-Versuchen die Voraussetzung für die Festlegung der kritischen Stäbchenzahl erarbeitet. Die Kenntnis der kritischen Stäbchenzahl war erforderlich, um in den weiteren Versuchsetappen unter Einbeziehung der diurnalen Abhängigkeit der Tetanusreaktivität der Mäuse die Zellzykluszeiten in Einzelsporen-Versuchen des Tumor-Tetanus- und Calciumchlorid-Sporen-Testsystems zu bestimmen. Es folgte die numerische Abgrenzung der Treffer- und Klonierungsprozesse. Hierzu mußten wir Versuche mit geringen Sporenzahlen und eine Analyse des späteren Tetanusverlaufs im Penizillin- und Tetanus-Antitoxin-Test durchführen. Im letzten Abschnitt werden die Ergebnisse des experimentellen und mathematischen Modells einander gegenübergestellt, um die theoretischen Annahmen mit den experimentellen Daten kritisch zu überprüfen.

5.1. Entscheidungsversuch zur Bestätigung der Arbeitshypothese

Die Untersuchungen mit dem Tumor-Tetanus-Test führten zur Aufstellung einer Hypothese: In strenger Abhängigkeit zwischen Zellen- und Sporenzahlen erhielten wir definierte Tetanussterbekurven. Wir vermuteten einen konkreten Zusammenhang zwischen der Zellproliferation einerseits und der Germination und Vermehrung der Anaerobier andererseits. Dies führte zu der Annahme, daß die Zellvermehrung eine Klostridienproliferation zur Folge hat. Die Toxinbildung der wachsenden Stäbchen von *Clostridium tetani* zeigt somit die Zellvermehrung an. Mit dem Leukämie L1210-Tetanus-Test wurde eine entscheidende Überprüfung der Arbeitshypothese vorgenommen.

5.1.1. Leukämie L1210-Tetanus-Test mit Chemotherapie

Aufgabe: Es soll untersucht werden, ob eine zytostatische Tumorzellhemmung eine Veränderung der Tetanusreaktivität im Vergleich zum ungehemmten Tumorwachstum bewirkt.

Begründung: Die Tetanusreaktivität ist von der Anzahl und Vitalität der Leukämie L1210-Zellen und Tetanussporen abhängig, wobei aus statistischer Sicht eine 50%ige Reaktivität am geeignetsten ist. Das Ergebnis wird durch die Bildung einer bestimmten Menge Tetanustoxin nach Synthese und Sekretion von einer bestimmten Stäbchenzahl erreicht. Gelangen Tetanussporen in die Nähe von zytostatisch geschädigten, nicht mehr teilungsfähigen Zellen, bleibt die Klostridienvermehrung aus. Die kritische, durch den Tetanustod angezeigte Stäbchenzahl wird zu einem späteren Zeitpunkt oder gar nicht erreicht und resultiert in einer geringeren Tetanusreaktivität unter der Therapie.

Voraussetzung: Die Untersuchung muß mit einem tumorzellhemmenden, wenig toxischen und weder bakteriostatisch noch bakterizid wirkenden Zytostatikum erfolgen. Das eingesetzte Therapeutikum wurde daher in Tetanussporen- und -stäbchenkulturen auf eine antibakterielle Wirkung untersucht (vgl. 4.8.1.4.). Es konnte kein hemmender Effekt durch Cytosin-arabinosid und Vincristin auf Tetanusklostridien festgestellt werden. Im In-vivo-Test werden die Unterschiede zwischen ungehemmten und gehemmten Tetanussterbekurven gewertet. Ferner ermöglicht der Vergleich zwischen der Kurve der behandelten Gruppe mit der Kurve bei geringerer Tumorzelldosis aber gleicher Sporenzahl eine quantitative Einschätzung der reduzierten Tetanusletalität.

Versuchsansatz: An 1340 männlichen F_1-Hybridmäusen (DBA/NMRI), ca. 25 g schwer, wurde im 0,1 ml-Dosisvolumen folgendes appliziert (Tabelle 8):

Tabelle 8. Ansatz des Leukämie L1210-Tetanus-Versuchs

Gruppe	Zellzahl	Sporenzahl	Vincristin-Ara-C-Therapie 3. Tag p. i.¹)	Anzahl der Tiere²)
1	$2{,}5 \times 10^5$	100	ohne	367
2	$2{,}5 \times 10^5$	100	mit	290
3	$2{,}5 \times 10^3$	100	ohne	485

¹) Die additive Zytostatika-Therapie erfolgte nach dem Schema der Abbildung 6, vgl. 4.8.1.3.

²) Tiere, die interkurrent am Tumor starben, wurden jeweils aus dem Versuchsumfang herausgenommen.

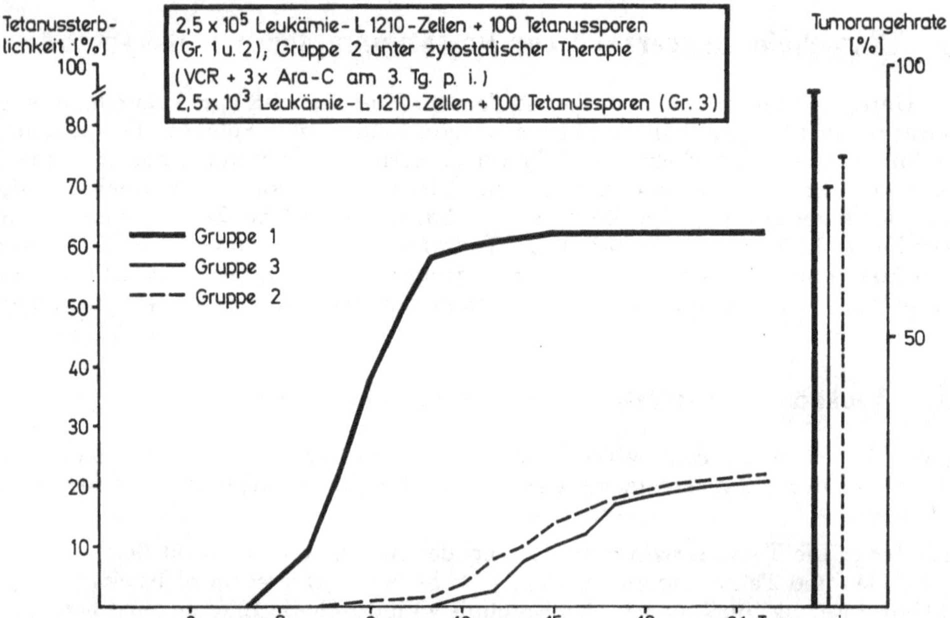

Abb. 19. Leukämie L1210-Tetanus-Test mit und ohne zytostatische Therapie.

Versuchsdauer: 22 Tage.

Versuchsergebnis: Die Tetanussterblichkeit der behandelten Gruppe (Gr. 2) war gegenüber der unbehandelten (Gr. 1) um 65% reduziert. Die unter dem Einfluß der Zytostatika-Therapie reduzierte Tetanussterblichkeit entspricht annähernd der Kurve, die wir nach der Applikation von 2 Zehnerpotenzen weniger Leukämie L1210-Zellen ohne zytostatische Therapie (Gr. 3) erhielten: Abb. 19. Eine Gegenüberstellung der Gruppe 1 zu den Gruppen 2 und 3 ergab eine hohe statistische Signifikanz ($\alpha < 0{,}001$), ein Vergleich zwischen den Gruppen 2 und 3 eine statistische Gleichheit.

Schlußfolgerungen: Im Tumor-Tetanus-Test kann die Tumorzellhemmung durch die verminderte Tetanussterblichkeit gemessen werden. Da eine gleichzeitige Hemmung der Klostridien durch die eingesetzte Therapie in vitro ausgeschlossen werden konnte (vgl. 4.8.1.4.), war hiermit der Beweis erbracht, daß die Reduktion der Tetanusletalität eine Widerspiegelung der verminderten Tumorzellproliferation ist. Dieses Ergebnis war die experimentelle Bestätigung unserer Arbeitshypothese.

5.1.2. Unterschiedliche Beeinflussung der Tumorzellhemmung

Zur weiteren Stützung der Arbeitshypothese sollte untersucht werden, ob unterschiedlich wirksame chemotherapeutische Eingriffe in die Tumorzellproliferation am Tetanusverhalten erkennbar sind.

Aufgabe: Wir stellten uns die Frage, ob differente Therapieschemata in jedem Fall durch die registrierte Tetanusletalität in unserem Tumor-Subkutanmodell angezeigt werden.

Begründung: Der Erfolg einer Chemotherapie ist unter anderem von der Tumorzellmasse zu Beginn der Therapie abhängig (Goldin et al. 1956; Skipper et al. 1964, 1967). Wir wollten feststellen, inwieweit diese Tatsache in der Tetanusreaktivität sichtbar wird. Außerdem sollte überprüft werden, ob eine einmalige Dosis von Ara-C den gleichen therapeutischen Effekt, ausgedrückt in reduzierter Tetanusletalität, bewirkt, wie drei Dosen Ara-C (vgl. Himmelstein u. Bischoff 1973). Wir wollten weiterhin untersuchen, ob Vincristin zu einer Synchronisation der solidwachsenden Leukämie L1210 führt bzw. in welchem Maße die von uns gewählte Vincristin-Dosis eine zusätzliche zytostatische Wirkung hat.

Versuchsansatz und Ergebnisse: Die genannten Untersuchungen wurden an insgesamt 1280 Mäusen durchgeführt, vgl. Tabelle 9.

In den Abb. 20 bis 23 wurden die unterschiedlichen Verläufe der Tetanus-Sterbekurven zusammengestellt und die Tumorangehraten angegeben.

Mit dem soliden Leukämie L1210-Modell kann gezeigt werden, daß bereits einen Tag nach der Tumorzellen-Sporen-Applikation die Zellproliferation begonnen haben muß, da ein therapeutischer Effekt, ausgedrückt durch die reduzierte Tetanusreaktivität, zu erkennen ist (Tabelle 9,I, Abb. 20). Im Gegensatz zu den Versuchen von E. Frei u. Freireich (1965) bzw. Wodinski et al. (1967) konnten wir in Übereinstimmung mit Hofer und Hofer (1971) keine zweitägige Lag-Phase nach der Transplantation beobachten. Aus unseren Untersuchungen geht ferner hervor, daß mit ansteigender Zellzahl zu Beginn der Chemotherapie die zu erwartende Reduktion der Tetanusreaktivität abnimmt (Tabelle 9,I; Tabelle 10,I): So ist die Tetanusletalität nach der Chemotherapie am 5. Versuchstag statistisch nicht von der therapiefreien Gruppe zu unterscheiden. Demgegenüber ist die Therapie am 1. Versuchstag am erfolgreichsten. Vergleichen wir schließlich unser Tetanus-Testergebnis mit der am Ende des Versuches registrierten Tumorangehrate (Abb. 20), können wir feststellen, daß die Angehraten nach

Tabelle 9. Modifikation der Tumorzellhemmung im Leukämie L1210-Tetanus-Test

	Therapieschema	Anzahl der Tiere[1])	Zellen-Sporen-Dosis 0,1 ml Dosisvolumen	Reduktion der Tetanusletalität durch die Therapie
I	Variierung des Zeitpunktes der Therapie: 3mal Ara-C 8, 11, 14 Stunden nach VCR		$1{,}6 \times 10^5$ L1210-Zellen $1{,}7 \times 10^2$ Tetanussporen	
	1. Tag nach Zellen-Sporen-Injektion	72		um 85%
	3. Tag nach Zellen-Sporen-Injektion	75		um 76%
	5. Tag nach Zellen-Sporen-Injektion	65		um 35%
	ohne Therapie	79		Tetanusletalität 38%
II	Variierung des Zeitintervalls VCR — Ara-C:		$2{,}7 \times 10^5$ L1210-Zellen $7{,}5 \times 10^1$ Tetanussporen	
	VCR und 1. Dosis Ara-C zur gleichen Zeit	72		um 56%
	Ara-C 8 Stunden nach VCR-Appilikation	55		um 76%
	Ara-C 16 Stunden nach VCR-Applikation	77		um 81%
	Ara-C 24 Stunden nach VCR-Applikation	74		um 80%
	ohne Therapie	75		Tetanusletalität 60%
III	Vergleich zwischen 1 und 3 Dosen Ara-C:		$2{,}4 \times 10^5$ L1210-Zellen $6{,}7 \times 10^1$ Tetanussporen	
	1 Ara-C-Dosis	70		um 34%
	3 Ara-C-Dosen	73		um 53%
	ohne Therapie	67		Tetanusletalität 76%
IV	Therapie-Effekt mit/ohne VCR bzw. Ara-C:		$2{,}3 \times 10^5$ L1210-Zellen $1{,}1 \times 10^2$ Tetanussporen	
	1 VCR-Dosis	72		um 14%
	3 Ara-C-Dosen	68		um 37%
	1 VCR-Dosis plus 3 Ara-C-Dosen	70		um 40%
	ohne Therapie	70		Tetanusletalität 74%

[1]) Alle interkurrent gestorbenen Tiere, überwiegend durch Tumormetastasen, wurden aus dem Versuchsumfang herausgenommen.

der Therapie am 1. und 3. Tag statistisch nicht signifikant different sind, wohl aber zwischen der Therapie am 1. und 5. Tag.

Unser Tumormodell gestattet es außerdem, zwischen einer simultanen Kombinationstherapie mit VCR und einer Ara-C-Dosis im Vergleich zu einem anderen Kombinationsschema mit zeitlichen Abständen zwischen den VCR- und Ara-C-Gaben zu unterscheiden (Tabellen 9,II; 10,II). In jedem Fall erhalten wir durch eine Kombinationstherapie reduzierte Tetanusraten (Abnahme der Tetanusletalität um 56, 76,

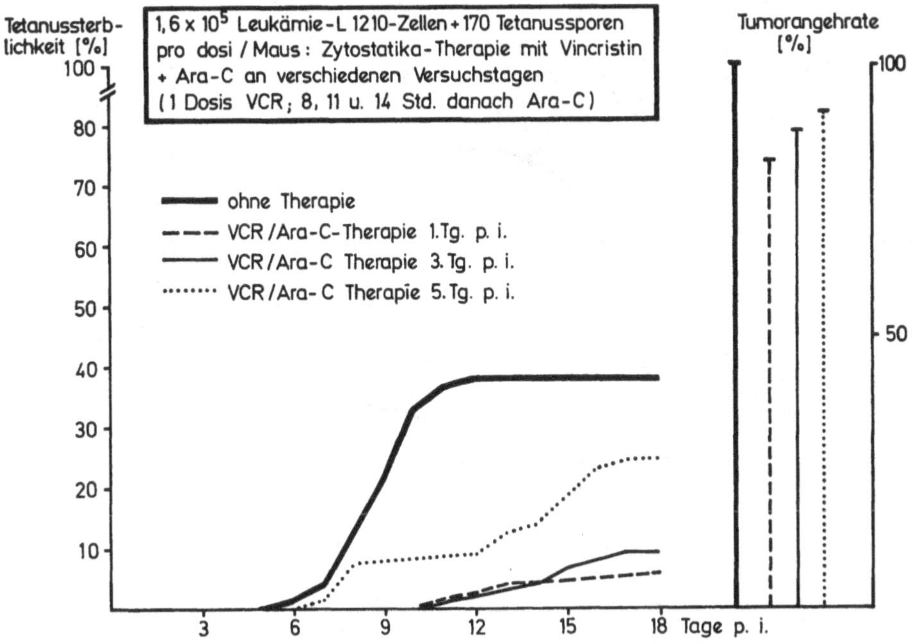

Abb. 20. Leukämie L1210-Tetanus-Test — zytostatische Therapie an verschiedenen Versuchstagen.

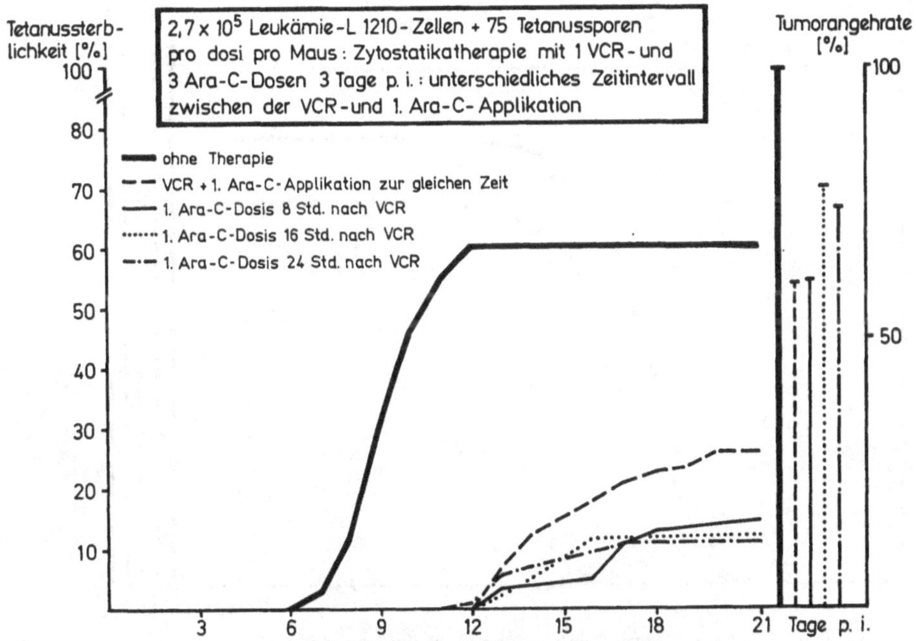

Abb. 21. Leukämie L1210-Tetanus-Test — Kombinationseffekt zwischen VCR und Ara-C.

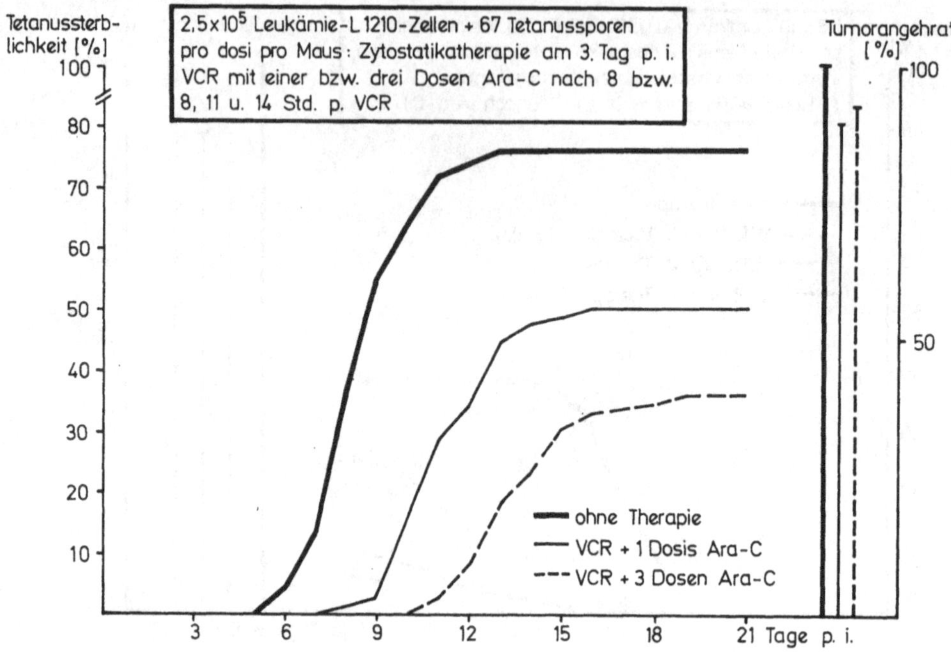

Abb. 22. Leukämie L1210-Tetanus-Test — dosisabhängige Wirksamkeit der zytostatischen Therapie.

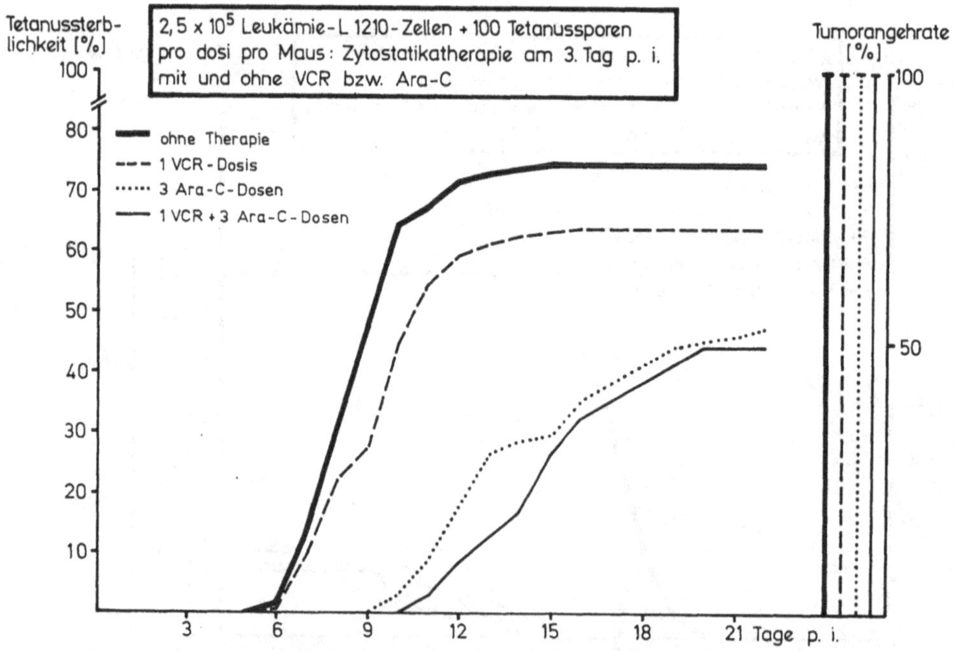

Abb. 23. Leukämie L1210-Tetanus-Test — synchronisierte und/oder zytostatisch additive Therapie.

81 bzw. 80%). Gemessen an unserem Versuchsmodell ist die Therapie um so erfolgreicher, je größer der Abstand der ersten Ara-C-Medikation von der VCR-Gabe ist: Bei der simultanen Verabfolgung war der therapeutische Kombinationseffekt am schwächsten, bei den anderen dreiBehandlungsmodi mit VCR und Ara-C (8-,16-bzw. 24-Stunden-Intervalle) besser und ungefähr ausgeglichen. Dies stimmt mit den an der Aszites-Leukämie L1210 von Pouillart et al. (1974) gefundenen Ergebnissen überein. Wenn man allerdings das Ergebnis der Tumorangehraten zur Therapiebeurteilung heranzieht (Abb. 21), tritt dieser Unterschied nicht so deutlich hervor. Weitere Überlegungen zur quantitativen Verlaufs- und „Endpunkt"-Bewertung der Zytostatikatherapie an solidwachsenden Testtumoren haben Schabel et al. (1977) angestellt. Wir vermuten, daß das Tetanusmodell den Therapie-Erfolg zum *Versuchsbeginn* und *frühen Tumorwachstum* wiedergibt, jedoch keine Aussage über den späteren Heilerfolg zuläßt. Zum Beispiel könnten langsam wachsende Tumorzellklone bei der simultanen Kombinationstherapie eine größere Chance haben durchzukommen als schnell wachsende. Die langsamen sind die „Schrittmacher" für die Tetanusklostridien, die schnellen für das rasche Tumorwachstum (vgl. Tabelle 10,II und 11).

In der Arbeit von T. Lincoln et al. (1976) wurde u. a. zugrunde gelegt, daß die intrazelluläre Ara-C-Konzentration wesentlich langsamer abfällt als im Blut (vgl. Borsa et al. 1969). Wir vermuteten daher, daß mit drei Dosen Ara-C, in dreistündigem

Tabelle 10. Statistischer Vergleich der Tetanusreaktivität im Leukämie L1210-Tetanus-Test[1])

	Therapieschema	Signifikanz			
I	Variierung des Zeitpunktes der Therapie:	ohne Therapie	mit Therapie am 1. Tag	am 3. Tag	
	Therapie am 1. Tag	+			
	Therapie am 3. Tag	+	–		
	Therapie am 5. Tag	–[2])	+	(+)	
II	Variierung des Zeitintervalls VCR – Ara-C:	ohne Therapie	VCR – Ara-C simultan	VCR – Ara-C 8 Std. p. VCR	16 Std. p. VCR
	VCR – Ara-C simultan	+			
	Ara-C 8 Std. p. VCR	+	–		
	Ara-C 16 Std. p. VCR	+	(+)	–	
	Ara-C 24 Std. p. VCR	+	(+)	–	–
III	Vergleich zwischen 1 und 3 Dosen Ara-C:	ohne Therapie	1 Dosis Ara-C		
	1 Dosis Ara-C	+			
	3 Dosen Ara-C	+	–[2])		
IV	Therapie-Effekt mit/ohne VCR bzw. Ara-C:	ohne Therapie	VCR	3 Dosen Ara-C	
	VCR	–			
	3 Dosen Ara-C	+	(+)		
	VCR + 3 Dosen Ara-C	+	(+)	–	

[1]) Signifikanz-Bewertung: + = im 1%-Niveau signifikant;
(+) = im 5%-Niveau signifikant;
– = nicht signifikant

[2]) Signifikanz zum 10%-Niveau

Tabelle 11. Statistischer Vergleich der Tumorangehraten im Leukämie L1210-Tetanus Test[1])
Variierung des Zeitintervalls VCR — Ara-C

	ohne Therapie	VCR — Ara-C simultan	VCR — Ara-C 8 Std. p.VCR	16 Std. p.VCR
VCR — Ara-C simultan	+			
Ara-C 8 Std. p. VCR	+	—		
Ara-C 16 Std. p. VCR	+	(+)	(+)	
Ara-C 24 Std. p. VCR	+	—[2])	—	—

[1]) Signifikanz-Bewertung: + = im 1%-Niveau signifikant;
(+) = im 5%-Niveau signifikant;
— = nicht signifikant

[2]) Signifikanz zum 10%-Niveau

Intervall appliziert, kein entscheidend größerer Therapie-Effekt erzielt werden kann als mit einer Dosis. Zieht man zur Abklärung unser Testsystem zu Rate, erkennt man, daß dies nicht der Fall ist (Tabelle 9,III; Tabelle 10,III; Abb. 22): So bewirkt die dreimalige Ara-C-Applikation eine Reduktion der Tetanussterblichkeit um 53% gegenüber einem Rückgang um nur 34% nach einmaliger Ara-C-Dosis. Statistisch ließ sich dieses Ergebnis allerdings nicht absichern. Zieht man die Tumorangehrate zur Beurteilung heran (Abb. 22), erhält man nach dreimaliger Ara-C-Gabe statistisch keine signifikant geringeren Werte als mit einer Dosis Ara-C.

Bereits eine Dosis Vincristin von 50 µg pro kg Körpergewicht bewirkt eine verringerte Tetanusreaktivität, die in Kombination mit Ara-C am ausgeprägtesten ist (Tabellen 9 und 10,IV; Abb. 23). In diesem Versuch waren in jedem Fall 100% Tumorangehraten, so daß diese nicht als Vergleichsparameter herangezogen werden konnten. Wie wir bei der Interpretation der Versuchsserie II hervorgehoben haben, hängt die Angehrate und die damit verbundene Tetanusreaktivität in entscheidendem Maße von der Vitalität und Klonierungspotenz der Tumorzellen ab. Es darf nicht unerwähnt bleiben, daß der Verlauf der Tetanussterbekurven keinen Hinweis auf eine Synchronisation der Tumorzellen durch Vincristin ergab. Dies hätte nach unseren Überlegungen zu einem steileren Kurvenverlauf bzw. auch zu einem deutlich früheren oder auch verzögerten Beginn der Letalitätskurve führen müssen. Dies ist, wie wir erkennen, nicht der Fall. Wir möchten daraus den Schluß ziehen, daß in der von uns gewählten Dosierung von Vincristin an der Solidform der Leukämie L1210 keine Synchronisation sichtbar wird. Die neueren experimentellen und theoretischen Untersuchungen von Jellinghaus et al. (1975) stimmen hiermit überein. Der Kombinationseffekt von sequentiellen Gaben VCR und Ara-C ist daher als ein additiver zytostatischer Effekt zu deuten (vgl. Pouillart et al. 1974).

Schlußfolgerung: Insgesamt kann festgestellt werden, daß die exponentielle Tetanusklostridien-Vermehrung unmittelbar mit der Tumorzellproliferation verknüpft sein muß, da die Tetanusreaktivität in gesetzmäßiger Beziehung zu allen von uns gewählten Therapiemodifikationen verändert wurde. Faßt man diese Ergebnisse mit den unter 5.1.1. dargestellten zusammen, so zeigt sich eine eindeutige Korrespondenz zwischen der Tumorzellproliferation einerseits und der Tetanusletalität andererseits. Wir glauben hiermit, unsere Arbeitshypothese durch eine qualitative, teils auch quantitative Studie überprüft zu haben.

5.2. Kochsalz-Sporen-Versuche — Grundlage zur Bestimmung der kritischen Stäbchenzahl

Zur Erarbeitung der relevanten Parameter des mathematischen Modells war die Kenntnis der kritischen Stäbchenzahl, die zur Erkrankung oder zum Tod der Maus an Tetanus führt, eine wesentliche Voraussetzung. Als Testobjekt sollte eine Zellpopulation geeignet sein, die sich im homöostatischen Gleichgewicht befindet, das heißt, daß aus prinzipiellen Gründen proliferierende Zellklone auszuschließen sind. Die Annahme des Fehlens einer exponentiellen Stäbchenvermehrung einerseits, statt dessen einer räumlich-zeitlichen Verteilung von Einzelstäbchen über den Injektionsort nach sporadischer Sporengermination andererseits macht die mathematische Bearbeitung der Aufgabe erst möglich. Summiert man die in loco gebildeten Einzelstäbchen auf, ergibt sich ein kritischer Schwellenwert des synthetisierten und sezernierten Tetanustoxins, dessen Überschreitung zu Tetanussymptomen, gegebenenfalls zum Tode führt, dessen Unterschreitung aber unbemerkt verläuft. Aufgrund dieser Überlegungen bot es sich an, das Kochsalz-Tetanussporen-Testsystem für die Bestimmung der kritischen Stäbchenzahl weiter auszubauen.

5.2.1. Tetanusreaktivität der normalen Mäusesubkutis

Aufgabe: Es sollte zunächst jene mittlere Sporendosis der normalen Mäusesubkutis bestimmt werden, die bei einer zeitlichen Verteilung der Injektionen über 24 Stunden angenähert den 50%-Bereich der Tetanusreaktivität (Tetanusmorbidität plus Tetanusmortalität) umfaßt.

Begründung: Da wegen der natürlichen Tag-Nacht-Schwankungen der Mitoseaktivität mit Abweichungen der Tetanusreaktivität vom mittleren Tageswert zu rechnen ist, sollte diese Studie einen ersten Einblick vermitteln. Die Testung des 24stündigen

Tabelle 12. Mittlere 50%-Tetanusreaktivität in der normalen Mäusesubkutis

Tag nach Sporen-injektion	Uhrzeit der Sporeninjektion			
	6	12	18	24
2	1/1¹)	0/0	2/1	0/0
3	12/5	10/2	10/5	9/2
4	10/5	15/4	11/2	12/5
5	9/5	9/3	7/1	6/0
6	3/2	7/4	4/3	6/4
7	3/1	3/2	2/0	3/1
8	0/0	0/0	2/1	3/3
9	1/0	0/0	0/0	2/2
10	2/2	0/0	1/1	1/1
18	0/0	0/0	1/1²)	0/0³)
Summe:	41/21	44/15	40/15	42/18

Tagesmittel (80 Mäuse pro Gruppe): 42/17 (Zahl der tetanusreaktiven /Zahl der davon gestorbenen Tiere)

¹) Am Ablesungstag neu aufgetretene Tetanusfälle/Zahl der an Tetanus gestorbenen Tiere.
²) Tod des Tieres nach kurzer Krampfperiode an Tetanus (Sporenauskeimung und exponentielle Klostridienvermehrung im Bereich einer Stichkanalverletzung).
³) 1 Tier starb unspezifisch am 16. Tag post injectionem.

Mitoserhythmus unter dem Einfluß äußerer Zeitgeber, z. B. durch eine normierteHell-Dunkel-Adaptation der Mäuse, wurde einem späteren Kochsalz-Sporen-Versuch vorbehalten (vgl. 5.2.4.).

Versuchsansatz: 320 männliche Mäuse mit 23 bis 30 g Körpergewicht (die Zahlenangaben entsprechen den Mittelwerten von jeweils 10 etwa gewichtshomogenen Tieren eines Käfigs).

Versuchsplan: 4 Gruppen zu je 80 Tieren.
Injektionstermine: 6^{00} (Gruppe 1), 12^{00} (Gruppe 2), 18^{00} (Gruppe 3), 24^{00} (Gruppe 4).

Sporen-Einzeldosis: $4{,}2 \times 10^6$ Tetanussporen in 0,1 ml physiologischer Kochsalzlösung pro Maus.

Versuchsdauer: 21 Tage.

Versuchsergebnis: Die mittlere Tetanusreaktivität betrug 42 von 80 getesteten Mäusen, von denen 17 an Tetanus starben (Tabelle 12).

Schlußfolgerung: Das Tagesmittel der 50%igen Tetanusreaktivität können wir als Richtwert für weitere analytische Tests im Kochsalz-Sporen-System einsetzen. Mögliche Abweichungen vom mittleren Tageswert und die Größe dieser Schwankungen sollten Beachtung verdienen.

5.2.2. Tetanusreaktivität bei abgestuften Sporendosen

Aufgabe: Durch Abstufung der Sporendosen sollte die eben noch wirksame Sporenmenge ermittelt werden, die in einem größeren Mäusekollektiv nur sehr vereinzelte Fälle von Tetanus hervorruft. Anhand der quantitativen Relationen von Sporendosen und Tetanusraten bemühten wir uns, numerische Zusammenhänge zwischen den Tetanus bewirkenden Stäbchenmengen aufzudecken.

Begründung: Da wir in den von uns durchgeführten Kochsalz-Tetanussporen-Versuchen keine Hinweise auf gesetzmäßige Klonierungsprozesse fanden, lag es nahe, das Auftreten einer ausschließlich in der Parentalgeneration von Tetanusstäbchen gebildeten Population (die keinem Teilungswachstum unterliegen) für die Bestimmung der kritischen Stäbchenmenge quantitativ zu analysieren.

Voraussetzung: Der Versuch war darauf gerichtet, durch hinreichend eng gewählte Verdünnungsstufen der Tetanussporen den hiermit verbundenen Abfall der Tetanusraten zu erfassen, um dann zu einem zahlenmäßigen Vergleich zwischen den einzelnen Stufen zu gelangen.

Versuchsansatz: 800 männliche Mäuse mit 22 bis 36 g Körpergewicht.

Versuchsplan: 5 Gruppen zu je 160 Tieren.

Sporen-Einzeldosis: $6{,}0 \times 10^6$ (Gruppe 1), $4{,}0 \times 10^6$ (Gruppe 2), $2{,}7 \times 10^6$ (Gruppe 3), $1{,}8 \times 10^6$ (Gruppe 4), $1{,}2 \times 10^6$ (Gruppe 5). Das Dosisvolumen betrug jeweils 0,1 ml physiologische Kochsalzlösung.

Versuchsdauer: 21 Tage.

Versuchsergebnis: Mit den abfallenden Sporendosen geht ein steiler Rückgang der Tetanusreaktivität einher. Diese fiel von 76% (Gruppe 1) über 53% (Gruppe 2), 11% (Gruppe 3) und 3% (Gruppe 4) auf 1% (Gruppe 5); vgl. Tabelle 13, Abb. 24.

Schlußfolgerung: Man kann davon ausgehen, daß eine Tetanussporendosis von 1×10^6 im subkutanen Bindegewebe der Maus keinen Tetanus hervorruft. Diese Grenzdosis ist zugleich ein Ausdruck für die Tetanus-„Hintergrundsreaktivität“ im normalen Unterhautgewebe. Ferner deutet der steile Abfall der Tetanusreaktivität in einer Folge von kleinen Verdünnungsschritten der Sporendosen darauf hin, daß sich die kritische Stäbchenmenge, die aus der entsprechenden Sporenmenge hervorgeht, in einem relativ engen Schwankungsbereich bewegt.

Tabelle 13. Kochsalz-Sporen-Test—Tetanusreaktivität bei abfallenden Sporendosen

Gruppe	Tetanusreaktivität		
	Erkrankung	Tod	Summe/insgesamt getestet
1	77	44	121/159[1])
2	51	33	84/160
3	13	4	17/156[1])
4	4	0	4/160
5	2	0	2/157[1])

[1]) 8 Tiere starben interkurrent, nicht an Tetanus

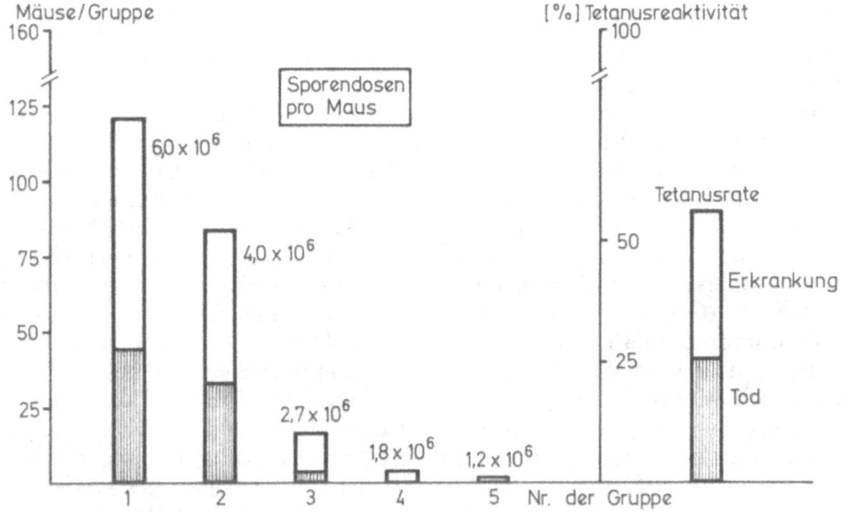

Abb. 24. Kochsalz-Tetanus-Test — Tetanusreaktivität bei abgestuften Sporendosen.

5.2.3. Mathematische Bestimmung der kritischen Stäbchenzahl

Die kritische Stäbchenzahl, die wir weiterhin mit K bezeichnen wollen, ist in unserem mathematischen Modell folgendermaßen definiert: K ist die kleinste Stäbchenzahl, die bei dem einzelnen Versuchstier zu einer Tetanusreaktion (Krampf und eventuell Tod) führt. Wir setzen also voraus, daß einer vorgegebenen Stäbchenzahl stets eine wohldefinierte Toxinmenge entspricht. Wenn die Zahl der insgesamt gebildeten Stäbchen die Zahl K nicht erreicht, zeigt die Maus keine Anzeichen einer Tetanuserkrankung. In diesem Falle ist die Zahl der Treffer zusammen mit der Zahl der Klonierungsschritte nicht ausreichend für eine Tetanusreaktion. Wird die Zahl überschritten und bleibt aber unter der sicher tödlichen Menge stehen, so wird sich das im Experiment als lokal stationärer Tetanuskrampf („Dauerkrampf“) auswirken.

In unserem Simulationsmodell gehen wir davon aus, daß die kritische Zahl K keine universelle Konstante ist, sondern von Versuchstier zu Versuchstier gewissen Schwankungen unterliegt. Auf diese Weise berücksichtigen wir eine gegebenenfalls unterschiedliche Toxinempfindlichkeit bei den einzelnen Versuchstieren. Außerdem sollte so die Möglichkeit berücksichtigt werden, daß durch die angewendete Spritztechnik nicht in jedem Falle für das gebildete Toxin der gleiche Weg zum Wirkort vorgegeben ist. Dies könnte zu unterschiedlichen Toxinverlusten führen und würde eine zusätzliche Ursache für die Variabilität der kritischen Stäbchenzahl sein. Als Näherung nehmen wir an, daß die Zahl K eine normalverteilte Zufallsgröße ist mit dem Erwartungswert K_0 und der Varianz σ^2. Wir haben dann die Aufgabe, die Parameter K_0 und σ^2 aus geeigneten Experimenten zu ermitteln.

Bei diesen Experimenten handelt es sich um Versuche, bei denen wir Tetanussporen zusammen mit physiologischer Kochsalzlösung in das Unterhautgewebe der Tiere spritzen. Unter dieser Voraussetzung kommt es zu keiner merklichen Zellschädigung, so daß kein Wundheilungsprozeß mit einer intensiven Zellneubildung einsetzt. Folglich können wir davon ausgehen, daß nur ein sehr geringer Anteil von Zellen sich im Mitosezyklus befindet. Es handelt sich um eine geringfügige Teilungsaktivität, die zum Ausgleich des normalen Zellverlustes notwendig ist. Wir nehmen daher an, daß die Tendenz zur Bildung von Zellklonen vernachlässigt werden kann. Die im Abschnitt 5.4. definierte Klonierungswahrscheinlichkeit hat dann den Wert Null. Somit wird eine Spore, die nach der Injektion mit einer mitoseaktiven Zelle zusammentrifft, nach unserer Hypothese zu genau einem Stäbchen auswachsen, sofern sie nicht vorher phagozytiert wird. Eine weitere Teilung dieses Stäbchens schließen wir aus.

Demnach ist unter diesen Bedingungen die Zahl der zur Auskeimung kommenden Sporen identisch mit der erreichten Stäbchenzahl. Diese Anzahl ist eine binomialverteilte Zufallsgröße, da jede einzelne Spore a priori die gleiche Chance zur Auskeimung hat und die Zahl der Sporen fest vorgegeben ist. Die Auskeimwahrscheinlichkeit ist jedoch sicher nicht größer als der Anteil der proliferierenden Zellen in dem betroffenen Areal, und sie hat daher einen sehr kleinen Wert. Andererseits mußten wir die Zahl der Sporen sehr groß wählen (Größenordnung 10^6), um überhaupt eine Tetanusreaktivität zu erhalten. Folglich kann die Zahl der Stäbchen als eine Poisson-verteilte Zufallszahl betrachtet werden, da diese Verteilung bekanntlich durch einen entsprechenden Grenzübergang aus der Binomialverteilung hervorgeht. Der Parameter λ dieser Poisson-Verteilung ist für den Fall einer 50%-Reaktivität näherungsweise gleich dem Erwartungswert K_0 der kritischen Stäbchenzahl, weil unter dieser Voraussetzung damit gerechnet werden kann, daß in jeweils 50% aller Fälle die Stäbchenzahl oberhalb der kritischen Zahl liegt. Wir gehen weiter davon aus, daß die unbekannte mittlere kritische Zahl K_0 nicht unter 50 Stäbchen liegen wird. Diese Annahme folgt aus der Analyse des zeitlichen Verlaufs der Tetanus-Summensterbekurven bei den später zu erläuternden Ein-Sporen-Versuchen. Dann können wir für alle von uns eingesetzten Sporenzahlen voraussetzen, daß die Erwartungswerte λ der zugehörigen Poisson-Verteilungen sämtlich $\geqq 15$ sind. Von dieser Größenordnung an kann man die Poisson-Verteilung in guter Näherung durch eine Normalverteilung ersetzen, für die Erwartungswert und Varianz mit dem Parameter dieser Poisson-Verteilung übereinstimmen.

Das vorliegende Problem können wir folgendermaßen formulieren:
Es wird für jedes Versuchstier eine nach der Verteilungsfunktion $N(K_0, \sigma^2)$ verteilte kritische Zahl K vorgegeben. Danach ist eine nach $N(\lambda, \lambda)$ verteilte Trefferzahl t zu wählen, und es ist danach zu fragen, ob $t > K$ ist. Der Parameter λ ist durch die Gleichung $\lambda = np$ gegeben, wobei n die Zahl der verwendeten Sporen und p die Auskeimwahrscheinlichkeit ist. Betrachten wir die Zufallsvariable $z = t - K$, dann ist nach der Wahrscheinlichkeit für das Ereignis $z > 0$ zu fragen. Die Größe z ist aber als Differenz zweier unabhängiger normalverteilter Zufallsgrößen selbst normalverteilt und zwar

nach der Verteilungsfunktion $N(np - K_0, np + \sigma^2)$. Folglich ist die gesuchte Wahrscheinlichkeit $P(z > 0)$ durch den folgenden Ausdruck gegeben:

$$P(z > 0) = \int_0^\infty \frac{1}{\sqrt{2\pi(\sigma^2 + np)}} \cdot e^{-\frac{(x-np+K_0)^2}{2(\sigma^2+np)}} dx$$

Durch die Substitution $\frac{x - np + K_0}{\sqrt{\sigma^2 + np}} = y$ erhält man hieraus:

$$P(z > 0) = \int_{\frac{K_0-np}{\sqrt{\sigma^2+np}}}^{\infty} \frac{1}{\sqrt{2\pi}} \frac{1}{\sqrt{\sigma^2+np}} e^{-\frac{y^2}{2}} \sqrt{\sigma^2+np}\, dy =$$

$$= \int_{\frac{K_0-np}{\sqrt{\sigma^2+np}}}^{\infty} \frac{1}{\sqrt{2\pi}} e^{-\frac{y^2}{2}} dy = 1 - F\left(\frac{K_0 - np}{\sqrt{\sigma^2+np}}\right).$$

Hierbei ist F die standardisierte Normalverteilung $N(0,1)$, d. h. es gilt

$$F(x) = \int_{-\infty}^{x} \frac{1}{\sqrt{2\pi}} e^{-\frac{y^2}{2}} dy\,.$$

Die Wahrscheinlichkeit für eine Tetanusreaktion $P(z > 0)$ ist uns nicht exakt bekannt, sondern kann durch unsere Versuche nur geschätzt werden. Durch die Wahl hinreichend großer Versuchsumfänge können wir jedoch die beobachtete Tetanusreaktivität mit großer Sicherheit der gesuchten Wahrscheinlichkeit $P(z > 0)$ gleichsetzen. Wir können daher davon ausgehen, daß die Größen $P(z > 0)$ für die einzelnen Werte von n bekannt sind. Da F eine bekannte in tabellierter Form vorliegende Funktion ist, kann man damit die Ausdrücke

$$\frac{K_0 - np}{\sqrt{\sigma^2 + np}}$$

für verschiedene von uns gewählte Sporenzahlen n angeben. Die unbekannten Parameter K_0, p und σ^2 haben wir nach der Methode der kleinsten Quadrate ermittelt: Bezeichnen wir für ein gegebenes n mit u den „wahren", d. h. aus dem entsprechenden Versuch abgeleiteten Wert für den angegebenen Ausdruck, dann ist das Optimierungsproblem

$$\sum_i \left(\frac{K_0 - n_i p}{\sqrt{\sigma^2 + n_i p}} - u_i\right)^2 = \text{Minimum}$$

zu lösen. Die Ergebnisse sind in Tabelle 14 zusammengestellt.

Tabelle 14. Abgestufte Sporendosen — kritische Stäbchenzahl

Sporenzahl	Versuchsumfang	Reaktivität	$(K_0 - np)/\sqrt{\sigma^2 + np}$
6×10^6	159	121	−0,705
4×10^6	160	84	−0,063
$2{,}7 \times 10^6$	156	17	1,23
$1{,}8 \times 10^6$	160	4	1,96
$1{,}2 \times 10^6$	157	2	2,23

Ergebnis: $K_0 = 70$

$p = 1{,}44 \times 10^{-5}$

$\sigma^2 = 299$

Kommentar: Die hier errechnete niedrige Stäbchenzahl wurde durch die Analyse der Einzelsporen-Versuche mit Tumorzellen und im $CaCl_2$-Sporen-Test bestätigt.

5.2.4. Tetanusreaktivität im diurnalen Rhythmus

Aufgabe: Es geht um die Untersuchung der 24-Stunden-Rhythmik der Mitoseaktivität in der normalen Mäusesubkutis.

Begründung: Zur feineren Darstellung der Tages-Rhythmik der Mitoseaktivität als Schrittmacherprinzip der Tetanusreaktivität bedienten wir uns eines äußeren Zeitgebers in Form einer normierten Hell-Dunkel-Adaptation der Mäuse.

Voraussetzung: Der Versuch wurde in der Weise konzipiert, daß durch dreiwöchige Adaptation der Tiere an regelmäßige 12-stündige Hell-Dunkel-Zyklen ein strikt circadianer Rhythmus der Zellteilungsaktivität angestrebt wurde. Die An- und Abschaltungen der künstlichen Lichtquelle erfolgten um 6 Uhr bzw. 18 Uhr.

Versuchsansatz: 1440 Mäuse, davon 720 männliche Tiere mit 25 g bis 30 g Körpergewicht und 720 Weibchen mit 20 bis 25 g Körpergewicht.

Versuchsplan: 12 Gruppen zu je 120 Mäusen, davon 60 Männchen und 60 Weibchen. Injektionstermine: 6^{00} (Gruppen 1, 2, 3), 12^{00} (Gruppen 4, 5, 6), 18^{00} (Gruppen 7, 8, 9), 24^{00} (Gruppen 10, 11, 12). Die Injektionen am 1. Tag betrafen die Gruppen 1, 4, 7, 10; am 2. Tag die Gruppen 2, 5, 8, 11 und am 3. Tag die Gruppen 3, 6, 9, 12.

Sporen-Einzeldosis: 1×10^7 Tetanussporen in 0,1 ml physiol. Kochsalzlösung pro Maus. Die Sporen entstammten einer jüngeren Charge (1977) als die für die übrigen Versuche verwendeten Sporen (Charge 1975). Charge 1977 wurde in (saurem) Aq. dest. ausgewaschen und ampulliert (vgl. Waites et al. 1977).

Versuchsdauer: 21 Tage.

Tabelle 15. Tetanusreaktivität im Tages-Rhythmus
Endstand am 21. Versuchstag

Gruppe	Uhrzeit der Sporeninjektion				unspezifische Todesfälle
	6^{00}	12^{00}	18^{00}	24^{00}	
1	50/16[1]				0
2	53/14				0
3	52/17				2
4		52/9			4
5		52/8			1
6		50/7			1
7			42/13		0
8			48/11		3
9			52/7		0
10				39/9	2
11				35/13	1
12				37/12	0
Summe:	155/47	154/24	142/31	111/34	14

[1]) Anzahl der Tiere mit lokalem Dauerkrampf/Zahl der an Tetanus gestorbenen Tiere

Tabelle 16. Statistischer Vergleich der Tetanusreaktivität im Tages-Rhythmus

Gruppen	1—2—3	4—5—6	7—8—9	10—11—12
1—2—3		—	(+)	+
4—5—6			—	(+)
7—8—9				(+)

Signifikanz-Bewertung: + = im 1%-Niveau signifikant
(+) = im 5%-Niveau signifikant
— = nicht signifikant

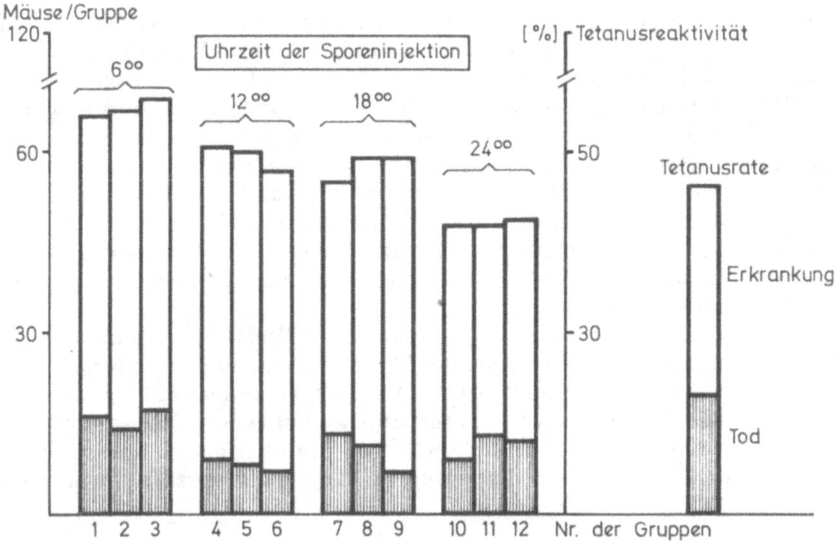

Abb. 25. Tetanusreaktivität im diurnalen Rhythmus.

Versuchsergebnis: Zum Injektionszeitpunkt 6 Uhr fand sich die stärkste Tetanusreaktivität, während der schwächste Reaktionsausfall zum Injektionstermin 24 Uhr auftrat. Wir entdeckten keine statistisch signifikanten Unterschiede zwischen den Tetanusraten gleicher Gruppen (1—2—3, 4—5—6, 7—8—9, 10—11—12), wohl aber zwischen den Werten der 6-Uhr- und 24-Uhr-Gruppen (im 1%-Signifikanzniveau) sowie der 24-Uhr-Gruppen gegenüber den 12-Uhr- und 18-Uhr-Gruppen (im 5%-Signifikanzniveau); vgl. die Tabellen 15 und 16, ferner die Abb. 25.

Es muß ergänzend bemerkt werden, daß der statistische Vergleich zwischen *einzelnen* Gruppen nur im Falle der 6-Uhr- und 24-Uhr-Werte (also die Gruppen 1 gegen 10, 2 gegen 11 und 3 gegen 12) eine Signifikanz im 5%-Niveau ergab. Bleibt zu erwähnen, daß die Weibchen etwas schwächer reagierten als die Männchen. Der Unterschied war aber erst bei einem Vergleich aller Tiere des gesamten Versuchs im 5%-Niveau statistisch abzusichern (439 tetanuspositive Männchen gegenüber 393 tetanusreaktiven Weibchen von jeweils 720 Tieren pro Gruppe).

Nach Mazzucco (1978) besitzen Mäusemännchen im Vergleich mit gleichaltrigen Mäuseweibchen mehr Dermiskollagen, was einer verminderten Mitoserate entspricht. Die Feststellung gilt für verschiedene Rassen und Stämme. Der Widerspruch zu der stärkeren Tetanusreaktivität der Männchen in unserem Kochsalz-Sporen-Test liegt wahrscheinlich darin begründet, daß unter den adulten Gruppen stets einige als

„Beißer“ vertreten waren. Bei ihnen waren die Dermisfibroblasten nicht in Homöostase.

Schlußfolgerung: Nach einer dreiwöchigen Adaptation an einen normierten 12-stündigen Hell-Dunkel-Zyklus kam der diurnale Rhythmus der Tetanusreaktivität einer größeren Mäusepopulation deutlich zur Ausprägung. Wir möchten das Ergebnis dieser Studie dahingehend interpretieren, daß eine strenge Abhängigkeit der Sporenauskeimung mit Stäbchenbildung von der Tages-Rhythmik im Mitosezyklus der subkutanen Bindegewebszellen besteht.

Kommentar: Jüngere chronobiologische Untersuchungen geben für unsere Studie interessante Anhaltspunkte (vgl. Scheving u. Pauly 1973; E. R. Burns 1975): Nach einer 14-tägigen Adaptation an den gleichen Hell-Dunkel-Zyklus wie in unserem Versuch zeigte der Mitose-Index im Hornhautepithel der Maus, auch anderer Organe und Gewebe, einen Gipfel zum Beginn der Lichtphase (etwa gegen 9^{00} Uhr) und einen Tiefpunkt nach Eintritt in die Dunkelphase (etwa gegen 21^{00} Uhr). Die S-Phasendauer der Welle ^{3}H-Thymidin-markierter Mitosen war kurz in der Dunkelperiode und länger in der Hellperiode (E. R. Burns u. Scheving 1975). In den Basalzellen der Epidermis haarloser Mäuse fanden Clausen et al. (1979) nach einer 4-wöchigen Adaptation im 12-stündigen Hell-Dunkel-Wechsel einen diurnalen Rhythmus des Mitose-Index: Sie konnten zeigen, daß dieser in den frühen Morgenstunden ein Maximum annimmt. Betrachtet man die späte G2-Phase als den für das Klostridien-Teilungswachstum entscheidenden Zeitabschnitt, so befindet sich dieses Ergebnis in guter Übereinstimmung mit unseren Befunden, vgl. Tabelle 17.

Schon P. C. T. Jones (1972) hat versucht, bestimmte Zellphänomene, die sich im Gesamtverhalten des Organismus auf Licht- oder Temperaturzeitgeber widerspiegeln, als eine direkte Antwort auf den intrazellulären ATP-Spiegel zu deuten: Sein Anstieg korreliert negativ mit der Zytoplasmaviskosität und Zelladhäsion, dagegen positiv mit der Mitoserate (vgl. Goldacre u. Lorch 1950). Dies könnte als ein Ausdruck der Energieumwandlung und -kopplung an die endogene Rhythmik verstanden werden.

5.2.5. Mathematische Auswertung des Tag-Nacht-Versuches

Die Abhängigkeit der Stäbchenvermehrung von mitotisch aktiven Schrittmacherzellen führte uns zu der Vermutung, daß die Tetanusreaktivität mehr oder weniger deutlich von der Tageszeit, zu der der Versuch gestartet wird, abhängen sollte. In der Tat zeigen Zellpopulationen zu den verschiedenen Tageszeiten unterschiedliche mitotische Aktivitäten. Wir verstehen im folgenden unter dem Mitoseabstand einer Zelle die Zeitspanne zwischen dem Zeitpunkt der Betrachtung und der Mitose dieser Zelle. Dann folgt aber, daß die mittleren Mitoseabstände tageszeitlich schwanken und ihre kleinsten Werte annehmen, wenn der Mitoseindex am größten ist. Andererseits gehen wir davon aus, daß der für das Auskeimen einer Spore und das Auswachsen zu einem Stäbchen geeignete Zeitabschnitt unmittelbar vor der Mitose liegt, sofern Spore und Zelle räumlich eng benachbart sind. Da wir bei größeren Sporenzahlen mit einer erhöhten Phagozytose der Sporen rechnen, gelangen folglich zu Tageszeiten mit starker mitotischer Aktivität mehr Sporen zur Auskeimung als zu anderen Zeitpunkten: Zu Tageszeiten mit geringerer Mitosehäufigkeit sind die Sporen der Phagozytose im Mittel länger ausgesetzt. Somit ist zu erwarten, daß die Tetanusreaktivität dann am größten ausfällt, wenn wir den Versuch zu einem Zeitpunkt maximaler Mitoserate beginnen. Diese Schlußfolgerung aus unserem allgemeinen Modell der zellabhängigen Tetanusstäbchenvermehrung konnten wir in der Tat experimentell bestätigen (vgl. 5.2.4.).

Für die mathematische Auswertung des Tag-Nacht-Versuches machen wir folgende Annahmen:

1. Für ein beliebiges Zeitintervall der Länge τ ist die Wahrscheinlichkeit dafür, daß eine Spore in diesem Zeitraum nicht phagozytiert wird, durch den Ausdruck $u(\tau) = e^{-\gamma\tau}$ gegeben, falls diese Spore nicht vorher auskeimt. Wenn die Germination ausgeschlossen ist, ist folglich die mittlere Überlebenszeit einer Spore durch $1/\gamma$ gegeben.
2. Für einen beliebigen Zeitpunkt t sind die Mitoseabstände der Zellen exponentiell verteilt mit dem Parameter $\varrho(t)$. Der Erwartungswert $1/\varrho(t)$ ist von t abhängig und hat eine Periode von 24 Stunden.

Für die weiteren Überlegungen führen wir noch die folgenden Bezeichnungen ein:

$p(t)$ = Trefferwahrscheinlichkeit zur Zeit t.

$p_a(t)$ = Auskeimungswahrscheinlichkeit zur Zeit t (= Wahrscheinlichkeit dafür, daß eine in das Versuchstier gelangte Spore nach einer gewissen Zeit auskeimt).

$w_a(t)$ = Wahrscheinlichkeit dafür, daß eine auf eine proliferierende Zelle getroffene Spore nicht phagozytiert wird.

Aus diesen Definitionen ergibt sich sofort die Beziehung

$$p_a(t) = p(t)\, w_a(t)\,.$$

Wir gehen nun weiterhin davon aus, daß die Trefferwahrscheinlichkeit zeitlich konstant ist, und begründen diese Annahme damit, daß diese Größe im wesentlichen durch die Wachstumsfraktion, den Anteil der auskeimfähigen Sporen sowie durch die Verteilung der Zellabstände festgelegt ist. Diese Einflußgrößen sollten aber keinem diurnalen Rhythmus unterliegen. Die Wahrscheinlichkeit $w_a(t)$ leiten wir aus den Annahmen 1 und 2 ab: Für eine gegebene Zeit τ ist die (bedingte) Wahrscheinlichkeit für das Überstehen der Phagozytose durch $u(\tau)$ gegeben. Aufgrund der Annahme 2 folgt dann:

$$w_a(t) = \int_0^\infty \varrho(t)\, e^{-\varrho(t)\tau}\, e^{-\gamma\tau}\, d\tau = \varrho(t) \int_0^\infty e^{-(\varrho(t)+\gamma)\tau}\, d\tau = \frac{\varrho(t)}{\varrho(t)+\gamma}$$

Die Auskeimwahrscheinlichkeiten können für die Versuche mit Normalzellen (Kochsalz-Sporen-Tests), bei denen wir die Zellklonierung vernachlässigen können, nach dem im Abschnitt 5.2.3. beschriebenen Verfahren berechnet werden: Ist n die Zahl der Versuchstiere, m die Zahl der erkrankten (oder gestorbenen) Tiere und ist λ die mittlere Sporenzahl, dann gilt für die Auskeimwahrscheinlichkeit p_a näherungsweise die Gleichung:

$$\frac{m}{n} = \frac{1}{\sqrt{2\pi}} \int_{\frac{K-\lambda p_a}{\sqrt{\lambda p_a + \sigma^2}}}^{\infty} e^{-\frac{t^2}{2}}\, dt = 1 - F\left(\frac{K-\lambda p_a}{\sqrt{\lambda p_a + \sigma^2}}\right)$$

(K ist die kritische Stäbchenzahl, σ^2 die Varianz von K, F ist die Verteilungsfunktion der standardisierten Normalverteilung). Da wir für die kritische Stäbchenzahl den Schätzwert $K = 70$ erhalten haben, kann die oben angegebene Gleichung zur Ermittlung von p_a benutzt werden.

Im Tag-Nacht-Versuch haben wir die vier Zeitpunkte 6 Uhr, 12 Uhr, 18 Uhr und 24 Uhr gewählt. Die Auswertung mit Hilfe des eben beschriebenen Verfahrens liefert somit Schätzwerte für die Auskeimwahrscheinlichkeiten zu den gewählten vier Tageszeitpunkten. Die Trefferwahrscheinlichkeit p kann jedoch aus diesen Ergebnissen nicht abgeleitet werden. Aus den Gleichungen

$$w_a(t_i) = p_a(t_i)/p(t_i), \; i = 1, \ldots, 4,$$

erhalten wir durch Division:

$$p_a(t_1)/p_a(t_i) = w_a(t_1)/w_a(t_i), \; i = 2, 3, 4.$$

Setzt man für die $w_a(t_i)$ die oben erhaltenen Ausdrücke ein, so ergibt sich:

$$\frac{p_a(t_i)}{p_a(t_1)} = \frac{\varrho(t_i)}{\varrho(t_1)} \cdot \frac{\varrho(t_1) + \gamma}{\varrho(t_i) + \gamma}.$$

Aus diesem Ergebnis folgt, daß sich für große Werte von γ (d. h. $\gamma/\varrho(t_i) \gg 1$) die Auskeimraten wie die reziproken mittleren Mitoseabstände verhalten. Unter dieser Voraussetzung ist das Verhältnis der Auskeimraten für verschiedene Tageszeitpunkte unmittelbar ein Maß für den Synchronisierungsgrad der Zellpopulation. Jedoch können wir keine sicheren Aussagen darüber machen, inwieweit die genannte Bedingung bei unseren Versuchen erfüllt ist.

Die Ergebnisse für die Auskeimwahrscheinlichkeiten sind in der Tabelle 17 zusammengestellt.

Tabelle 17. Auskeimwahrscheinlichkeiten im Tag-Nacht-Versuch

Spritzzeitpunkt	6^{00}	12^{00}	18^{00}	24^{00}
Tetanusreaktivität	202/360	178/360	173/360	145/360
$p_a/(t_i)$	$7{,}095 \cdot 10^{-6}$	$6{,}771 \cdot 10^{-6}$	$6{,}706 \cdot 10^{-6}$	$6{,}367 \cdot 10^{-6}$
$p_a/(t_i)/p_a(t_1)$	1	0,9543	0,9452	0,8974

Aus der Tabelle ist ersichtlich, daß die Auskeimwahrscheinlichkeit ihren maximalen Wert um 6^{00} Uhr annimmt und um mehr als 10% über dem entsprechenden Wert von 24^{00} Uhr liegt. Weiterhin sieht man, daß sich in dem 6-Stunden-Zeitraum von 24^{00} Uhr bis 6^{00} Uhr dieser Wert stärker ändert als in der übrigen Tageszeit. Gehen wir davon aus, daß die Trefferwahrscheinlichkeit die Größenordnung 10^{-4} haben dürfte (dies entspricht ungefähr dem Anteil der im Teilungszyklus befindlichen Zellen von 10^{-3} bis 10^{-4} der homöostatischen Bindegewebszellen), dann folgt aus der Gleichung $p_a(t) = p(t)\, w_a(t)$, daß die Wahrscheinlichkeit $w_a(t)$ die Größenordnung 10^{-2} hat. Wir können also in grober Näherung feststellen, daß rund 1% der Sporen nicht phagozytiert wird.

Kommentar: Unabhängig von der durch Rechnung ermittelten Rate der nicht phagozytierten Sporen fanden sich größenordnungsmäßig übereinstimmende Werte mit einer (technisch nicht fehlerfreien) mikroskopischen Zählmethode. Hierzu fertigten wir von vier Mäusen, die sich am 3. Tag nach Injektion einer Kochsalz-Sporen-Dosis von $4{,}5 \times 10^6$ Sporen in der Agonie befanden, nach Tötung Methylenblau-gefärbte Quetsch-Ausstrichpräparate an. Die mit bloßem Auge erkennbaren Subkutanherde enthielten mit dieser Präparations- und einer systematischen Auszähltechnik im Mittel 104 Tetanusstäbchen (12 Stäbchenpaare, 80 Einzelstäbchen) sowie $3{,}3 \times 10^4$ verstreut liegende Einzelsporen pro Tier. Bei Russel (1927) und Sokolowskaja (1965) wurde berichtet, daß 24 Stunden nach Tetanussporeninjektion 90% der Sporen im Gewebe phagozytiert waren.

In der Arbeit von B. Klein und Valleron (1977) wird gezeigt, daß unter verhältnismäßig einfachen Annahmen über die Übergangswahrscheinlichkeiten zwischen den Phasen (24stündige Periodizität) die Periodizität der Altersstruktur einer Zellpopulation folgt. Hieraus ergibt sich, daß auch der von uns betrachtete Mitoseabstand eine periodische Funktion der Zeit ist. Die oben abgeleiteten Werte für das Verhältnis $p_a(t_i)/p_a(t_1)$ zeigen jedoch, daß hier nicht ein einfacher sinusförmiger Verlauf vorliegen dürfte. Wir haben deshalb auf eine dieser Annahme entsprechende mathematische Analyse verzichtet.

5.3. Einzelsporen-Versuche — Grundlage zur Bestimmung der Zellzykluszeiten

Die Ermittlung der kritischen Stäbchenzahl einer *klonierungsfreien* Tetanusklostridienpopulation (Kochsalz-Sporen-Versuche) war der erste Schritt für die Formulierung weiterer Aufgaben, bei denen es zunächst um die genauere Kenntnis der Geschwindigkeit der *exponentiellen Klostridienvermehrung* im Tumor-Tetanus-Test und $CaCl_2$-(Wund-)Tetanus-Test geht. Wir hatten in den Penizillin- und Tetanus-Antitoxin-Zeitstufentests (vgl. 4.8.2.) bereits versucht, jenes kritische Intervall abzugrenzen, in welchem sich die entscheidende, der Erkrankung oder dem Tod an Tetanus unmittelbar vorausgehende Klostridienvermehrung vollzieht.

Um Aussagen über das Verhalten einzelner Schrittmacherzellklone und ihre relevanten Umgebungsfaktoren machen zu können, war es notwendig, Versuche zu konzipieren, die bei mehr als 99% der zur Beobachtung gelangenden Tetanusfälle für das Einzeltier die Germination von jeweils einer solitären Spore und einen einzigen aus ihr hervorgehenden Stäbchenklon zur Voraussetzung haben. Zur Lösung des Problems bot sich wegen der um mindestens vier Größenordnungen gesteigerten Tetanusreaktivität des Tumorgewebes und der Wundregeneration gegenüber dem normalen Subkutangewebe die Analyse dieser beiden Testsysteme an. Unser Versuchskonzept besitzt Analogien zum Ellis-Delbrück-Experiment (1939), das über die „Ein-Schritt-Vermehrung" von Koliphagen Einblicke in das erscheinungsfreie Intervall der Phagenvermehrung, in die durchschnittliche Zahl von Phagennachkommen pro Bakterienzelle und den Einfluß von Umgebungsbedingungen ermöglicht.

5.3.1. Tumor-Tetanus-Versuch

Aufgabe: Die Aufgabe besteht in der Durchführung eines Tumorzellen-Einzelsporen-Versuchs, bei dem jeder Tetanusfall mit an Sicherheit grenzender Wahrscheinlichkeit auf einem monoklonalen Stäbchenwachstum beruht. Aus der Verteilung der Tetanus-Überlebenszeiten unter den Tetanusreaktanten sollten sich unter Zugrundelegung der kritischen Stäbchenzahl Schlüsse auf die Vermehrungsgeschwindigkeit der einzelnen Klostridienklone ergeben.

Begründung: Da der übliche Viel-Sporen-Test keine Untersuchung der einzelnen Klonierungsprozesse erlaubt, entstand die Konzeption eines „Grenzversuchs" zur mathematischen Analyse der seltenen (Tetanus-)Ergebnisse in unserem Testsystem. In Vorversuchen mit einer stufenweise Verminderung der Sporendosen bis herab zum Einzelsporen-Versuch hatte sich dieses Vorgehen als gangbar erwiesen (Schneeweiß u. Fabricius 1974): Anzahl und zeitliche Verteilung der Tetanusfälle korrelierten mit den eingegebenen Sporendosen. Wir planten daher einen von der Zahl her gut besetzten, von der Frage her maximal restringierten Versuch, bei dem die einzelne Maus im Mittel 0,2 Tetanussporen, im Maximum 1 Spore erhielt.

Voraussetzung: Um die individuelle Ansprechbarkeit der Versuchstiere auf eine einzige Spore zu untersuchen, war bei einer zu erwartenden Tetanussterblichkeit von höchstens 1% ein Gesamt- Gruppenumfang von mindestens 1600 Mäusen erforderlich. Die zu wählende Tumorzellmenge sollte in jedem Fall das Angehen und Durchwachsen der Tumorzellklone gewährleisten. In diesem niedrigen Tetanusreaktivitätsbereich können andere Todesursachen als Tetanus die Beurteilung des Einzelfalles erschweren. Der Gesamtversuch wurde drei Wochen täglich auf spezifische Tetanuszeichen und Todesfälle kontrolliert und die Abgrenzung unspezifischer Sterbefälle durch klinische und pathologisch-anatomische Untersuchungen ergänzt.

Versuchsansatz: 1920 Mäuse, 960 männliche Tiere mit 23 bis 38 g Körpergewicht, 960 weibliche Tiere mit 21 bis 25 g Körpergewicht.

Versuchsplan: 2 Gruppen zu je 960 Tieren. Die Injektionstermine lagen an zwei aufeinanderfolgenden Tagen.

Tumorzellen-Sporen-Einzeldosis: 1×10^6 Ehrlich-Aszites-Krebszellen und 0,2 Tetanussporen in 0,1 ml Dosisvolumen.

Versuchsdauer: 21 Tage.

Versuchsergebnis: Die Gesamt-Tetanussterblichkeit betraf 11 von 1869 getesteten Mäusen (interkurrente Sterbefälle wurden aus dem Versuchsumfang herausgenommen). Der früheste Tetanusfall ereignete sich am 3. Tag nach der Tumorzellen-Sporen-Injektion, der letzte Todesfall mit Tetanus lag am 21. Tag; vgl. Tabelle 18, Abb. 26.

Tabelle 18. Tumor-Tetanus-Einzelsporen-Versuch
1×10^6 Ehrlich-Karzinomzellen } pro dosi/Maus
0,2 Tetanussporen

Tag nach Injektion	Zahl der Todesfälle an Tetanus		
	Gruppe 1	Gruppe 2	Summe
3	1	0	1
4	0	1	1
5	1	1	2
6	0	1	1
9	1	0	1
10	0	1	1
14	1	0	1
15	0	1	1
19	1	0	1
21	0	1	1
Summe:	5	6	11
Insgesamt getestet:	932	937	1869
Unspezifischer Tod:	28	23	51

Darunter befanden sich: Tumorkachexie 32, Schwäche 5, Pneumonie 10, Durchfall/Blähbauch 4, Ektromelie 0

Schlußfolgerung: Aus dem Versuch ergibt sich, daß jeder der 11 registrierten Tetanusfälle (0,59% Tetanussterblichkeit) mit hoher statistischer Wahrscheinlichkeit aus einem einzigen Tetanusstäbchenklon hervorgegangen ist, der von einer solitären Mutterspore stammt. Offenbar ist das Paradoxon der breiten Verteilung der Tetanus-Überlebenszeiten für das Verhalten der individuellen Klostridienklone im Tumorgewebe typisch. Das läßt auf eine starke Streuung der individuellen Generationszeiten schließen.

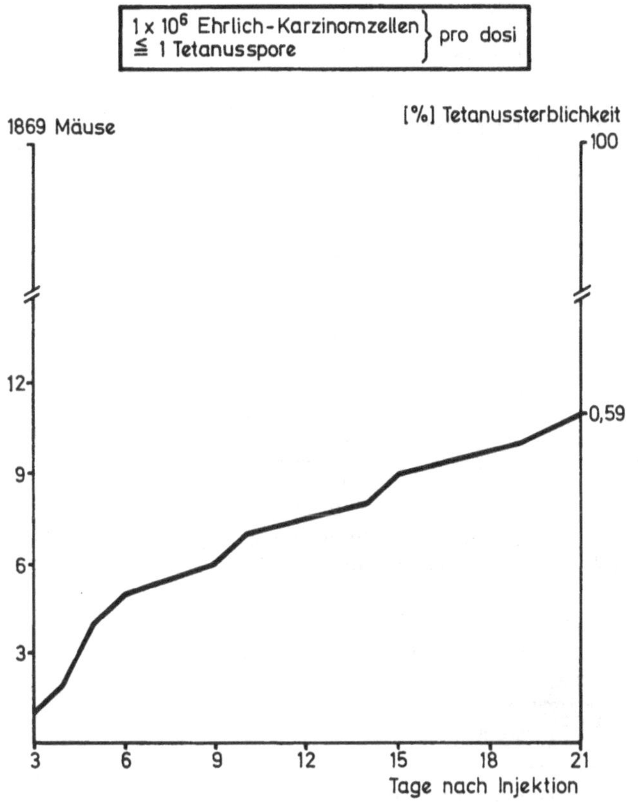

Abb. 26. Tumor-Tetanus-Einzelsporen-Versuch — Tetanus-Summensterbekurve.

5.3.2. Calciumchlorid-Sporen-Versuch

Aufgabe: Es sollte analog zum Tumor-Tetanus-Test eine Summensterbekurve der Mäuse erhalten werden, die nach der Injektion von maximal 1 Spore pro dosi in 0,1 ml 5%iger $CaCl_2$-Lösung resultiert. Unter diesen Versuchsbedingungen würde die Verteilung der Tetanus-Überlebenszeiten im $CaCl_2$-(Wund-)Tetanus-System Aufschluß über die Geschwindigkeit der Klostridienvermehrung in situ vermitteln.

Begründung: Man kann davon ausgehen, daß die subkutane Injektion von Partikeln bis herab zur Bakteriengröße im dichten Netz der Kollagenfasern des Bindegewebes eine „Abfiltration" der Teilchen bewirkt (H. B. Hewitt 1954), so daß die Tetanusspore die Chance erhält, am Rande des Calciumchlorid-durchtränkten Gewebes dicht neben einer klonierungsfähigen Bindegewebszelle liegen zu bleiben und auszukeimen. Die Klostridienvermehrung vollzieht sich dann an den klonierenden Bindegewebszellen wie beim Tumor an den klonierenden Tumorzellen, vgl. 3.3.2. Wie beim Tumor-Einzelsporen-Versuch erhielt die Maus im Mittel 0,2 Sporen, im Maximum 1 Tetanusspore pro dosi.

Voraussetzung: Die Wahl eines Dosisvolumens von 0,1 ml einer 5%igen Calciumchlorid-Lösung trifft bei jüngeren Mäusen nach unseren Erfahrungen auf eine Tetanusreaktivität (vgl. 4.7.2.2. $CaCl_2$-Dosisvolumen- und -Altersklassen-Vergleich), die mit der von 1×10^6 Ehrlich-Aszites-Karzinomzellen vergleichbar ist. Es war daher berechtigt, einen von der Sporendosis her gesehen maximal restringierten Einzelsporen-Versuch zu planen.

Tabelle 19. Calciumchlorid-Einzelsporen-Versuch
0,1 ml 5%ige $CaCl_2$-Lösung } pro dosi/Maus
0,2 Tetanussporen

Tag nach Injektion	Zahl der an Tetanus gestorbenen Tiere		
	Gruppe 1	Gruppe 2	Summe
3	3	4	7
4	3	2	5
6	0	1	1
8	1	0	1
9	0	1	1
10	1	0	1
13	1	0	1
17	0	1	1
Summe:	9	9	18
Insgesamt getestet:	951	950	1 901
Unspezifischer Tod:	9	10	19

Darunter befanden sich 7 Tiere mit Schwäche, 9 mit Pneumonie, 3 mit Durchfall/Blähbauch, keine mit Ektromelie

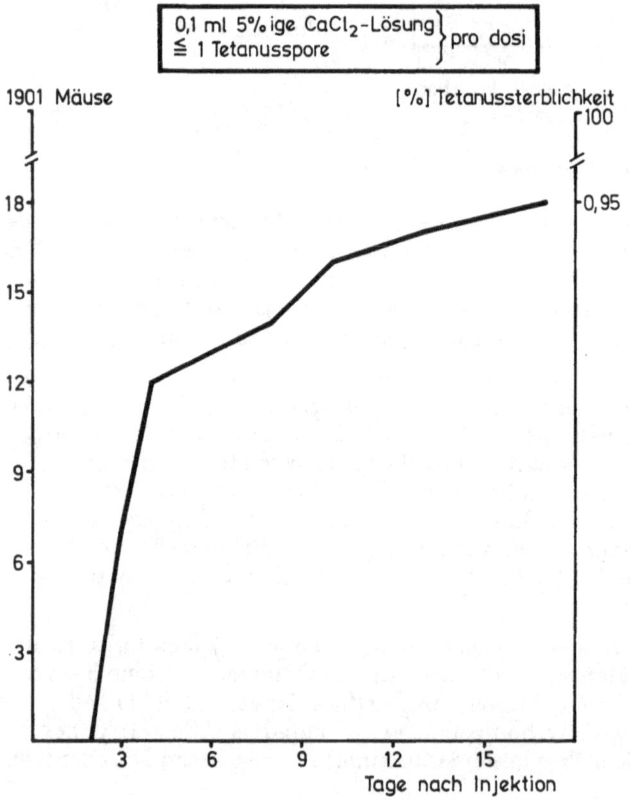

Abb. 27. Calciumchlorid-Einzelsporen-Versuch — Tetanus-Summensterbekurve.

Versuchsansatz: 1920 Mäuse, 960 männliche und 960 weibliche Tiere mit jeweils 16 bis 22 g Körpergewicht.

Versuchsplan: 2 Gruppen zu je 960 Mäusen, mit gleichen Zahlen Männchen und Weibchen, die an aufeinanderfolgenden Tagen gespritzt wurden.

Tetanussporen-Einzeldosis: 0,2 Sporen in 0,1 ml 5%iger $CaCl_2$-Lösung als Dosisvolumen.

Versuchsdauer: 21 Tage.

Versuchsergebnis: Von insgesamt 1901 getesteten Mäusen starben 18 Tiere an Tetanus. Die frühesten Fälle lagen am 3. Tag, der letzte am 17. Tag nach der Sporeninjektion. Die interkurrent gestorbenen Tiere mit anderen Todesursachen wurden aus dem Versuch herausgenommen (Tabelle 19, Abb. 27).

Schlußfolgerung: Auch diesem Versuchsergebnis ist zu entnehmen, daß jeder der 18 Tetanustodesfälle (0,95% Tetanussterblichkeit) mit hoher statistischer Wahrscheinlichkeit auf jeweils einen einzigen Stäbchenklon zurückzuführen ist, der einer solitären germinierten Spore entstammt. Im Gegensatz zum protrahierten Tetanus-Sterbekurvenverlauf des Tumor-Tetanus-Tests zeigt die Wund-Tetanus-Sterbekurve einen steil ansteigenden Part mit ausgeprägtem Wendepunkt. Diese Sterbekurven sind Resultanten der aufsummierten Einzelklone nach Überschreitung der kritischen Stäbchen-Toxin-Grenze. Ihr unterschiedlicher Verlauf läßt den Schluß zu, daß die Stäbchenklone mit differenten Wachstumsgeschwindigkeiten proliferieren.

5.3.3. Mathematische Bestimmung der Zellzykluszeiten

Zur Analyse des zeitlichen Verlaufs der Stäbchenvermehrung ist es notwendig, ein mathematisches Modell für die Kinetik der Schrittmacher-Zellpopulation zu entwikkeln. Wir gehen davon aus, daß die Zellzykluszeiten in der zugrundeliegenden Population statistisch verteilte Größen sind und somit mehr oder weniger große Streuungen aufweisen können. Wir nehmen für unsere mathematischen Untersuchungen an, daß die Verteilung der Zykluszeiten zum Zeitpunkt des Versuchsbeginns, d. h. der Treffereignisse, durch eine Beta-Verteilung $B(t)$ gegeben ist. Bezeichnen wir die zugehörige Dichtefunktion mit $\beta(t)$, dann gilt:

$$\beta(t) = \begin{cases} \dfrac{1}{N(a, b, c_1, c_2)} (t-a)^{c_1} (b-t)^{c_2} & \text{für} \quad a < t < b, \\ 0 \quad \text{sonst.} \end{cases}$$

Die in $\beta(t)$ auftretenden Konstanten a, b, c_1 und c_2 haben die Bedingungen

$$0 \leqq a < b, c_1 > -1, c_2 > -1$$

zu erfüllen. Die Konstanten a und b bedeuten kürzeste bzw. längste noch mögliche Zykluszeiten in der Zellpopulation. Für diese beiden Werte können im allgemeinen nur grobe Schätzwerte angegeben werden. Für die mathematischen Betrachtungen genügt es jedoch, das Intervall $[a, b]$ hinreichend groß zu wählen, so daß alle praktisch vorkommenden Zykluszeiten erfaßt werden. Die Simulationsrechnungen haben gezeigt, daß dann die Abhängigkeit der rechnerisch ermittelten Kurven von diesen Werten nur geringfügig ist. Wir betrachten daher a und b nicht als Parameter des Modells, für die Schätzwerte abgeleitet werden müssen. Der in $\beta(t)$ auftretende Ausdruck $N(a, b, c_1, c_2)$ ist ein durch die Gleichung

$$N(a, b, c_1, c_2) = \int_a^b (t-a)^{c_1} (b-t)^{c_2} \, dt$$

festgelegter Normierungsfaktor. Sind μ und σ^2 der Erwartungswert bzw. die Varianz der Zellzykluszeiten, dann läßt sich zeigen, daß diese Größen mit den Parametern a, b, c_1, c_2 in folgender Weise zusammenhängen:

$$\mu = a + \frac{(b-a)(c_1+1)}{c_1+c_2+2}$$

$$\sigma^2 = \frac{(b-a)^2(c_1+1)(c_2+1)}{(c_1+c_2+2)^2(c_1+c_2+3)}$$

Durch Auflösung dieser Gleichungen nach c_1 und c_2 erhält man

$$c_1 = \frac{(b-\mu)(\mu-a)^2-(\mu+b-2a)\sigma^2}{(b-a)\sigma^2}$$

$$c_2 = \frac{(b-\mu)^2(\mu-a)-(\mu+2b-a)\sigma^2}{(b-a)\sigma^2}.$$

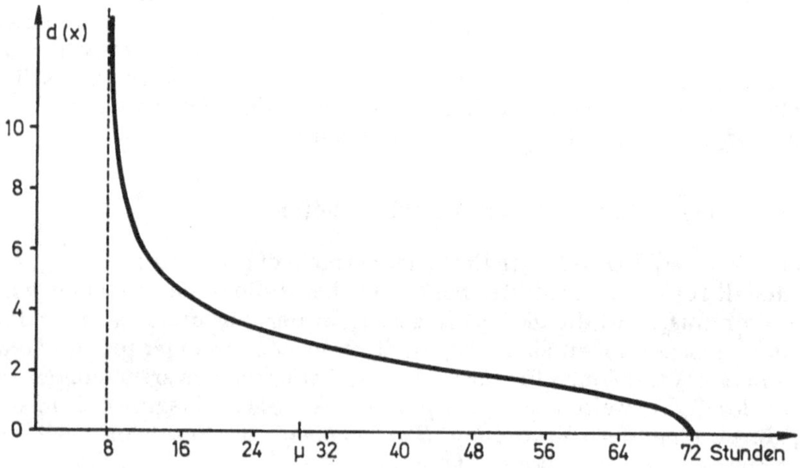

Abb. 28. Ehrlich-Karzinomzellen — Dichtefunktion $d(x)$ der Zellzykluszeit-Verteilung.

In Abb. 28 ist der Verlauf der Dichtefunktion $\beta(t)$ für die Parameterwerte $a = 8{,}0$, $b = 72{,}0$, $c_1 = -0{,}3258$ und $c_2 = 0{,}3767$ dargestellt. Nach den oben angegebenen Formeln ergeben sich hieraus für Erwartungswert und Varianz die Werte $\mu = 29{,}04$ und $\sigma = 24{,}65$. Diese Werte entsprechen der Zykluszeitverteilung der von uns benutzten EA-Zellen und sind aus einem 0,2-Sporen-Test abgeleitet.

Anmerkung: Die Abbildung zeigt, daß Beta-Verteilungen nur für spezielle Parameterwerte symmetrisch (bezüglich des Erwartungswertes) sind. Aus den oben angegebenen Formeln folgt unmittelbar, daß die Symmetrie genau dann vorliegt, wenn $c_1 = c_2$ gilt.

Die Annahme der Beta-Verteilung zur Beschreibung von Zellzykluszeiten stellt eine statistische Hypothese dar, von der naturgemäß lediglich nachgewiesen werden kann, daß sie mit experimentellen Befunden nicht im Widerspruch steht. Zur mathematischen Analyse experimenteller Daten der Zellkinetik werden häufig auch andere, ihrem qualitativen Verlauf nach jedoch sehr ähnliche Verteilungen herangezogen. Insbesondere werden die Gamma-Verteilung und die logarithmische Normalverteilung häufig benutzt. Gemeinsames Merkmal dieser Verteilungen ist, daß sie negative

Werte ausschließen, von zwei Parametern abhängen, durch die Erwartungswert und Varianz der zu beschreibenden Zufallsvariablen unabhängig voneinander festgelegt werden können, und eine mehr oder weniger ausgeprägte Asymmetrie aufweisen. Die Erfahrungen auch anderer Autoren (vgl. z. B. Valleron u. Frindel 1973; Valleron 1976) zeigen, daß die erhaltenen Rechenergebnisse nicht wesentlich von der speziell gewählten Verteilung der Zykluszeiten abhängen, wenn man sich auf Verteilungen mit den genannten Eigenschaften beschränkt.

Wir haben aus rechentechnischen Gründen die Beta-Verteilung gewählt. Der zeitliche Verlauf der Stäbchenvermehrung ist durch die Beschreibung der Startsituation (Poisson-verteilte Trefferzahlen und Angabe einer Beta-Verteilung für die Zellzykluszeiten zum Versuchsbeginn) noch nicht vollständig festgelegt. Es ist offenbar noch notwendig, bestimmte Modellannahmen über die zeitliche Aufeinanderfolge der Zellzykluszeiten innerhalb eines Zellklons zu machen. Wir müssen also gewisse Aussagen über die Beziehungen zwischen den Zykluszeiten von Mutter- und Tochterzellen machen:

1. Sowohl für transplantierte Tumorzellen als auch für am Wundheilungsprozeß beteiligte Normalzellen gehen wir von der Möglichkeit aus, daß die Zellzykluszeiten im Verlaufe des Wachstumsprozesses zunehmend länger werden. Wir glauben, daß ein derartiger Trend durch das mathematische Modell zumindest in vereinfachter Form berücksichtigt werden muß, da diese Verlangsamung der Teilungsgeschwindigkeit unter verschiedenen experimentellen Bedingungen nachgewiesen wurde (vgl. Simpson-Herren u. Lloyd 1970; Dombernowsky 1972; N. R. Hartmann u. Dombernowsky 1974). Wir berücksichtigen dies in den Rechnungen dadurch, daß die Zykluszeit einer Tochterzelle stets um einen von der Zahl der vorangegangenen Generationen unabhängigen Betrag v größer ist als die der Mutterzelle. Diese Zahl soll also auch nicht von der Zykluszeit der betreffenden Zelle abhängen. Es ist anzunehmen, daß diese Verlangsamung zumindest bei Tumorzellen durch die mit wachsender Zellzahl schlechter werdende Versorgungslage bedingt ist.
2. Die Zellzykluszeiten sollen, abgesehen von der eben beschriebenen Tendenz zur Verlangsamung, für die einzelnen Zellklone charakteristisch sein, d. h. sie sollen für Mutter- und Tochterzellen stets übereinstimmen. Diese Bedingung stellt somit den Extremfall einer vollständigen Korreliertheit zwischen den Generationszeiten von Mutter- und Tochterzelle dar. Häufig wird in der Literatur auch die völlige statistische Unabhängigkeit dieser Zykluszeiten (Korrelationskoeffizient 0) angenommen (Barrett 1966; Takahashi 1966; Takahashi et al. 1971; Scheufens u. Hartmann 1972; Valleron u. Frindel 1973). Stellt man die Ergebnisse der Simulationsrechnungen, die unter jeweils einer dieser extremen Annahmen durchgeführt wurden, einander gegenüber, so gelangt man zu dem Schluß, daß die erste Annahme der Realität besser gerecht wird als die Annahme der statistischen Unabhängigkeit der Zellzykluszeiten, vgl. Abb. 29 (S. 174).

Für die Simulation dieser Kurve haben wir folgende Parameterwerte eingesetzt:

$T_{c\mathrm{Min}} = a = 8{,}0$ $T_{c\mathrm{Max.}} = b = 72{,}0$
Trefferwahrscheinlichkeit $p = 0{,}0735$
Klonierungswahrscheinlichkeit $w = 0{,}82$
Mittlere Sporenzahl $\lambda = 1{,}0$
Verlängerung der Zellzykluszeit T_c pro Generation $v = 0{,}783$
γ = Maß für die Intensität der Phagozytose = 0,0
c_1, c_2 = Parameter der β-Verteilung (legen Erwartungswert und Varianz der Zellzykluszeit fest, vgl. 5.3.3.): $c_1 = -0{,}3258$ $c_2 = 0{,}3767$
Die Werte c_1 und c_2 entsprechen einem Erwartungswert $\mu \approx 29$ Stunden und einer Standardabweichung $\sigma \approx 25$ Stunden; vgl. auch Abschnitt 5.5.1.

Die auffällige Diskrepanz zwischen den Simulationsergebnissen und dem experimentellen Verlauf ist darauf zurückzuführen, daß bei einer Folge unabhängiger Zykluszeiten ein gewisser Ausgleich der individuellen Schwankungen stattfindet, so daß die errechneten Kurvenverläufe wesentlich steiler ausfallen als der experimentelle Verlauf. Außerdem erhält man bei der Simulation praktisch keine Spättetanusfälle.

Es soll vermerkt werden, daß die Einführung eines unbekannten Korrelationskoeffizienten zur Beschreibung der Abhängigkeit von Mutter- und Tochterzellen in das Modell das Problem der Parameterschätzung zusätzlich erschweren würde. Andererseits erweist sich eine solche Modellerweiterung als überflüssig, weil das Modell in der bisher beschriebenen Form zu befriedigenden Übereinstimmungen mit den experimentellen Kurven führte, vgl. Abschnitt 5.5.

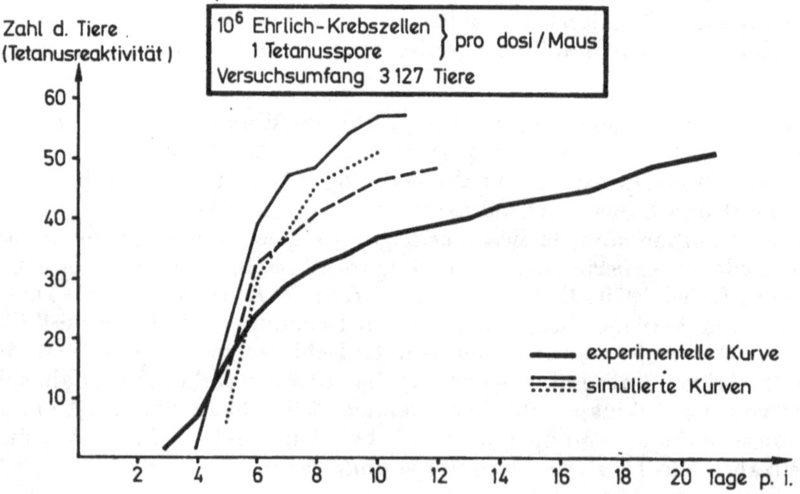

Abb. 29. Simulation von Tetanus-Sterbekurven unter Annahme fehlender Mutter-Tochterzellen-Korrelation der Zellzykluszeiten.

Das oben dargelegte Modell für die Kinetik der Schrittmacherzellen gestattet unter gewissen experimentellen Voraussetzungen eine im Prinzip einfache Berechnung der Parameter c_1, c_2 und v. Ist nämlich die verwendete Sporenzahl hinreichend klein, so daß mit großer statistischer Sicherheit keine Mehrfachtreffer auftreten, dann kann eine explizite Formel für die Wahrscheinlichkeit der Tetanuserkrankung für einen beliebigen Beobachtungstag k nach Versuchsbeginn angegeben werden. Die Ermittlung der Parameter kann dann auf der Grundlage des Maximum-Likelihood-Prinzips erfolgen.

Wir können zeigen, daß die von uns durchgeführten 0,2-Sporen-Versuche für Ehrlich-Karzinomzellen und Wundheilung die gewünschte Einzeltreffereigenschaft besitzen. Für eine beliebige mittlere Sporenzahl λ ist die Wahrscheinlichkeit dafür, daß ein Versuchstier mindestens einen (zur Auskeimung gelangenden) Treffer erhält, durch den Ausdruck $1 - e^{-\lambda p}$ gegeben. Für die Wahrscheinlichkeit mindestens zweier Treffer erhält man entsprechend den Ausdruck $1 - e^{-\lambda p} - \lambda p e^{-\lambda p}$. Folglich ist die bedingte Wahrscheinlichkeit für das Auftreten von mehr als einem Treffer unter der Voraussetzung, daß die Trefferzahl von Null verschieden ist, durch den Ausdruck

$$\frac{1 - e^{-\lambda p} - \lambda p e^{-\lambda p}}{1 - e^{-\lambda p}}$$

gegeben. Man bestätigt leicht, daß der Wert dieses Ausdrucks selbst im ungünstigsten Fall, d. h. für $p = 1$, noch kleiner als 0,1 ist. Falls also jede einzelne Spore auskeimt, sind beim 0,2-Sporen-Versuch mehr als 90% aller Tetanusfälle auf Einzeltreffer zurückzuführen. Für $p = 0{,}1$ liegt dieser Wert bei über 99%. Die tatsächlich von uns ermittelten Trefferwahrscheinlichkeiten liegen noch erheblich unter dem Wert $p = 0{,}1$, vgl. 5.4. Somit ist sichergestellt, daß bei einem 0,2-Sporen-Test die Mehrfachtreffer praktisch vernachlässigt werden können.

Unter dieser Voraussetzung kann der Verlauf der Tetanuserkrankungen mathematisch in einfacher Weise beschrieben werden. Wir wollen die Wahrscheinlichkeit τ_k dafür berechnen, daß ein Versuchstier am Tage k nach Versuchsbeginn an Tetanus erkrankt. Dabei können wir uns auf eine Gesamtheit der tatsächlich erkrankten Tiere beschränken, so daß wir die τ_k als bedingte Wahrscheinlichkeiten auffassen. Wir können somit davon ausgehen, daß die Zahl der gebildeten Stäbchengenerationen > 6 ist. Bei der Ableitung von τ_k haben wir die oben definierte und begründete Verzögerungszeit v zu berücksichtigen. Wir nehmen also an, daß zwischen den Zykluszeiten von Mutter- und Tochterzellen, z_M und z_T, die Beziehung $z_T = z_M + v$ besteht. Wenn ein Versuchstier am Tage k nach Versuchsbeginn stirbt, so ist dies demnach gleichbedeutend damit, daß die Ungleichungskette

$$24k < x + (x + v) + \dots + (x + 6v) < 24(k + 1)$$

gilt. Hierbei ist x die Zykluszeit der getroffenen klonierenden Zelle. Der Ausdruck $x + (x + v) + \dots + (x + 6v)$ entspricht dem Zeitpunkt des erstmaligen Überschreitens der kritischen Stäbchenzahl, die wir mit dem Todeszeitpunkt für das betreffende Tier gleichsetzen. Durch Vereinfachung erhält man:

$$24k \leqq 7x + 21v < 24(k + 1)\,.$$

Durch Auflösung nach x ergibt sich schließlich:

$$\tfrac{24}{7}k - 3v \leqq x < \tfrac{24}{7}k - 3v + \tfrac{24}{7}\,.$$

Somit ist der Wert τ_k durch die Wahrscheinlichkeit bestimmt, daß x die zuletzt erhaltene Ungleichung erfüllt. τ_k kann folglich mit Hilfe der Verteilungsfunktion $B(t)$ für die Zykluszeiten ausgedrückt werden:

$$\tau_k = \int_{\frac{24}{7}k-3v}^{\frac{24}{7}k-3v+\frac{24}{7}} \beta(x)\mathrm{d}x.$$

Die Dichtefunktion $\beta(x)$ hängt in der oben beschriebenen Weise von den Parametern c_1 und c_2 ab, durch die Erwartungswert und Varianz der Zykluszeiten bestimmt sind. Die in $\beta(x)$ auftretenden Parameter a und b für die kürzesten bzw. längsten Zykluszeiten haben wir weitgehend in Anlehnung an Erfahrungswerte eingesetzt. Für die Schätzung der unbekannten Parameter c_1, c_2 und v benutzten wir das Maximum-Likelihood-Prinzip: Besteht das Versuchsergebnis darin, daß an den Tagen $k_1, k_2, \dots, k_r$ jeweils $N_1, N_2, \dots, N_r$ Sterbefälle auftraten, dann sind die Parameter c_1, c_2 und v so zu bestimmen, daß gilt:

$$\tau_{k_1}^{N_1}\tau_{k_2}^{N_2}\dots\tau_{k_r}^{N_r} = \text{Maximum!}$$

Zur Lösung dieses Extremwert-Problems konnten wir auf Standard-Optimierungsprogramme der Rechenanlage BESM-6 zurückgreifen. Die Rechenergebnisse sind in Tabelle 20 zusammengestellt:

Tabelle 20. Errechnete Zellzykluszeiten beim Ehrlich-Solidtumor und der Wundregeneration

	a	b	v	c_1	c_2	μ	σ^2	σ
Ehrlich-Solid-tumor	8,0	72,0	0,738	−0,3258	0,3767	29,04	607,6	24,65
Wundregeneration	5,0	65,0	0,286	−0,8007	1,3288	9,73	74,06	8,61

5.4. Der allgemeine Treffer- und Klonierungsprozeß

Für die mathematische Analyse des beobachteten Verlaufs der Tetanuserkrankungen kommt es zunächst darauf an, die Ausgangssituation des Wachstumsprozesses der Klostridien quantitativ zu erfassen. Wir haben ausführlich dargestellt, in welcher Weise dieser Wachstumsprozeß aufgrund unserer Hypothese über die Schrittmacherfunktion klonierender Zellen durch die Kinetik dieser Zellen festgelegt ist.

5.4.1. Statistische Verteilung der Treffer-Ereignisse

Unmittelbar nach der Injektion des Zellen-Sporen-Gemisches in das Unterhautgewebe der Maus entsteht eine räumliche Verteilung der Sporen und Zellen, die dadurch gekennzeichnet ist, daß eine gewisse Anzahl n von Sporen in das betreffende Gewebe gelangt ist, von denen eine Anzahl k, $k \leqq n$, durch unmittelbare Nähe zu einer proliferierenden Zelle die Chance zur Auskeimung erhält. Die von uns angewendete Verdünnungstechnik für die Sporen garantiert nicht, daß jedes Versuchstier dieselbe Anzahl n von Sporen erhält. In der Tat zeigt eine genauere statistische Betrachtung des Problems, daß die Anzahl der Sporen, die in das einzelne Versuchstier injiziert werden, eine Poisson-verteilte Zufallsgröße ist. Wir wollen im Folgenden die Frage untersuchen, durch welche Verteilung die Anzahl der Treffer, d. h. die Anzahl der tatsächlich zur Auskeimung gelangenden Sporen, charakterisiert werden kann. Zu diesem Zweck bezeichnen wir die Wahrscheinlichkeit dafür, daß eine im Spritzvolumen enthaltene Spore zum Auskeimen kommt, mit p. Die Zahl p interpretieren wir also als Trefferwahrscheinlichkeit. Es ist klar, daß diese Wahrscheinlichkeit um so größer sein muß, je größer die Anzahl der proliferierenden Zellen in der umgebenden Zellpopulation, also deren Wachstumsfraktion, ist. Es ist jedoch im allgemeinen nicht anzunehmen, daß die Zahl p mit der Größe der Wachstumsfraktion identisch ist. Vielmehr sind für das Auskeimen der Sporen auch noch andere Bedingungen maßgebend, z.B. die Intensität der Phagozytose und die Qualität des Sporenmaterials.

Setzt man voraus, daß die Zahl der im Spritzvolumen enthaltenen Sporen den festen Wert k hat, dann ist die Zahl r der zur Auskeimung gelangenden Sporen offenbar eine binomialverteilte Zufallsgröße, wobei die Verteilung durch die Parameter k und p bestimmt ist. Die Wahrscheinlichkeit q_{kl} dafür, daß l Sporen ($0 \leqq l \leqq k$) auskeimen, ist also durch die Gleichung

$$q_{kl} = \binom{k}{l} p^l (1-p)^{k-l}$$

gegeben. Zur Beschreibung der Startsituation des Vermehrungsprozesses der Stäbchen müssen wir nun davon ausgehen, daß k selbst Poisson-verteilt ist. Wenn wir die (unbedingte) Wahrscheinlichkeit für das Auskeimen von l Sporen mit q_l bezeichnen, dann gilt offenbar:

$$\begin{aligned} q_l &= \sum_{k=l}^{\infty} p_k q_{kl} \\ &= \sum_{k=l}^{\infty} \frac{\lambda^k}{k!} e^{-\lambda} \binom{k}{l} p^l (1-p)^{k-l} = e^{-\lambda} p^l \sum_{k=l}^{\infty} \frac{\lambda^k}{k!} \binom{k}{l} (1-p)^{k-l} = \\ &= e^{-\lambda} \left(\frac{p}{1-p}\right)^l \sum_{k=l}^{\infty} \frac{[\lambda(1-p)]^k}{l!\,(k-l)!} = e^{-\lambda} \left(\frac{p}{1-p}\right)^l \frac{1}{l!} \sum_{k=0}^{\infty} \frac{[\lambda(1-p)]^{k+l}}{k!} = \\ &= e^{-\lambda} \frac{(\lambda p)^l}{l!} e^{\lambda(1-p)} = \frac{(\lambda p)^l}{l!} e^{-\lambda p}. \end{aligned}$$

Wir haben somit das Ergebnis, daß die Zahl der zur Auskeimung kommenden Sporen ebenfalls eine Poisson-verteilte Zufallszahl ist, und zwar hat sie den Erwartungswert λp. Dieser Erwartungswert ist also durch die mittlere Sporenzahl λ pro dosi und die Trefferwahrscheinlichkeit p festgelegt. Wegen $q_0 = e^{-\lambda p} > 0$ ist für beliebige Werte von λ und p eine von Null verschiedene Wahrscheinlichkeit gegeben, daß keine einzige Spore auskeimt. Diese Wahrscheinlichkeit ist um so größer, je kleiner die mittlere Sporenzahl λ ist. Die Trefferzahl Null bedeutet, daß mit Sicherheit keine Tetanuserkrankung auftritt. Im nächsten Abschnitt werden wir zeigen, daß dies auch bei von Null verschiedenen Trefferzahlen möglich ist.

5.4.2. Das Klonierungsmodell

Unsere bis jetzt entwickelten Modellvorstellungen über die Abhängigkeit der Stäbchenvermehrung von geeigneten Schrittmacherzellen reichen noch nicht aus, um das Ergebnis bestimmter von uns durchgeführter Versuche zu erklären und quantitativ zu beschreiben. Nach diesem allein auf das Treffer-Ereignis aufgebauten Modell führt das Auskeimen einer einzigen Spore mit Sicherheit zum Tod des Versuchstieres, da stillschweigend eine unbegrenzte Vermehrung der Stäbchenpopulation vorausgesetzt wird. Falls Treffer auftreten, wäre der Zeitpunkt der Tetanuserkrankung lediglich eine von den Zellzykluszeiten abhängige Größe. Diese Vorstellung steht jedoch im Widerspruch zu unseren Antitoxin-Versuchen. Sie dienten dazu, die Wirkung von Antitoxin gegen das bei einem Teil der Tiere gebildete Tetanustoxin zu prüfen. Antitoxin wurde appliziert, um einen gewissen Teil der sonst sicher erkrankten Tiere für mehrere Tage gegen die Erkrankung zu schützen.

Geht man zur Analyse der Versuchsergebnisse von dem bis jetzt entwickelten Modell aus, dann ist zu erwarten, daß die auftretenden Tetanusfälle deutlich später zu beobachten sind als im unbehandelten Fall unter sonst gleichen Versuchsbedingungen. Dieser Sachverhalt wurde experimentell bestätigt. Bei unbegrenzter Klonierung dürfte jedoch durch Antitoxin in keinem Falle die Erkrankung ganz verhindert werden, da ja die Stäbchenvermehrung hierdurch nicht beeinflußt wird. Folglich sollte die Tetanussterblichkeit unter Antitoxinschutz nicht geringer sein als im unbehandelten Fall. Wir konnten jedoch stets eine mehr oder weniger ausgeprägte Reduzierung der Tetanusreaktivität beobachten. Der Grad der Verringerung hing dabei entscheidend vom Zeitpunkt der Antitoxinapplikation ab, vgl. 5.4.2.1. Es ist klar, daß diese Ergebnisse mit der Annahme einer unbegrenzten Stäbchenvermehrung im Widerspruch stehen. In Verbindung mit unserer Hypothese über die Schrittmacherfunktion der Zellen ist somit zu schließen, daß die einzelnen Zellklone eine mehr oder weniger scharf begrenzte Anzahl von Teilungsschritten vollziehen. Nur so ist es zu erklären, warum nach Wegfall des Antitoxinschutzes in einer Reihe von Fällen die Tetanuserkrankung ganz ausbleibt. In Abbildung 30 werden die begrenzte Klonierung der einzelnenZellen und das dadurch begrenzteStäbchenwachstum schematisch veranschaulicht.

Bei dem abgebildeten Prozeß führt der Treffer zur Bildung von insgesamt 7 ($= 1 + 2 + 4$) Stäbchen. Der Wachstumsprozeß bricht ab, weil die Schrittmacherzelle nach der zweiten Teilung aufhört zu klonieren.

Wir müssen daher unser bis jetzt entwickeltes Modell dadurch erweitern, daß ein geeignetes Maß für die Klonierungsfähigkeit der Zellen in die Rechnungen mit aufgenommen wird. Wir fassen die Anzahl der Teilungsschritte einer einem einzelnen Treffer entsprechenden Stäbchenpopulation als zufällige Veränderliche auf. Das zu definierende Maß für die Klonierungsfähigkeit der Zellen entspricht dann dem Erwartungswert dieser Zufallsgröße. Über das Verteilungsgesetz dieser Größe machen wir für das Tumorwachstum und den Wundregenerationsprozeß grundsätzlich unterschiedliche Annahmen: Wir gehen davon aus, daß das Tumorwachstum ein nicht alternder Prozeß ist. Das bedeutet, daß jede teilungsfähige Tumorzelle das gleiche Wachstumspotential besitzt, unabhängig davon, welche Vorgeschichte diese Zelle hat. Diesem Klonierungsmodell entspricht in der mathematischen Darstellung eine geometrische Verteilung, die wir in der Form $p_k = w^{k-1}(1-w)$ aufschreiben. Den Parameter w bezeichnen wir als Klonierungswahrscheinlichkeit. w kann folgendermaßen interpretiert werden: Es werde eine beliebige klonierende Zelle betrachtet, in

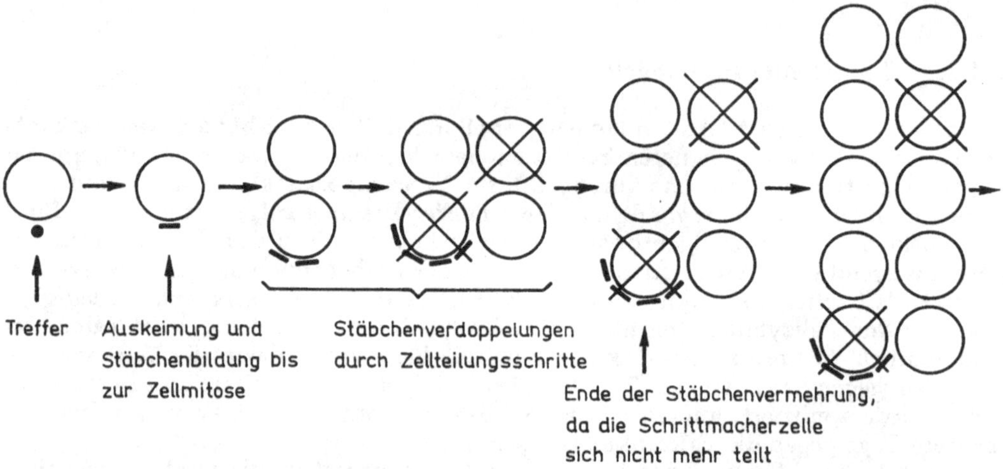

Abb. 30. Tumor-Tetanus-Test — schematische Darstellung des Klonierungsprozesses der Tumorzellen und Tetanusklostridien.

deren unmittelbarer Umgebung Stäbchen angesiedelt sind und deren Anzahl sich bis zur Mitose dieser Zelle aufgrund der Schrittmacherfunktion verdoppeln wird. Dann ist w die Wahrscheinlichkeit dafür, daß die nachfolgende Stäbchengeneration ebenfalls einen solchen von einer Mitose abhängigen Teilungsschritt ausführen kann. Folglich liefert dieser Ansatz für $w = 1$ das reine Treffermodell. Die oben definierte Zahl p_k bezeichnet die Wahrscheinlichkeit, daß aus einer zur Auskeimung gekommenen Spore genau k Stäbchengenerationen hervorgehen.

Das Verteilungsgesetz $\{p_k\}$ hat den Erwartungswert

$$\mu = \sum_{k=1}^{\infty} k w^{k-1}(1-w) = \frac{1}{1-w}$$

und die Varianz

$$\begin{aligned}\sigma^2 &= \sum_{k=1}^{\infty} (k-\mu)^2 w^{k-1}(1-w) = \\ &= (1-w) \sum_{k=1}^{\infty} \{k^2 w^{k-1} - 2k\mu w^{k-1} + \mu^2 w^{k-1}\} = \\ &= (1-w)\left\{\frac{1+w}{(1-w)^3} - \frac{2}{(1-w)^3} + \frac{1}{(1-w)^3}\right\} = \\ &= \frac{w}{(1-w)^2} \quad (\text{für } w < 1).\end{aligned}$$

Für $w = 0{,}8$ erhält man z.B.: $\mu = 5$ und $\sigma^2 = 20$, d. h. $\sigma \approx 4{,}5$. Die Anzahl der Verdoppelungen der Stäbchenpopulation beträgt in diesem Fall somit im Mittel 4.

Wir können nun, zumindest in allgemeiner Form, die Überlebenswahrscheinlichkeit für das einzelne Versuchstier in Abhängigkeit von der mittleren Sporenzahl λ berechnen. Dazu bezeichnen wir zunächst mit $u_r(w)$ die (bedingte) Überlebenswahrscheinlichkeit für ein Tier, das genau r Treffer erhalten hat. Es ist offenbar $u_0(w) = 1$. $u_1(w)$ ist durch folgende Gleichung gegeben:

$$u_1(w) = (1 - w) + w(1 - w) + \dots + w^5(1 - w) .$$

Diese Gleichung ist so zu erklären: Wenn die Stäbchenpopulation aus genau 6 Generationen besteht, so entspricht dies einer Gesamtstäbchenzahl von $1 + 2 + 4 + 8 + 16 + 32 = 63$ Stäbchen. Diese Zahl liegt also gerade unter der von uns ermittelten kritischen Stäbchenzahl von 70. Die Überlebenswahrscheinlichkeit ist somit gleich der Wahrscheinlichkeit, daß höchstens 6 Stäbchengenerationen wachsen. Dies kommt in der Gleichung für $u_1(w)$ zum Ausdruck.

Durch Umformung folgt noch $u_1(w) = 1 - w^6$.
Für $w = 0{,}8$ erhält man $u_1(0{,}8) = 0{,}737$.

Die Ausdrücke für $u_r(w)$ sind durch eine ähnliche Überlegung abzuleiten. Man erhält:

$$u_r(w) = \sum_{\Sigma r_i = r,\ \Sigma r_i n_i < K} \frac{r!}{r_1! \dots r_6!} (1 - w)^{r_1} \{w\,(1 - w)\}^{r_2} \dots \{w^5(1 - w)\}^{r_6}.$$

Die Zahlen n_i sind die Gesamtstäbchenzahlen, die aus einer Spore hervorgehen, deren Nachkommenschaft aus genau i Generationen besteht. Es ist also $n_1 = 1$, $n_2 = 3$, $n_3 = 7$, $n_4 = 15$, $n_5 = 31$ und $n_6 = 63$. Die einzelnen Summanden, aus denen sich $u_r(w)$ zusammensetzt, sind folgendermaßen zu erläutern: $r_i (1 \leqq i \leqq 6)$ ist die Zahl der Treffer, aus denen genau i Stäbchengenerationen hervorgehen. Der einzelne Summand ist gleich der Wahrscheinlichkeit für das Ereignis, daß die Treffer sich gemäß den Besetzungszahlen r_i auf die verschiedenen Generationszahlen verteilen. Durch die Nebenbedingung $\sum r_i n_i < K$ werden die Fälle ausgeschlossen, die nicht zum Überleben führen, weil die kritische Stäbchenzahl überschritten wird. Der Ausdruck für $u_r(w)$ kann noch etwas vereinfacht werden:

$$u_r(w) = (1 - w)^r \sum_{\Sigma r_i = r,\ \Sigma r_i n_i < K} \frac{r!}{r_1! \dots r_6!} w^{\sum_1^6 (j-1) r_j}$$

Die in der Formel $u_r(w)$ auftretenden Ausdrücke bestehen im allgemeinen aus einer großen Zahl von Summanden, da sich die Summe über alle möglichen Partitionen der Zahl r durch 6 (nichtnegative ganzzahlige) Summanden erstreckt. Man erhält z.B. für $u_2(w)$ einen aus insgesamt 21 Termen bestehenden Ausdruck, der für $w = 0{,}8$ den Wert 0,503 annimmt. Bei 2 Treffern ist also für dieses w noch eine Überlebenswahrscheinlichkeit von ca. 50% gegeben. Unter Benutzung der bedingten Wahrscheinlichkeiten $u_r(w)$ kann die allgemeine Formel für die Überlebenswahrscheinlichkeit $u(\lambda, p, w)$ unmittelbar aufgeschrieben werden:

$$u(\lambda, p, w) = \sum_{i=0}^{K} \frac{(\lambda p)^i}{i!} \mathrm{e}^{-\lambda p}\, u_i(w)$$

Die in dieser Formel auftretende kritische Stäbchenzahl K hat nach unseren Berechnungen den (mittleren) Wert 70.

Da die Wahrscheinlichkeiten $u_r(w)$ nur durch sehr komplizierte Ausdrücke gegeben sind, ist es praktisch nicht möglich, den Wert $u(\lambda, p, w)$ für beliebig vorgegebene Werte von λ, p und w exakt zu berechnen. Es ist jedoch aufgrund der besonderen Struktur der Summanden von u möglich, in besonderen Fällen gute Approximationen anzugeben. Dies wird für die numerische Ermittlung von p und w ausgenutzt, vgl. 5.4.4.

Die Auswertung der auf Wundregenerationsprozessen (im $CaCl_2$-Sporen-Test) beruhenden Versuche mit Tetanussporen unterscheidet sich nur in den Annahmen, die über den Klonierungsprozeß der Stäbchen gemacht werden müssen, vom Tumor-Tetanus-System. Die Regeneration beschädigter Gewebsbezirke geschieht durch die benachbarten teilungsfähigen Zellen. Der Prozeß der Zellneubildung wird vom gesunden Organismus so gesteuert, daß im Mittel ebensoviele Zellen neu gebildet werden wie durch die Schädigung verlorengegangen sind. Es muß also davon ausgegangen werden, daß die Klonierungstendenz der Zellen nach einer gewissen Anzahl von Generationen stark zurückgeht, so daß die Zellproliferation praktisch zum Erliegen kommt. Das oben beschriebene Modell der konstanten Klonierungswahrscheinlichkeit w erfüllt diese Forderung nicht, sondern beschreibt ein ungesteuertes, nicht auf eine bestimmte Größe ausgerichtetes Zellteilungswachstum.

Für die mathematische Analyse der Stäbchenvermehrung in Verbindung mit der Wundheilung nehmen wir an, daß die Anzahl der Verdoppelungsschritte der den einzelnen Zellklonen entsprechenden Stäbchenpopulationen eine Poisson-verteilte Zufallsgröße ist. Bezeichnen wir die Wahrscheinlichkeit dafür, daß einem Zellklon k Verdoppelungsschritte entsprechen, mit d_k, dann soll gelten:

$$d_k = \frac{d^k}{k!} e^{-d}$$

mit einem zu bestimmenden Erwartungswert d. Wir zeigen, daß für die Poisson-Verteilung die Klonierungswahrscheinlichkeit für $k \to \infty$ nach Null konvergiert: Ist die Anzahl der bereits ausgeführten Verdoppelungsschritte eines Stäbchenklons $= k$, dann ist die Wahrscheinlichkeit eines weiteren Schrittes durch

$$w = \frac{\sum_{i=k+1}^{\infty} \frac{d^i}{i!} e^{-d}}{\sum_{j=k}^{\infty} \frac{d^j}{j!} e^{-d}}$$

gegeben. Wir haben zu zeigen, daß $\lim_{k \to \infty} w_k = 0$ ist. Es gilt:

$$w_k = \frac{\sum_{i=k+1}^{\infty} \frac{d^i}{i!} e^{-d}}{\sum_{j=k}^{\infty} \frac{d^j}{j!} e^{-d}} = \frac{\sum_{i=1}^{\infty} a_{ki} d^i}{\sum_{j=0}^{\infty} a_{kj} d^j},$$

wobei

$$a_{ki} = \frac{k!}{(k+i)!}$$

gesetzt wurde. Der Ausdruck $\sum_{j=0}^{\infty} a_{kj} d^j$ ist offenbar $\geqq 1$. Die Reihe $\sum_{i=1}^{\infty} a_{ki} d^i$ kann folgendermaßen abgeschätzt werden:

$$\sum_{i=1}^{\infty} a_{ki} d^i = \frac{d}{k+1} + \frac{d^2}{(k+1)(k+2)} + \frac{d^3}{(k+1)(k+2)(k+3)} + \cdots$$
$$< \sum_{i=1}^{\infty} \left(\frac{d}{k+1}\right)^i.$$

Für genügend große k gilt offenbar $\frac{d}{k+1} < 1$, so daß die zuletzt erhaltene Reihe konvergiert.

Außerdem gilt dann:

$$\sum_{i=1}^{\infty}\left(\frac{d}{k+1}\right)^i = \frac{1}{1-\frac{d}{k+1}} - 1 = \frac{d}{k+1-d}.$$

Diese Summe konvergiert folglich gegen Null. Das Poissonsche Klonierungsmodell hat somit die für den Wundheilungsprozeß geforderte Eigenschaft. Um die Möglichkeit des zahlenmäßigen Vergleichs der Klonierungsfähigkeit bei Wundheilung und Tumorwachstum zu haben, definieren wir für das Poissonsche Modell ebenfalls eine (mittlere) Klonierungswahrscheinlichkeit. Für das geometrische Klonierungsmodell war die mittlere Anzahl der Teilungsschritte für einen Treffer durch den Ausdruck $1/(1-w)$ gegeben. Für das Poissonsche Modell ist die entsprechende mittlere Anzahl $1 + d$. Wir setzen daher:

$$\frac{1}{1-w_P} = 1 + d.$$

Diese Zahl w_P interpretieren wir als mittlere Klonierungswahrscheinlichkeit für den Poissonschen Klonierungsprozeß. So entspricht z.B. der mittleren Anzahl von 5 Teilungsschritten die mittlere Klonierungswahrscheinlichkeit $w_P = 0{,}835$.

Die Berechnung der Überlebenswahrscheinlichkeit ist in der gleichen Weise möglich wie wir das bereits für das Tumormodell gezeigt haben. Wir verwenden hierbei anstelle von d den Parameter w_P. Für d gilt dann offenbar:

$$d = \frac{w_P}{1-w_P}.$$

Für die Überlebenswahrscheinlichkeit u erhält man jetzt:

$$u(\lambda, p, w_P) = \sum_{i=0}^{K}{}' \frac{(\lambda p)^i}{i!} e^{-\lambda p} u_i(w_P).$$

Die hier auftretenden Ausdrücke $u_i(w_P)$ sind nach der folgenden Formel zu berechnen:

$$u_i(w_P) = \sum_{\Sigma r_l = i, \Sigma r_l n_l < K} \frac{i!}{r_1! \dots r_6!} \prod_{j=0}^{5} \left\{\frac{d^j}{j!} e^{-d}\right\}^{r_j+1}.$$

5.4.2.1. Experimentelle Begründung des Klonierungsmodells mit Tetanus-Antitoxin

Nachdem das Chemotherapie-Modell der solidwachsenden LeukämieL1210 eine unmittelbare Abhängigkeit des Tetanusklostridienwachstums von proliferierenden Tumorzellen unter Beweis gestellt hatte, konnten wir im Kochsalz-Sporen-Test die Größe der kritischen Stäbchenzahl und mit den Einzelsporen-Versuchen die Geschwindigkeit und Variationsbreite des Zellwachstums (Zellzykluszeit bzw. Generationszeit der Tetanusklostridien) erarbeiten. Das nunmehr zu lösende Problem bestand darin, zu genaueren Vorstellungen über den eigentlichen Klonierungsprozeß im Tumor-Tetanus-System und Calciumchlorid-Sporen-Test zu gelangen. Die Einzelsporen-Versuche hatten schon gezeigt, daß jeder einzelne Zellklon durch eine stark variierende Tetanusinkubationszeit bestimmt wird, die bei Tumorzellen stärker schwankt als bei der Wundheilung. Mit diesen Versuchen wurde die Frage nach der Lebensdauer eines Zellklons, d. h. nach den insgesamt bei der Klonierung vollziehbaren Teilungsschritten, nicht beantwortet. Ebenso wenig konnten diese Versuche den Einfluß der Lag-Phase bei der Sporengermination mit Sicherheit ausschließen, da der eine oder andere Fall von Spättetanus, sagen wir nach dem 14. Tag post infectionem, durch eine unterschiedlich lange Latenzzeit der Sporenauskeimung bedingt sein kann.

Wir entschlossen uns daher, diesen Fragen zunächst durch eine systematische Anwendung von Tetanus-Antitoxin und dann mit einer geeigneten Zeit-Dosis-Kombination von Penizillin plus Tetanus-Antitoxin nachzugehen. Wie erwähnt neutralisiert Tetanus-Antitoxin das Wachstumsprodukt der Tetanusklostridien, ohne auf den Wachstumsprozeß selbst, also die Proliferationsphase der Mikroben, einzuwirken. Andererseits hemmt Penizillin das Teilungswachstum der Klostridien und damit sekundär die Synthese ihres typischen Wachstumsproduktes, des Tetanustoxins. In der ersten Versuchsserie wollten wir uns einen Einblick in die unterschiedliche Lebensdauer einzelner Zellklone im Tumor-Tetanus- und Wund-Tetanus-System verschaffen. Die zweite Versuchsserie galt der Verfolgung jener durch Penizillin *nicht* hemmbaren Kohorte von Klostridien, deren Erscheinen, gemessen am Verlauf der Sterbekurve der Spättetanusfälle nach Abklingen des gleichzeitig applizierten Tetanus-Antitoxins, eine Ausschlußmöglichkeit der vermuteten Germinations-Lag-Phase einräumen würde.

Tumor-Tetanus-Test — Klonierungsversuche mit Tetanus-Antitoxin
Aufgabe: Um die zeitliche Begrenztheit der Klonierung von Schrittmacherzellen zu untersuchen, wurden die Versuche zunächst in der Richtung verfolgt, daß die Tetanusreaktivität der Mäuse nach zwei hohen Dosen Tetanus-Antitoxin über ein längeres Zeitintervall blockiert wurde. Bei unbegrenzter Klonierung müßte die Tetanusinkubationszeit im Vergleich mit unbehandelten Tieren deutlich verzögert sein bei einer sonst etwa gleichen Gesamtsterblichkeit der beiden Gruppen an Tetanus.

Begründung: Da die Stäbchenvermehrung durch Tetanus-Antitoxin nicht beeinträchtigt wird, sollte die Tetanussterblichkeit unter dem Antitoxinschutz nicht geringer sein als bei den unbehandelten Mäusen. Die Voraussetzung hierfür wäre ein fortschreitendes Zellteilungswachstum der Schrittmacherzellen. Andererseits kann die Zellklonierung natürlicherweise aufhören oder, wie wir uns am Beispiel der Chemotherapie der solidwachsenden Leukämie L1210 überzeugen konnten, medikamentös unterbrochen werden. In diesen beiden Fällen wird die Tetanusreaktivität der Mäuse signifikant hinter den Erwartungswerten zurückbleiben.

Voraussetzung: Die korrekte Interpretierbarkeit des geplanten Versuchs setzt die Annahme voraus, daß es in der Beobachtungszeit zu keiner aktiven Immunisierung gegen Tetanustoxin oder Stäbchenwachstum kommt. Denn jede Form einer Immunisierung würde die Schwelle der kritischen Tetanusstäbchenmenge oder Toxindosis heraufsetzen und ein Abebben des Klonierungsprozesses vortäuschen. In einem Ausschlußversuch konnten wir uns davon überzeugen, daß es unter den von uns gewählten Bedingungen keine aktive Immunisierung gegen ein unterschwellig ablaufendes Klostridienwachstum mit Toxinbildung gibt, vgl. 4.8.3. Auch gelang es uns nicht, eine im Wachstumsverhalten der Tumorzellen zum Ausdruck kommende Zellschädigung durch ein Vielfaches der tödlichen Tetanustoxinmenge nachzuweisen: Abschnitt 4.8.4.

Versuchsansatz: 480 männliche Mäuse mit 25 bis 30 g Körpergewicht.

Versuchsplan: 3 Gruppen zu je 160 Mäusen. Gruppe 1 ist die unbehandelte Kontrolle; Gruppe 2 erhielt 2 Dosen zu je 100 IE Tetanus-Antitoxin an den Tagen 0 und 7 post infectionem, Gruppe 3 wurden die gleichen Antitoxindosen an den Tagen 1 und 7 p. i. injiziert.

Tumorzellen-Sporen-Einzeldosis: $8{,}6 \times 10^5$ Ehrlich-Aszites-Krebszellen plus 70 Tetanussporen in 0,1 ml Dosisvolumen.

Versuchsdauer: 26 Tage.

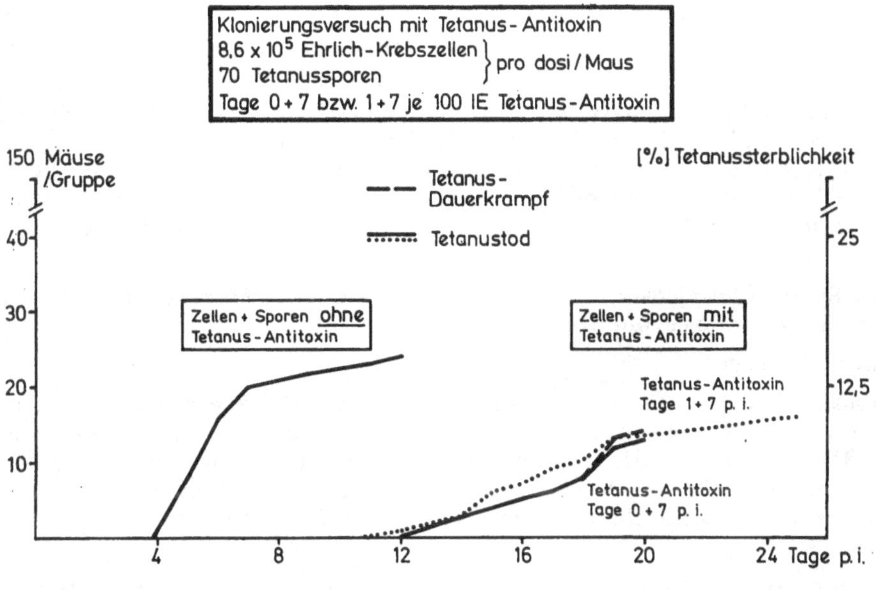

Abb. 31. Tumor-Tetanus-Test — Klonierungsversuch mit Tetanus-Antitoxin.

Versuchsergebnis: Nimmt man im Mittel je 10 Tiere aus jeder Gruppe heraus, die meist an Tumorkachexie vor Beendigung des Versuchs gestorben waren, so reagierten in der unbehandelten Gruppe 24 Tiere mit tödlich verlaufendem Tetanus, in der zweiten Gruppe 14 Tiere (darunter 1 Tier mit Tetanus-Dauerkrampf) und in der Gruppe 3 16 Tiere. Die mittlere Überlebenszeit betrug in Gruppe 1 6,5 Tage, bezogen auf die an Tetanus gestorbenen Tiere, in Gruppe 2 17,2 Tage und in Gruppe 3 17,4 Tage. Über den Sterbekurvenverlauf an Tetanus gibt die Abb. 31 Auskunft.

Schlußfolgerung: Die starke Verzögerung der Tetanus-Inkubationszeit nach Tetanus-Antitoxingaben ist offensichtlich, jedoch deutet der Rückgang der Tetanusreaktivität um rund ein Drittel, bezogen auf die unbehandelte Kontrollgruppe, auf einen Wachstumsstop einzelner Schrittmacherzellen und damit auf einen insgesamt rückläufigen

Klonierungsprozeß innerhalb der getesteten Tumorzellpopulation. Eine statistische Sicherung der unterschiedlichen Tetanusreaktivität zwischen den beiden Tetanus-Antitoxin-Gruppen war aufgrund der zu geringen Besetzung und Tetanusreaktivität nicht möglich. Wir haben deswegen diesen Versuch mit einem größeren Gruppenumfang wiederholt.

Tumor-Tetanus-Test — Wiederholung des Klonierungsversuchs

Aufgabe: Die Wichtigkeit der unterschiedlichen Tetanusraten der beiden Antitoxin-Behandlungsmodi (je 100 IE Tetanus-Antitoxin an den Tagen 0 und 7 bzw. 1 und 7 post infectionem) sollte in einer umfangreicheren Gruppenbesetzung statistisch abgesichert werden.

Begründung: In Abhängigkeit vom Zeitpunkt der ersten Antitoxingabe ist die Bildung einer mehr oder weniger großen Menge Tetanustoxin zu erwarten, die zeitlich vor dem passiven Antitoxinschutz liegt und zunächst unterschwellig bleibt. Erst nach dem Abklingen des Serumschutzes wird sich dieser Toxinbetrag zu den eben wirksam werdenden Toxinmengen der späten Tetanusfälle addieren und dann eine insgesamt höhere Tetanusreaktivität der entsprechenden Mäusegruppe zur Folge haben.

Voraussetzung: Es gelten in diesem Versuch die gleichen Bedingungen wie im vorigen Versuch, allerdings wurde durch eine dreimal stärkere Gruppenbesetzung dafür Sorge getragen, daß eine statistische Signifikanzberechnung der Tetanussterberaten möglich war.

Versuchsansatz: 1440 Mäuse, darunter 720 männliche Tiere mit 21 bis 30 g Körpergewicht und 720 weibliche Tiere mit 21 bis 26 g Körpergewicht.

Versuchsplan: 3 Gruppen zu je 480 Mäusen, beide Geschlechter in gleicher Anzahl. Gruppe 1 war die unbehandelte Kontrolle, Gruppe 2 wurde an den Tagen 0 und 7 post infectionem und Gruppe 3 an den Tagen 1 und 7 mit je 100 IE Tetanus-Antitoxin behandelt.

Tumorzellen-Sporen-Einzeldosis: $8{,}5 \times 10^5$ Ehrlich-Aszites-Krebszellen plus 100 Tetanussporen in 0,1 ml Dosisvolumen.

Versuchsdauer: 26 Tage.

Versuchsergebnis: Pro Gruppe mußten im Durchschnitt 30 Tiere aus dem Versuch herausgenommen werden, die interkurrent (überwiegend an Tumorkachexie) gestorben waren. Der Unterschied der Tetanusreaktion zwischen den Gruppen 2 und 3 ist statistisch signifikant (5%-Niveau). Gegenüber der unbehandelten Gruppe ist die Tetanusrate nach der Serumtherapie am Tage 0 und 7 um 50% zurückgegangen; vgl. Abb. 32.

Schlußfolgerung: Die nach den vorgegebenen Antitoxin-Behandlungsmodi erzielten unterschiedlichen Raten der Tetanusreaktivität sind aufschlußreich. Erstens bestätigt sich hiermit unsere Erfahrung, daß unterschwellige Tetanustoxindosen beim Ausbruch späterer Tetanuserkrankungen zur Wirkung kommen können. Das Phänomen einer erhöhten Toxinempfindlichkeit infolge Herabsetzung der Toxinreizschwelle hatten wir bereits im Tetanustoxin-Belastungsversuch zum Ausschluß einer aktiven Tetanusimmunisierung beobachtet (vgl. 4.8.3.). Zum zweiten ist bemerkenswert, daß die innerhalb der ersten 24 Stunden nach der Infektion gebildeten Toxindosen schon so groß sind, daß sie im Verlaufe der dritten Woche deutlich hervortreten können. Das zeigt, daß die Sporenauskeimung bald nach der Zellen-Sporen-Injektion beginnen muß. Die Möglichkeit späterer Auskeimungsprozesse wird hierdurch zwar nicht widerlegt, partiell jedoch ausgeschlossen. In der folgenden Versuchsserie (5.4.2.2.) wird die Frage durch eine kombinierte Medikation mit Tetanus-Antitoxin und Penizillin nochmals aufgegriffen.

Calciumchlorid-Sporen-Test — Klonierungsversuch mit Tetanus-Antitoxin

Aufgabe: Im Unterschied zum Tumor-Tetanus-Test war der $CaCl_2$-Sporen-Test mit Tetanus-Antitoxin so zu gestalten, daß dieAnnahme eines Sistierens der Klonierungstendenz bei der Wundheilung nach Durchschreiten einer bestimmten Anzahl von Zellgenerationen experimentell zur Darstellung kommt.

Begründung: Im Gegensatz zum Modell der konstanten Klonierungswahrscheinlichkeit der Tumorzellpopulation nehmen wir an, daß bei der Wundregeneration als Beispiel eines regulierten Zellteilungswachstums die Klonierungstendenz nach einer diskreten Anzahl von Zellteilungen zurückgeht und die Proliferation der Population von Wundfibroblasten aufhört. Gerade das differente Klonierungsverhalten des fortgeschrittenen Wachstumsprozesses bringt in unserem Modell den Hauptunterschied zwischen einem ungehemmten und gehemmten Zellteilungswachstum zur Geltung.

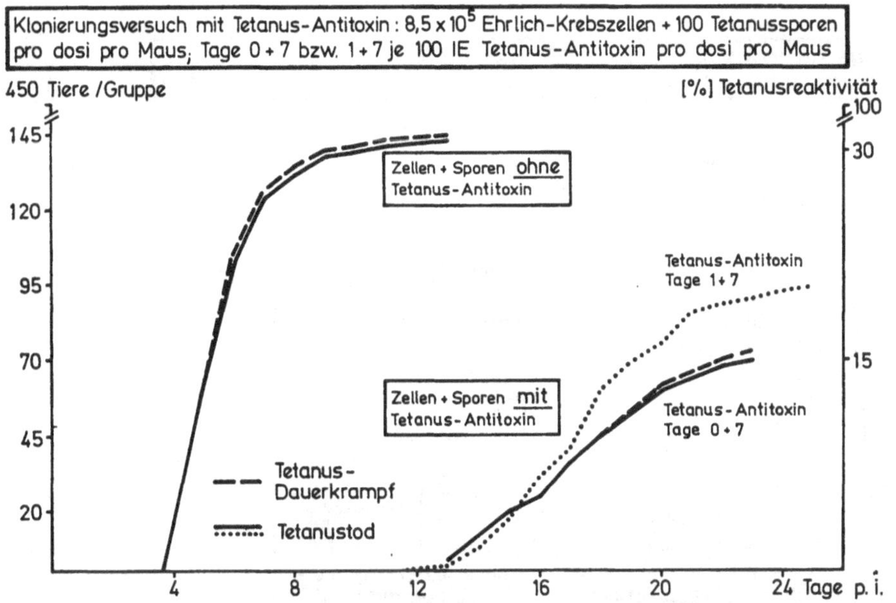

Abb. 32. Tumor-Tetanus-Test — Klonierungsversuch mit stärkerer Gruppenbesetzung.

Voraussetzung: Es gelten die gleichen Versuchsbedingungen wie beim Tumor-Tetanus-Test, d. h. es sollte auch im $CaCl_2$-Sporen-Test keine Möglichkeit der aktiven Immunisierung gegen Tetanustoxin oder Stäbchenwachstum gegeben sein. Wir haben in einem analogen Toxin-Belastungsversuch wie unter 4.8.3. keine Hinweise auf eine aktive Immunität gegen unterschwelliges Klostridienwachstum und gegen subklinische Toxinmengen beim $CaCl_2$-Sporen-Test erhalten. Die Interpretation des nachfolgenden Versuchsergebnisses kann also unter dem Gesichtspunkt des Klonierungsmodells erfolgen.

Versuchsansatz: 800 Mäuse, männliche Tiere mit 25 bis 27 g Körpergewicht, weibliche Tiere mit 22 bis 24 g Körpergewicht.

Versuchsplan: 5 Gruppen zu je 160 Mäusen, beide Geschlechter in gleicher Anzahl. Gruppe 1 läuft als unbehandelte Kontrolle; Gruppe 2 erhielt eine singuläre Dosis Tetanus-Antitoxin am Tage 0, Gruppe 3 zwei Dosen an den Tagen 0 und 4, Gruppe 4 drei Dosen an den Tagen 0, 4 und 7, Gruppe 5 vier Dosen an den Tagen 0, 4, 7 und 10. Jede Einzeldosis Tetanus-Antitoxin betrug 100 IE.

Tetanussporen-Einzeldosis: 120 Tetanussporen in 0,1 ml 5%iger $CaCl_2$-Lösung als Dosisvolumen.

Versuchsdauer: 22 Tage.

Versuchsergebnis: Bei einer zu vernachlässigenden Zahl interkurrenter Sterbefälle (11 Tiere von 800 Versuchstieren innerhalb 3 Wochen) ist der Ausgang dieses Versuches eindeutig. Die Tetanusreaktivität der unbehandelten Gruppe (37,5%) ging auf 10% nach singulärer Antitoxingabe am Tage 0, auf 2% nach zwei Antitoxin-Injektionen an den Tagen 0 und 4 sowie auf 0% nach dreimaliger Applikation an den Tagen 0, 4 und 7 zurück. Darüber hinaus war die Tetanus-Inkubationszeit nach Antitoxinmedikation wie beim Tumor-Tetanus stark verlängert. Über den Sterbekurvenverlauf lassen sich Einzelheiten der Abb. 33 entnehmen.

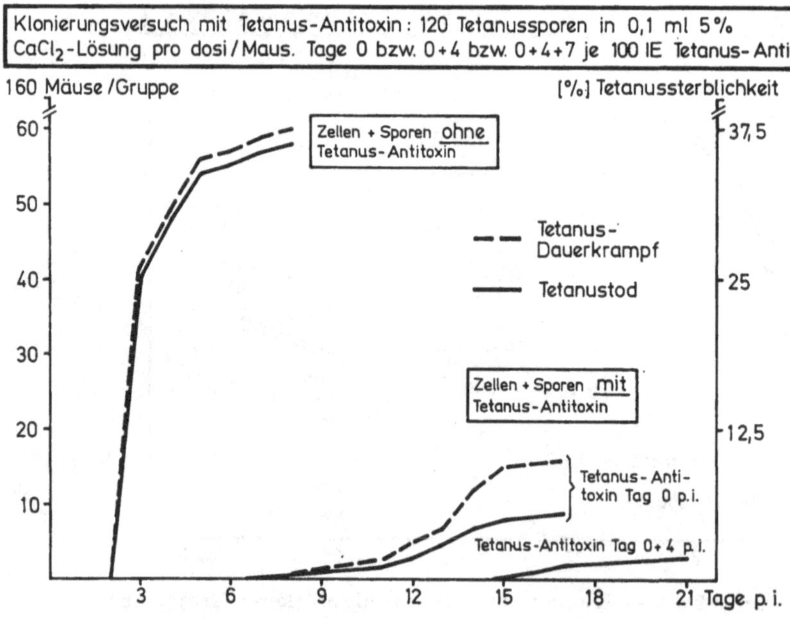

Abb. 33. Calciumchlorid-Sporen-Test — Klonierungsversuch mit Tetanus-Antitoxin.

Schlußfolgerung: Vergleicht man die Ergebnisse des $CaCl_2$-Sporen-Tests mit denen des Tumor-Tetanus-Tests, so findet man die Annahmen bezüglich einer unterschiedlichen Klonierungstendenz dieser beiden Arten von Zellteilungswachstum bestätigt. Im Tumor-Tetanus-Test reagierten ca. 50% der Tiere, die an den Tagen 0 und 7 je 100 IE Tetanus-Antitoxin erhalten hatten, mit Spättetanus (nach dem 14. Tag p. i.), bezogen auf die Tetanusrate der unbehandelten Kontrollgruppe. Beim Calciumchlorid-induzierten Wund-Tetanus trat dagegen kein einziger Fall von Spättetanus nach der dreimaligen Antitoxingabe von je 100 IE pro dosi an den Tagen 0, 4 und 7 auf. Somit besteht in der Tat der Hauptunterschied zwischen Krebswachstum und Wundregeneration in der Klonierungstendenz der beteiligten Zellklone: Die Größe der Klonierungswahrscheinlichkeit bleibt in jeder Tumorzellgeneration die gleiche, während sie bei der Wundheilung nach einer gewissen Zahl von Teilungsschritten schnell auf Null zurückgeht.

5.4.2.2. Analyse des späteren Klonierungsprozesses im Penizillin-Tetanus-Antitoxin-Versuch

Neutralisiert man, wie eben beschrieben, das von proliferierenden Tetanusklostridien freiwerdende Toxin für eine geraume Zeit mit Tetanus-Antitoxin, so erhält man eine deutliche Abgrenzbarkeit des Tumor-Tetanus-Modells vom Wund-Tetanus-Modell: Während Tumorzellpopulationen in jeder Zellgeneration eine charakteristische Größe der Klonierungswahrscheinlichkeit beibehalten, ändert sich diese für Wundfibroblasten nach einer diskreten Anzahl Zellgenerationen, wird schnell kleiner und erreicht als Ausdruck für die Rückkehr zur Homöostase den Wert Null.

Wir haben die Klonierungseigenschaft von Tumorzellen und Wundfibroblasten in einem weiteren Versuch analysiert. Läßt man zum Beispiel die Kohorte wachsender Tetanusklostridien, die von einer gegebenen Penizillindosis nicht „getroffen" wurde, während eines längeren Intervalls unter passivem Antitoxinschutz weiterwachsen, so ergibt sich die Möglichkeit, aus der Form und Höhe der resultierenden Tetanus-Spätsterbekurve auf interferierende Klostridienklone zu schließen, die von germinierten Sporen mit langer Lag-Phase stammen könnten. Versteht man unter Lag-Phase jene Zeitspanne, die eine Spore benötigt, um unabhängig von den äußeren Bedingungen auskeimfähig zu werden, so sprechen alle unseren bisherigen Beobachtungen, die wir mit den Tumor- und Calciumchlorid-Sporen-Tests in den verschiedensten Versuchsanordnungen machen konnten, gegen ein regelmäßiges Vorkommen später Klostridienklone von Sporen mit verzögerter Lag-Phase. Würden letztere mit einer meßbaren Häufigkeit auftreten, müßten unsere Annahmen über den Klonierungsprozeß in grundsätzlicher Weise modifiziert werden.

Einen besonders eindrucksvollen Hinweis, der gegen das gesetzmäßige Vorkommen langer Lag-Phasen spricht, ergab der Tag-Nacht-Versuch im Kochsalz-Sporen-System (vgl. 5.2.4.): Hier wurden Unterschiede in der Auskeimrate der Sporen in Abhängigkeit von der Tageszeit nachgewiesen. Da die Beobachtungszeitpunkte jeweils nur 6 Stunden voneinander entfernt lagen, hätten längere Auskeimungsverzögerungen diese Unterschiede mit Sicherheit verwischen müssen. Nachfolgend dargestellte Versuche sollen weitere Aufschlüsse zu dieser Frage bringen.

Tumor-Tetanus-Test — die spätere Klonierung unter Penizillin-Tetanus-Antitoxin

Aufgabe: Es sollte durch eine geeignete Herausnahme und Markierung eines Teils der wachsenden Klostridienklone die Voraussetzung für eine Identifizierung und Verfolgung derselben über die Zeit gegeben werden. Im Falle einer breiten Streuung der Auskeimverzögerungen innerhalb der Tetanussporenpopulation dürften sich die am Anfang markierten Klostridienklone zu einer späteren Beobachtungszeit nicht identifizieren lassen: Sie würden durch die Klostridien von spät germinierten Sporen verdeckt werden.

Begründung: Da nach dem Ergebnis der Versuche von 5.4.2.1. beim Tumor-Tetanus-Modell mit einem vieltägigen Klonierungsprozeß zu rechnen ist, wir andererseits im Kochsalz-Sporen-Tag-Nacht-Versuch, der keine Klonierung aufweist, selbst Spuren von verzögerten Sporengerminationen nicht entdecken konnten, erschien ein Ausschluß der Lag-Phasen-Hypothese der Sporenauskeimung geboten.

Voraussetzung: Das Versuchsprinzip war so zu gestalten, daß Klostridienklone der — sagen wir — dritten und vierten Stäbchengeneration mit solchen der achten bis zehnten Generation verglichen und anhand entsprechender Kontrollgruppen bezüglich ihres individuellen Wachstumsverhaltens bewertet werden konnten. Als Selektionsverfahren diente eine Penizillinbehandlung. Diejenigen Klostridienklone, die nach zweitägiger Penizillin-Medikation weiterwuchsen, galten als selektiert (markiert). Ihre Verfolgung geschah unter passivem Antitoxinschutz und zwar durch Analyse der Spättetanusfälle, die nach Abklingen des Serumschutzes auftraten. Hierbei wurden Fälle, die durch selektierte Klostridienklone bedingt waren, mit solchen verglichen, die von nicht markierten, das heißt von nicht penizillinbehandelten Klonen stammten. Ferner wurde eine Gruppe herangezogen, die mit Penizillin zu einem späteren Zeitpunkt behandelt wurde und ebenfalls unter Antitoxin gestanden hatte. Die zu unterschiedlichen Zeitpunkten (an den Tagen 3 und 4 bzw. 10 und 11) mit Penizillin selektierten Klostridienklone bildeten die eigentliche Grundlage für die Bewertung des Selektionsprinzips in bezug auf eine Auskeimungsverzögerung. Um schließlich den Gesamtversuch auf frühere Versuche mit Ergebnissen von späteren Klonierungen beziehen zu können, wurde eine Gruppe mit Antitoxin-Injektionen an den Tagen 1, 4 und 7 parallel geführt zu der Gruppe mit Antitoxingaben an den Tagen 0, 4 und 7, vgl. Abschnitt 5.4.2.1.

Versuchsansatz: 960 männliche Mäuse mit 22 bis 32 g Körpergewicht.

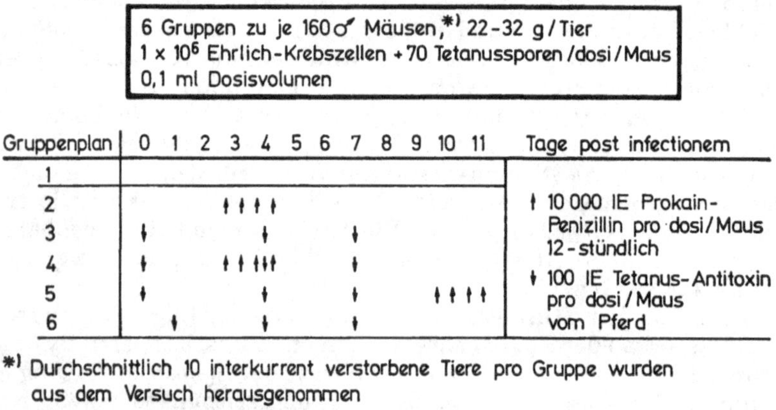

Abb. 34. Tumor-Tetanus-Test —
Klonierungsversuch mit Tetanus-Antitoxin und Penizillin (Behandlungsschema).

Versuchsplan: 6 Gruppen zu je 160 Mäusen wurden folgendermaßen behandelt: Gruppe 1 lief als unbehandelte Kontrolle, Gruppe 2 als frühe Penizillin-Gruppe mit 4 Injektionen zu je 10000 IE Prokain-Penizillin an den Tagen 3 und 4 p. i., Gruppe 3 als Antitoxin-Gruppe mit 3 Injektionen zu je 100 IE Tetanus-Antitoxin an den Tagen 0, 4 und 7. Gruppe 4 war durch Antitoxin geschützt wie Gruppe 3 und erhielt Penizillin wie Gruppe 2; Gruppe 5 wurde an den Tagen 10 und 11 mit 4 Injektionen Penizillin wie Gruppe 4 behandelt, sie stand also unter Antitoxinschutz wie diese. Wichtig ist Gruppe 6 als eine Antitoxin-Kontrolle zu Gruppe 3, indem sie an den Tagen 1, 4 und 7 je 100 IE Tetanus-Antitoxin anstelle der Tage 0, 4 und 7 bekommen hatte; vgl. das Behandlungsschema in Abb. 34.

Tumorzellen-Sporen-Einzeldosis: 1×10^6 Ehrlich-Aszites-Krebszellen plus 70 Tetanussporen in 0,1 ml Dosisvolumen.

Versuchsdauer: 25 Tage.

Versuchsergebnis: Von jeder Gruppe ziehen wir im Durchschnitt 10 Mäuse ab, die in der Mehrzahl der Fälle an Tumorkachexie gestorben waren. Man erkennt sofort bei einem Vergleich der Kurvenpaare der Gruppen 1 und 2 sowie 3 und 4, daß dem früheren Beginn und steileren Verlauf des ersten Paars ein späterer Beginn und stark verzögerter Verlauf des letzteren entspricht. Man kann sagen, daß sich bezüglich des steilen bzw. flachen Verlaufs die Gruppen 1 und 2 wie 3 und 4 entsprechen und daß sich hinsichtlich der Tetanusreaktivität 1 zu 3 wie 2 zu 4 verhält. Die Kongruenz der miteinander korrespondierenden Kurvenpaare geht noch weiter. So stehen die Kurven der Gruppen 3 und 6 dieses Versuchs in gleicher Relation zueinander wie die Gruppen 2 und 3 des Tumor-Tetanus-Versuchs von 5.4.2.1.; vgl. Abb. 32 und 35.

Das beweist die Reproduzierbarkeit des Nachweises früher, aber unterschwelliger Auskeimungsprozesse. Entscheidend für die Frage der verzögerten Sporengermination ist die Tatsache, daß die unter Antitoxin erfolgte späte Penizillin-Medikation der Tage 10 und 11 nicht zum gleichen Selektionseffekt führt wie frühe, unter Antitoxin stehende Penizillin-Injektionen an den Tagen 3 und 4. Das weist auf die Nicht-Identität zwischen früh- und spätmarkierten (Penizillin-selektierten) Klostridienklonen. Dieser Befund wurde in einem zweiten Versuch bestätigt: Der Kurvenverlauf der Gruppe 5 (Penizillin an Tagen 10 und 11) ist steiler und höher als der der Gruppe 4 (Penizillin an Tagen 3 und 4).

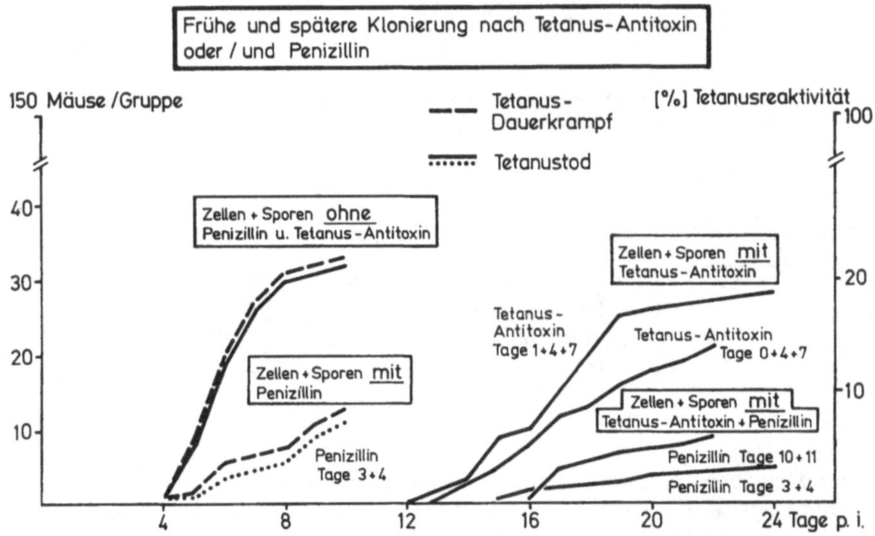

Abb. 35. Tumor-Tetanus-Test —
Klonierungsversuch mit Tetanus-Antitoxin und Penizillin.

Schlußfolgerung: Dieser differenziert gestaltete Versuchsablauf gestattet die Deutung, daß die Kohorte der frühmarkierten Klostridienklone nach 8 bis 10 Stäbchengenerationen identifizierbar bleibt. Es kommt zu keiner Vermischung derselben mit Klostridienklonen, die sich von Sporen mit einer mehrtägigen Lag-Phase herleiten. Einen weiteren Beweis gegen das Phänomen der Auskeimungsverzögerungen sehen wir in der Nichtidentität von früh- und spätmarkierten Klostridien-Kohorten. Wir erklären sie mit der von Generation zu Generation erfolgenden Verlängerung der Zellzyklus- bzw. Stäbchengenerationszeiten. Dadurch wird die Chance, Klostridien der 8. bis 10. Generation in gleicher Weise mit Penizillin zu treffen wie Stäbchen der 3. Generation ungleich geringer. Die geringere Hemmwirkung des spät applizierten Penizillins ist also die Folge der Zellzykluszeitverlängerung und nicht einer verzögerten Auskeimungsrate der Sporen.

Calciumchlorid-Sporen-Test —
die spätere Klonierung unter Penizillin-Tetanus-Antitoxin

Aufgabe: Es bestand die Notwendigkeit, das im Tumor-Tetanus-Test gewonnene Ergebnis durch einen dem $CaCl_2$-Sporen-System angepaßten Versuchsablauf zu erhärten.

Begründung: Da sich die Klonierungstendenz des Tumorwachstums von der der Wundregeneration unterscheidet, suchten wir nach einem Zeitpunkt des Klonierungsablaufs, der eine differenzierte Markierung und Verfolgung von Wundfibroblastenklonen-assoziierten Stäbchen wie im Tumormodell zuließ. Dann sollte es möglich sein, die Frage für oder gegen die Lag-Phasen-Hypothese der Sporengermination auch beim Wund-Tetanus zu entscheiden.

Voraussetzung: Bei einer Verfolgung des gleichen Versuchsprinzips wie beim Tumor-Tetanus-Test ergab sich die Bedingung, aufgrund der viel schnelleren Zellteilungsgeschwindigkeit der Wundfibroblasten sowohl die frühe als auch späte Klostridienmarkierung mit Penizillin zeitlich nach vorn zu verlegen. Um dies zu erreichen, war ein viel kürzer dauernder Antitoxinschutz erforderlich als bei der Analyse der späteren Klonierung im Tumor-Tetanus-System.

Versuchsansatz: 800 männliche Mäuse mit 21 bis 24 g Körpergewicht.

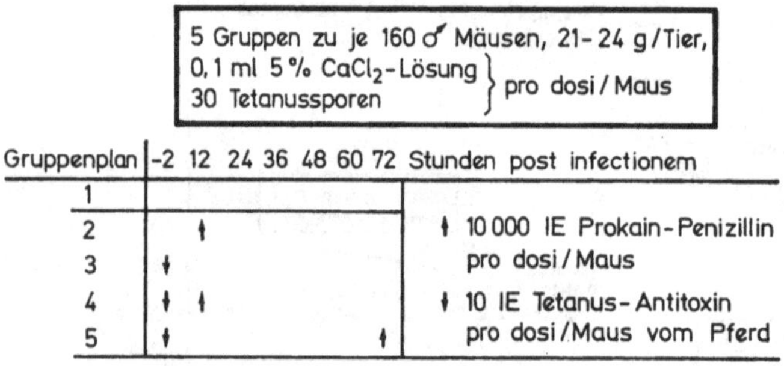

Abb. 36. Calciumchlorid-Sporen-Test — Klonierungsversuch mit Tetanus-Antitoxin und Penizillin (Behandlungsschema).

Versuchsplan: 5 Gruppen zu je 160 Tieren wurden wie folgt behandelt: Gruppe 1 diente als unbehandelte Kontrolle, Gruppe 2 erhielt als frühe Penizillin-Gruppe 1 Einzelinjektion von 10000 IE Prokain-Penizillin zur 12. Stunde post infectionem, Gruppe 3 als Antitoxin-Gruppe 1 singuläre Injektion von 10 IE Tetanus-Antitoxin 2 Stunden vor der $CaCl_2$-Sporen-Injektion; Gruppe 4 war wie Gruppe 3 durch Antitoxin passiv immunisiert und erhielt frühes Penizillin wie Gruppe 2; Gruppe 5 stand unter Antitoxinschutz wie Gruppe 4, wurde jedoch mit 1 Einzelinjektion von 10000 IE Penizillin zur 72. Stunde p. i. behandelt (späte Penizillin-Gruppe); vgl. Abb. 36 (Behandlungsschema).

Tetanussporen-Einzeldosis: 30 Tetanussporen in 0,1 ml 5%iger $CaCl_2$-Lösung als Dosisvolumen.

Versuchsdauer: 22 Tage.

Versuchsergebnis: Die Zahl von 17 interkurrent gestorbenen Tieren unter 800 Versuchstieren können wir außer acht lassen (2%), so daß wir unsere Aussagen auf die volle Gruppenbesetzung beziehen möchten. Wie im vorangehenden Tumor-Tetanus-Test erkennt man auch beim $CaCl_2$-Sporen-Test eine Kongruenz im Verlauf der miteinander korrespondierenden Kurvenpaare, nämlich der Gruppen 1 und 2 mit ihren kurzen Inkubationszeiten (zwischen den Tagen 3 und 8 p. i.) und der Gruppen 3 und 4 mit stark verzögerten Inkubationszeiten bzw. Tetanus-Überlebenszeiten (vom 5. bis 18. Tag p. i.). Unter dem Aspekt der Tetanusreaktivität verhält sich Gruppe 1 zu 3 wie Gruppe 2 zu 4, wenngleich letztgenannte nur durch einen einzigen Tetanus-Dauerkrampf repräsentiert wird (Abb. 37).

Ein wichtiges Argument gegen die Lag-Phasen-Hypothese der Sporengermination ist dem Kurvenverlauf der späten Penizillin-Gruppe, die unter Antitoxin zur 72. Stunde einmal Penizillin erhalten hatte, zu entnehmen. Auch hier erkennt man die Nichtidentität zwischen den früh- und spätmarkierten (Penizillin-selektierten) Klostridien-Kohorten der klonierenden Gruppen 4 und 5. Zwei Wiederholungen haben diesen wichtigen Befund des $CaCl_2$-Sporen-Tests bestätigt.

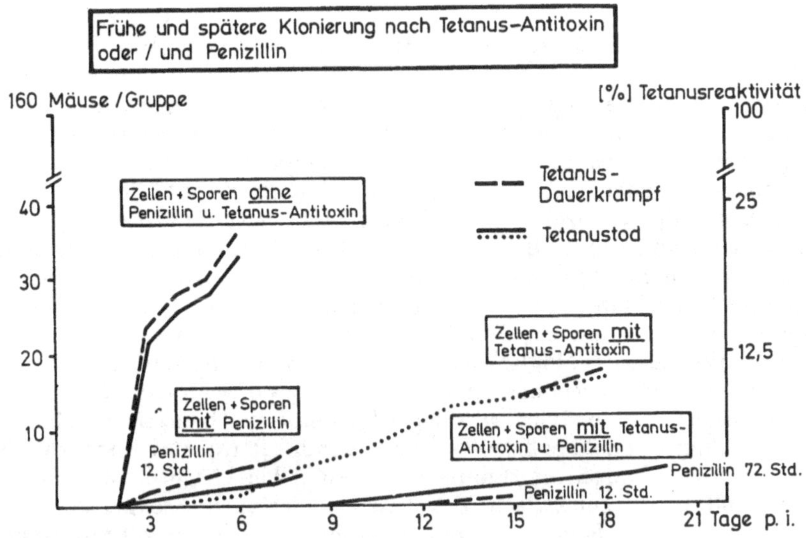

Abb. 37. Calciumchlorid-Sporen-Test — Klonierungsversuch mit Tetanus-Antitoxin und Penizillin.

Schlußfolgerung: Mit der Wahl eines kurzdauernden Antitoxinschutzes nach singulärer Injektion von 10 IE am Tage 0 (der erste Tetanusfall wurde am 5. Tag p. i. registriert, verglichen mit dem 14. Tag p. i. im Tumor-Tetanus-Test nach 2 Antitoxin-Injektionen mit je 100 IE der Tage 0, 4 u. 7, vgl. Abb. 35) ist es uns gelungen, die differenzierte Dynamik der vom Tumor-Tetanus-Test bekannten Tetanuskurvenverläufe im Wund-Tetanus-Test mit $CaCl_2$-Lösung vom Prinzip her zu reproduzieren. Somit läßt sich der Ausgang des Versuches in der gleichen Weise deuten: Wir erklären den nicht identischen Kurvenverlauf der Gruppen 4 und 5 (Penizillin-Injektion in der 12. bzw. 72. Stunde, jeweils unter Antitoxin), d. h. die geringere Hemmwirkung des später applizierten Penizillins, mit der in jeder Generation erfolgenden Verlängerung der Zellzyklus- bzw. Stäbchengenerationszeit. Dadurch wird die Chance, während des 10 Stunden wirksamen Penizillinspiegels alle durchlaufenden Klostridienklone zu treffen, geringer. Wir sehen keinen Grund, einen Einfluß von Sporen mit langer Lag-Phase und später Klostridienvermehrung auf den hier beschriebenen und analysierten Klonierungsprozeß im $CaCl_2$-Wund-Tetanus-System anzunehmen.

Kommentar: Die folgenden zwei Versuchsdaten sprechen ebenfalls gegen die Lag-Phasen-Hypothese der Sporengermination in unserem Testsystem: Erstens zeigte die Untersuchung verschiedener Tumorarten im Tumor-Tetanus-Test unter vergleichbaren Bedingungen, d. h. mit gleichen Dosen Tumorzellen und Tetanussporen sowie dem jeweiligen Tumor adäquaten Mäuse-Inzuchtstämmen, daß jeder Tumorart individuelle frühe, verzögerte oder späte sigmoidale Tetanussterbekurven zuzuordnen sind, die in erster Näherung mit der Wachstumsgeschwindigkeit des Tumors korrelieren und stets reproduzierbar sind (Schneeweiß u. Fabricius 1975 b). Zweitens fanden sich bei der Untersuchung von Objektträger-Ausstrichen der Mikrotumoren von 15 an Tetanus erkrankten Tumormäusen in keinem Falle Hinweise auf Tetanussporen oder Sporenstäbchen, die nach erfolgter Klostridienproliferation für eine Sporulation im Gewebe und damit für die Möglichkeit einer erneuten (verspäteten) Germination sprechen würden. Wir entdeckten ausschließlich Einzelstäbchen sowie Paare und Ketten von Stäbchen.

5.4.3. Realisierung des allgemeinen Modells durch Computersimulation

Die Vermehrung der Tetanusstäbchen, die in Abhängigkeit von geeigneten Schrittmacherzellen erfolgt, ist ein komplizierter stochastischer Prozeß; dieser ist das Ergebnis des Zusammenwirkens mehrerer stochastischer Einzelprozesse: Zum einen wird die zeitliche Zunahme der Stäbchenzahl pro Versuchstier durch die zufällige Zahl der einzelnen Zellklone, zum anderen durch die für jeden einzelnen Zellklon zufällige Anzahl von Teilungsschritten und durch die jeweils charakteristischen Zellzykluszeiten bestimmt. Infolge der Komplexität des zugrundeliegenden Prozesses ist es nicht möglich, eine formelmäßige Darstellung des erwarteten zeitlichen Verlaufs der Tetanusreaktivität in Abhängigkeit von den für den Prozeß charakteristischen Parametern anzugeben. In diesem Falle wäre die Möglichkeit einer Parameterschätzung etwa nach dem Maximum-Likelihood-Prinzip gegeben. Wir haben uns aus diesem Grunde moderner rechentechnischer Hilfsmittel bedient, um das allgemeine mathematische Modell für verschiedene interessante und realistisch erscheinende Parameterwerte durch Simulation nachzuvollziehen. Durch die Simulation werden bei vorgegebenen Parametern und Versuchsumfängen rechnerisch Tetanussterbeverläufe erzeugt, die sich experimentell — von statistischen Schwankungen abgesehen — ergeben würden, wenn die tatsächliche Stäbchenvermehrung im Versuchstier streng nach den im mathematischen Modell angenommenen Gesetzmäßigkeiten ablaufen würde. Somit ist durch den Vergleich mit den jeweiligen experimentellen Kurven die Möglichkeit gegeben, die allgemeinen Modellannahmen zu überprüfen und gleichzeitig Rückschlüsse auf die biologischen Parameter zu ziehen. Insbesondere können durch derartige Simulationsrechnungen gegebenenfalls einzelne falsche Annahmen des Modells dadurch erkannt werden, daß sie zu Ergebnissen führen, die mit den Experimenten im Widerspruch stehen. Andererseits ist es durch Simulationsrechnungen möglich, den Ausgang von noch nicht durchgeführten bzw. praktisch nicht durchführbaren Experimenten vorauszubestimmen.

Im folgenden wird eine vereinfachte Beschreibung des von uns ausgearbeiteten Simulationsprogramms durch Erläuterung des Programmablaufs gegeben. Der Grundbaustein des Programms ist ein leistungsfähiger Pseudo-Zufallszahlengenerator, der bei wiederholtem Aufruf eine Folge von quasi-gleichverteilten Zufallszahlen aus dem Intervall [0, 1] liefert. Mit diesem Generator ist es dann — unter Anwendung einfacher wahrscheinlichkeitstheoretischer Sätze — möglich, Zufallszahlen mit beliebiger anderer Verteilung zu erzeugen. Insbesondere werden im Programm Zufallszahlen mit Poissonscher, Binomial-, Beta-, geometrischer und Exponentialverteilung benötigt. Für das einzelne Versuchstier müssen nun die verschiedenen Annahmen des mathematischen Modells rechnerisch realisiert werden. Das geschieht in folgender Reihenfolge:

- Trefferzahl
  (Poisson-verteilte Zufallszahl)
- Anzahl der tatsächlich auskeimenden Sporen
  (zeitlicher Mitoseabstand des Treffereignisses als Parameter einer exponentionellen Verteilung)

- Zykluszeiten für die einzelnen Zeitpunkte (Beta-verteilte Zufallszahlen)
- Zahl der Teilungsschritte für die einzelnen Zellklone (Poisson-verteilte Zufallszahlen für Wundheilungsprozeß, geometrisch verteilte Zufallszahlen für Tumorwachstum)
- Ermittlung der Verdoppelungszeitpunkte für die einzelnen Stäbchenpopulationen
- Summation der Stäbchenzahlen aus den verschiedenen Einzelklonen für alle betrachteten Zeitpunkte des Versuchszeitraumes
- Ermittlung des Zeitpunktes, zu dem die kritische Stäbchenzahl überschritten wird (sofern ein solcher Zeitpunkt existiert)
- Feststellung des simulierten Versuchsergebnisses durch Auszählung der den einzelnen Tagen des Versuchszeitraumes entsprechenden Tetanusfälle

Die diesem Schema entsprechenden Rechnungen müssen für jedes einzelne Versuchstier — jedesmal unter neuen Startbedingungen für den Zufallszahlengenerator — ausgeführt werden. Die Berechnung der Trefferzahl entspricht der Wahl einer Zufallszahl entsprechend der Poisson-Verteilung mit dem Erwartungswert λ (λ = mittlere Sporenzahl, p = Trefferwahrscheinlichkeit). Dann ist die Wirkung der Phagozytose und anderer möglicher Sporenverluste zu berücksichtigen, durch deren Einfluß im allgemeinen nicht alle Treffer zur Auskeimung gelangen. Entscheidend für die Auskeimwahrscheinlichkeit einer auf eine proliferierende Zelle getroffenen Spore ist der zeitliche Abstand τ dieser Zelle von der Mitose, die wir für den entscheidenden zur Sporenauskeimung geeigneten Zeitabschnitt halten. Folglich ist die Auskeimwahrscheinlichkeit durch einen Ausdruck der Form $e^{-\gamma\tau}$ gegeben, wobei γ ein passend zu wählender Parameter ist. Die Auskeimung einer Spore gilt demnach im Programm dann als erfolgt, wenn für eine gleichverteilt zu wählende Zufallszahl u gilt: $u < e^{-\gamma\tau}$.

Der nächste Simulationsschritt ist die Wahl von Beta-verteilten, voneinander unabhängigen Zufallszahlen zur Darstellung der Zykluszeiten für die einzelnen Stäbchen-Zellklone. Hierbei gehen wir davon aus, daß die Zykluszeiten der späteren Generationen eines Zellklons nur um einen entsprechend oft hinzugekommenen Verzögerungsterm länger sind als die der ursprünglichen Zelle. Für die Simulation bedeutet das, daß nur die Zykluszeiten der ersten von Sporen getroffenen Zellgeneration stochastisch zu wählen sind. Der weitere zeitliche Ablauf der Stäbchenvermehrung wird durch die Klonierungspotenz der einzelnen Zellklone bestimmt. Im Simulationsprogramm wird für jeden einzelnen Zellklon eine zufällige Anzahl von Stäbchenverdoppelungsschritten festgelegt. Diese Anzahl wählen wir für den Wundheilungsprozeß Poisson-verteilt und für das Tumorwachstum entsprechend einer geometrischen Verteilung, vgl. Abschnitt 5.4.2.

Durch die Wahl dieser Anzahlen ist der simulierte zeitliche Ablauf der gesamten Stäbchenvermehrung vollständig festgelegt, weil dann feststeht, wieviele Stäbchenverdoppelungsschritte pro Zellklon erfolgen und zu welchen Zeitpunkten diese stattfinden. Zum Schluß des Verfahrens ist nur festzustellen, ob die summarische Stäbchenzahl zu einem bestimmten Zeitpunkt die kritische Zahl überschreitet. In diesem Falle wird dieser Zeitpunkt mit dem des Tetanustodes für das Versuchstier identifiziert.

Die Arbeit mit dem Simulationsprogramm, das in der Programmiersprache ALGOL dargestellt ist, besteht für vorgegebene experimentelle Kurven (d. h. für bestimmte mittlere Sporenzahlen und festgelegte Versuchsumfänge) in der empirischen Ermittlung der in das Programm eingehenden Parameter. Diese sind so zu bestimmen, daß die sich ergebenden simulierten Tetanuskurven möglichst gut mit den jeweiligen experimentellen Verläufen übereinstimmen. Die Aufgabe erfordert gegebenenfalls eine mehrmalige Wiederholung der Rechnung mit immer neuen Parameterwerten und eventuell — im Falle der Unlösbarkeit des Problems — die Überprüfung und Modifikation gewisser Teilschritte des Modells. Das für Simulationsverfahren charakteristische Vorgehen zur Parameterermittlung ist im allgemeinen umständlich und zeitaufwendig, jedoch konnten wir in Anbetracht der komplizierten Struktur des gesamten Problems auf die Simulationsmethode nicht völlig verzichten.

5.4.4. Numerische Ermittlung von Treffer- und Klonierungswahrscheinlichkeit

Den Ausgangspunkt für die Ermittlung von Treffer- und Klonierungswahrscheinlichkeit bildeten die empirisch gefundenen Raten der Tetanusreaktivität in Abhängigkeit von den verschiedenen Sporendosen. Nach unserem Modell ist die Tetanusreaktivität der Mäuse durch diese beiden Parameter und durch die kritische Stäbchenzahl festgelegt. Der Parameter der kritischen Stäbchenzahl wurde im Kochsalz-Sporen-Test bestimmt. Die beiden genannten Parameter müssen so ermittelt werden, daß die ihnen entsprechenden theoretischen Werte möglichst genau mit den empirisch gefundenen Größen der Tetanusreaktivität übereinstimmen. Die Wahrscheinlichkeit dafür, daß es zu *keiner* Tetanusreaktion kommt, hatten wir in Abschnitt 5.4. untersucht und hierzu den Begriff Überlebenswahrscheinlichkeit eingeführt. Da der rechnerische Aufwand in unserem Modell, wie noch zu begründen ist, für die Ermittlung der Treffer- und Klonierungswahrscheinlichkeit bei höheren Sporenzahlen zu groß wird, haben wir für die Auswertung Experimente mit möglichst niedrigen Sporendosen ausgewählt. Aus statistischen Überlegungen waren diese Versuche besonders stark besetzt, da die Schätzung der Tetanusreaktivität um so unsicherer wird, je weiter sie vom 50%-Wert entfernt liegt.

Unser Berechnungsverfahren beruht auf der Auswertung zweier bestimmter Versuche und hängt demnach von den mit diesen Ergebnissen verbundenen Unsicherheiten ab. Die erhaltenen p- und w-Werte sind daher ebenfalls nur Schätzungen, die durch Zuhilfenahme des Simulationsverfahrens für andere mittlere Sporenzahlen als in den hier verwendeten Experimenten einer Korrektur bedürfen.

5.4.4.1. Versuche mit geringen Sporenzahlen

Tumor-Tetanus-Test mit kleinen Sporendosen

Aufgabe: Zwecks Erarbeitung einer Tetanus-Summensterbekurve mit *einer* Tetanusspore pro dosi pro Maus war es erforderlich, ein ausreichend besetztes Kollektiv von Tieren mit 1×10^6 Krebszellen zu spritzen, die in dem Dosisvolumen von 0,1 ml im Mittel 1 Tetanusspore enthielten.

Begründung: Der Tumor-Tetanus-Test mit niedrigen Sporenzahlen gründete sich auf unsere Erfahrungen mit Tumorzellen-Sporenverdünnungsstufen-Tests; wir konnten zum Beispiel in zwei solchen Versuchen zeigen, daß die Einzeldosen von 30 — 15 — 7 — 3 Sporen bzw. 1 Spore, vermischt in jeweils 1×10^6 Ehrlich-Krebszellen pro dosi, zu Sterbekurven führen, deren Höhe und zeitlicher Verlauf mit den jeweils eingegebenen Sporenzahlen korrelierten (Schneeweiß u. Fabricius 1974). Der Versuch mit geringen Sporendosen wurde daher so konzipiert, daß eine zahlenmäßig fundierte Aussage zu erzielen war.

Voraussetzung: Für Versuche mit wenig Sporen muß die Tumorzelldosis so hoch sein, daß bei jedem Tier der Tumor angeht und weiterwächst. Wegen der beschränkten Tierstallkapazität waren wir gezwungen, das Gesamtkollektiv in Gruppen zu je 640 bis 1280 Mäusen aufzuteilen. Der Versuch erstreckte sich daher über eineinhalb Jahre. Alle Ansätze wurden mit derselben Sporencharge durchgeführt.

Versuchsansatz: 3200 Mäuse, 2960 männliche und 240 weibliche Tiere, das Durchschnittsgewicht schwankte zwischen 22 und 38 g.

Tumorzellen-Sporen-Dosis: 1×10^6 Ehrlich-Aszites-Krebszellen und 1 Tetanusspore in 0,1 ml Dosisvolumen pro Maus.

Versuchsdauer: 21 Tage.

Versuchsergebnis: Die Gesamtsterblichkeit an Tetanus betrug 1,6%, d. h. 50 Fälle unter 3127 auswertbaren Tieren. Der früheste Sterbefall lag am 3. Tag, der letzte tödliche Tetanusfall am 21. Tag nach der Tumorzellen-Sporen-Injektion; vgl. Tabelle 21 und Abb. 38.

Tabelle 21. Tumor-Tetanus-Test mit niedrigen Sporendosen
1×10^6 Ehrlich-Krebszellen plus 1 Spore/dosi/Maus

Tag nach Injektion	Zahl der Tetanustodesfälle				
	Gruppe 1	2	3	4	Summe
3	1	0	0	1	2
4	2	0	0	3	5
5	1	3	2	3	9
6	3	2	3	0	8
7	2	0	2	1	5
9	2	1	1	1	5
10	1	0	0	2	3
11	0	0	0	1	1
12	0	1	0	0	1
13	0	0	1	0	1
14	2	0	0	0	2
15	1	0	0	0	1
17	0	0	1	0	1
18	1	1	0	0	2
19	1	0	0	1	2
20	1	0	0	0	1
21	0	1	0	0	1
Summe:	18	9	10	13	50
Insgesamt getestet:	618	637	624	1248	3127
Unspezifischer Tod:	22	3	16	32	73

Darunter befanden sich: Tumorkachexie 9, allgemeine Schwäche 20, Ektromelie 4, Pneumonie 9, Blähbauch/Durchfall 31

Schlußfolgerung: Wir erachten die Zahl von 50 spezifischen Todesfällen als ausreichend groß, um für den Tumor-Tetanus-Test mit niedrigen Sporendosen eine numerische Ermittlung der Treffer- und Klonierungswahrscheinlichkeit zu erzielen.

Calciumchlorid-Sporen-Test mit kleinen Sporendosen

Aufgabe: In Analogie zum Tumor-Tetanus-Test stand das Problem, eine entsprechende Tetanus-Summensterbekurve mit *einer* Tetanusspore pro dosi pro Maus zu erarbeiten, wobei im Dosisvolumen von 0,1 ml 5%iger $CaCl_2$-Lösung im Mittel 1 Spore enthalten war.

Begründung: Unsere Konzeption ging davon aus, daß sich bei der $CaCl_2$-induzierten Wundheilung in einem Experiment mit wenig Sporen der zugrundeliegende Wachstumsprozeß einzelner Zellklone in ähnlicher Weise durch Mitproliferieren einzelner Tetanusklostridienklone darstellen müßte, vgl. Abschnitt 5.3.: Einzelsporen-Versuche.

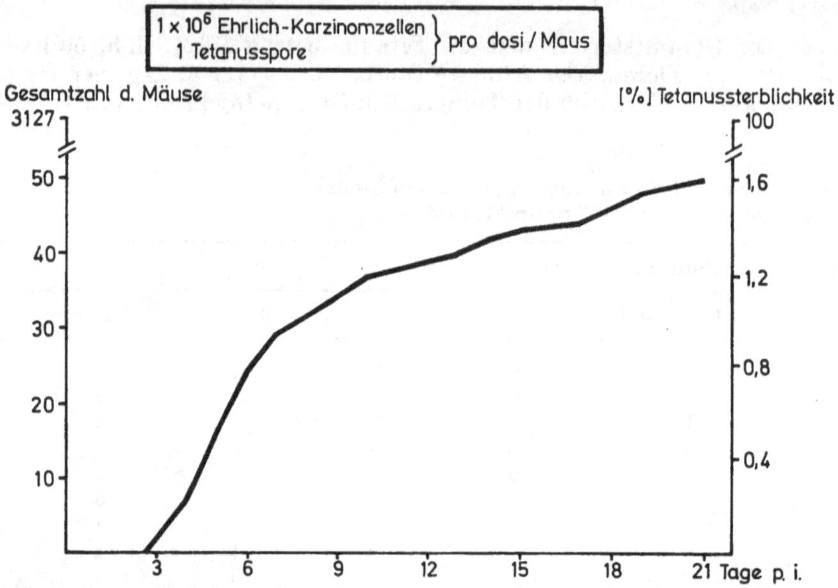

Abb. 38. Tumor-Tetanus-Versuch mit niedrigen Sporendosen — Tetanus-Summensterbekurve.

Tabelle 22. Calciumchlorid-Sporen-Test mit niedrigen Sporendosen
Im Mittel 1 Tetanusspore in 0,1 ml 5%iger $CaCl_2$-Lösung

Tag nach Injektion	Zahl der Tetanustodesfälle			
	Gruppe 1	2	3	Summe
2	0	0	1	1
3	7	4	21	32
4	4	0	5	9
6	1	0	0	1
7	1	0	0	1
8	1	1	0	2
9	0	1	0	1
11	1	1	0	2
12	0	1	0	1
13	0	0	1	1
15	0	0	1	1
17	0	0	1	1
19	0	0	1	1
Summe:	15	8	31	54
Insgesamt getestet:	636	639	713	1988
Unspezifischer Tod:	4	1	7	12

Darunter befanden sich: allgemeine Schwäche 6, Pneumonie 2, Blähbauch/Durchfall 4, Ektromelie 0

Voraussetzung: Wählt man ein Dosisvolumen von 0,1 ml einer 5%igen $CaCl_2$-Lösung, so trifft man bei jüngeren Mäusen (mit 22 g Körpergewicht und darunter) auf eine Tetanusreaktivität, die bei entsprechender Tetanussporendosis mit 1×10^6 Ehrlich-Aszites-Krebszellen vergleichbar ist. Es wurden wiederum in Teilversuchen mit etwa 640 Mäusen pro Gruppe innerhalb eines zweijährigen Zeitraums die Sporen derselben Charge verwendet.
Versuchsansatz: 2000 Mäuse, 1680 männliche und 320 weibliche Tiere mit Durchschnittsgewichten zwischen 16 bis 28 g, wobei die leichteren Gewichtsklassen (16 bis 22 g) zahlenmäßig stärker vertreten waren.

Tetanussporen-Einzeldosis: 1 Tetanusspore in 0,1 ml 5%iger $CaCl_2$-Lösung pro Maus.

Versuchsdauer: 21 Tage.

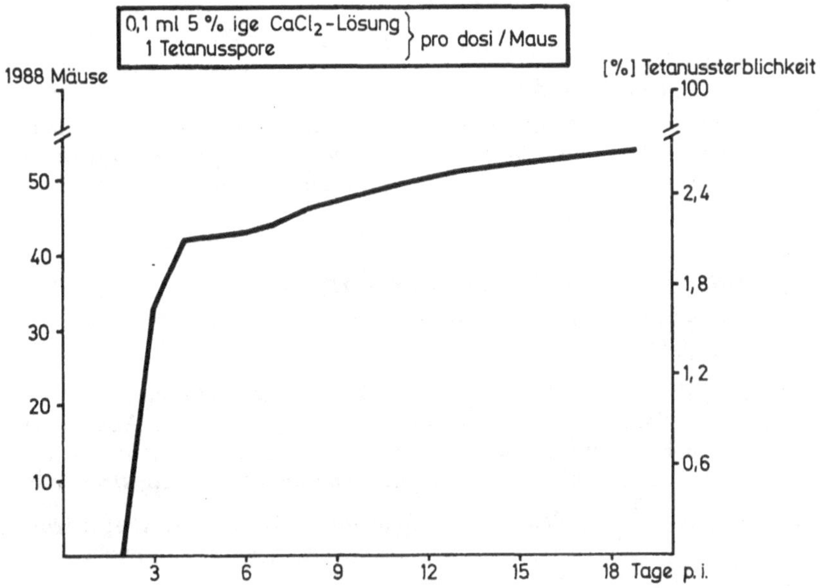

Abb. 39. Calciumchlorid-Sporen-Test mit niedrigen Sporendosen — Tetanus-Summensterbekurve.

Versuchsergebnis: Die Gesamtsterblichkeit an Tetanus erreichte 2,7%, d. h. 54 Fälle von 1988 ausgewerteten Tieren. Der früheste Tetanustod lag am 2. Tag, der letzte am 19. Tag nach der $CaCl_2$-Sporen-Injektion; vgl. Tabelle 22 und Abb. 39.

Schlußfolgerung: 54 Tetanussterbefälle unter 1988 auswertbaren Versuchstieren reichen zahlenmäßig aus, um im Calciumchlorid-Sporen-Test mit wenig Tetanussporen als Einzeldosis die Treffer- und Klonierungswahrscheinlichkeit numerisch zu ermitteln.

5.4.4.2. Mathematische Auswertung der Versuche mit geringen Sporenzahlen

Im Abschnitt 5.4. haben wir das allgemeine mathematische Modell des Treffer- und Klonierungsprozesses behandelt. Als Ergebnis der allgemeinen Betrachtung konnte die Überlebenswahrscheinlichkeit für ein Versuchstier in Abhängigkeit von den Parametern des Modells abgeleitet werden. Dabei haben wir für den Wund-Tetanus (im $CaCl_2$-Sporen-Test) und für den Tumor-Tetanus unterschiedliche Annahmen über den

Charakter des Vermehrungsprozesses der Stäbchen gemacht, so daß sich für die jeweiligen formelmäßigen Ausdrücke in bezug auf die Überlebenswahrscheinlichkeit gewisse Unterschiede ergaben. Wir möchten die Aufgabenstellung hier nur für das Tumor-Tetanus-Wachstum erläutern. Die Überlegungen gelten im wesentlichen auch für den Wund-Tetanus.

Für die Überlebenswahrscheinlichkeit u gilt nach Abschnitt 5.4.2. die Gleichung

$$u(\lambda, p, w) = \sum_{i=0}^{K} \frac{(\lambda p)^i}{i!} e^{-\lambda p} u_i(w)$$

(λ = mittlere Sporenzahl, p = Auskeimwahrscheinlichkeit, w = Klonierungswahrscheinlichkeit, K = kritische Stäbchenzahl). Die Ausdrücke $u_i(w)$ sind die Überlebenswahrscheinlichkeiten unter der Nebenbedingung, daß genau i Sporen auskeimen. Für diese Wahrscheinlichkeiten haben wir die Formel

$$u_r(w) = (1 - w)^r \sum_{\Sigma r_i = r,\ \Sigma r_i n_i < K} \frac{r!}{r_1! \dots r_6!} w^{\sum_1^6 (j-1) r_j}$$

erhalten. Diese Ausdrücke haben für numerische Rechnungen eine recht komplizierte Struktur, da sie — vor allem für größere Werte von r — aus einer großen Anzahl von Summanden bestehen. So erhält man bereits für $r = 2$ einen aus insgesamt 18 Termen bestehenden Ausdruck. Es gilt:

$$\begin{aligned} u_2(w) &= (1 - w)^2 [1 + w^2 + w^4 + w^6 + w^8 + w^{10} + 2(w + w^2 + \\ &\quad + w^3 + w^4 + w^5 + w^3 + w^4 + w^5 + w^6 + w^5 + w^6 + w^7)] = \\ &= (1 - w)^2 [1 + 2w + 3w^2 + 4w^3 + 5w^4 + 6w^5 + 5w^6 + 2w^7 + \\ &\quad + w^8 + w^{10}]. \end{aligned}$$

Für $r \geqq 10$ erweist sich die angegebene Formel nach unseren Erfahrungen bereits als unbrauchbar, da der erforderliche Rechenaufwand zu groß wird. Andererseits zeigt jedoch die für $u(\lambda, p, w)$ angegebene Formel, daß für kleine Werte von λ die Ausdrücke $u_r(w)$ ebenfalls nur für kleine Werte von r benötigt werden, da für hinreichend große r das Produkt $\frac{(\lambda p)^r}{r!} e^{-\lambda p} u_r(w)$ offenbar vernachlässigbar klein wird. So gilt z. B. für $\lambda = 0{,}2$ die Abschätzung

$$\begin{aligned} & u(0{,}2, p, w) - e^{-0.2p} \left(u_0(w) + 0{,}2\, p u_1(w) + \frac{1}{2} (0{,}2\, p)^2 u_2(w) \right) = \\ &= \sum_{i=3}^{K} \frac{(0{,}2\, p)^i}{i!} e^{-0{,}2p} u_i(w) \leqq \sum_{i=3}^{\infty} \frac{(0{,}2\, p)^i}{i!} e^{-0{,}2p} = \\ &= 1 - e^{-0{,}2p} (1 + 0{,}2p + 0{,}02\, p^2) \leqq 1 - 1{,}22\, e^{-0{,}2} \approx 0{,}00115\,. \end{aligned}$$

Die errechnete Überlebenswahrscheinlichkeit $u(0{,}2, p, w)$ wird also durch Weglassen der Glieder dritter und höherer Ordnung um höchstens 0,1% unterschätzt, was praktisch ohne Belang ist. Eine ausreichende Genauigkeit erhält man bei $\lambda = 3$, wenn man die Glieder bis zur 8. Ordnung berücksichtigt.

Wir haben somit für kleine Sporenzahlen ($\lambda \leqq 3$) die Möglichkeit, den allgemeinen Ausdruck für $u(\lambda, p, w)$ durch einen numerisch bequemeren Näherungsausdruck zu ersetzen. Wenn wir nun davon ausgehen, daß für eine bestimmte Sporenzahl λ die „wahre" Überlebenswahrscheinlichkeit u_0 experimentell (näherungsweise) ermittelt wurde, dann müssen die Parameter p und w der Gleichung

$$u(\lambda, p, w) = u_0$$

genügen. Durch diese Gleichung wird in der (p, w)-Ebene ein Kurvenstück definiert.

In Abb. 40 sind die Kurven für den Tumor-Tetanus und für den Wund-Tetanus unter Annahme der Überlebenswahrscheinlichkeiten $u_0 = 0{,}9844$ ($\triangleq$ 1,56% Tetanussterblichkeit) bzw. $u_0 = 0{,}9728$ ($\triangleq$ 2,72% Tetanussterblichkeit) jeweils für die mittlere Sporenzahl $\lambda = 1{,}0$ dargestellt.

Offenbar werden durch den Schnittpunkt zweier solcher Kurven für verschiedene λ-Werte diejenigen Werte für die Parameter p und w festgelegt, die für beide Sporenzahlen zu der jeweils beobachteten Überlebensrate führen. Somit ermöglicht der Vergleich der Mortalitäten bei zwei verschiedenen Sporenzahlen die Bestimmung der Parameter p und w. Dabei ist jedoch zu beachten, daß diese Schätzwerte von mehreren

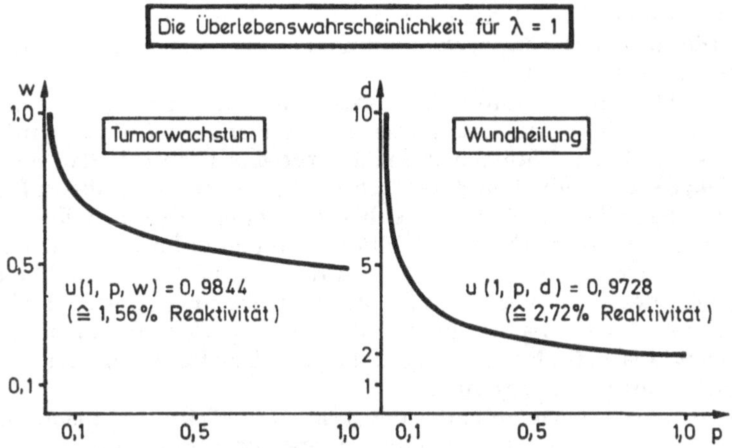

Abb. 40. Tumor-Tetanus-Test und Wund-Tetanus-Test — Überlebenswahrscheinlichkeiten im 1-Sporen-Test.

zufälligen Einflüssen abhängen. Einerseits sind die „wahren" Überlebenswahrscheinlichkeiten nicht exakt bekannt, sondern können nur aus unseren Versuchen geschätzt werden. Obwohl wir für die Versuche stets eine möglichst große Zahl von Versuchstieren eingesetzt haben, sind diese Schätzungen statistisch unsicher und zwar um so mehr, je kleiner diese „wahren" Werte sind. Eine Veränderung des Wertes u_0 in der oben stehenden Gleichung führt jedoch zu einer Verschiebung der entsprechenden Kurve und damit zu einem anderen, möglicherweise auch zu gar keinem Schnittpunkt. Andererseits ist der Parameter λ für die mittlere Sporenzahl ebenso eine Schätzung, und mögliche Fehler beeinflussen in ähnlicher Weise die Lage des zu ermittelnden Schnittpunktes. Schließlich bedeutet der sehr ähnliche Verlauf der Kurven für nur wenig unterschiedliche Sporenzahlen einen zusätzlichen Unsicherheitsfaktor.

Es erwies sich deshalb als zweckmäßig, das Simulationsverfahren zur genaueren Parameterbestimmung mit heranzuziehen. Dabei gingen wir von der folgenden Überlegung aus: Für die Versuche mit den mittleren Sporenzahlen 1,0 und 3,0 sind die zur Auswahl stehenden Parameterkombinationen (p, w) durch die Gesamtheit der Punkte auf der jeweiligen Kurve gegeben. Legen wir jedoch diese Wertepaare für die Simulation von Viel-Sporen-Versuchen (z.B. $\lambda = 70$) zugrunde, dann zeigt sich, daß die dabei zu beobachtende Überlebensrate wesentlich geringer ist als in den entsprechenden Experimenten. Der Grund für diese Diskrepanz ist die unterschiedliche Intensität der Phagozytose, die wahrscheinlich für kleine Sporenzahlen vernachlässigbar ist (Phagozytose-unterschwelliger Reiz); für größere dagegen spielt sie eine erhebliche Rolle. Folglich sind für kleine Sporenzahlen Auskeimwahrscheinlichkeit und Trefferwahrscheinlichkeit identisch. Die Trefferwahrscheinlichkeit ist aber eine Größe, die nicht von der Sporenzahl abhängt. Führt man nun zur Simulation der Phagozytose den Parameter γ ein (vgl. Abschnitt 5.2.5.), dann kann durch passende Wahl dieser Größe für jeden Kurvenpunkt (p, w) (etwa für den Ein-Sporen-Versuch) Übereinstimmung zwischen simuliertem und beobachtetem Verlauf erreicht werden. Es zeigte sich jedoch, daß für größere Werte von p die entsprechenden Werte von γ unrealistische Größenordnungen annehmen. Auf diese Weise liefert die Auswertung von Viel-Sporen-Versuchen einen zusätzlichen Hinweis darauf, daß der genaue Wert von p relativ klein sein muß. Dementsprechend muß w — wie die dargestellten Kurvenverläufe zeigen — einen vergleichsweise großen Wert annehmen.

Zu einem ähnlichen Ergebnis gelangt man für die Wund-Tetanus-Versuche, wenn man anstelle von w die im Abschnitt 5.4.2. definierte mittlere Klonierungswahrscheinlichkeit w_p betrachtet. Die in den Rechnungen verwendeten genauen Werte für die einzelnen Parameter sind im Abschnitt 5.5. gegeben.

Es darf nicht unerwähnt bleiben, daß durch den Einfluß der Phagozytose der Verlauf der Tetanusreaktivität noch in anderer Weise entscheidend beeinflußt wird: Wenn wir davon ausgehen, daß die Wahrscheinlichkeit für das Nichterfaßtwerden einer Spore durch die Phagozytose mit dem Ausdruck $e^{-\gamma\tau}$ gegeben ist, wobei τ für die betreffende Schrittmacherzelle die Zeitspanne bis zur Mitose dieser Zelle bezeichnet, dann bedeutet dies eine Auswahl von Zellklonen mit überdurchschnittlich kurzen Zykluszeiten (vgl. Bongrand et al. 1976). In der Tat ist die Wahrscheinlichkeit $e^{-\gamma\tau}$ um so kleiner, je größer der Mitoseabstand τ ist. Andererseits müssen wir annehmen, daß sich im Augenblick des Treffer-Ereignisses die jeweilige Zelle in einem beliebigen Stadium des Zellzyklus befindet. Es liegt nahe, den Treffzeitpunkt als bezüglich des Zellzyklus gleichverteilt anzunehmen.

Betrachten wir nun eine Schrittmacherzelle mit der Zykluszeit T, so ergibt sich für die Wahrscheinlichkeit des Auskeimens der betreffenden Spore der Ausdruck

$$\frac{1}{T}\int_0^T e^{-\gamma\tau}\,d\tau = \frac{1}{\gamma T}\left(1 - e^{-\gamma T}\right).$$

Dann erhält man z.B. für $T = 20$ Stunden und $\gamma = 0{,}1/\mathrm{h}$ die Wahrscheinlichkeit 0,41 ($\triangleq$ 41%). Es ist leicht zu zeigen, daß die errechnete Auskeimwahrscheinlichkeit bezüglich T monoton fällt und für $T \to 0$ den Wert 1 annimmt. Dies bedeutet, daß ein „schneller" Zellklon mit größerer Wahrscheinlichkeit als Schrittmacherklon fungiert als ein „langsamer", und diese Abhängigkeit ist um so ausgeprägter, je größer die Intensität γ der Phagozytose ist. Es folgt daraus, daß durch die Phagozytose eine scheinbare Verschiebung der Verteilung der Zellzykluszeiten in Richtung der kürzeren Zeitspannen resultiert. Dies entspricht unserer experimentellen Erfahrung, daß die Tetanus-Reaktivitätskurven bei größeren Sporenzahlen deutlich steiler sind als bei den Einzelsporen-Versuchen (vgl. Abschnitt 5.5.1.).

5.5. Simulation der experimentellen Ergebnisse

5.5.1. Simulation der unbehandelten Tetanusverläufe

In den vorangegangenen Abschnitten wurden die dem mathematischen Modell zugrundeliegenden Voraussetzungen ausführlich dargestellt, und wir haben in knapper Form erläutert, in welcher Weise wir dieses rechentechnisch realisiert haben (vgl. Abschnitt 5.4.3.).

Im nachfolgenden Teil sollen anhand einiger wichtiger Beispiele die mit Hilfe der Modellierung erhaltenen Tetanusverläufe den jeweiligen experimentellen Ergebnissen gegenübergestellt werden. Das bedeutet in jedem einzelnen Fall die Wahl derjenigen Parameterwerte, die eine bestmögliche Übereinstimmung mit den experimentellen Tetanussterbekurven ergeben. Es zeigte sich, daß mit Ausnahme der kritischen Stäbchenzahl keiner der genannten Parameter als universelle Konstante angesehen werden kann sondern von Fall zu Fall bestimmten Schwankungen unterliegt. Andererseits bedeutet das nicht, daß von unserer Modellvorstellung als solcher abgerückt werden mußte, denn es blieben insbesondere die unterschiedlichen Klonierungsprinzipien im Tumormodell und Wundheilungssystem davon unberührt.

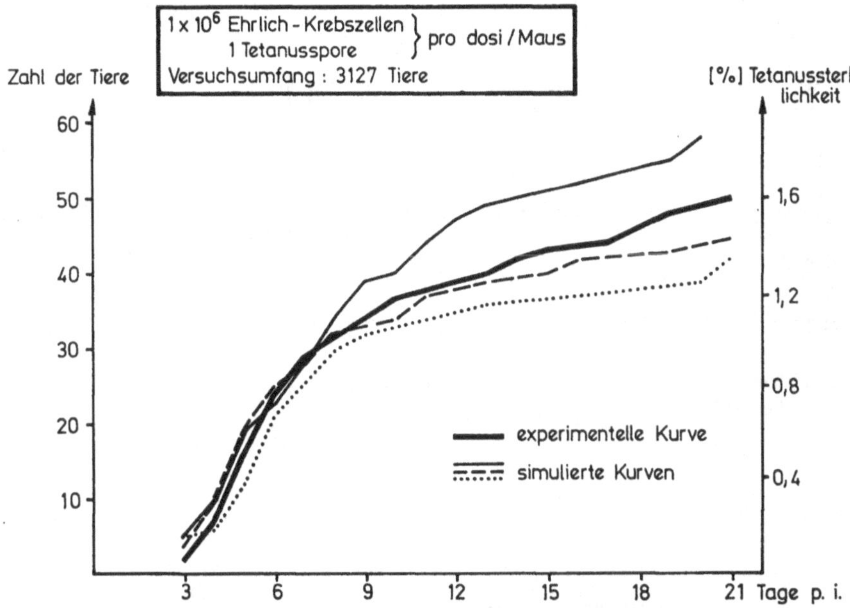

Abb. 41. Tumor-Tetanus-Test mit Ehrlich-Krebszellen und einer Tetanusspore — Experiment und Simulation.

Für die **Computersimulation des Ehrlich-Krebszellen-1-Sporen-Versuches** (Abb. 41) verwendeten wir die folgende Parameter (vgl. Abschnitte 5.4.4.1. und 5.4.4.2.):

$T_{cMin.} = a = 8{,}0 \quad T_{cMax.} = b = 72{,}0$
Trefferwahrscheinlichkeit $p = 0{,}07353$
Klonierungswahrscheinlichkeit $w = 0{,}82$
Mittlere Sporenzahl $\lambda = 1{,}0$
Verlängerung der Zellzykluszeit T_c pro Generation $v = 0{,}738$
γ = Maß für die Intensität der Phagozytose $= 0{,}0$ (vgl. Abschnitt 5.2.5.)
c_1, c_2 = Parameter der β-Verteilung (legen Erwartungswert und Varianz der Zellzykluszeit fest, vgl. 5.3.3.): $c_1 = -0{,}3258$ $c_2 = 0{,}3767$.
Die Werte c_1 und c_2 entsprechen einem Erwartungwert $\mu \approx 29$ Stunden und einer Standardabweichung $\sigma \approx 25$ Stunden.

Die Computersimulation der Wundheilung ($CaCl_2$-Sporen-Modell) mit einer Tetanusspore (Abb. 42) wurde mit folgenden Parametern realisiert:

$a = 5{,}0 \quad b = 65{,}0 \quad p = 0{,}081 \quad w = 0{,}795$
$\lambda = 1{,}0 \quad v = 0{,}2875 \quad \gamma = 0{,}0 \quad c_1 = -0{,}8 \quad c_2 = 1{,}32.$
Die Werte c_1 und c_2 entsprechen einem Erwartungswert $\mu \approx 10$ Stunden und einer Standardabweichung $\sigma \approx 9$ Stunden.

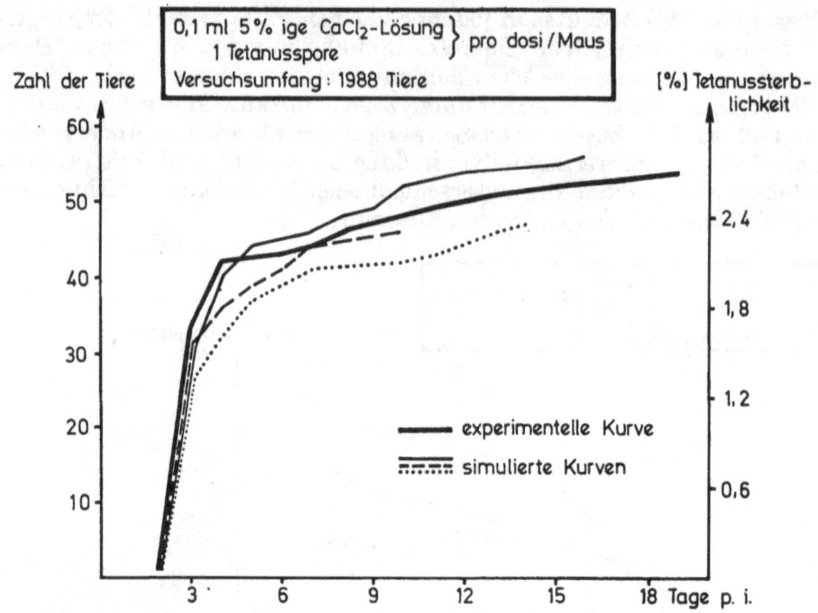

Abb. 42. Calciumchlorid-Sporen-Test mit einer Tetanusspore — Vergleich zwischen Experiment und Simulation.

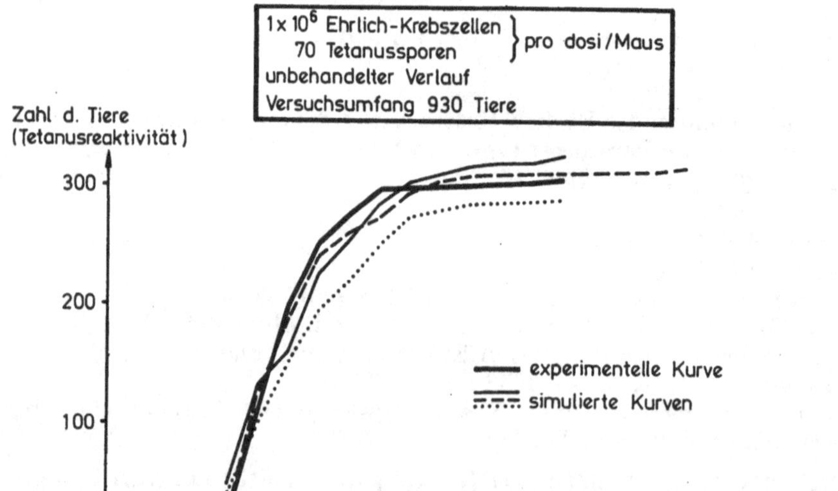

Abb. 43. Tumor-Tetanus-Test — Ehrlich-Krebszellen und 70 Tetanussporen: Experiment und Simulationsmodell.

Bei der **Simulation des Tumor-Tetanus-Testes mit 70 Tetanussporen** (Abb. 43) verwendeten wir folgende Parameter:

$a = 8{,}0 \quad b = 72{,}0 \quad p = 0{,}1 \quad w = 0{,}82$
$\lambda = 70{,}0 \quad v = 0{,}738 \quad \gamma = 0{,}3 \quad c_1 = -0{,}3258 \quad c_2 = 0{,}3767.$

Für die **Simulation der Wundheilung ($CaCl_2$-Sporen-Test) und 45 Tetanussporen** (Abb. 44) setzten wir die folgenden Parameter ein:

$a = 5{,}0 \quad b = 65{,}0 \quad p = 0{,}041 \quad w = 0{,}83$
$\lambda = 45{,}0 \quad v = 0{,}2875 \quad \gamma = 0{,}4 \quad c_1 = -0{,}8 \quad c_2 = 1{,}32.$

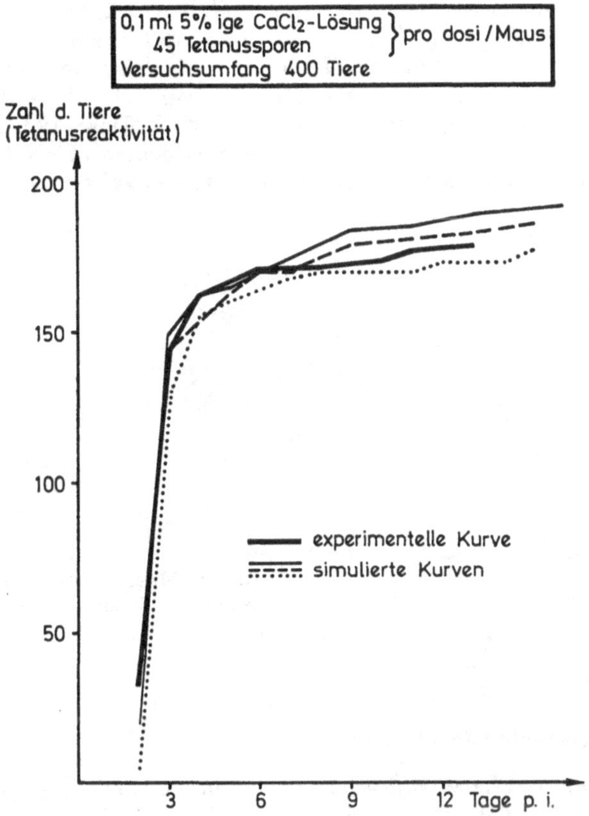

Abb. 44. Calciumchlorid-Sporen-Test mit 45 Tetanussporen — Vergleich zwischen Experiment und Computer-Modell.

5.5.2. Darstellung der Therapiearten im Simulationsprogramm

Um die verschiedenen Behandlungsmethoden, die zu jeweils charakteristischen Veränderungen der Tetanusreaktivität der Versuchstiere führten, mathematisch-rechentechnisch bearbeiten zu können, mußten wir die einzelnen Wirkmechanismen in geeigneter Form im Simulationsmodell berücksichtigen. Nach dem allgemeinen Modell, das aus unseren Versuchsergebnissen entwickelt wurde, sind für den Vermehrungsprozeß der Tetanusklostridien, jedenfalls in seinem frühen Verlauf, bestimmte Werte für die Trefferwahrscheinlichkeit und Klonierungswahrscheinlichkeit charakteristisch. Außerdem ist, sobald größere Sporendosen verwendet wurden, die Phagozytose der Sporen mit in Rechnung zu stellen. Wir konnten zeigen, daß diese Form des Sporenverlustes durch die Verteilung der Mitoseabstände der Treffzeitpunkte ausgedrückt werden kann. Im Simulationsmodell entspricht dieser Verteilung der Parameter, der die mittlere Lebenszeit der nicht ausgekeimten Sporen im Interzellularraum angibt. Schließlich ist der zeitliche Ablauf der Tetanusreaktivität durch eine bestimmte Verteilung der Zellzykluszeiten festgelegt. Durch diese Parameter ist, wie oben näher ausgeführt wurde, eine stochastische Beschreibung des Tumor- bzw. Wund-Tetanus-Phänomens gegeben. Das entsprechende Simulationsprogramm hat zu Ergebnissen geführt, die recht gut mit den jeweiligen experimentellen Kurvenverläufen übereinstimmten (vgl. Abschnitt 5.5.1.).

Es ist klar, daß die therapeutischen Eingriffe das Modell in jeweils bestimmten Punkten außer Kraft setzen. Außerdem ergibt sich, daß im Modell nur kinetische Aspekte der Behandlungsmethoden berücksichtigt werden müssen, so daß wir uns auf eine relativ grobe Beschreibung beschränken können. In allen drei Therapiearten (Zytostatika, Tetanus-Antitoxin, Penizillin) nehmen wir an, daß der zeitliche Verlauf der Blutspiegelwerte durch eine Kinetik 1. Ordnung beschrieben wird (Dost 1953; Scheler 1969). Wir lassen unberücksichtigt, daß auch andere Verlaufsformen möglich sind, glauben jedoch, daß unser gesamtes System als Meßmethode keine exaktere Beschreibung erfordert.

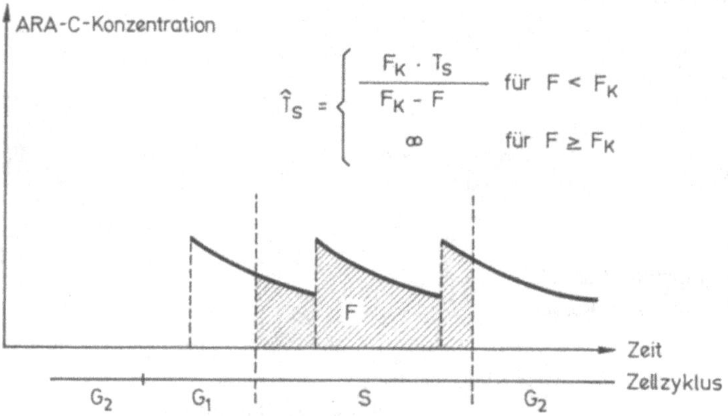

Abb. 45. Mathematisches Modell — Modellierung der Ara-C-Wirkung.

Simulation der Wirkung von Cytosin-arabinosid (Ara-C)

Wir gehen davon aus, daß Ara-C ein S-Phasen-spezifisches Medikament ist (Sisken 1968; Livingston u. Carter 1970; Chu 1971; H. O. Klein et al. 1972; Alabaster u. Bunnag 1976; vgl. auch Gericke 1975; W. E. G. Müller 1975). Dies bedeutet, daß der Einfluß von Ara-C auf eine sich teilende Zelle durch die Konzentration des Medikamentes (in der Umgebung der Zelle) während der S-Phase dieser Zelle bestimmt wird. Das von uns angenommene Wirkprinzip ist in der Abb. 45 veranschaulicht (vgl. Aroesty et al. 1975).

Nach dieser Darstellung betrachten wir das Zeitintegral über die Ara-C-Konzentration, genauer gesagt die von uns eingesetzte VCR-Ara-C-Kombination (vgl. Abschnitt 5.5.3.), berechnet für die S-Phase der Zelle, als ein Äquivalent für die Schädigung dieser Zelle. Außerdem nehmen wir an, daß es eine in diesem Sinne kritische Schädigung F_k derart gibt, daß bei Überschreitung dieses Maßes die betreffende Zelle zerstört wird. Für das Wachstum der Tetanusklostridien bedeutet das, daß ein evtl. mitwachsender Stäbchenklon in diesem Fall sein Teilungswachstum beendet. Für „unterkritische" Schädigungen ($F < F_k$) nehmen wir an, daß es aufgrund des einsetzenden intrazellulären Reparaturprozesses zu einer Verlängerung der Zykluszeit kommt nach der Formel:

$$\hat{T}_C = T_C\left(1 + \frac{F}{F_k - F}\right).$$

Hierbei ist $\hat{T}_C$ die sich durch die Schädigung der Zelle ergebende Zykluszeit, und T_C ist die Zyklusdauer ohne diese Schädigung. Die Annahme einer verlängerten Zyklusdauer nach unterschwelliger Zellschädigung führt zur Erklärung der in den Versuchen beobachteten zeitlich verzögerten Tetanussterbeverläufe. Hierbei konnte experimentell sichergestellt werden, daß durch die Ara-C-Chemotherapie keine direkte Beeinflussung des Stäbchenwachstums stattfindet; ebensowenig konnte eine Vincristinbedingte direkte Hemmung der Tetanusklostridien in der anaeroben Kultur nachgewiesen werden (Abschnitt 4.8.1.4.).

Nach unserer Modellannahme zeigt die wirksame Ara-C-Konzentration einen zeitlich exponentiellen Abfall (vgl. auch Skipper et al. 1964, 1967; Himmelstein u. Bischoff 1973). Ist $C(t_0)$ die maximale zu einem Zeitpunkt t_0 erreichte Konzentration, so soll für die Konzentration $C(t)$ zum Zeitpunkt $t > t_0$ gelten:

$$C(t) = C(t_0) \exp\left(-\delta\,(t - t_0)\right),$$

wobei der Parameter δ das Maß für die Eliminierungsrate des Medikaments darstellt. Den Zeitpunkt t_0 identifizieren wir mit dem Zeitpunkt der Ara-C-Applikation, obwohl hier eine gewisse zeitliche Differenz auftritt. Für die Ermittlung der zellkinetischen Parameter verwendeten wir in erster Näherung einerseits die Ergebnisse, die wir bei der Auswertung der Versuche mit Ehrlich-Tumorzellen erhalten haben; andererseits konnten wir hinsichtlich der S-Phasendauer der Leukämie L1210-Zellen auf (unveröffentlichte) Laboratoriumsergebnisse zurückgreifen. Allerdings ergaben sich durch die Simulationsrechnungen noch gewisse Korrekturen für die einzelnen Parameterwerte. Eine explizite Bestimmung der Werte war nicht möglich, da im Leukämie L1210-System nicht die entsprechenden Einzelsporen-Versuche durchgeführt werden konnten.

Simulation der Tetanus-Antitoxinwirkung

Das von uns verwendete Antitoxin hat die Eigenschaft, Tetanustoxinmoleküle zu binden und aus dem Organismus zu eliminieren, ohne Zellschädigungen zu verursachen und die Vermehrung der Tetanusstäbchen zu beeinflussen. Wir gehen wie bei der Analyse der Ara-C-Chemotherapie davon aus, daß das Antitoxin mit einer charakteristischen Halbwertszeit $(\ln 2)/\alpha$ aus dem Organismus ausgeschieden wird. Außerdem nehmen wir an, daß nur das bei Stäbchenwachstum und Stäbchenverdoppelung freiwerdende Toxin in Abhängigkeit von der gerade vorhandenen Antitoxinkonzentration partiell oder vollständig neutralisiert wird und nicht noch bereits früher gebildetes Toxin. Hier liegt die Vorstellung zugrunde, daß das Tetanustoxin nach Eintritt in die Nervenleitwege nicht mehr vom Antitoxin erreichbar ist (vgl. z. B. Kryzhanovskyi u. Alekseev 1969). Wir postulieren ebenfalls einen kritischen Wert für die Konzentration des Medikaments: Hat die Antitoxin-Konzentration A einen Wert oberhalb A_k, dann wird evtl. gebildetes Toxin sofort vollständig neutralisiert. Im anderen Falle, $A < A_k$, wird nur ein Prozentsatz P neutralisiert, der nach der Formel

$$P = 100\,A/A_k$$

errechnet wird. Die Parameter α und A_k konnten wir durch Simulationsrechnungen so bestimmen, daß die bei Berücksichtigung der Antitoxinwirkung simulierten Kurven gut mit den experimentellen Verläufen übereinstimmten. Die angegebene Formel enthält die Annahme, daß der Prozentsatz P in der gleichen Weise zeitlich exponentiell abnimmt wie die Konzentration des Medikaments. In der folgenden Abbildung ist die zeitliche Zunahme der wirksamen Toxinmenge mit und ohne Antitoxin veranschaulicht (Abb. 46).

DieGegenwart vonAntitoxin bewirkt bei einem monoklonalenStäbchenvermehrungsprozeß eine scheinbare Verlangsamung der Stäbchenvermehrung: Der einzelne Zellteilungsschritt führt zwar zu einer Verdoppelung der Stäbchenzahl, jedoch nicht zu einer äquivalenten Vergrößerung der wirksam werdenden Toxinmenge, da das Toxin partiell — entsprechend der vorhandenen Antitoxinkonzentration — eliminiert wird. Wir gehen davon aus, daß Toxinmoleküle, die vor dem Zeitpunkt der Antitoxingabe gebildet wurden, nicht mehr eliminiert werden können, da sie entweder bereits am Wirkort gebunden sind oder sich in den Nervenleitwegen befinden, so daß sie nicht mehr mit Antitoxinmolekülen in Kontakt kommen.

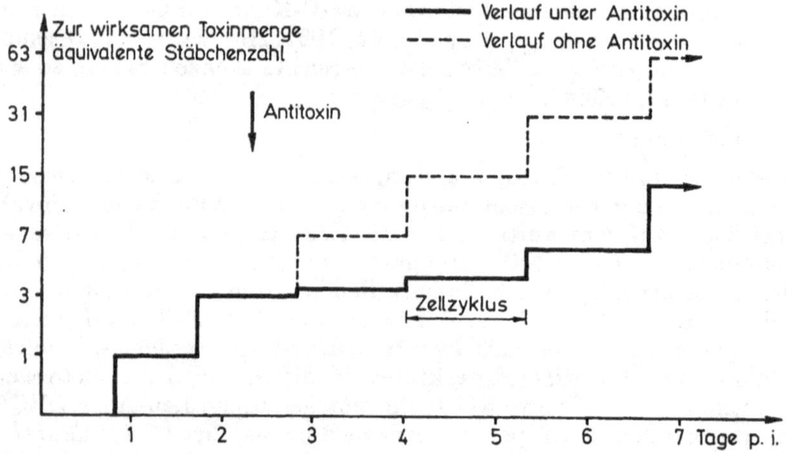

Abb. 46. Mathematisches Modell — Antitoxin-Einfluß auf den zeitlichen Verlauf der wirksamen Toxinmenge.

Simulation der Penizillinwirkung

Penizillin zeigt eine spezifisch gegen das Wachstum und die Teilung von Tetanusstäbchen gerichtete Wirkung (Scheibel u. Lennert-Petersen 1958) und hat keinen in der verwendeten Dosis nachweisbaren Einfluß auf die Wirtszellen (vgl. Strominger et al. 1971). Über den zeitlichen Verlauf der auf die Stäbchen einwirkenden Penizillin-Konzentration machen wir qualitativ die gleiche Annahme, die wir der Simulation der Wirkung von Ara-C und des Antitoxins zugrunde gelegt haben: Wir gehen davon aus, daß die Penizillin-Konzentration unmittelbar nach dem Injektionszeitpunkt einen der Dosis entsprechenden maximalen Wert annimmt und danach zeitlich exponentiell abfällt. Entsprechend dem Ara-C-Modell interpretieren wir daher das Zeitintegral D der Penizillin-Konzentration über das kritische Zeitintervall als Maß für die Schädigung der Tetanusstäbchen. Das kritische Zeitintervall ist hier der Zeitraum im Zellzyklus, in dem der partiell anaerobe Charakter der Zellumgebung aufrechterhalten wird und entspricht somit der Grundaussage unseres Modells.

Ist der Wert von D vorgegeben und ist $\varkappa$ ein zu bestimmender Parameter, dann interpretieren wir die Größe $q = e^{-\varkappa D}$ als Wahrscheinlichkeit dafür, daß ein Stäbchen, welches der Schädigung D ausgesetzt wird, innerhalb des kritischen Zeitintervalls einen Teilungsschritt vollzieht. Wird dieser Teilungsschritt durchgeführt, so hat nach unserem Modell die Schädigung keine Nachwirkungen auf die späteren Stäbchengenerationen. Im anderen Fall wird die Zerstörung des Stäbchens angenommen. Das

Modell berücksichtigt — ähnlich wie im Fall der Ara-C-Simulation — die Existenz einer kritischen Schädigung *kd*, bei deren Überschreitung das betreffende Stäbchen mit Sicherheit vernichtet wird. Der kritische Wert *kd* ist dadurch definiert, daß für $\varkappa D > kD$ die Teilungswahrscheinlichkeit q den Wert Null annimmt. Wir haben diese Form des Modells aus den experimentellen Tetanuskurven abgeleitet (vgl. Abschnitte 4.8.2. u. 5.4.2.2.). Tatsächlich zeigten die Simulationsrechnungen, daß nur bei einer solchen stochastischen Auffassung über die Penizillinwirkung der auffallend protrahierte Verlauf der entsprechenden Kurven rechnerisch nachvollzogen werden kann. Auf diese Weise bringen wir zum Ausdruck, daß der Penizillineffekt möglicherweise erst in einer nachfolgenden Generation sichtbar wird. Aus der Arbeit von Piccinini und Galatulas (1967) geht hervor, daß für die Aufnahme und Bindung des Penizillins durch die wachsenden Bakterien ein Zeitraum von etwa 30 Minuten benötigt wird, wobei diese Zeit sicher auch dosisabhängig ist (vgl. Eagle u. Saz 1955). Gerade durch die Dosisabhängigkeit ist die Möglichkeit dafür gegeben, daß von einer Stäbchengeneration nicht ausreichend viel Penizillin aufgenommen wurde. Das führt aber dazu, daß die Stäbchen erst in der nachfolgenden Generation geschädigt oder abgetötet werden.

Insgesamt sind die von uns verwendeten Simulationsmodelle verschiedener chemotherapeutischer Effekte stark vereinfachende Darstellungen der tatsächlichen Sachverhalte. Es werden beispielsweise keine individuellen Schwankungen in der Empfindlichkeit der Zellen bzw. Tetanusstäbchen gegen das betreffende Medikament in Rechnung gestellt. Ebenso wird die Annahme über den zeitlich exponentiellen Abbau des Konzentrationswertes (entsprechend einer Kinetik erster Ordnung) zwar dem Trend nach richtig sein (vgl. Scheler 1969), jedoch hängt in Wirklichkeit die Konzentration in der Umgebung der Zelle entscheidend von der Entfernung zu den versorgenden Kapillaren ab, so daß die Konzentrationsverteilung räumlich inhomogen ist. Schließlich sind auch die verwendeten Formeln bis zu einem gewissen Grade willkürlich.

Trotzdem glauben wir, daß die wesentlichen Züge richtig zum Ausdruck gebracht wurden. So kann als sicher gelten, daß die Wirkung eines Medikaments einem Zeit-Dosis-Effekt unterliegt. Dieses Prinzip wird in unseren Simulationsrechnungen berücksichtigt. Die Annahme über die Existenz von Schwellenwerten für die Konzentration eines Medikaments steht ebenfalls im Einklang mit experimentell gesicherten Erfahrungen (vgl. Oberzill 1967). Da wir auf der Grundlage dieser relativ einfachen Modellannahmen zu guten Übereinstimmungen mit den experimentellen Tetanusverläufen gelangt sind (vgl. Abschnitt 5.5.3.), halten wir eine mehr ins Detail gehende Darstellung des Chemotherapie-Effektes durch unser Simulationsmodell zur Auswertung der Versuche nicht für erforderlich.

5.5.3. Simulationsergebnisse der behandelten Tetanusverläufe

Simulation des Leukämie L1210-Modells unter zytostatischer Therapie

Für die Simulation der Leukämie L1210-Tetanus-Kurven ohne und mit zytostatischer Therapie (Abb. 47 und 48) haben wir folgende Parameter verwendet (vgl. Abschnitt 5.1.1.):

Trefferwahrscheinlichkeit $p = 0{,}022$ (2,2%)

Klonierungswahrscheinlichkeit $w = 0{,}9$

$T_{G_1/\mathrm{Min}} = 2{,}0$ Stunden $T_{G_1/\mathrm{Max}} = 40{,}0$ Stunden

$E(T_{G_1})$ = mittlere G_1-Phasen-Dauer = 12,0 Stunden

$T_S = 20{,}0$ Stunden $T_{G_2} + T_M = 4{,}0$ Stunden

Halbwertszeit der wirksamen Ara-C/Vincristin-Konzentration $\tau = 2{,}5$ Stunden
Der kritische Wert für das Zeitintegral der Ara-C/VCR-Konzentration $F_k = 1{,}75$ (vgl. Abb. 45).

Im Simulationsmodell nehmen wir nur für die G1-Phase eine statistische Schwankung an (Prescott 1964, 1976; Sisken 1968; M. G. Stoker 1972; Naha et al. 1975). Über die Zellzykluszeit der soliden Leukämie L1210 fanden wir keine Angaben, da-

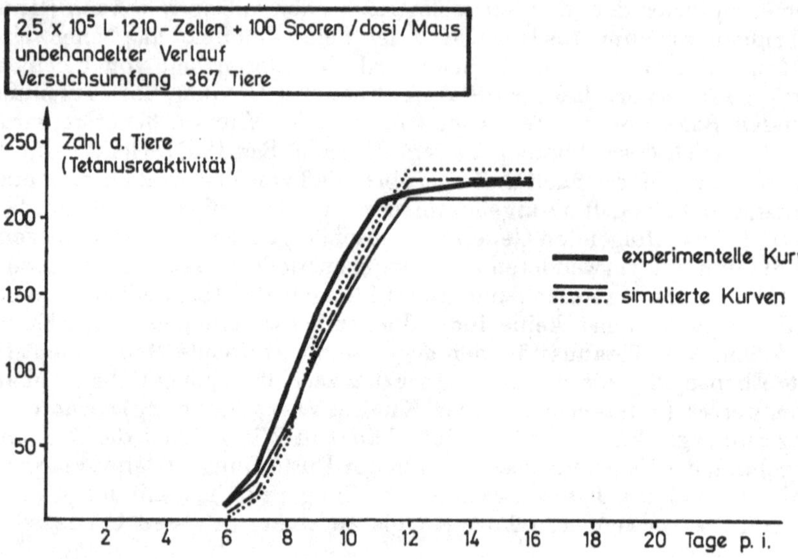

Abb. 47. Simulation der Leukämie L1210-Kurve ohne Therapie.

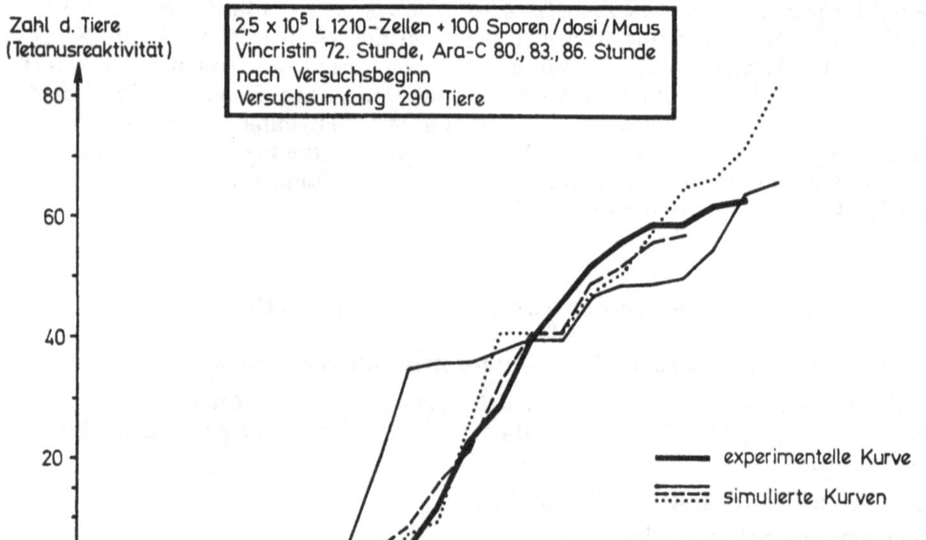

Abb. 48. Simulation der Leukämie L1210-Kurve unter zytostatischer Therapie.

gegen gibt es umfangreiche Untersuchungen über die Zellzykluszeit und die Länge der einzelnen Phasen derAszitesform dieses Tumors. DieAngaben der Zellzykluszeit T_C schwanken zwischen 10 und 22 Stunden, die der S-Phasenzeit zwischen 6,6 und 15 Stunden; die G_1-Phase wird mit 0,4 bis 6,4 Stunden angegeben (vgl. Skipper et al. 1967, Wheeler et al. 1967, Skipper 1968, Simpson-Herren u. Lloyd 1970, Lala 1971, Hofer u. Hofer 1971, Dombernowsky 1972, Hartmann u. Dombernowsky 1972, Jellinghaus et al. 1975). Wir möchten annehmen, daß die Zellzykluszeit der soliden Leukämie L1210 im Gegensatz zur Aszitesform verlängert ist, zumal die Simulationskurven nur dann den experimentellen Verlauf widerspiegeln, wenn wir eine Zellzykluszeit von 36 Stunden im Mittel annehmen. Die angenommene S-Phasenlänge von 20 Stunden entspricht mit knapp 60% der Zellzykluszeit den zitierten Werten der Aszites-L1210. Wir möchten diese Zeitspanne außerdem nur als das Intervall auffassen, in dem die Leukämie L1210-Zelle Therapie-empfindlich ist. Eine konkrete Aussage ist durch unsere Versuche nicht möglich (vgl. Addendum S. 213).

Der Wert $F_k = 1{,}75$ entspricht bei maximaler Ara-C-Konzentration einer kritischen Einwirkungszeit von ungefähr einer Stunde, so daß bei Überschreitung dieser Zeit die betreffende Zelle zerstört wird. Die angegebene Halbwertszeit von 2,5 Stunden für die Ara-C-Konzentration wich erheblich von den in der Literatur angegebenen Werten ab (vgl. Borsa et al. 1969). Danach hat diese Halbwertszeit die Größenordnung von ca. 20 Minuten, wobei gesagt werden muß, daß diese sich auf das extrazelluläre Verhalten des Ara-C (Blutspiegelwerte) beziehen. Die längere Halbwertszeit möchten wir einmal dadurch erklären, daß das intrazelluläre Cytosin-arabinosid bedeutend länger wirksam ist (T. Lincoln et al. 1976), zum anderen die Kombination Vincristin-Ara-C ein pharmakologisch anderes Verhalten bedingen kann als ein Medikament allein.

Simulation der Penizillinwirkung: Tumor-Tetanus-Test und Wund-Tetanus-Test

Für die Computersimulation des Tumor-Tetanus-Testes unter dem Einfluß von Penizillin (Abb. 49, vgl. auch Abschnitt 5.4.2.2.) verwendeten wir folgende Parameter (Bedeutung der einzelnen Parameter s. Abschnitt 5.5.1.):

$a = 8{,}0 \quad b = 72{,}0 \quad p = 0{,}12 \quad w = 0{,}80$
$\lambda = 70{,}0 \quad v = 0{,}738 \quad \gamma = 0{,}3 \quad c_1 = -0{,}3258 \quad c_2 = 0{,}3767$
$kd = 2{,}0 \quad \varkappa = 0{,}1.$

Bei der Simulation der Penizillineinwirkung auf den Calciumchlorid-Tetanussporen-Test (Abb. 50; vgl. auch Abschnitt 5.4.2.2.) wurden folgende Parameter eingesetzt:

$a = 5{,}0 \quad b = 36{,}0 \quad p = 0{,}0259 \quad w = 0{,}83$
$\lambda = 30{,}0 \quad v = 0{,}2875 \quad \gamma = 0{,}4 \; c_1 = -0{,}8 \quad c_2 = 1{,}32$
$kd = 2{,}0 \quad \varkappa = 0{,}1.$

Dabei ist der Parameter $\varkappa$ ein Maß für die Intensität der Penizillinwirkung. Der Parameter kd ist folgendermaßen definiert: für $\varkappa D \leqq kd$ ist $q = e^{-\varkappa D}$ und für $\varkappa D > kd$ gilt $q = 0$.

Simulation der Tetanus-Antitoxinwirkung — Tumor-Tetanus und Wund-Tetanus

Für die Simulation der Antitoxineinwirkung auf das Tumor-Tetanus-Verhalten (Abb. 51) wurden folgende Parameter eingesetzt (Abschnitt 5.4.2.2.):

$a = 8{,}0 \quad b = 72{,}0 \quad p = 0{,}07353 \quad w = 0{,}82$
$\lambda = 70{,}0 \quad v = 0{,}738 \quad \gamma = 0{,}3 \quad c_1 = -0{,}3258 \quad c_2 = 0{,}3767$
$\alpha = 0{,}05 \quad A_k = 0{,}0000112.$

Dabei entspricht α der Abklingkonstanten der wirksamen Antitoxinkonzentration, A_k dem Schwellenwert von Antitoxin.

Die Simulation der Antitoxineinwirkung auf den Wund-Tetanus führten wir anhand folgender Parameter durch (Abschnitt 5.4.2.2.):

$a = 5{,}0 \quad b = 65{,}0 \quad p = 0{,}028 \quad w = 0{,}9$
$\lambda = 30{,}0 \quad v = 0{,}2875 \quad \gamma = 0{,}4 \quad c_1 = -0{,}8 \quad c_2 = 1.32$
$\alpha = 0{,}05 \quad A_k = 0{,}0000112.$

Die Abb. 52 zeigt, daß trotz einer gegenüber dem unbehandelten Verlauf (vgl. Abb. 44 und 54) vergrößerten Klonierungswahrscheinlichkeit rechnerisch weniger Tetanus-

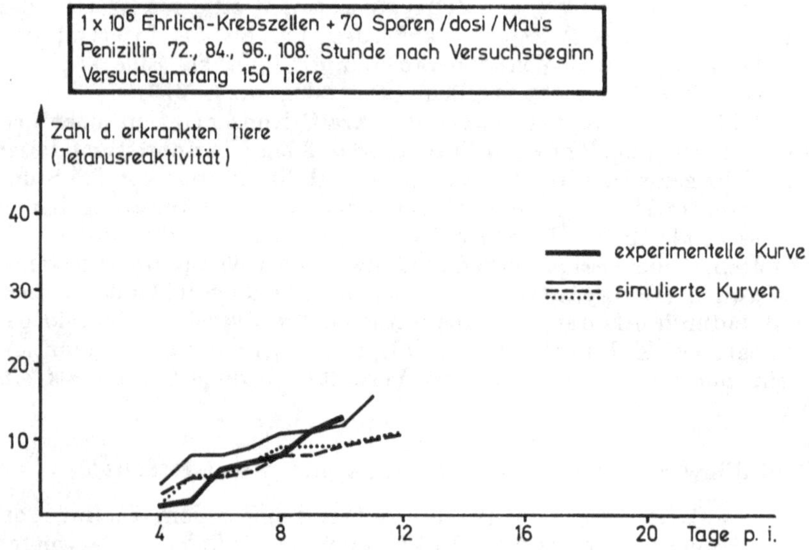

Abb. 49. Tumor-Tetanus-Test mit Ehrlich-Krebszellen und 70 Tetanussporen unter dem Einfluß von Penizillin — Experiment und Simulation.

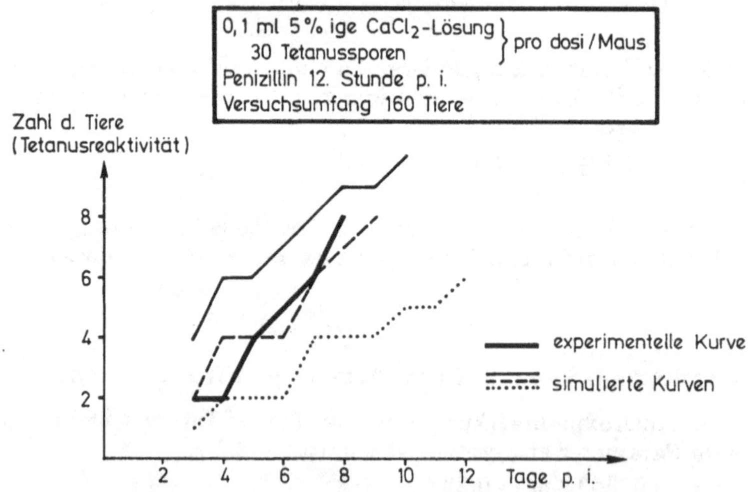

Abb. 50. Calciumchlorid-Sporen-Test unter Penizillineinwirkung — Vergleich zwischen Experiment und Simulation.

fälle angezeigt werden, als im Experiment beobachtet wurden. Außerdem enthalten die simulierten Verläufe — im Gegensatz zum Experiment — keine Fälle, die nach dem 13. Versuchstag auftreten. Auch die Variation der wesentlichen Parameter des Modells führte nicht zu befriedigenden Übereinstimmungen zwischen theoretischem Verlauf und Experiment. Wir halten dies für einen Hinweis darauf, daß das mathematische Modell den Prozeß der Wundheilung noch nicht ausreichend genau beschreibt. In der Tat ist anzunehmen, daß der spätere Wundheilungsprozeß durch eine rapide Verlängerung der Zellzykluszeiten gekennzeichnet ist und daß die von uns angenom-

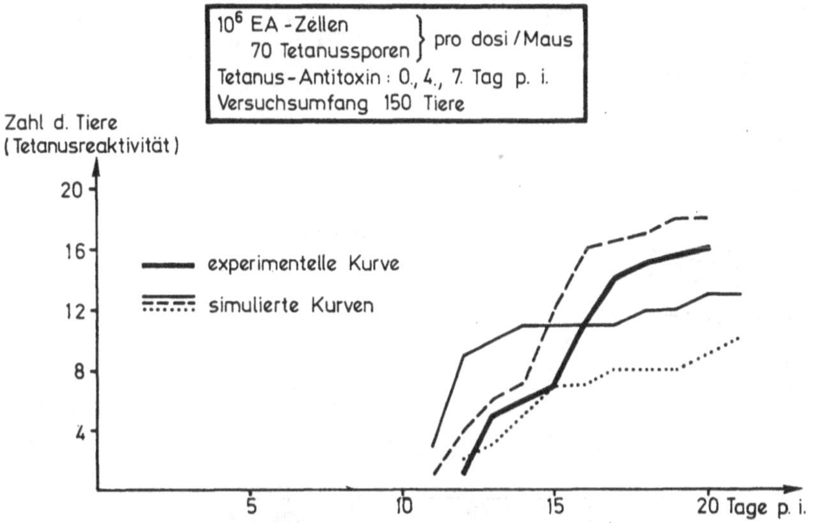

Abb. 51. Tumor-Tetanus-Test —
später Tetanuskurvenverlauf nach Tetanus-Antitoxin-Applikation:
Vergleich zwischen Computer-Modell und Experiment.

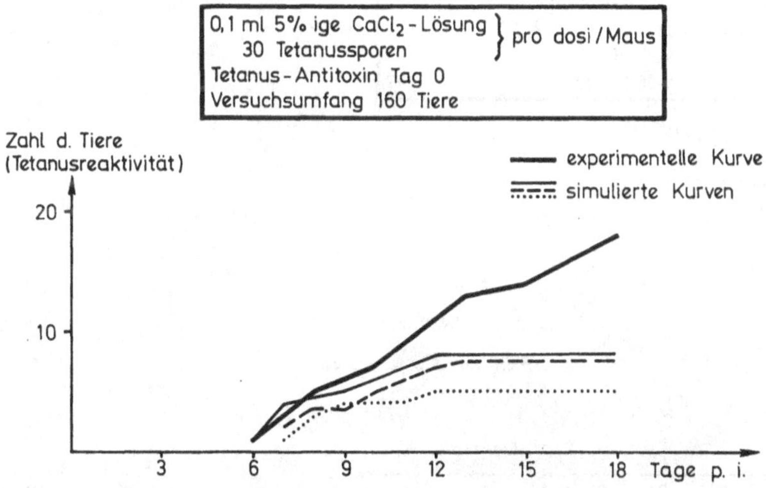

Abb. 52. Calciumchlorid-Tetanus-Test —
später Tetanuskurvenverlauf nach Tetanus-Antitoxin-Applikation:
Vergleich zwischen Computer-Modell und Experiment.

mene konstante Verzögerungszeit, für die sich rechnerisch nur ein sehr kleiner Wert ergab, nur die frühe Phase zutreffend beschreibt. Eine solche Annahme könnte die in der Abb. 52 sichtbar werdende Differenz zwischen Modell und Experiment erklären.

Simulation des Tumor-Tetanus und Wund-Tetanus als unbehandelte Vergleichskurven

Der Simulation der Antitoxin- und Penizillin-Wirkung auf den Tumor-Tetanus-Verlauf wurde — wie im Experiment — eine unbehandelte Vergleichsgruppe gleichen

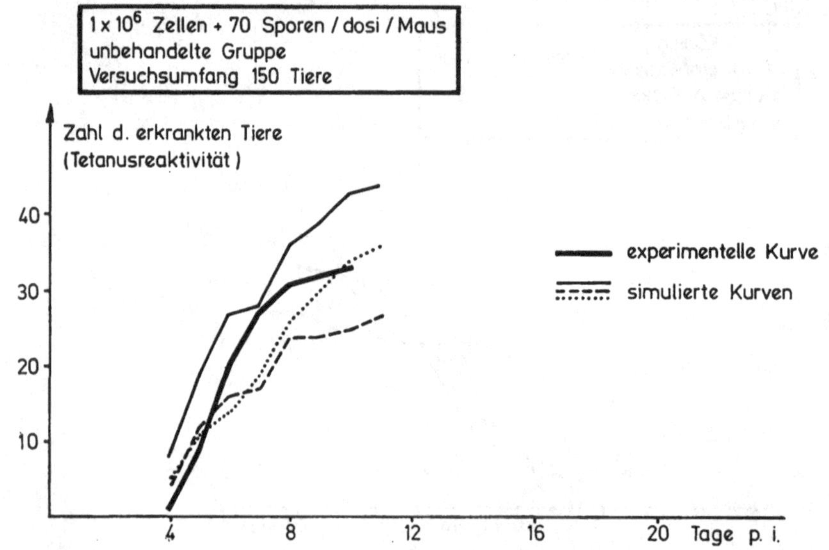

Abb. 53. Tumor-Tetanus-Test mit Ehrlich-Krebszellen und 70 Tetanussporen ohne Behandlung — Experiment und Simulation.

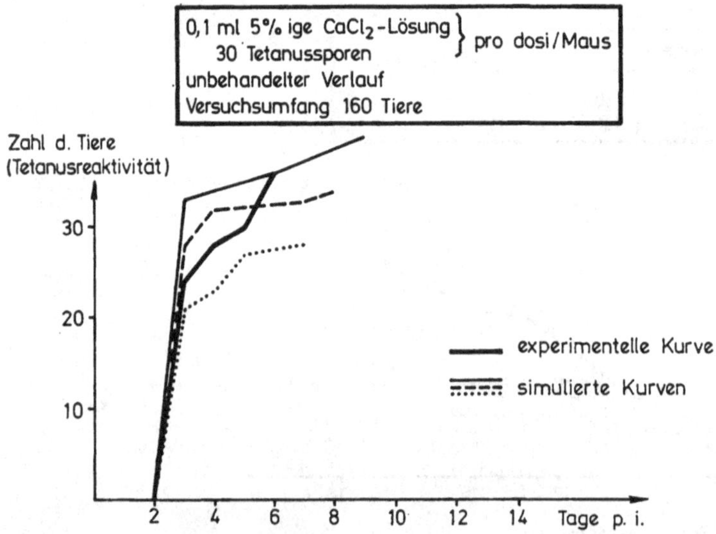

Abb. 54. Calciumchlorid-Tetanus-Test mit 30 Tetanussporen ohne Behandlung — Experiment und Simulation.

Umfangs gegenübergestellt (Abb. 53). Hierzu konnten wir die Parameterwerte des größeren Versuchsansatzes (930 Tiere) nicht unverändert übernehmen: Es ergab sich eine Abweichung für p, vgl. Abb. 43. Die Simulation bei einem Versuchsumfang von 150 Tieren wurde mit folgenden Parametern durchgeführt (Abschnitt 5.4.2.2.):

$a = 8{,}0 \quad b = 72{,}0 \quad p = 0{,}07353 \quad w = 0{,}82$
$\lambda = 70{,}0 \quad v = 0{,}738 \quad \gamma = 0{,}3 \quad c_1 = -0{,}3258 \quad c_2 = 0{,}3767.$

In gleicher Weise wurde der unbehandelte Wund-Tetanus simuliert (Abb. 54). Auch hier ergaben sich Parameteränderungen gegenüber dem größeren Versuchsansatz (400 Tiere): vgl. Abbildung 44. Mit folgenden Parametern wurde die unbehandelte Wund-Tetanus-Kurve simuliert (Abschnitt 5.4.2.2.):

$a = 5{,}0 \quad b = 36{,}0 \quad p = 0{,}0259 \quad w = 0{,}83$
$\lambda = 30{,}0 \quad v = 0{,}2875 \quad \gamma = 0{,}4 \quad c_1 = -0{,}8 \quad c_2 = 1{,}32.$

Addendum zu S. 209:

Durch neuere autoradiographische sowie impulszytophotometrische Untersuchungen an der solid-subkutan wachsenden Leukämie L1210 konnten unsere errechneten Werte für die Zellzykluszeiten und Phasendauern dieses Tumors (vgl. S. 209) in guter Näherung bestätigt werden (L. Steenbeck — unveröffentlichte Ergebnisse; H. Weiß — unveröffentlichte Ergebnisse).

6. Diskussion

Den Ausgangspunkt unserer Arbeit bildete das von Möse 1954 entdeckte (vgl. Möse 1974) und unabhängig durch Malmgren und Flanigan (1955) untersuchte Tumor-Tetanus-Phänomen. Es handelt sich um ein Modell der Anaerobierinfektion von Tumormäusen, bei dem nach intravenöser Tetanussporen-Injektion ein selektives Klostridienwachstum im Tumorgewebe mit Entstehung tödlicher Mengen Tetanustoxin beobachtet wird. Das Ergebnis des Malmgren-Flanigan-Versuchs wie auch das von Möse und Möse (1959) mit apathogenen Sporen inaugurierte Klostridien-Onkolyse-Prinzip deutete Warburg (1961) im Rahmen seiner Krebstheorie als einen In-vivo-Hinweis auf das fakultativ anaerobe Verhalten des Tumorwachstums. Für uns war die sinnfällige Spezifität dieses Phänomens der Anlaß, nach einer Erklärung zu suchen, welche Art von Mechanismus der speziellen Tumor-Klostridien-Assoziation zugrundeliegen könnte. Dabei stützten wir uns auf analytische Experimente mit bekannten Mengen Tetanussporen, die mit biologisch differenten Zellwachstumssystemen im Unterhautgewebe der Maus zusammengebracht wurden. Später gelang es uns, unsere Ergebnisse mit einem hierfür entwickelten mathematischen Modell quantitativ zu analysieren und durch Präzisierung der entscheidenden experimentellen Aussagen das Wirkprinzip im Tumor-Tetanus-Phänomen zu formulieren.

6.1. Versuche zur Pathogenese der Tetanusinfektion

Das Hauptziel unserer Versuche bestand darin, Näheres über die Wachstumsstimulation der anaeroben Tetanusklostridien im Tumorgewebe in Erfahrung zu bringen. Denn eine ungeklärte Frage der Tetanuspathogenese ist die nach der „treibenden Kraft", welche die Anaerobierinfektion am Eintrittsort der Klostridien-Wirt-Interaktion in Gang setzt (vgl. Kryzhanovskyi 1967b). Zur Grundlage für unsere Untersuchungen wurde ein Maus-Tumorzellen-Tetanussporen-Modell, bei dem das Unterhautgewebe im Nacken-Schulter-Dreieck die Eintrittspforte der Erreger darstellt (Schneeweiß u. Fabricius 1967a, 1967c). Nach H. B. Hewitt (1954) bewirkt die eigentümliche Struktur dieses kollagenfaserreichen Gewebes, daß partikuläre Materialien wie Zellen und Sporen im Zuge der Injektion wie nach einer Filtration hängenbleiben. Die Folge ist gewöhnlich ein monofokales Anwachsen eines mit Tetanussporen vermengten Aggregates von vitalen Tumorzellen. Dieser Injektionsmodus gewährleistet somit eine für Tumorzellen und Tetanussporen definierbare Startbedingung, indem es zu einer engen Nachbarschaft zwischen eukaryotischen Zellen und Tetanusklostridien kommt. Zugleich resultiert eine günstige Lage für die Bildung und neurale Wanderung des Tetanustoxins zu den Schaltneuronen des (verlängerten) Rückenmarks mit seinen lebenswichtigen Nervenkernen für Herz, Kreislauf und Atmung. Daß die Nervenwanderung des Tetanospasmins zu den gesicherten experimentellen Erkenntnissen gehört, verdanken wir den pharmakotoxischen und -kinetischen Studien von Habermann und seiner Gruppe (Habermann 1970a, 1972, 1973; Habermann et al. 1973) mit gereinigtem, Radiojod-markiertem Tetanustoxin.

Um die Wachstumsdynamik der Tetanusklostridien quantitativ zu bewerten, wird erwähnte Startbedingung mit dem Verlauf der Tetanus-Summensterbekurven korreliert: Höhe und Neigung der aufsummierten Tetanusreaktivität verhalten sich gleichlaufend, mit der Wachstumspotenz (der Art und Menge) der Tumorzellen. Andererseits sind Tetanussporen- und Tumorzelldosen invers korreliert, indem stark proliferierende Tumorzellpopulationen mit wenig Sporen, schwächer wachsende dagegen mit mehr Sporen in etwa gleicher Stärke durch Tetanus angezeigt werden. Ähnlich verhält es sich mit dem erscheinungsfreien Intervall: So haben schnellwachsende Tumorzellen bei gleicher Sporendosis eine kurze Tetanusinkubation, die sich bei langsamer wachsenden Tumorzellen entsprechend verzögert (Schneeweiß u. Fabricius 1975b). Generell kann man sagen, daß alle Experimentaltumoren nach unseren Erfahrungen im Maus-Tetanus-System positiv reagieren (vgl. Schneeweiß 1975).

Die Sensitivität unseres Testprinzips basiert auf der hohen Tetanusempfindlichkeit der Maus, die durch wenige Pikogramm gereinigten Tetanustoxins erkrankt (vgl. Bizzini et al. 1974). Wir können daher feststellen, daß die Sporen als natürliche „Mikrosonden" für anoxybiotische Mikroherde im Tumor-Tetanus-Test fungieren. Sie reagieren dabei viel feiner als die derzeit subtilsten Mikrosonden zur Messung des Sauerstoff-Partialdruckes im Gewebe (vgl. L. C. Clark 1956; Cater et al. 1957a, Cater 1966; LeFevre et al. 1970; Stuck et al. 1971; Günther et al. 1972; v. Ardenne u. Reitnauer 1974). Darüber hinaus sind die von uns als Standard-Tumor verwendeten Ehrlich-Aszites-Karzinomzellen eine Art „Reinkultur" von klonierungspotenten Eukaryotenzellen. Ihre in den verschiedenen Mäusestämmen wiederkehrende Wachstumseigenschaft können wir anhand der typischen Tetanus-Symptomatik frühzeitig und quantitativ zur Darstellung bringen.

6.1.1. Das „experimentum crucis" — eine Ara-C-Studie mit dem Leukämie-L1210-Tetanus-Modell

Zur Entscheidung der Frage nach dem „primum mobile" der Klostridieninfektion im Tumor – die Gewebsnekrose (vgl. Fildes 1927b, 1929b; Russel 1927) oder (als Antithese zur Nekrosetheorie) die vitale, klonierungsfähige Tumorzelle (Schneeweiß u. Fabricius 1975b) – konzipierten wir einen Leukämie L1210-Tetanus-Versuch mit Cytosin-arabinosid als wirksamem Zytostatikum (vgl. Fabricius 1974). Der Grundgedanke sollte in zwei widerspruchsfreien Versuchsbedingungen seine Bestätigung finden: Zum einen der Nachweis, daß sich Tetanuskulturen in Gegenwart von Ara-C ungehemmt weitervermehren, zum anderen die Feststellung, daß die *In-vivo-Hemmung* der Tetanusreaktivität durch Ara-C primär durch einen Wachstumsstop der klonierenden Leukämie L1210-Zellen zustande kommt. Will man daher die anhand verschiedener Therapie-Modalitäten in voraussagbarer Weise veränderbaren Tumor-Tetanus-Verläufe richtig deuten, ist man gezwungen, das Prinzip der Infektionspathogenese des Tetanus neu zu formulieren.

Seit ihrer Entdeckung gehören die Tetanusklostridien zu den klassischen bakteriellen Erregern, bei denen die lückenlose Erfüllung der Henleschen Postulate in Form der drei Kochschen Erreger-Attribute realisiert ist: ihr mikroskopischer Nachweis am Infektionsort, die Anzüchtung und Passagierung der Reinkultur sowie der Beweis ihrer toxinogenen Eigenschaft an empfänglichen Versuchstieren. Neben der definitiven Ätiologie des *Clostridium tetani* steht nun die *Pathogenese* der Tetanusklostridien-

Infektion, die aufgrund der eindeutigen Aussage des Leukämie L1210-Tetanus-Ara-C-Experimentes eine Neuinterpretation verlangt: In Betracht kommen als Schrittmacher für das anaerobe Klostridienwachstum nur die proliferativen klonierungspotenten Leukämie L1210-Zellen. Durch ihre räumliche und zeitliche Zuordnung zu diesen Tumorzellen entsteht für die phylogenetisch nicht verwandten Klostridien die Startbedingung zu einem synchronen Wachstumsprozeß benachbart liegender Tumorzellen- und Klostridienklone. Hierbei dienen die aerob metabolisierenden Tumorzellen im echten Sinne des Wortes als Schrittmacher der anaerob proliferierenden Tetanuserreger.

Wenn die Vorstellung von der aktiven Beteiligung des Wirtes an der Ausbildung einer Tetanusinfektion richtig ist, findet die allgemeine Definition des Begriffes der Pathogenese von Fischer-Wasels (1927) sinngemäß wie folgt ihre Anwendung: Der Wirtsorganismus (d. h. die proliferierende Tumorzelle) bestimmt die Krankheit (die lokale Vermehrung der Tetanusklostridien mit ihrer Toxinsynthese) und ihre Form (die Wanderung, Bindung und Wirkung des Tetanustoxins an bestimmten vorgebildeten Toxinrezeptoren des Zentralnervensystems). Somit wird im allgemeinen Rahmen eines pathogenetischen Prozesses das Wesen einer Krankheit nicht von deren Ursache sondern von den inneren organismuseigenen Faktoren her determiniert. Das lenkt unser Interesse auf das Wirkprinzip einer spezifischen Erreger-Wirt-Beziehung, das in bezug auf eben diese bestimmenden Wirtsfaktoren besser verständlich wird. Wir können sagen, daß in unserem Tumor-Tetanus-Modell das Wesen der Tetanusinfektion mit ihrer lokalen Giftbildung durch das Wesen von nicht verwandten wachsenden Tumorzellen räumlich wie zeitlich festgelegt wird.

6.1.2. Versuche zum Wirtszellenmechanismus der Klostridienstimulation

Die allgemeine Feststellung, daß das Wachstum der Tetanusklostridien mit dem Wachstum der Tumorzellen korreliert, ergab sich durch die zytostatische Beeinflussung der Leukämie L1210-abhängigen Tetanusreaktivität mit Cytosin-arabinosid. In einer zweiten Versuchsetappe versuchten wir, diese Aussage zu präzisieren. Hierzu war es notwendig, den solitären Klonierungsprozeß der Tetanusstäbchen unter stark restringierten experimentellen Bedingungen zu erfassen. Statistisch bedeutet die Untersuchung der seltenen Tetanusfälle den Einsatz von Sporendosen, die bis zu einem „1-Sporen-Versuch" ausverdünnt wurden. Hierbei erhält die einzelne Maus maximal *eine* Spore pro Dosis. Der Tetanustod läßt sich unter solchen Bedingungen auf *einen* Stäbchenklon, der von *einer* Tetanusspore stammt, zurückführen. Bei der „Ein-Schritt-Vermehrung" von Koliphagen erhielt man auf diese Weise Einblicke in die Dauer des erscheinungsfreien Intervalls und die Zahl der Phagennachkommen pro Bakterienzelle (Ellis u. Delbrück 1939). In unserem Testsystem kam die breite Verteilung der Inkubationszeiten (Tetanus-Überlebenszeiten) als Folge des unterschiedlichen Verhaltens der individuellen Klostridienklone im Tumorgewebe zur Darstellung. Wir gingen daher der Frage nach, ob diese Verteilung erstens auf die Streuung der individuellen Stäbchen-Generationszeiten, zweitens die Variabilität der kritischen zum Tetanus führenden Stäbchenmenge oder drittens auf die Schwankung der Lag-Phase der Sporenauskeimung bezogen werden kann. Auch ein Zusammenwirken des einen oder anderen bzw. aller drei Mechanismen käme in Betracht.

Es ist uns gelungen, in einer Reihe von Versuchen und durch Ausschluß-Tests mit Hilfe eines stochastischen Computer-Modells die gestellte Frage zu beantworten: Setzt man nämlich eine relativ eng begrenzte Schwelle der kritischen Stäbchenzahl, die zur Erkrankung oder zum Tod an Tetanus führt, voraus, so läßt sich (vorwegnehmend) folgern, daß die Ursache in der starken Schwankung der individuellen Generationszeiten der Klostridien liegt. Zwar leitet sich die Bestimmung der kritischen Stäbchenzahl aus dem Kochsalz-Sporen-Test ab, in dem es aus biologischen Gründen wegen der homöostatischen Zellpopulation keine klonierenden Zellen geben kann; wir nehmen jedoch an, daß diese kritische Zahl für einen exponentiell mehr oder weniger schnell wachsenden Stäbchenklon als Schwellenwert ebenfalls zutrifft. Die Computer-Simulation der Versuchsergebnisse mit wenig Sporen im Tumor-Tetanus- und Wund-Tetanus-System haben diese Annahme bestätigt (Abschnitt 5.4.4.1.).

Der Ausschluß, daß es weder im Tumor-Tetanus-Test noch im Calciumchlorid-Sporen-Test zu Spätauskeimungsprozessen kommt, war allerdings nur unter extremen experimentellen Voraussetzungen zu erbringen. Hierzu wurden Kombinationsbehandlungsmodi mit Penizillin und Tetanus-Antitoxin — durch das Antibiotikum wird das Stäbchenwachstum, durch das Antitoxin das Gift als Wachstumsprodukt blockiert bzw. neutralisiert — in entsprechenden Versuchs- und Kontrollgruppen miteinander verglichen. Läßt man dabei die Kohorte der wachsenden Tetanusklostridien, die von einer zeitlich definierten Penizillindosis *nicht* blockiert wurde, eine längere Zeit von 1 bis 2 Wochen unter passivem Antitoxinschutz weiterwachsen, so kann man aus der Neigung und Höhe der spät beginnenden Tetanus-Summationskurven auf interferierende Klostridienklone schließen, die von Sporen mit langdauernder Lag-Phase stammen könnten (Abschnitt 5.4.2.). Wir verstehen unter Lag-Phase jene Zeitspanne, die von der Spore — unabhängig von äußeren Bedingungen — benötigt wird, um auskeimfähig zu werden. In allen diesen Versuchen konnten wir die Kohorte der frühmarkierten Klostridienklone sowohl beim Tumor-Tetanus als auch beim Wund-Tetanus wiedererkennen und identifizieren. Das bedeutete den Ausschluß der Lag-Phasen-Hypothese.

Sehr wichtig war schließlich die Beobachtung, daß beim Tag-Nacht-Versuch des Kochsalz-Sporen-Tests reproduzierbare Differenzen der Tetanusreaktivität hervortraten. Diese hätten bei regelmäßig vorkommenden Lag-Phasen-Prozessen der Sporenauskeimung verdeckt werden müssen, da der Zeitabstand der Sporeninjektionen zur Messung des diurnalen Rhythmus der Tetanusreaktivität lediglich 6 Stunden betrug (Abschnitt 5.2.4.).

Wir kommen zu dem Resultat, daß wir mit diesen Experimenten (und weiteren Versuchen, u. a. zum Ausschluß einer möglichen aktiven Tetanusimmunisierung der Mäuse: Abschnitt 4.8.3.) dem Einwand, es handele sich bei der breiten Varianz der Tetanus-Überlebenszeiten in unseren Tumor- und Wund-Tetanus-1-Sporen-Versuchen um die Folge unterschiedlich langer Auskeimprozesse, begegnen konnten. Bei der Wundheilung drückte sich ferner die zeitlich begrenzte Klonierung darin aus, daß der gleiche passive Serumschutz, der beim Tumor-Tetanus gut die Hälfte der Tetanusreaktivität unter den Spätfällen ergab, beim Wund-Tetanus nicht einen Fall von Tetanus passieren ließ (vgl. 5.4.2.1.).

Schon die Prozeßdynamik der Tetanus-Einzelsporen-Versuche, der eine $(1 + 2 + + 4 + 8 + 16 + 32 + 64)$-Aufsummierung der Nachkommenschaft eines die Schwellendosis überschreitenden Klostridienklons mit 7 Generationen zugrunde liegt, ist beim Tumor-Tetanus und Wund-Tetanus sehr verschieden (Abschnitt 5.3.). Beim Tumor-Tetanus verläuft die Summensterbekurve sehr protrahiert, während sie bei der Wundheilung zunächst steil ansteigt, um nach einem scharfen Übergang flach auszulaufen. Wir schließen daraus, daß die initiierenden Momente von seiten der schrittmachenden Eukaryoten-Zellsysteme (teilungspotente Tumorzellen bzw. Wundfibroblasten) divergierenden Zeitintervallen der Teilungssequenzen der einzelnen Zellklone zuzuordnen sind, die beim Wund-Tetanus (im Calciumchlorid-Sporen-Test) außerdem einen biphasischen Verlauf besitzen.

6.1.3. Gegenüberstellung der wichtigsten Testergebnisse im Tumor-Tetanus-, Kochsalz-Sporen- und Calciumchlorid-Sporen-System

Versucht man, die vielfältigen Versuchsresultate auf ein gemeinsames Reaktionsprinzip zwischen Klostridien und Eukaryotenzellen zu reduzieren, so ergibt eine kurze Gegenüberstellung der relevanten Testaussagen das folgende Bild:

Zum ersten zeigt der Vergleich des Tumor-Tetanus-Tests mit dem Kochsalz-Sporen-Test eine mehr als 4 Größenordnungen betragende Differenz der 50%-Sporeninfektionsdosis, nämlich 1×10^2 der Tumorzellen gegenüber 5×10^6 der Dermisfibroblasten. Wir erklären diese Differenz mit der Klonierungspotenz der Tumorzellen; sie fehlt den homöostatischen subkutanen Bindegewebszellen. Der DNS-Markierungs-Index dieser Zellpopulation mit radioaktivem Thymidin beträgt nach Helpap u. Cremer (1972) 0,5–1%: Berücksichtigt man nun eine Sporen-Phagozytoserate von 90 bis 99% (vgl. Abschnitt 5.2.5.), so vermindert sich die Sporen-Infektionsdosis auf 5×10^4 und die Auskeimrate der auf Mitosen treffenden Sporen auf etwa 1×10^2. Der Wert liegt nahe der kritischen Stäbchenzahl. Trifft die Spore aber auf einen Tumorzellklon, so erhöht sich die Vermehrungspotenz des auswachsenden Klostridienstäbchens um ein Vielfaches im Vergleich zu den sporadisch zu findenden Einzelstäbchen, die beim Nichtvorhandensein klonierender Zellen randomisiert, d. h. dem Verteilungsmuster der „Einmal-Mitosen“ der homöostatischen Zellpopulation entsprechend, über den Injektionsort verteilt sind. Summiert man die in loco entstandenen Einzelstäbchen auf, so gelangt man zum kritischen Schwellenwert des von den Tetanusstäbchen gebildeten Tetanustoxins und nach Überschreitung desselben zur Erkrankung bzw. zum Tod an Tetanus. Den Beweis dafür, daß es sich im Kochsalz-Sporen-Test um die Wirkung toxinsynthetisierender Tetanusstäbchen, nicht um ein vorgebildetes Sporentoxin handelt (das aufgrund der notwendig hohen Sporendosis wirksam werden könnte), erbrachte der Versuch mit der statistisch gesicherten Hemmung der Tetanusreaktivität nach singulärer Penizillin-Injektion in der 12. Stunde nach der Sporengabe (Abschnitt 4.7.1.2.). Somit zeigt der Kochsalz-Sporen-Test eine nach Raum und Zeit über den Injektionsort entstandene Population von Einzelstäbchen an, die mit dem Klonierungsprozeß der Tetanusstäbchen im Tumor-Tetanus-Test, ausgenommen die Stäbchenbildung als solche, nichts gemein hat. Während wir daher beim Tumor-Tetanus regelmäßig nach Tetanus-Antitoxin-Medikation mit Spättetanusfällen zu rechnen haben, gehört das Auftreten derselben im Kochsalz-Sporen-Test, selbst nach nur 1 IE Antitoxin (verglichen mit 100 IE Antitoxin des Tumor-Tests), zu einer seltenen Ausnahme, denn unter 10000 getesteten Mäusen befanden sich 3 Fälle (Schneeweiß u. Fabricius — unveröffentlichte Arbeiten 1975c): Wir erklären sie mit den möglichen Folgen einer Kanülen-bedingten Verletzung des Unterhautgewebes.

Zum zweiten ergeben sich wichtige Besonderheiten im Calciumchlorid-Sporen-Test als einem quantifizierbaren Modell des Wund-Tetanus. Beim Wund-Tetanus handelt es sich um die weitverbreitete natürliche Form der Infektion der Warmblüter. Nach unserer Meinung stehen die Tetanus-Sterbekurven im $CaCl_2$-Sporen-Test mit der Regeneration der Dermis-Wundfibroblasten im Zusammenhang. Hierbei konnten wir in 5 halben Stufen des Dosisvolumens (mit 5%iger $CaCl_2$-Lösung) einen Übergang der Tetanusreaktivität von der Größenordnung des Tumor-Tests zur Basisreaktivität des Tetanus im Kochsalz-Sporen-Test herstellen (vgl. Abschnitt 4.7.2.2.). Allerdings war es notwendig, die 50%-Sporen-Letaldosen stufenweise jeweils um den Faktor 30 zu erhöhen. Dann gelangt man von 0,1 ml Dosisvolumen (20 Sporen) über 0,05 ml (6×10^2 Sporen) und 0,025 ml (2×10^4 Sporen) zu 0,01 ml (6×10^5 Sporen) pro dosi. Die letzte Stufe liegt eine Größenordnung unter der 50%-Sporen-Infektionsdosis des

NaCl-Sporen-Tests. Bezieht man die stufenabhängigen Sporendosen auf den jeweiligen Mittelwert der Wundflächen, so erhält man rechnerisch einen Zusammenhang mit einem (hypothetischen)Chalon-Antichalon-Prinzip (W. Schmidt et al. 1974, vgl. S. 41). Unsere 50%-Letaldosis von 20 Sporen in 0,1 ml 5% $CaCl_2$ liegt zwischen der 10—100 Tetanussporen betragenden 50%-Letaldosis von H. A. Hirsch und Paine (1961). Derartige Schwankungen sind ein Ausdruck für das empfindliche Ansprechen des $CaCl_2$-Sporen-Tests auf Altersunterschiede der Versuchstiere, denn jüngere Tiere können mehrfach tetanusreaktiver sein als ältere Tiere (Abschnitt 4.7.2.2.). Es liegt nahe, diesen Unterschied mit der aktuellen Mitosebereitschaft der Fibroblasten zu korrelieren. Da sich die Kollagenmenge (als Differenzierungsprodukt der Dermisfibroblasten) umgekehrt proportional zur Mitoseaktivität verhält (Mazzucco 1972), können wir die Reife (das Alter) des Subkutangewebes auf die Mitoseaktivität und Klonierungspotenz der Fibroblasten als Schrittmacherprozesse für die Tetanusreaktivität beziehen. Somit gewinnt die Aussage des $CaCl_2$-Sporen-Tests wesentliche Aspekte in der quantitativen Analyse der übersteigerten Vorgänge der Zellklonierung bei der Wundheilung. Der entscheidende Unterschied zum Tumorwachstum besteht darin, daß bei einer vergleichbaren Tetanus-Antitoxin-Medikation Spättetanusfälle im $CaCl_2$-Sporen-Test ausbleiben, während sie beim Tumor-Tetanus zur Regel gehören: Die schnellere Erschöpfung der Klonierungspotenz der regenerierenden Wundfibroblasten bietet hierfür eine Erklärung (Abschnitt 5.4.2.1.).

Zum dritten verdient die hohe Tetanustod-Bereitschaft der Fälle Erwähnung, die im Tumor-Test und im 0,1 ml-$CaCl_2$-Test an Tetanus erkranken. Wir bringen sie mit der Zellklonierung in Zusammenhang. Das Bemerkenswerte am Kochsalz-Sporen-Test ist dagegen der höhere Anteil lokal bleibender, nicht zum Tode führender Tetanusverläufe nach Injektion der 50%-Sporeninfektionsdosis. Die Tendenz zum Auftreten stationärer Tetanusfälle ist *das* Charakteristikum des auf homöostatische Zellen ansprechenden Sporen-Testsystems. Das wird sofort verständlich, wenn man davon ausgeht, daß den Stäbchen-induzierenden Treffer-Ereignissen, die von den vereinzelten und verstreuten Mitosen der Fibrozyten-Fibroblasten-Population ausgehen, jede Klonierung fehlt. Eine Überschreitung der kritischen Stäbchenzahl durch Aufsummierung der Einzelstäbchen-Prozesse kommt daher erst nach Injektion entsprechend hoher Sporendosen (Größenordnung mehr als 1×10^6) zustande. Somit erklärt sich die starke Beteiligung stationärer Tetanusformen (sog. Dauerkrampfer) am Gesamt-Tetanusverlauf durch die Abwesenheit klonierender Zellen unter den mitotischen Zellen. Da sich die Vorstellung einer gesetzmäßigen Assoziierung teilungsaktiver Eukaryotenzellen und Tetanusstäbchen für die Analyse der Tumor-Tetanus-Sterbekurven und das Verständnis der Tetanusreaktivität im Kochsalz-Sporen-Test als sehr fruchtbar erwies, haben wir sie auf den Wund-Tetanus mit $CaCl_2$-induzierter Gewebsregeneration (nach Nekrotisierung diskreter Gewebsbezirke) angewendet. Allerdings stößt das zunächst auf gewisse Schwierigkeiten. Wir sind mit H. B. Hewitt (1954) der Meinung, daß die in $CaCl_2$-Lösung suspendierten Sporen während des Spritzaktes vom faserreichen Bindegewebe festgehalten und von der Flüssigkeit abgetrennt werden. Dadurch bleiben die Sporen (mit großer Wahrscheinlichkeit) in der noch intakten Randzone des traumatisierten Gewebes haften, und es kann zu einem schnellen, unmittelbaren Kontakt mit anwachsenden Klonen der aktivierten ortsständigen Wundfibroblasten kommen. Da nach Helpap und Cremer (1972) 24 Stunden nach Hautverletzung proliferierende Mäusefibroblasten die höchste Silberkornzahl (durch Vormarkierung mit ^3H-Thymidin) aufweisen, spricht dies für eine sofort einsetzende mesenchymale Reaktion lokalen (und hämatogenen) Ursprungs (vgl. Lindner et al. 1966). In die gleiche Richtung weist die sofort einsetzende Zunahme der RNS-Synthese der Fibroblasten nach Muskelverletzung (Buris 1974). Die Beziehung dieser Zellen zum Gefäßbaum ist von besonderer Bedeutung (vgl. Steigleder 1976).

Faßt man unsere Versuchsergebnisse zusammen, so begegnet man einer wenig erschöpfbaren Klonierung der Tetanusklostridien im Tumor-Tetanus-Test, einer im Experiment zeitlich begrenzten Klonierung der Tetanusstäbchen im $CaCl_2$-Sporen-Test und einer offensichtlich fehlenden bzw. experimentell nicht nachweisbaren Klonierung im NaCl-Sporen-Test. Betrachtet man die Zusammenhänge zwischen Sporendosen und Tetanusverläufen, so erkennt man Beziehungen zu den quantitativ und bzw. oder qualitativ divergierenden Klonierungsprozessen. Das führt uns zur Frage nach der teilungsfähigen Eukaryotenzelle als dem „primum mobile" einer Tetanusstäbchenteilung.

6.1.4. Formulierung des (hypothetischen) Eukaryoten-Zellmechanismus als Schrittmacher der Klostridienteilung

Um den klostridienfördernden Eukaryoten-Zellmechanismus näher zu verstehen, kann man davon ausgehen, daß die entscheidende Bedingung für die Ausbildung einer anaeroben Nische ein aktiver, mit erhöhtem Sauerstoffverbrauch einhergehender Stoffwechselschritt der Eukaryotenzelle ist. Dadurch entsteht ein temporärer Abfall des O_2-Diffusionsgradienten zwischen der ernährenden Kapillare und der Zelle. Dieser nach Raum und Zeit definierbare Stoffwechselschritt kennzeichnet den Ansiedlungsort, in dem eine zufällig dorthin gelangte Spore germinieren und zum Stäbchen auswachsen kann. Erst im Ablauf der repetitiven Mitosen tritt das eigentlich Spezifische dieser zunächst zufälligen Assoziierung von Spore und Schrittmacherzelle hervor. Hierbei kommt es zu einem synchronen Klonierungsprozeß auf der Grundlage einer 1-zu-1-Korrespondenz zwischen den Mitosezyklen und Stäbchenteilungen. Auf diese Weise werden die Klostridiensporen durch klonierungspotente Schrittmacherzellen (der Tumorzellpopulation bzw. der regenerierenden Fibroblasten des Wundareals) im Darwinschen Sinne selektiert.

Reduzieren wir nun das Tumor-Tetanus-Phänomen auf die zelluläre Ebene der Beziehung zwischen Tumorzellmitose und Stäbchenteilung, so wird sofort deutlich, daß bei Einbeziehung der Kochsalz-Sporen- und Calciumchlorid-Versuche eine universelle Relation zwischen Eukaryotenzellen und Klostridien im Sinne eines allgemeinen „1-Zellmitose-1-Klostridienteilungs-Prinzips" hervortritt. Wir stellen uns vor, daß es im Zellteilungszyklus eine Periode gibt (wir vermuten die der Mitose unmittelbar vorausgehende (späte) G2-Phase), die mit einem starken Energieverbrauch gekoppelt sein kann. Im letzten Teil der Diskussion kommen wir auf diese Frage zurück. Es genügt hier der Hinweis, daß unsere Grundannahme einer mitosebedingten Stoffwechselleistung der Schrittmacherzelle *die* Voraussetzung zur Erarbeitung des mathematischen Modells war. Ohne die Hypothese über den Basismechanismus der 1-zu-1-Korrespondenz der Mitose und Stäbchenteilung würde die stochastische Modellierung des Tetanusklostridien-Teilungswachstums keine reproduzierbaren, mit den experimentellen Befunden übereinstimmenden Rechenergebnisse erbringen.

Bleibt die verbale Beschreibung der neuen Theorie der Tetanusinfektion, die die bekannten klinischen Erscheinungsformen und Besonderheiten des *Tetanus des Menschen* einbezieht. Da der menschliche Tetanus in etwa 50% der Fälle tödlich verläuft, verbirgt sich hinter dieser globalen Sterblichkeitsrate eine Reihe von Fällen mit stationärem Tetanus, der mit unseren Ergebnissen der Kochsalz-Sporen-Serien vergleichbar ist. Die hundertprozentige Letalität des Neugeborenen-Tetanus erklären wir mit der starken Wundproliferation der Nabelregion. Spätfälle von Wundstarrkrampf rechnen wir den langsam fortschreitenden Zellklonierungen zu, während „Narbentetanus" durch die Aktivierung der Zellproliferation in dem betreffenden mit Tetanussporen behafteten Gewebsareal zustande kommt (Clauberg 1965; Bertrand

1965; Stirnemann 1966; Christensen 1967; Blake et al. 1976). Bei Tumorpatienten sind Tetanuskomplikationen äußerst selten, so daß in der Weltliteratur nur ganz vereinzelte Berichte zu finden sind (vgl. z. B. Coulson u. Lee 1976), und im Darm von Krebspatienten fand Bandmann (1953), entgegen bestimmten Ansichten im Schrifttum, keinen Hinweis auf Tetanusklostridien.

Wir haben zu beweisen versucht, daß die meisten Tetanusinfektionen obligat *zellzyklusgebundenen* (anaeroben) Wachstumsteilungsprozessen einer toxinbildenden Stäbchenpopulation entspringen. Diese werden von Wirtszellmitosen durch sauerstoffverbrauchende Stoffwechselaktivitäten stimuliert und reguliert. Mit dem gesetzmäßig ablaufenden, Zyklusphasen-spezifischen Mechanismus determiniert die sich repetitiv teilende, also klonierende Eukaryotenzelle als „zyklischer Schrittmacher" die Pathogenese der Tetanussporen-Infektion und die Spezifität des Tumor-Tetanus-Phänomens.

Abgesehen von den regulären Verläufen gibt es Fälle, bei denen es zu einem massiven Klostridienwachstum in den Randzonen nekrobiotischer bzw. nekrotischer Gewebe kommen kann. Sie signalisieren ein präagonales Stadium der Erkrankung, die durch einen schnell fortschreitenden Vermehrungsprozeß der Klostridien (wie im Leichengewebe) gekennzeichnet ist. Es sind die überstarken Sporen- und Stäbchendosen, wie sie häufig in Tierversuchen verwendet werden, die zu diesem *autonomen*, von Wirtszellmitosen ungebundenen („entkoppelten") Klostridienwachstum führen. Hier proliferieren die Tetanusstäbchen ungehemmt wie in einer Tetanuskultur oder im Leichengewebe. Wir sind der Meinung, daß die mitosestimulierte und -regulierte Tetanusinfektion den Normalfall der natürlichen Infektionen, die „nekrosepropagierte" Infektion eine Extremsituation und somit die Ausnahme darstellt.

Das von Fredette (1947) als „Burst-Faktor" bezeichnete Phänomen, bei dem die Überschreitung einer Toleranzgrenze von 1×10^6 Gasbrandstäbchen um 2 Zehnerpotenzen in kurzer Zeit und regelmäßig zum Tod der Meerschweinchen (und anderer Versuchstiere) führte, war ohne Zweifel eine nekrosebedingte Klostridien-Infektion. In gleicher Richtung deuten wir die von J. W. G. Smith und MacIver (1974) verwendeten vielfachletalen Sporendosen in einem $CaCl_2$-Tetanus-Versuch zum Studium der Dynamik der mit der Klostridienvermehrung verbundenen Toxinbildung im Sinne eines ausgeprägten Nekrose-Tetanus. Wir kommen auf diese Studie im Abschnitt 6.3.2. nochmals zurück. Demgegenüber sprechen die In-vivo- und In-vitro-Experimente mit Botulinussporen von Booth et al. (1970), Suzuki et al. (1970, 1971b) allgemein für eine Wirtszellen-Klostridien-Assoziierung, bei der die Germination und Stäbchenbildung (mit Freiwerden von Toxin) über einen phagozytengesteuerten Mechanismus zu laufen scheint.

6.2. Mathematische Modellierung der Tetanussporen-Versuche im Tumor-, Wundheilungs- und Zellhomöostase-System

6.2.1. Allgemeine Zielsetzung der mathematischen Modellierung des Tumor-Tetanus-Systems

Mit der mathematischen Analyse der Tumor-Tetanus-Phänomens haben wir vor allem vier Ziele verfolgt: Erstens kam es uns darauf an, durch die Anwendung mathematischer Methoden und Ausdrucksmittel eine präzise Formulierung unseres theoretischen Modells zur Erklärung des selektiven Klostridienwachstums in bestimmten von uns untersuchten Tumoren bzw. in Verbindung mit dem Wundheilungsprozeß zu geben. Eine solche Formulierung erlaubt nicht nur eine besonders knappe und klare

Darstellung der wesentlichen Zusammenhänge zwischen Zellwachstum und Klostridienvermehrung, sondern gestattet es auch, biologisch bedeutsame Parameter zu definieren, durch die der Gesamtprozeß quantitativ festgelegt ist. Hierdurch wird die Möglichkeit geschaffen, den Prozeß der Klostridienvermehrung unter Zuhilfenahme rechentechnischer Hilfsmittel quantitativ nachzuvollziehen.

Zweitens gestattet uns der Vergleich zwischen den experimentell beobachteten Verläufen der Tetanusreaktionen und den entsprechenden durch Computersimulation erhaltenen Verläufen eine approximative Bestimmung der Parameter des Modells. Diese Parameterwerte bilden eine wichtige Grundlage für die weitere Untersuchung der sehr komplizierten Zusammenhänge. Auf der anderen Seite eröffnete gerade das Problem der Parameterermittlung einen besonderen Zugang zur theoretischen Begründung des Tumor-Tetanus-Phänomens: Erweist es sich als unmöglich, die durch Rechnersimulation erhaltenen Sterbekurven durch geeignete Wahl der Parameterwerte annähernd mit den entsprechenden experimentell ermittelten Kurven zur Dekkung zu bringen, oder gelingt dies nur durch die Verwendung von Werten, die stark von experimentell gesicherten Erfahrungswerten abweichen, so ist dies ein Hinweis darauf, daß das Modell bestimmte, für den Wachstumsprozeß wesentliche Momente nicht berücksichtigt oder falsch zum Ausdruck bringt. Ein Beispiel hierfür war die Übertragung des zunächst für die Einzelsporen-Versuche entwickelten mathematischen Modells auf die Versuche mit wesentlich größeren Sporenzahlen. Es stellte sich heraus, daß für die Trefferwahrscheinlichkeit ein Wert eingesetzt werden mußte, der um rund eine Zehnerpotenz kleiner war als der entsprechende Wert, der aus Einzelsporen-Versuchen ermittelt werden konnte. Nach der Definition ist die Trefferwahrscheinlichkeit keine Größe, die von der Sporenzahl abhängt. Erst durch Erweiterung des Modells gelang die Aufklärung dieser Diskrepanz, indem das Phänomen der Sporen-Phagozytose mit berücksichtigt wurde. Dies führte zur Einführung des Parameters „Auskeimungswahrscheinlichkeit" und zwang uns dazu, die bisher verwendete Trefferwahrscheinlichkeit neu zu interpretieren. Außerdem erwies sich die Modellerweiterung im Zusammenhang mit der Auswertung des Tag-Nacht-Versuches (Abschnitt 5.2.5.) als Schlüssel zur Darstellung des zellulären diurnalen Rhythmus im mathematischen Modell. Der Vergleich unserer Berechnungen mit den experimentellen Befunden von Clausen et al. (1979) bestätigte die Richtigkeit und Tragfähigkeit gerade dieser Modellannahme.

Das dritte wesentliche Ziel der mathematischen Modellierung des Tumor-Tetanus-Phänomens bestand für uns in der Möglichkeit, mit Hilfe der Computersimulation experimentell nur schwer oder gar nicht realisierbare Startsituationen überprüfen zu können. Insbesondere betraf dies die Wahl bestimmter für uns interessanter Sporenzahlen pro dosi sowie die Auswahl der Versuchsumfänge. Häufig ist gerade die Anzahl der pro Versuch eingesetzten Tiere im Experiment aus verschiedenen Gründen beschränkt, während dieses Problem für das Computer-„Experiment" lediglich eine Frage des Rechenzeitaufwandes ist. Somit verschafft uns das mathematische Modell die Möglichkeit, den zugrundeliegenden „wahren" Wachstumsprozeß durch Wahl genügend großer Versuchsumfänge genauer zu erfassen, als dies im Experiment wegen der relativ großen Schwankungen des Prozesses möglich ist. Schließlich war es durch die Zuhilfenahme des mathematischen Modells möglich, die einzelnen Parameter dahingehend zu überprüfen, wie „wesentlich" sie den Ablauf des Klostridienvermehrungsprozesses beeinflussen, d. h. mit welcher Zuverlässigkeit Rückschlüsse auf deren genaue Werte gezogen werden können. Man kann den Grad dieser Abhängigkeit dadurch testen, daß man für die jeweils zu prüfende Einflußgröße etwas abgeänderte Werte in die Rechnung einsetzt und die sich daraus ergebende Abweichung des simulierten Tetanus-Sterbekurvenverlaufs beurteilt. Auf diese Weise konnten wir zeigen, daß bei Wachstumsprozessen mit hoher Klonierungspotenz die Trefferwahrscheinlichkeit durch den Klostridientest sehr genau bestimmt werden kann. Da die Trefferwahrscheinlichkeit in enger Beziehung zur Wachstumsfraktion der Schrittmacherzellen steht, gibt dieser Test insbesondere bei Verwendung kleiner Sporenzahlen einen gewissen Aufschluß über den Anteil der proliferierenden Zellen am Ort der Sporeninjektion zum Zeitpunkt des Versuchsbeginns. Außerdem konnte auf diese Weise gezeigt werden, daß bei hoher Klonierungspotenz der Schrittmacherzellen der Test mit hoher Wahrscheinlichkeit zur Tetanusreaktion führt. Dies ist vor allem für die Erkennung von bösartigen Wachstumsprozessen von großer Bedeutung. Wenn wir z.B. einen Klostridienvermehrungsprozeß betrachten, der durch Tumorzellen stimuliert wird, so wird bei einer angenommenen Klonierungswahrscheinlichkeit von $w = 0{,}8$ die von uns ermittelte kritische Stäbchenzahl schon bei einer einzigen zur Auskeimung gelangenden Spore mit ca. 26% Wahrscheinlichkeit überschritten. Gelangen unter der gleichen Voraussetzung 10 Sporen zur Auskeimung, dann ist die entsprechende Wahrscheinlichkeit $> 1 - (1 - 0{,}8^6)^{10} = 0{,}952$, d. h. der Test fällt mit mehr als 95% Sicherheit positiv aus (vgl. die Berechnung der serologischen Klostridien-Testreaktivität in Abschnitt 6.5.). Die tatsächlichen von uns ermittelten Klonierungswahrscheinlichkeiten liegen beim Tumor-Tetanus zwischen den Werten 0,8 und 0,9.

6.2.2. Klassifizierung und Wertung der Parameter des Modells

Das von uns entwickelte mathematische Modell der vom Zellzyklus abhängigen Klostridienvermehrung stellt eine stochastische Beschreibung dieses Prozesses dar. Sie ergibt sich zwangsläufig aus dem besonderen Charakter des Geschehens, das von einer Reihe zufälliger Einflüsse bestimmt wird. Dies bedeutet, daß die in das Modell eingehenden Parameter sämtlich entweder Wahrscheinlichkeiten sind oder aber Größen, durch die bestimmte Wahrscheinlichkeitsverteilungen festgelegt werden. Wir möchten im Folgenden versuchen, eine gewisse Klassifikation dieser Parameter vorzunehmen und zwar danach, in welcher Weise sie den Ausgang des Testes beeinflussen.

Zur ersten Kategorie zählen wir die Parameter p (Trefferwahrscheinlichkeit), w bzw. w_P (Klonierungswahrscheinlichkeit bzw. mittlere Klonierungswahrscheinlichkeit für den Wundheilungsprozeß) sowie den Wert γ, durch den ein Maß für die Intensität der Sporen-Phagozytose gegeben ist. Durch diese drei Werte wird bei vorgegebener mittlerer Sporenzahl und vorgegebenem Versuchsumfang die theoretisch zu erwartende Tetanusreaktivität festgelegt. Der Wert p hängt offenbar wesentlich von der Größe der Wachstumsfraktion der Zellen ab, die als Schrittmacher fungieren. Außerdem wird p durch die Verteilung der Zellabstände beeinflußt. Schließlich ist p gleichzeitig auch vom Volumen der zeitweilig partiell anaeroben Umgebung der im Mitosezyklus befindlichen Zelle abhängig. Aufgrund dieser Komplexität wird es im allgemeinen nicht möglich sein, aus der Kenntnis der Trefferwahrscheinlichkeit zuverlässige Aussagen über die einzelnen p bestimmenden Einflußgrößen abzuleiten. Da allerdings die mittleren Zellabstände näherungsweise bekannt sind und außerdem anzunehmen ist, daß das Volumen der anaeroben Nische etwa der Größe eines Zellvolumens entspricht, kann offenbar aus der Kenntnis von p eine Aussage über die Größe der Wachstumsfraktion abgeleitet werden.

Der Parameter w (bzw. w_P) bestimmt die mittlere Anzahl der Verdoppelungsschritte, die die aus den einzelnen Treffern hervorgehenden Stäbchenpopulationen ausführen können. Da diese Anzahl durch die jeweiligen Schrittmacherzellen festgelegt ist, enthält w eine Information über die Wachstumspotenz dieser Zellen. Um dies näher zu erläutern, führen wir die folgenden Bezeichnungen ein: Es sei r_2 die Wahrscheinlichkeit dafür, daß nach einer Zellteilung beide Tochterzellen erneut in den Zellzyklus eintreten und sich folglich nach einer gewissen Zeit teilen. Weiter sei r_1 die Wahrscheinlichkeit dafür, daß dies nur für eine der beiden Tochterzellen zutrifft. Schließlich sei r_0

die Wahrscheinlichkeit für das „Aussterben" des betreffenden Zellklons. Die Werte r_0, r_1 und r_2 erfüllen somit die Gleichung $r_0 + r_1 + r_2 = 1$.

Wir können weiter davon ausgehen, daß im Falle der äqualen Teilung solche Klostridien, die in der unmittelbaren Umgebung dieser Zellen wachsen, mit Sicherheit noch einen weiteren Teilungsschritt vollziehen können, denn diese Stäbchen befinden sich ja auch nach der Zellteilung in jedem Fall noch in der nächsten Nachbarschaft einer proliferierenden Zelle. Eine ähnliche Betrachtung führt uns im Falle der inäqualen Teilung zu dem Schluß, daß die Wahrscheinlichkeit eines weiteren Verdoppelungsschrittes der Stäbchen den Wert 1/2 haben wird. Für die dritte von uns betrachtete Form der Teilung hat diese Wahrscheinlichkeit offenbar den Wert Null. Aus dieser Betrachtung folgt dann, daß die Klonierungswahrscheinlichkeit durch die Gleichung $w = r_2 + (1/2)\, r_1$ gegeben ist. Benutzt man die Gleichung $r_0 + r_1 + r_2 = 1$, so ergibt sich:

$$w = r_2 + (1/2)\, r_1 = r_2 + (1/2)\,(1 - r_2 - r_0) = 1/2 + (1/2)\,(r_2 - r_0).$$

Die Klonierungswahrscheinlichkeit ist folglich genau dann größer als 1/2, wenn die Zellneubildung gegenüber dem Zellverlust überwiegt. Dabei verstehen wir unter Zellverlust das Ausscheiden von (neugebildeten) Zellen aus der Wachstumsfraktion. Umgekehrt bedeutet $w < 1/2$, daß die Wachstumsfraktion der Zellen im Laufe der Zeit kleiner wird. In diesem Falle strebt die gesamte Zellpopulation einem gewissen endlichen Grenzwert zu, und man kann zeigen, daß das Wachstum der Zellpopulation dann exakt durch eine Gompertz-Funktion beschrieben werden kann (vgl. Laird 1964, 1969). Es steht somit fest, daß dieParameter p und w (bzw. w_P) quantitativeAussagen über die Wachstumspotenz der betreffenden Zellpopulation zulassen. Weiter unten werden wir die globale Bedeutung des Parameters w noch genauer charakterisieren (Abschnitt 6.2.3.).

Zu den Parametern der zweiten Kategorie rechnen wir die Größen, die den zeitlichen Ablauf der Klostridienvermehrung bestimmen. Unser Modell sagt ja aus, daß der Teilungsrhythmus der einzelnen Klostridienklone identisch ist mit dem Teilungsrhythmus des betreffenden Schrittmacher-Zellklons. Es kommt deshalb darauf an, einerseits die Verteilung der Zellzykluszeiten zum Beginn des Prozesses durch das mathematische Modell darzustellen. Andererseits muß das Modell eine Aussage über die zeitliche Aufeinanderfolge der Zellzykluszeiten eines Klons machen. Zu diesen Parametern gehören die Größen α und β, durch die der Erwartungswert und die Varianz der Zellzykluszeiten festgelegt sind, sowie die Größe v, durch welche die Zunahme der Zellzykluszeit von einer Zellgeneration zur nachfolgenden ausgedrückt wird.

Gerade in der Annahme über das Verhältnis der Zykluszeiten von Mutter- und Tochterzellen weicht unser Modell entscheidend von den in der Literatur meist benutzten Voraussetzungen ab, daß diese Zykluszeiten voneinander unabhängig sind und die gleiche Verteilung haben. Bei der mathematischen Auswertung autoradiographischer Daten geht man gewöhnlich von dieser Voraussetzung aus (vgl. z.B. Barrett 1966; Scheufens u. Hartmann 1972). Für die Annahme unseres Modells hatten wir vor allem zwei Gründe: Zum einen kann man leicht zeigen, daß der *Zeitpunkt* des Überschreitens der kritischen Stäbchenzahl durch einen monoklonalen Stäbchenvermehrungsprozeß unter unserer Annahme wesentlich größeren Schwankungen unterliegt als unter der alternativen Voraussetzung. Dadurch war das Problem der Simulation insbesondere der Tumor-Einzelsporen-Versuche überzeugender zu lösen als unter der Annahme der Unabhängigkeit; im letzten Falle zeigten die errechneten Tetanuskurven unter realistisch erscheinenden Voraussetzungen über die Streuung der Zellzykluszeiten stets einen zu steilen Verlauf. Zum anderen ergaben die Viel-Sporen-Versuche, daß durch die Einwirkung der Phagozytose ein deutlich steilerer und früherer Verlauf der Tetanusreaktivität hervorgerufen wird, als dies von den Einzelsporen-Versuchen her zu erwarten war, und obwohl die Gesamtreaktivität stark hinter den Erwartungswerten zurückbleibt. Eine ausführlichere Erklärung haben wir für diesen Sachverhalt im Abschnitt 5.2.5. vorgenommen. Wir können das experimentelle Ergebnis nur so interpretieren, daß durch die Einwirkung der Phagozytose ein ausgeprägter Auslese-Effekt zugunsten solcher Stäbchenpopulationen hervorgebracht wird, die von schnellen Zellklonen mitgeführt werden.

Die dritte Kategorie von Parametern umfaßt diejenigen Werte, die ausschließlich Aussagen über die Stäbchen und das von ihnen gebildete Toxin beinhalten: Es sind dies die Parameter K_0 (kritische Stäbchenzahl) und σ^2 (Varianz der kritischen Stäbchenzahl). Es muß darauf hingewiesen werden, daß die Aussagen über die kritische Stäbchenzahl aus Versuchen abgeleitet wurden, in denen nicht die Bedingungen des Tumor- oder des Wund-Tetanus vorlagen (Abschnitt 5.2.3.). Wir glauben jedoch, daß die Ergebnisse in grober Näherung auch auf diese Bedingungen übertragen werden dürfen. Bei den späteren Rechnungen sind wir allerdings dazu übergegangen, die Varianz der kritischen Stäbchenzahl zu vernachlässigen und statt dessen den geschätzten Erwartungswert als die feststehende kritische Zahl zu betrachten. Einerseits ergab dies für die Berechnung der Überlebenswahrscheinlichkeit eine wesentliche Vereinfachung. Zum anderen glauben wir, daß die Varianz dieser kritischen Grenze unter den Bedingungen der überwiegend monoklonalen Toxinproduktion noch niedriger sein dürfte als unter den Bedingungen der Viel-Treffer-Resultate der Kochsalz-Sporen-Versuche, bei denen im Bereich der 50%-Tetanusreaktivität häufiger Dauerkrampf und seltener Tetanustod zur Beobachtung kommt (Abschnitt 5.2.3. und 6.1.3.). Gerade das Fehlen von „Dauerkrampfern" in den Einzelsporen-Versuchen des Tumor- und Calciumchlorid-Sporen-Tests macht deutlich, daß der Spielraum zwischen kritischer und tödlicher Stäbchenzahl nicht allzu groß sein kann (Abschnitt 5.3.).

Zu den Grundvoraussetzungen unseres Modells gehört die Hypothese, daß die unmittelbare Umgebung der proliferierenden Zelle eine gewisse Zeit vor der Mitose praktisch keinen Sauerstoff enthält, so daß diese Zeitspanne die notwendige Voraussetzung für das Wachsen und die Teilung von Anaerobiern bietet. Aus unseren Versuchen erhielten wir nicht die Möglichkeit, die Größe dieser ausreichend anaeroben, die Zelle umgebenden Zone abzuschätzen, da diese lediglich einer der Faktoren ist, die die Trefferwahrscheinlichkeit bestimmen. Wir vermuten, daß sie die Größenordnung eines Zellvolumens hat. Wohl aber ergab sich durch die mathematische Analyse und Simulation der Penizillinwirkung eine gewisse Grobschätzung der „Fensterbreite", d. h. der *Zeitdauer*, während der die anaerobe Mikronische aufrechterhalten bleibt (vgl. Abschnitt 6.3.2.).

6.2.3. Globale Beschreibung des mathematischen Modells

Es sei vorangestellt, daß das von uns entwickelte Modell der zellabhängigen Stäbchenvermehrung in gewissem Sinne eine lokale Beschreibung der Zellproliferation darstellt, da bei der Formulierung nur allgemeine Aussagen über das Verhalten des einzelnen Zellklons, nicht über die Gesamtpopulation gemacht werden. So enthält das Modell keine expliziten Angaben beispielsweise über die Verdoppelungszeit der Population (vgl. Collins et al. 1956; Baserga 1974) oder die mathematische Charakterisierbarkeit des Wachstumsprozesses etwa in der Weise, daß dieses Wachstum einen logarithmischen oder exponentiellen Verlauf zeigt. Es ist deshalb von Interesse zu untersuchen, welches Globalverhalten ein Wachstumsprozeß hat, der den Postulaten unseres mathematischen Modells genügt.

Bei der Ableitung einer entsprechenden allgemeinen Formel stellt sich heraus, daß die Annahme der völligen Korreliertheit der Zykluszeiten von Mutter- und Tochterzellen die komplizierteste Voraussetzung des Modells ist. Sie bedeutet, daß die Wachstumsfraktion keine im Zustand des Gleichgewichts befindliche Population sein kann, die dadurch charakterisiert ist, daß eine konstante Altersverteilung vorliegt und die mittlere Zykluszeit konstant bleibt. Gehen wir davon aus, daß die Wachstumsfraktion nur aus sich selbst heraus erneuert wird, also kein Wiedereintritt von in Ruhe befindlichen Zellen (G_0-Zellen) in den Zellzyklus erfolgt, so wird diese Fraktion im Laufe der Zeit immer „schneller". Dies muß allerdings nicht zu einer Zunahme der Wachstumsfraktion führen. Der Sachverhalt läßt sich folgendermaßen erklären: Wir haben oben die Wahrscheinlichkeiten r_0. r_1 und r_2 definiert und ihre Unabhängigkeit von der Zykluszeit der Mutterzellen angenommen. Hieraus folgt, daß die „schnelleren" Zellen in der gleichen Zeit mehr Tochterzellen hervorbringen als die „langsameren", und nach unserer Voraussetzung sind diese Tochterzellen ebenfalls wieder „schnell". Es verschiebt sich also im Laufe der Zeit die Zusammensetzung der Wachstumsfraktion ständig zugunsten der „schnelleren" Zellen. Auf der anderen Seite kann diese Verschiebung nach unserem Modell nicht beliebig weit gehen, da wir für die in Betracht kommenden Zykluszeiten eine untere Grenze annehmen müssen. Die eine Schranke ist demnach durch den Zustand gegeben, in dem alle Zellen die kürzeste noch mögliche Zykluszeit durchlaufen. Entsprechend ist ein Extremzustand in der anderen Richtung zu definieren.

Wir untersuchen nun zunächst Extremzustände der Art, daß alle Zykluszeiten einen festen Wert haben und gehen davon aus, daß die Population im Gleichgewicht ist, d. h. die Mitoserate zeitlich konstant bleibt. Wir setzen also vollständig asynchrones Wachstum voraus; dann können wir sagen, daß für ein infinitesimales Zeitintervall der Länge dt die Wahrscheinlichkeit $P(t, t + \mathrm{d}t)$ für die Teilung einer beliebig herausgegriffenen Zelle der Intervall-Länge proportional ist:

$$P(t, t + \mathrm{d}t) = \varepsilon \mathrm{d}t$$

wobei ε eine von t unabhängige Konstante ist. Wir gehen weiterhin davon aus. daß zum Zeitpunkt 0 die Population aus genau N_0 Zellen besteht. Ist n eine beliebige ganze Zahl $\geqq 0$, so bezeichnen wir mit $p_n(t)$ die Wahrscheinlichkeit dafür, daß die Population zum Zeitpunkt t aus genau n Zellen besteht. Danach können wir den Wachstumsprozeß „im Kleinen" folgendermaßen beschreiben:

$$p_n(t + \Delta t) = (n - 1)\varepsilon r_2 \,\mathrm{d}t p_{n-1}(t) + [(1 - n\varepsilon \,\mathrm{d}t) + n\varepsilon r_1 \,\mathrm{d}t] \times \\ \times p_n(t) + (n + 1)\varepsilon r_0 \,\mathrm{d}t \, p_{n+1}(t).$$

Diese Gleichung kann wie folgt abgeleitet werden: Wenn zum Zeitpunkt $t + \mathrm{d}t$ n Zellen vorhanden sind, brauchen wir für die Anzahl der Zellen zum Zeitpunkt t nur die drei Möglichkeiten $n - 1$, n und $n + 1$ in Betracht zu ziehen, da die übrigen Möglichkeiten vernachlässigbare Größenordnung haben. Der Faktor $(n - 1)\,\varepsilon r_2 \,\mathrm{d}t$ entspricht — von Termen vernachlässigbarer Größenordnung abgesehen — der Wahrscheinlichkeit dafür, daß sich im Zeitintervall $[t, t + \mathrm{d}t]$ von den $n - 1$ Zellen genau eine äqual teilt. In ähnlicher Weise können die übrigen Terme der obenstehenden Gleichung interpretiert werden.

Führen wir nun die sogenannte erzeugende Funktion

$$P(s, t) = \sum_{n=0}^{\infty} s^n p_n(t)$$

ein (vgl. Fisz 1971), so kann man zeigen, daß aus der oben angegebenen Beziehung zwischen den infinitesimalen Wahrscheinlichkeiten für $P(s, t)$ die partielle Differentialgleichung

$$\frac{\partial P(s, t)}{\partial t} = \varepsilon(r_2 s^2 - (1 - r_1)s + r_0) \frac{\partial P(s, t)}{\partial s}$$

folgt, wobei die gesuchte Lösung dieser Gleichung die Randbedingungen

$$P(s, 0) = s^{N_0}, \; P(1, t) = 1$$

erfüllen muß. Eine etwas längere Rechnung zeigt, daß dieses P durch die folgende Funktion gegeben ist:

$$P(s, t) = \left[\frac{\frac{r_0}{r_2}(1 - s) - e^{-\varepsilon(r_2 - r_0)t}\left(\frac{r_0}{r_2} - s\right)}{1 - s - e^{-\varepsilon(r_2 - r_0)t}\left(\frac{r_0}{r_2} - s\right)} \right]^{N_0} .$$

Wenn wir den mittleren Wachstumsverlauf untersuchen wollen, haben wir den Erwartungswert

$$E(n, t) = \sum_{n=0}^{\infty} n p_n(t)$$

für einen beliebigen Zeitpunkt t zu betrachten. Dieser ergibt sich unmittelbar durch Differentiation von P nach s an der Stelle $s = 1$. Wir erhalten das Ergebnis

$$E(n, t) = N_0 e^{\varepsilon(r_2 - r_0)t} = N_0 e^{\varepsilon(2w - 1)t} .$$

Somit ist unter der obengenannten Voraussetzung das Wachstum der Population im Mittel rein exponentiell und zwar mit dem Parameter $\varepsilon(2w - 1)$, so daß für $w > 1/2$ die Verdoppelungszeit durch $\frac{\ln 2}{\varepsilon(2w - 1)}$ gegeben ist. Der Fall $w = 1/2$ entspricht offenbar dem Gleichgewicht $r_0 = r_2$, in dem der Zellverlust gerade durch die Zellneubildung ausgeglichen wird.

Schließlich bedeutet $w < 1/2$, daß die Wachstumsfraktion im Mittel exponentiell abnimmt. Der reale Prozeß wird vom mittleren Verlauf stets mehr oder weniger abweichen, und es ist deshalb interessant, nach der Aussterbewahrscheinlichkeit zu fragen, d. h. nach der Wahrscheinlichkeit dafür, daß nach einer gewissen Zeit keine wachsenden Zellen mehr vorhanden sind. Offenbar ist diese Wahrscheinlichkeit durch den Ausdruck $\lim_{t \to \infty} p_0(t)$ gegeben. Aus der oben angegebenen erzeugenden Funktion folgt sofort:

$$p_0(t) = P(0, t) = \left[\frac{\frac{r_0}{r_2}(1 - e^{-\varepsilon(r_2 - r_0)t})}{1 - \frac{r_0}{r_2} e^{-\varepsilon(r_2 - r_0)t}} \right]^{N_0} .$$

Daher gilt:

$$\lim_{t \to \infty} p_0(t) = \left[\frac{r_0}{r_2} \right]^{N_0} .$$

Die gesuchte Größe hängt, wie zu ersehen ist, von der Anzahl der Zellen zum Beginn des Wachstums und vom Verhältnis des Anteils der äqualen Teilungen zu den Teilungen ohne wachsende Tochterzellen ab. Da bei unseren Versuchen die Startzahl N_0 bekannt ist und die Zahl der nicht angehenden oder stationär werdenden Tumoren geschätzt werden kann, dürfte sich die Möglichkeit ergeben, das Verhältnis r_0/r_2 abzuschätzen. Aus der Kenntnis der Klonierungswahrscheinlichkeit w kann dann zusammen mit diesem Ergebnis eine Schätzung der drei Parameter r_0, r_1 und r_2 erfolgen.

Die bisherigen Ableitungen gelten nur unter der Einschränkung, daß die Zykluszeiten konstant sind. Wir haben oben erläutert, daß sich ein nach unserem Modell verlaufender Wachstumsprozeß zwischen zwei extremen Prozessen bewegt, die den längsten bzw. den kürzesten Zellzykluszeiten entsprechen. Bezeichnen wir die entsprechenden Konstanten mit ε_1 bzw. ε_2 und ist $N(t)$ der unserem Modell entsprechende mittlere Verlauf, dann folgt:

$$N_0\, e^{\varepsilon_1(r_2 - r_0)t} \leqq N(t) \leqq N_0 e^{\varepsilon_2(r_2 - r_0)t}.$$

Diese Relation zeigt, daß der von uns betrachtete Wachstumsprozeß noch einem streng exponentiellen Verlauf ähnlich ist. Aufgrund der obigen Abschätzung könnte man von einem quasi-exponentiellen Verlauf sprechen.

Unsere Betrachtungen über das globale Wachstumsverhalten dienten der Aufklärung der Beziehung, die unser mathematisches Modell zu den in der Literatur häufig benutzten Wachstumsmodellen hat (vgl. z. B. Laird 1964, 1969; Steel 1977). Sie gelten nur für das dem Tumorwachstum zugeordnete Modell der konstanten Klonierungswahrscheinlichkeit. Unter den Voraussetzungen des Wundheilungsprozesses sind die entsprechenden Überlegungen bedeutend komplizierter. Man kann aber verhältnismäßig einfach zeigen, daß für eine beliebige mittlereKlonierungswahrscheinlichkeit w_P die Zahl der insgesamt wachsenden Stäbchen einen endlichen Erwartungswert besitzt. Daraus folgt, daß die erwartete insgesamt gebildete Zellzahl endlich bleibt:

$$\lim_{t \to \infty} N(t) < \infty$$

Die Gleichung ist so zu interpretieren, daß der Wundheilungsprozeß einer begrenzten Zellneubildung entspricht, so daß unser Modell mit der biologischen Erfahrung im Einklang steht.

Man kann leicht zeigen, daß für $w > 1/2$ die Zahl der insgesamt wachsenden Stäbchen keinen endlichen Erwartungswert hat. Dies folgt daraus, daß beim Tumor der Anteil der zu vielen Mitosen fähigen Klone (Dauerzellklone) entscheidend höher ist als bei der Wundheilung gleicher Intensität, d. h. für die die mittlere Klonierungswahrscheinlichkeit gleich der Klonierungswahrscheinlichkeit dieses Tumors ist: Solche Wachstumsbedingungen fanden sich im Tumor-Tetanus-Test mit1 $\times$ 10^6 Ehrlich-Karzinomzellen als Einsaat-Dosis und im Calciumchlorid-Sporen-Test mit 0,1 ml einer 5%igen $CaCl_2$-Lösung als Injektionsvolumen. Folglich wird ein Tumorwachstumsprozeß wesentlich sicherer angezeigt als irgend ein anderer Zellneubildungsprozeß, so daß für einen entsprechenden Tumor-Klostridien-Test mit einer hohen Spezifität gerechnet werden kann (vgl. Abschnitt 6.5.).

6.3. Die anaerobe Mikronische — Versuch einer Abgrenzung der Schrittmacherfunktion

Aus der bisherigen Diskussion geht hervor, daß die 1-zu-1-Korrespondenz der Mitose-Stäbchenteilungs-Relation einem gesetzmäßigen Vorgang entspricht. Das gibt den Anstoß zu überlegen, welche Bedingungen und Faktoren diesen Prozeß genauer charakterisieren. Dabei können wir versuchen, den anaeroben Mikrofokus zum einen von seiten der protokaryotischen, zum anderen seitens der eukaryotischen Zelle abzugrenzen und aus dieser Betrachtung allgemeine Vorstellungen über die Eigenschaft des zugrundeliegenden Mechanismus zu entwickeln. Das wird die Möglichkeit eröffnen, zu einem Vergleich mit anderen Spezifitätsprinzipien in der Biologie zu gelangen. Schließlich bietet es sich an, nach dem Vorbild der Pathogenese der Tetanusinfektion in analoger Weise wirkende Prinzipien auch bei anderen Infektionsprozessen zu suchen. In der abschließenden Diskussion wollen wir darauf eingehen, daß das in unserer Arbeit entworfene Modell eines pathogenetischen Grundprinzips in gewisser Weise auch auf die Karzinogenese Anwendung finden kann.

6.3.1. Alternierende Sauerstoffgradienten und Klostridienwachstum

Wir waren in unserer Hypothese zur Erklärung des Tumor-Tetanus-Phänomens davon ausgegangen, daß in der Teilung stehende Zellen gegenüber ruhenden Zellen einen stark erhöhten Sauerstoffverbrauch haben. Deshalb vermuteten wir im Zellzyklus einen bestimmten Zeitabschnitt, in dem die Mikroumgebung der Zelle eine überdurchschnittlich niedrige Sauerstoffkonzentration aufweist. Sie ist die Folge eines vorausgegangenen erhöhten Sauerstoffverbrauchs dieser Zelle. Aufgrund der begrenzten Sauerstoffdiffusion kann der steile Sauerstoffgradient nicht wieder sofort ausgeglichen werden. Dieser bioenergetisch gesteuerte Prozeß des fluktuierenden Sauerstoffgradienten kann nun bezüglich des Klostridienmetabolismus als ein O_2-shift-up-shift-down-Phänomen beschrieben werden.

Tetanusklostridien wachsen und teilen sich streng anaerob. Sie vermögen aber aerob zu germinieren. Holland (1969) hat die In-vitro-Germination von Tetanussporen unter definierten experimentellen Bedingungen untersucht und 4 Hauptgerminanten gefunden: Methionin, Nikotinamid, L-Milchsäure und Natriumionen in Phosphatpuffer. In der viel komplexer zusammengesetzten natürlichen Umgebung der teilungsaktiven Zelle mit der Optimaltemperatur von 310,15 °K (+37 °C) und dem leicht alkalischen pH werden alle nachfolgenden Enzymreaktionen des anaeroben Klostridienwachstums stimuliert und begünstigt. Zum Beispiel konnten wir ein optimales Wachstum mit Versporung von Tetanus-Leberbouillon-Kulturen (Stamm Tulloch 3) nur dann erzielen, wenn die Bebrütung in einer Gasatmosphäre stattfand, die im 5%-Kohlendioxid-Stickstoff-Gemisch weniger als 0,02% Sauerstoff enthielt. Überträgt man diese Situation auf In-vivo-Verhältnisse, so kann man sich vorstellen, daß eine derart hohe Sauerstoffverdünnung nur begrenzte Zeit von der Eukaryotenzelle aufrechterhalten wird. Wir nehmen daher an, daß die Zeitspanne nur gerade für die Sporengermination mit Auswachsen eines Stäbchens bzw. für einen Stäbchenverdoppelungsschritt ausreicht.

Da die Grundlage der Gewinnung von Bioenergie Redoxprozesse sind, bei denen Wasserstoff, dem thermodynamisch natürlichen Energiegefälle folgend, in enzymgesteuerten Schritten zu immer niedrigeren Reduktionsstufen geführt wird, und da Sauerstoff als der einzige terminale Elektronen-Akzeptor der Eukaryotenzelle fungiert, ergibt sich, daß der stark elektropositive Einfluß des Sauerstoffs die Ausbildung eines ausreichend elektronegativen Redoxpotentials in der Zellperipherie für das Klostridienwachstum verhindert. Dadurch verringert sich die Reduktionswirkung des Systems und die Tetanusklostridien werden eines Teils ihres Bioenergie erzeugenden Redoxpotentials und der für das Auswachsen (besonders bei kleiner Einsaat) erforderlichen Redoxbedingungen beraubt. Erst die Sauerstoffverarmung der Zellumgebung (mit entsprechend negativ werdendem Eh-Wert) garantiert, zusammen mit einem optimalen pH- und Temperaturbereich sowie den notwendigen Kohlenstoff- und Stickstoffquellen zur Deckung des Stoffwechselbedarfs der heterotrophen Klostridien das geeignete anaerobe Milieu (vgl. Teil II, 2.3.).

Die Breite des sauerstoffarmen perizellulären Raums sollte wenigstens einen Zelldurchmesser betragen. Da die Sauerstoffdiffusion von der Kapillare zur Zelle zum einen durch den räumlichen Abstand, zum anderen durch die P_{O_2}-Differenz zwischen Kapillare und metabolisierender Zelle bestimmt wird (vgl. Forster 1964), folgt daraus, daß die Kapillardichte auf erstgenannten Parameter einen bestimmenden Einfluß hat (Krogh 1929): Die Kapillaren liegen bei kleinen Tieren mit ihrem vielfach höheren Basalstoffwechsel dichter als bei größeren Tieren (vgl. Schmidt-Nielsen 1970). Aus unseren Studien geht aber hervor, daß die Relation 1 Zellmitose — 1 Klostridienteilung — 1 Toxin-(Elementar-)Dosis eher eine konstante Größe ist, woraus man schließen kann, daß diese für warmblütige Lebewesen, die Tetanusinfektionen mit vergleichbaren Verläufen bekommen können, zum Beispiel Mäuse und Menschen, Gültigkeit besitzt. Sehr wahrscheinlich ist die Kapillarversorgung klonierender Zellen, sei es im Tumor oder bei der Wundheilung, ein entscheidender Faktor (vgl. Folkman u. Greenspan 1975; Folkman u. Tyler 1977). Ein bestimmter (minimaler) Abstand zwischen Zelle und Kapillare sollte daher für eine Folge von repetitiven Mitosen die wichtigste Voraussetzung sein. Curran und Gold (1975) haben in Erweiterung klassischer Vorstellungen über den Gewebstransport und Verbrauch von Sauerstoff (vgl. Longmuir et al. 1971) ein stochastisches Modell der Sauerstoffdiffusion entwickelt, das ein O_2-Carrier-System impliziert und die begünstigte Sauerstoffaufnahme in Gewebsschnitten, unabhängig von ihrer Dicke, erklärt (vgl. McElwain u. Ponzo 1977).

Die während des mitosefreien Intervalls im Interzellularraum sich normalisierende Sauerstoffkonzentration bewirkt, daß der Wachstumsstoffwechsel der Klostridien zur Ruhe kommt. Die liegenbleibenden Stäbchen sind dadurch den potentiell toxischen Wirkungen des Sauerstoffs ausgesetzt und zwar in Form seiner freien Radikale, die als kurzlebige hochreaktive Intermediärstufen durch univalente Reduktionsschritte desselben entstehen (Michaelis 1946, vgl. Shanklin 1969). Besonders empfindlich gegen Sauerstoffkontakt sind die ungesättigten autoxydablen Membranlipide (vgl. L. Smith 1968; J. G. Morris 1976). Wir glauben, daß der weiten Verbreitung der Gewebsperoxydasen, -katalasen und Superoxid-Dismutasen Schutzfunktionen gegenüber den Klostridien zukommen, die möglicherweise das letztere Enzym selbst synthetisieren (J. Hewitt u. Morris 1975), worauf schon die Versuche von Hirano und Osako (1953) hindeuten. Schließlich kann das Fortbestehen und Weiterklonieren der Klostridienstäbchen in Gegenwart und trotz immunologischer Abwehrmechanismen des Gewebes auch im Sinne einer „immunprotektiven Nische“ (Medici 1972) interpretiert werden: Hierunter sind Immuninterferenzphänomene (Voisin 1971) in der Nähe klonierungsaktiver Wirtszellen zu verstehen.

6.3.2. Die kritische Zeitspanne der sauerstoffarmen Mikronische

Die Kenntnis der In-vitro-Bedingungen des anaeroben Tetanusklostridienwachstums erlaubte eine grobe Schätzung der minimalen Sauerstoffkonzentration, die das Stäbchenwachstum in vivo zuläßt. Andererseits weist die Rhythmik des Zellteilungswachstums der Eukaryotenzellen auf die Frage nach der Dauer des kritischen Zeitintervalls, das für die Aufrechterhaltung der anaeroben Mikronische entscheidend ist. Sobald wir uns über die Länge dieser Zeitspanne ein genaueres Bild machen können, ist es möglich, die Vorstellung der Mitose-Stäbchenteilungs-Relation mit den bekannten Daten der experimentellen Zellkinetik in eine zeitgerechte Beziehung zueinander zu bringen.

Betrachten wir zunächst das Ergebnis unseres Tag-Nacht-Versuches im Kochsalz-Sporen-Test, so ist die Übereinstimmung mit dem diurnalen Rhythmus der Mitoserate der Epidermis-Basalzellen der haarlosen Mäusehaut (Clausen et al. 1979) ein wichtiges Indiz dafür, daß die postulierte sauerstoffkonsumierende Überproduktion von Bioenergie der Zelle in der (späten) G2-Phase abläuft. Ferner ist daran zu denken, daß Schmitt et al. (1971a, 1971b; Schmitt u. Beneke 1971a, 1971b) nach subkutaner Schwämmchen-Implantation an regenerierenden Bindegewebszellen mit zunehmendem Alter der Ratten einen Rückgang der Proliferation (Abnahme des Mitose-Index, Zunahme der Zellzykluszeit) bei gleichzeitiger Tendenz zur Polyploidisierung der Zellpopulation (DNS-Synthese ohne Karyokinese) nachweisen konnten. In Analogie zur abfallenden Tetanusreaktivität der älteren gegenüber jüngeren Mäusen im $CaCl_2$-Sporen-Testsystem (Abschnitt 4.7.2.2.) schließt dieser Befund eine unmittelbare Beteiligung der DNS-Synthesephase an der Entstehung der anaeroben Mikronische mit ziemlicher Sicherheit aus.

Nicht so eindeutig war die Unterscheidbarkeit zwischen Mitose und Endoreduplikation (Ausbleiben der Kernteilung) im Rattenleber-Regenerationsversuch (Schneeweiß u. Fabricius 1975a): 24 Stunden nach operativer Teilhepatektomie intravenös injizierte Sporen bewirkten Tetanus, 96 Stunden später applizierte Sporen blieben ohne Reaktion. Da die Mitoserate und Endopolyploidisierung zum Beginn der Leberregeneration schnell ansteigen (vgl. Wrba et al. 1974; Desser-Wiest 1974b), wobei die Mitosewelle nach 48 Stunden den Höhepunkt erreicht (Fabrikant 1968), ist eine Korrelation zwischen Mitosezyklus, Endomitosezyklen und Tetanusreaktivität nicht auszuschließen. Nur 10% Mitosen wies die regenerierende CCl_4-Leber der Maus, verglichen mit der viel stärkeren Polyploidie der übrigen S-Phase-Zellen auf (Schultze et al. 1973; Gerhard et al. 1973; Maurer et al. 1973), und die regenerative Antwort der Kupfferschen Zellen, die nach 48 Stunden ihren Gipfel erreicht, sollte ebenfalls beachtet werden (Widmann u. Fahimi 1975; vgl. die Hypothese der „kritischen Masse" und ihre mathematische Formulierung: Tongendorff et al. 1975). Da aber im Gefolge einer Diäthylnitrosamin-induzierten Hepatombildung (Grundmann 1967) die Polyploidisierung zunächst stark eingeschränkt ist (Wrba et al. 1974) und solche Hepatomratten vom Beginn der Leberzellmalignisierung an hoch tetanusempfindlich reagieren (Schneeweiß u. Fabricius 1975a), spricht dies mit einer gewissen Sicherheit gegen mögliche Beziehungen zwischen Endomitosen und Klostridienteilungen.

So ergibt sich insgesamt aus dem bisher Diskutierten die Möglichkeit einer Kopplung zwischen Zellmitose, Klostridienstäbchenbildung bzw. Stäbchenverdoppelung und der Synthese sowie Sekretion einer (elementaren) Stäbchen-Toxindosis. Die Länge der kritischen Zeitspanne des anaeroben Stäbchenwachstums können wir anhand der Generationszeit der frühen exponentiellen Wachstumsphase einer Tetanus-Bouillonkultur mit 30 bis 60 Minuten angeben (Raynaud et al. 1955). Dieser Wert liegt nicht sehr entfernt vom In-vivo-Versuchsergebnis (J. W. G. Smith u. MacIver 1974): Hier erbrachte die intramuskuläre Injektion einer (vielfach tödlichen) Auskeimdosis von 1×10^3 Tetanussporen in 0,2 ml einer 4%igen $CaCl_2$-Lösung bei der Maus innerhalb einer 12stündigen Inkubationszeit einen mittleren Kolonien-Zahlenwert (nach Ausspatelung der in situ gewachsenen Stäbchen auf Blutagarplatten) von 6×10^6 Tetanuskeimen. Das kommt einer Stäbchen-Generationszeit von knapp 1 Stunde nahe.

Um die Frage nach der mathematisch errechenbaren Zeitspanne zu stellen, die eine approximative Abgrenzung der anaeroben Wachstumsphase zur Aufgabe hat, haben wir einige experimentelle Ergebnisse der Penizillinversuche im Tumor-Tetanus-Test und Calciumchlorid-Sporen-Test analysiert. Es wurden 10000 IE Prokain-Penizillin als Einzeldosis gegeben und zwar im Tumor-Test mit jeweils vierfacher Wiederholung und 12stündigen Intervallen der einzelnen Injektionen, im Wund-Tetanus als eine singuläre Penizillin-Applikation. Nach unseren In-vitro-Untersuchungen betrug der wirksame Blutspiegel des Penizillins etwa 10 Stunden, so daß beim Tumor-Test mit etwa zweistündigen penizillinarmen Intervallen (mit eingeschränkter bzw. fehlender Wirkung des Antibiotikums) zwischen den Einzelinjektionen zu rechnen war: Abschnitt 4.8.2. Die spezielle Aufgabe bestand darin, den zahlenmäßigen Umfang der Kohorte Tetanusstäbchen zu bestimmen, der nach einer Einsaat von 70 Sporen (und 1×10^6 Ehrlich-Krebszellen) pro dosi durch das genannte Behandlungsschema am 3. und 4. Tag p. i. *nicht* gehemmt wird. Die Rechnung zeigte in der Tat, daß bei diesen Annahmen sowie einer periodisch wiederkehrenden, momentanen Stäbchenverdoppelungszeit von 1 Stunde eine „penizillinresistente" Klostridienkohorte resultiert, deren zugehörige Tetanus-Verlaufskurve angenähert der experimentell ermittelten Summen-Reaktivitätskurve entsprach (Abschnitte 5.4.2.2. und 5.5.3.).

Beim Wund-Tetanus-Test wurde der frühe Tetanussterbeverlauf nach singulärer Penizillingabe im Computer-Modell im wesentlichen bestätigt (Abschnitte 5.4.2.2. und 5.5.3.). Außerdem zeigte es sich in der Computer-Simulation, daß eine singuläre Penizillin-Injektion in der nullten bzw. zwölften Stunde p. i. eine optimale Wirkung hat (Versuch mit 50 Tetanussporen im $CaCl_2$-Sporen-Test des Abschnitts 4.8.2.2.), während die Penizillin-Applikation in der 24. Stunde nach der $CaCl_2$-Sporen-Injektion nur noch etwa 50% der Tiere vor dem Tetanustod schützt. Das letztere Rechenbeispiel wurde im Abschnitt 5.5.3. nicht dargestellt.

Aus unseren Überlegungen und Berechnungen folgt, daß die für das Klostridienwachstum wirksame anaerobe In-vivo-Zeitspanne, die wir auf die Stoffwechselaktivität der im Mitosezyklus stehenden Eukaryotenzelle zurückführen, mit maximal 1 Stunde veranschlagt werden kann.

6.3.3. Die sauerstoffarme Nische im Zellteilungszyklus

Unsere quantitativen Studien mit dem Tetanussporen-Testsystem hatten zu einer Abgrenzung der kritischen Zeitspanne geführt, die im Ablauf des Mitosezyklus zur Verdoppelung eines Tetanusstäbchens benötigt wird. In dieser Phase findet eine deutliche Verminderung des Sauerstoff-Partialdruckes im perizellulären Raum statt, deren Ursprung in der Bioenergie der teilungsbereiten Eukaryotenzellen vermutet wird. Wir haben gewisse Anhaltspunkte dafür vorgebracht, daß ein Zellwachstum ohne Zellteilung (Hypertrophie) im Gegensatz zum Zellteilungswachstum (Zellneubildung — Hyperplasie) vom Tetanus-Test nicht erfaßt wird. Daß Hypertrophie nicht nur die Massenzunahme des Zytoplasmas (im Zuge der Gewebs- und Organdifferenzierung auch der Interzellularsubstanz) zur Voraussetzung hat sondern mit einer Kern-Polyploidisierung (DNS-Verdoppelung, gegebenenfalls Vervielfältigung, auch einer partiellen Vervielfältigung — sog. Amplifikation) einhergeht, hatten Sandritter und Scomazzoni (1964) an hypertrophierten Herzmuskelzellen gezeigt (vgl. Linzbach 1955). Mit wachsender Zellmasse nimmt der Betrag der DNS pro Zellkern zu, wobei solche Zellen als G2-blockierte Zellen anzusehen sind (vgl. Baserga 1974).

Wenn unser Tetanus-Testsystem nur im Mitosezyklus befindliche Eukaryotenzellen anzeigt, — wir haben unsere auf den erwähnten Experimenten und mathematischen Berechnungen beruhenden Annahmen näher ausgeführt —, ist es berechtigt, einige Fragen zu untersuchen, die zur Charakterisierung dieses für den Vollzug offenbar entscheidenden Zeitabschnittes dienen könnten. Wir möchten im voraus betonen, daß selbst eine genaue Kenntnis dieser bioenergetisch distinkten Phase, die sauerstoffabhängig scheint, keine Aussage über die Faktoren zuläßt, die die Regulation derselben betreffen. Wir können nur versuchen, hierzu einige Überlegungen mehr allgemeiner Natur anzustellen.

Wir gingen davon aus, daß die von uns getesteten Zellsysteme (Fibroblasten homöostatischer und regenerierender Bindegewebszellen, Tumorzellen des Ehrlich-Karzinoms, Maus-Lymphosarkoms, der Leukämie L1210, des Mamma-Adenokarzinoms und der Graffi-Virusleukämie —, um einige experimentelle Tiertumoren zu nennen) den gleichen Tetanusklostridien-stimulierenden Schritt vollziehen: Es handelt sich nach unserer Auffassung um ein vorzugsweise aerobes bioenergetisches Prinzip, das sehr wahrscheinlich in den G2-Phasen-Mitose-Übergang fest integriert ist. Da die Zellteilung endotherm verläuft, benötigt sie zusätzliche Energie. Hierdurch erhöht sich das elektrochemische Oberflächenpotential der Zellmembran und erniedrigt sich die normale Energiebarriere mit Verringerung der Zelladhäsion (vgl. Dolowy 1975). Diese Vorgänge wurden von P. C. T. Jones (1970c, 1972) zum intrazellulären ATP-Spiegel (zum ATP/ADP-Verhältnis) in Beziehung gebracht. Abhängig vom diurnalen Rhythmus der Mitoseaktivität zeigte sich eine positive Korrelation zwischen Mitoserate und Anstieg des ATPs. Es lag nahe, hierin eine Kopplung an die (z.B. durch Licht-Zeitgeber modulierbare) endogene Rhythmik des Energiemetabolismus zu erblicken, zumal weiterreichende organismische Zusammenhänge mit der endogenen Rhythmik bestehen: So bewirkt Druck eine Erniedrigung der Zytoplasmaviskosität mit ansteigendem ATP-Spiegel, während Licht- und Temperatureinflüsse invers korrelieren. Da schließlich auf zellulärer Ebene Basaltemperatur und Atmungsintensität (Sauerstoffverbrauch) gekoppelt sind (vgl. Himms-Hagen 1976) und vom Schilddrüsenhormon über die Na^+K^+-ATPase kontrolliert werden (Hypothese von I. S. Edelman 1974), ergibt sich ein innerer Zusammenhang der Mitoseaktivität zu den Bioenergie erzeugenden Stoffwechselprozessen und ihrer gesetzmäßigen Periodizität (Teil I, 2.3.1.; Teil II, 2.1. und 2.2.).

Betrachten wir die einschneidenden morphischen Veränderungen des Mitosezyklus im Lichte einer zeitlich distinkten Energiephase der Zelle: Es könnten die haarähnliche Auffaltung der Zytoplasmamembran (elektronenoptische Mikrovilli) im Verlauf der prämitotischen Verdopplung des Zellvolumens (Knutton et al. 1975; vgl. H. E. Huxley 1973) sowie die hiermit alternierende Assoziierung der aktinartigen Mikrofilamente und Mikrotubuli (Sanger 1975; Adelstein 1975), einerseits mit der Plasmamembran in der Interphase, andererseits mit der Polspindel und äquatorialen Schnürfurche zur Mitose, einen Hinweis auf differente Energiezustände der Membranen bedeuten. Bezüglich der mitotischen Membranmorphe scheint es keine sichere Unterscheidungsmöglichkeit zwischen Normalzellen und Tumorzellen zu geben (Pasternak 1976), und da Mikrotubuli an allen Morphogenese-, Transport- und Bewegungsabläufen der Zelle beteiligt sind (ihre dem Entropieprinzip unterliegende, selbstassoziierende Struktur ähnelt in gewisser Hinsicht den Virusproteinhüllen: Soifer 1975; vgl. E. W. Taylor 1975) kann man ihren mitosegebundenen Funktionswandel als morphisches Kriterium für wichtige Ladungsänderungen der Zellmembran (ihres Informationen vermittelnden „bioelektrischen Feldes": Donaldson u. Mason 1975) betrachten; die Gemeinsamkeiten im Mitosestatus betreffen transformierte Zellen, embryonale und regenerierende Zellen und beziehen sich auf so unterschiedliche Merkmale wie Biopotential, Embryonalantigene und Lektin-Agglutinabilität (vgl. Burger 1977).

Einen entscheidenden Augenblick im Übergang der Interphase zur Mitose (der frühen Prophase) kennzeichnet der Strukturwechsel des Chromatins, das nach Nagl (1976) zunächst eine Dekondensation („Zerstäubung"), alsdann eine Kondensation bis zur kompletten „Spiralisierung" des Transportkerns (im Gegensatz zum Funktionskern der Interphase) erfährt. Als Kontrollelement wird die Phosphorylierung der lysinreichen Histone mit einem Anstieg der Histon-Phosphokinase-Aktivität zur späten G2-Phase angesehen (Gurley et al. 1972; Bradbury et al. 1974a, 1974b; vgl. Sluÿser 1977; Bradbury 1978; Richards et al. 1978). Die phasenspezifische Phosphorylierung betrifft Normalzellen und Krebszellen (Balhorn et al. 1972). Gleichzeitig erfolgt ein Abbau der Kernmembran, die in der Anaphase, abhängig von neusynthetisierter RNS, rekonstituiert wird (Obara et al. 1973).

In der Studie von Kavetski und Kazimin (1973) wurde an (säulengetrennten) distinkten Zellzyklusphasenzellen des Ehrlich-Karzinoms ein starker zweiter Anstieg der Atmung (des Sauerstoffverbrauchs) zum Eintritt in die G2-Phase registriert. Der erste lag am Austritt aus der G1-Phase, etwa zeitgleich zum Anstieg der Glykolyse (der Laktatbildung), und er blieb während der gesamten S-Phase konstant. Die Autoren werteten den zweiten Atmungsanstieg als Zeichen der Membran-Neosynthese (sie wurde an der Zunahme der Cholesterinsynthese bestimmt) und sahen diese vor allem im Zusammenhang mit der Vorbereitung zur Mitose und der Bildung des mitotischen Apparates. Insgesamt zeigte der wellenförmige Verlauf des Energiepotentials einen ersten Energieverbrauch im Zuge der Proteinsynthese und einen zweiten mit der Membransynthese.

Schon 1952 hatte Bullough eine stadienspezifische Kopplung von O_2-verbrauchenden Prozessen an den Vollzug der Mitose vermutet und mit manometrischen Untersuchungen der Warburg-Methode an Epidermiszellen der Maus genauer beschrieben. Er nannte die der Prophase kurz vorausgehende Stufe, die stark energieabhängig war, „Antephase" und die in diesem Zeitintervall produzierte Energie „Antephase-Energie". Ist die Stufe einmal überschritten, läuft die Mitose entsprechend einer Alles-oder-Nichts-Reaktion unabhängig von äußeren Einflüssen zuende. Swann entwickelte die Vorstellung vom „Energie-Reservoir" der Zelle, dessen Auffüllung als Kontrollelement der Zellteilung fungiert (Übersicht bei Swann 1954, 1957, 1958; vgl. Mazia 1961).

Vergleicht man kritisch die Versuchsaussagen von Bullough (1952) sowie von Kavetski und Kazimin (1973) mit den experimentellen und mathematischen Ergebnissen unseres Klostridien-Zellteilungs-Modells, so dürfen die Arbeiten von Warburg (1923; Warburg et al. 1924) nicht unberücksichtigt bleiben. Wie erwähnt hatte Warburg (1961) den Malmgren-Flanigan-Versuch (1955) und das Klostridien-Onkolyse-Prinzip von Möse und Möse (1959) als den In-vivo-Beweis für die von ihm entdeckte aerobe Glykolyse des Glukose-Tumor-Energiestoffwechsels im Sinne eines gestörten Pasteur-Effektes betrachtet (Warburg 1926a). Die Ursache des Klostridienwachstums sah er in dem niedrigen Sauerstoff-Partialdruck gärender Tumoren (Warburg 1966a). Er schloß in Analogie zum „Verjüngungsprozeß" der Kulturhefen (Pasteur 1876), daß die fakultativ anaeroben Krebszellen einen natürlichen Wechsel zwischen anaeroben und aeroben Lebensphasen durchlaufen, indem sich Zellen zum Beispiel aus anaeroben Tumormassen loslösen und beim Metastasieren zunächst aerob wachsen, bevor „ihr eigenes Wachstum ihnen den Sauerstoff fortnimmt", so daß sie wieder anaerob wachsen (Warburg 1962, 1966a). Durch Warburgs Arbeiten wurde das Problem der Regulation des Energiestoffwechsels erkannt und die Forschung auf molekulare Kontrollmechanismen gelenkt (vgl. Weinhouse 1956, 1976a; Racker 1972, 1976).

Für unsere Diskussion ist die Tatsache wichtig, daß die In-vitro-Methoden von Warburg (1923), Bullough (1952) sowie Kavetski und Kazimin (1973) eine globale Verteilung Energie-erzeugender aerober und/oder anaerober Prozesse über eine (vorwiegend gemischte) Zellpopulation bestimmen. Ihre Aussagen sind daher nur mit Einschränkung den Meßresultaten unseres Tetanussporen-Systems an die Seite zu stellen. Denn offensichtlich wird im Maus-Tetanussporen-Modell die (zyklisch wiederkehrende) Zeitspanne festgelegt und definiert, die im Mitosezyklus eine für den Eintritt in die Mitose obligate aerobe Stufe der Energieproduktion des einzelnen Zellklons sichtbar macht. Somit gestattet unsere mikrobiologisch verfeinerte Meßmethodik einen Einblick in den Bioenergie erzeugenden Elementarprozeß der einzelnen Zellteilung.

6.3.4. Das Spezifitätsprinzip der Mitose-Klostridien-Assoziierung

Wir sind uns darüber im klaren, daß das in dieser Arbeit erstmals beschriebene Prinzip einer 1-zu-1-Korrespondenz von Mitose und Stäbchenteilung nicht mit den anerkannten Vorstellungen über Spezifitätsmechanismen in der Biologie vereinbar ist. Pauling (1974) hat eine Übersicht über die Entwicklung der allgemeinen Theorie gegeben, die die molekulare Grundlage der biologischen Spezifität erklärt. Sie basiert nach der anschaulichen Vorstellung des „Schlüssel-Schloß-Prinzips" von E. Fischer (1894) auf den komplementären Strukturen der miteinander reagierenden Moleküle, wobei Wasserstoffbindungen zu den wichtigsten der schwachen intermolekularen Kräfte zählen (Mirsky u. Pauling 1936; Pauling u. Delbrück 1940; vgl. Eigen 1963).

In der Immunologie gehört das Spezifitätsphänomen im Sinne stereochemisch komplementärer Bedingtheit von Antigen und Antikörper, genauer gesagt der determinanten Gruppen des Antigenmoleküls und entsprechender Haftstellen am Antikörperglobulin-Molekül, zu den Leitlinien der Forschung (Landsteiner 1933). Schon

P. Ehrlich (1900) hatte dieses Konzept seiner bildhaften Darstellung der Seitenketten-Theorie zugrunde gelegt. Ebenso geht die Modellierung der Immunantwort in der gegenwärtigen Forschung von den Interaktionen zwischen Antigenen und Immunzellrezeptoren (Antikörpermolekülen der Zellmembran) aus und verfolgt den Ablauf des Prozesses anhand der gegenseitigen Vernetzung der erkennenden Elemente des Immunsystems (Jerne 1971), die letztlich auf der stereochemischen Korrespondenz der miteinander reagierenden Molekülgruppen beruht.

Ihren Triumph erfuhr die Spezifitätslehre von der Spiegelbildlichkeit der stöchiometrisch miteinander reagierenden Partner in der molekularen Genetik. Denn im Prinzip beruhen die Mechanismen der Penetration und Replikation, sei es bei der Befruchtung der Eizelle, der virusinduzierten Transformation zur Tumorzelle oder der Bakterien-Infektion durch Bakteriophagen, auf der „chemischen" Verwandtschaft mit der jeweiligen Wirtszelle. Sie ist dem Schlüssel-Schloß-Vorbild der Bindungen zwischen Antigen und Antikörper, Enzym und Substrat, Hormon und Rezeptor vergleichbar (Ellis 1966). Das Denken in Matrizen bezieht sich auf enzymkinetische Modelle und hat im „zentralen Dogma" der Molekularbiologie, das heißt der Kodierung der Polypeptidsynthese durch eine DNS-komplementäre RNS-Kopie (Crick 1958), einen festen Platz gefunden. Vorstellungen der Molekülkonformation beherrschen die Erklärungsversuche zur Immunglobulinstruktur und helfen bei der Analyse der interzellulären Regulationsphänomene durch „Botenmoleküle" bzw. des Ablaufs von Kaskadenreaktionen über Aktivatoren und Deaktivatoren (vgl. van Lancker 1976, 1977).

Die stochastische Natur vieler biologischer Prozesse tritt aber bei der Erforschung der biochemischen Grundlagen genannter Phänomene zu wenig in Erscheinung. Das erklärt sich dadurch, daß in der Prämisse einer Determiniertheit des zu erforschenden Vorganges bereits eine Einengung auf diesbezüglich vorgegebene Lösungswege erfolgt, denen das Gußform-Abdruck-Modell zugrunde liegt. Dies geschah beispielsweise bei der Erforschung der Tetanuspathogenese. Man widmete sich dem „stofflich faßbaren" Substrat der Tetanusvergiftung, seiner Toxikologie, Pharmakotoxiko-Kinetik und Neuropharmakologie einschließlich der Strukturaufklärung und Biochemie des Toxinmoleküls (vgl. Bizzini et al. 1974). Die Forschungsrichtung wird ihren Abschluß in der Aufklärung der Pharmakodynamik des Tetanospasmins an den Toxinrezeptoren distinkter Schaltneuronen des ZNS finden (vgl. Kryzhanovskyi 1967b; Kryzhanovskyi et al. 1971a; Kryzhanovskyi et al. 1975; Erdmann u. Habermann 1977; Bigalke et al. 1978). Die lebenswichtige Funktion einiger dieser Schaltstellen und die starke Affinität zwischen Toxin und Rezeptor, — Tetanustoxin gilt neben Botulinustoxin als das stärkste bekannte Nervengift (Habermann 1974) —, erklären die hohe Empfindlichkeit des Maus-Tumor-Tetanus-Tests und die Reproduzierbarkeit der Tetanusreaktivität, die dank ihrer typischen Symptomatik unzweideutige Charakteristika für den zu messenden Wachstumsprozeß besitzt.

Im Gegensatz zu der nach klassischem Vorbild erforschbaren Tetanusvergiftung erforderte die Untersuchung der Klostridienvermehrung, die der Intoxikation zeitlich vorausgeht, die Analyse eines komplizierten anaeroben Wachstumsvorgangs. Als methodische Voraussetzung diente das Infektionsmodell der Tumormaus mit Tetanussporen. Nach Festlegung der Startbedingungen der Sporen anhand der quantitativen Beziehung der Startdosis zur aufsummierten Tetanusreaktivität der Mäuse wurde die Frage der Spezifität des Tumor-Tetanus-Phänomens bzw. der treibenden Kraft des Klostridienwachstums einer stufenweisen Klärung zugeführt (Teil II, 3.3.). In der zweiten Phase unserer Arbeiten war die Entwicklung des mathematischen Wachstumsmodells die unerläßliche Voraussetzung für die präzise und quantitative Formulierung des Problems. Auf der Grundlage dieses stochastischen Modells war es möglich, unsere (indirekten) experimentellen Hinweise zu erhärten, daß dem überschaubaren Wachstumsprozeß der Klostridien eine 1-zu-1-Relation der Schrittmacher-Zellmitose und des Teilungswachstums eines Klostridienstäbchens zugrunde liegt (Teil II, 3.4.).

Sucht man in dem Elementarvorgang der räumlich-zeitlichen Assoziierung einer Eukaryotenzelle und eines Klostridienstäbchens nach der wichtigsten Bezugsgröße, so ist es unseres Erachtens die komplementäre Beziehung zwischen der Aerobiose und Anaerobiose der beteiligten Partner (vgl. Teil II, 2.): Es kommt zu einem geordneten Zusammenspiel zwischen zwei differenten Reaktionsketten der biologischen Oxydation, indem die Elektronentransport-Phosphorylierung des Aerobiers (durch den starken Sauerstoffbedarf) die Voraussetzung für die Substrat-Phosphorylierung des Anaerobiers schafft, die an die *Abwesenheit* des Sauerstoffs gebunden ist. Da beim Anaerobier der weiter oben beschriebene Energiestoffwechsel (zur Regenerierung von ATP) wachstumslimitierend ist (vgl. Decker et al. 1970; Thauer et al. 1977), muß man annehmen, daß eine temporäre Erhöhung des aeroben Energiestoffwechsels der Eukaryotenzelle zugleich auch den Energiedurchsatz des anaerob wachsenden Stäbchens (die Geschwindigkeit der Regenerierung und des Verbrauchs von ATP) determiniert (vgl. die Bedeutung des ATP-ADP- bzw. ATP-AMP-Verhältnisses für die „Energieladung" als Regelgröße des Energiedurchsatzes der Zelle: D. E. Atkinson 1968, 1977).

Die zeitliche und räumliche Assoziierung der Atmungskettenphosphorylierung der Schrittmacherzelle mit der Substratstufenphosphorylierung des Klostridienstäbchens führt dazu, daß die pro Zeiteinheit, d. h. die pro Mitose pro anaerobe Zeitspanne im perizellulären Raum erfolgende Stäbchenbildung und Toxinsynthese einen gleichen mittleren Betrag von Eins erreicht (1 Stäbchen — 1 elementare Toxindosis bzw. 1 Stäbchenteilung — 2 elementare Toxindosen). Durch den Schrittmacher-Mechanismus unterliegt das Wachstum der Klostridienpopulation einem äußeren Zeitgeber von seiten der mitotischen Zelle, der mit dem inneren Zeitgeber des Teilungszyklus der Eukaryotenzelle selbst identisch ist. Somit ist es vorstellbar, daß die Eigenart des inneren Zeitgebers der Schrittmacherzelle darin besteht, einem Zeitmuster zu folgen, das mit den selbsterhaltenden Oszillationen des eigenen Bioenergie erzeugenden ATP-ADP-Systems verkoppelt ist (vgl. Pittendrigh et al. 1958; Chance et al. 1964; B. Hess 1968). Insgesamt entsteht aufgrund des 1-zu-1-Verhältnisses der Mitose zur Stäbchenteilung der Eindruck, als liefe der Wachstumsprozeß der beiden nicht verwandten Zellpopulationen wie eine chemische Reaktion nach stöchiometrischen Gesetzen ab.

Die strikte zeitliche und örtliche Koordinierung von Zellmitose und Stäbchenwachstum ist auch der Grund dafür, daß sich gesetzmäßige Beziehungen im Wachstum der Zellpopulation (Tumorzellen, Wundfibroblasten) aufstellen lassen, trotz der Stochastik der wichtigen Bezugsparameter wie Trefferzahl, Klonierungspotenz und Zellzykluszeit, die ja anhand der lokalen Klostridienvermehrung und Toxinbildung abgeleitet und bestimmt werden. Wir konnten allerdings die Frage der räumlichen Zuordnung der wachsenden Stäbchenpopulation zum Schrittmacher-Zellklon experimentell nicht sicher abklären. In einer histologischen Studie konnten Urban et al. (1974) nachweisen, daß innerhalb 4 Stunden nach subkutaner Injektion einer Tumorzellen-Klostridiensporen-Suspension vereinzelte Stäbchen nach Auskeimung zu finden waren. Einige lagen dicht an der Membran mitotischer Tumorzellen. Interzellulär liegende Stäbchenketten mit bis zu 4 Gliedern (entsprechend 3 Stäbchengenerationen: 1—2—4 Stäbchen) waren 2 Tage p. i. anzutreffen. Es gab keine sicheren Anhaltspunkte in bezug auf Minimal- oder Maximalabstände der Zellen und Stäbchen oder Hinweise auf mögliche intrazelluläre Wachstumsnischen.

Das Konzept der bioenergetischen Komplementarität von Zellmitose und Stäbchenteilung wirft, hier nur angedeutet, sehr allgemeine Fragen auf, die sich mit der Evolution höherer kernhaltiger Zellen aus niederen kernlosen Lebensformen befassen. In der extremen Auslegung der Endosymbiose-Theorie (F. J. R. Taylor 1974) wird die

Herkunft der „Energie-Organellen" (photophosphorylierende Chloroplasten, atmungskettenphosphorylierende Mitochondrien) sowie des Eukaryoten-Mikrotubuli-Systems (Zilien-Flagellen-Mitosespindel-Proteine) als die erbliche Folge von *Endosymbiose-Prozessen* ehemals freilebender Protokaryoten verstanden (vgl. Margulis 1975). Hiernach sind die heutigen Formen des Zell-Lebens die Nachfahren von anaerob fermentierenden heterotrophen Protokaryoten. Diese waren mit einem *nicht* überlappenden Triplett-Kode ausgestattet. Die Evolution erfolgte vor allem durch graduelle Stoffwechsel-Adaptationen, die zunächst parallel arbeitende Translationsapparate zur Voraussetzung hatten, bevor „überflüssige" Gene eliminiert sowie ein überlappender Triplett-Kode etabliert wurden (vgl. Woese 1969, 1973; Ninio 1975; Barricelli 1977).

6.4. Pathogenese der Tetanusinfektion — ein Denkmodell für Infektionen und Karzinogenese

Das Schrittmacher-Konzept der Tumor-Tetanus-Versuche beruht auf der Entdeckung, daß Tetanusklostridien durch proliferierende Tumorzellen zu einem synchronen Wachstum stimuliert werden. Im Prinzip werden hierbei die jeweiligen Teilungsschritte der Vermehrung im Tumorzellklon und Tetanusstäbchenklon zeitgleich vollzogen. Wir konnten die Wachstumskoordinierung der beiden phylogenetisch nicht verwandten Zellpopulationen auf einen zeitlich definierten Stoffwechselschritt der mitotischen Warmblüterzelle zurückführen. Der Schritt ist durch eine temporäre Sauerstoffverarmung der Peripherie dieser Zelle zu charakterisieren. Durch die *aktive* Leistung der Schrittmacherzelle wird der Energiestoffwechsel der anaeroben Klostridien aktiviert und im Takt der wiederkehrenden Mitosen als Teilungswachstumsstoffwechsel periodisch und synchron realisiert.

Die Bedingtheit des Klostridien-Teilungswachstums durch das mitotische Teilungswachstum der Wirtszellen (Tumorzellen des Tumor-Tetanus, Wundfibroblasten des Wund-Tetanus) erfordert ein Umdenken im Verständnis der Pathogenese im Sinne der begrifflichen Formulierung von Fischer-Wasels (1927), daß der pathogenetische Prozeß, gewissermaßen das Wesen einer Krankheit, nicht von deren Ursache her zu begreifen ist sondern durch organismuseigene Faktoren determiniert wird. Auf eine Kurzformel gebracht lautet die Pathogenese des Tetanus (entsprechend dem Maus-Tumor-Tetanus-Modell) folgendermaßen: Die mitotischen Tumorzellen („der Wirt") determinieren die lokale Infektion durch Tetanusklostridien, ihre Vermehrung und Giftbildung („die Krankheit"), während die motorischen Nervenbahnen den Weg der Toxinwanderung vorzeichnen und zugleich die Voraussetzung sind für die Toxinbindung und -wirkung an den Rezeptoren der Hemmungssynapsen in den zu den Vorderhörnern benachbarten Regionen des Rückenmarks („die Krankheitsform").

Es sind mit anderen Worten nicht die Krankheitserreger oder deren Gift („die Krankheitsursache"), die den charakteristischen Verlauf der gegebenenfalls zum Tode führenden Erkrankung mit ihrer in der Infektionslehre so einmalig typischen Symptomatik erklären. Dazu bedarf es der Kenntnis der verschiedenen Arten und Ebenen von Interaktionen, die sich zwischen den Erregern und beteiligten mitoseaktiven Wirtszellen, ferner den Toxinmolekülen und Feinstrukturen der Nervenleitschienen bzw. Bindungsrezeptoren an den Membranvesikeln von Schaltneuronen in hochspezifischer Weise abspielen. Hierbei ist das Wirkprinzip zwischen Wirtszellen und Stäbchen bioenergetischer Natur, das der Toxinbindung und -wirkung dagegen enzymkinetisch-stöchiometrischer Art. Erst die Berücksichtigung der im Bauplan des Wirts und der Dynamik seiner vermehrungsfähigen Elemente verankerten Mikrostrukturen und bioenergetischen Prozesse gestattet es, ein Gesamtbild der Pathogenese der Tetanustoxikoinfektion zu entwerfen, das unserem Verständnis weiterhilft, wobei es unerläßlich ist, Untersuchungen zum Feinmechanismus der Wirt-Erreger-Beziehung, seiner dynamisch ineinandergreifenden, gegenseitigen Bedingtheit in Angriff zu nehmen.

In diese Überlegungen muß die Tatsache einbezogen werden, daß das primäre Ereignis, das für die Entstehung der Krankheit die wichtigste Voraussetzung ist, einen komplizierten *stochastischen* Elementarvorgang darstellt. Dieser setzt sich aus einer ganzen Anzahl stochastisch wirkender Parameter zusammen, die erst in toto das „Primär-Ereignis" der Auskeimung und Stäbchenbildung mit Toxinsynthese zustandebringen. Jeder einzelne der Parameter wie Trefferzahl, Klonierungspotenz, Phagozytenstärke ist, wie gesagt, stochastischer Natur; selbst die kritische Stäbchenzahl, die die Erkrankungsschwelle des Tetanus zum Ausdruck bringt und in der Tierpopulation gewissen Schwankungen unterliegt, erklärt es, warum ein deterministisches Modell der Tetanusinfektion niemals in der Lage wäre, den anaeroben Wachstumsprozeß der Klostridien mit seiner gesetzmäßigen Beziehung zu den teilungsaktiven Zellen des Wirts in der richtigen und erschöpfenden Weise zu beschreiben oder zu verstehen.

Verallgemeinert man die am Beispiel der Infektionspathogenese des Tetanus gewonnene Erkenntnis auf Infektionsprozesse anderer Ätiologie, so kommt es darauf an, zwei differente Wirkmechanismen ins Auge zu fassen, die im Ablauf einer Wirt-Erreger-Beziehung von Belang sind: das bioenergetische Prinzip und das stöchiometrische Wirkprinzip. Beim erstgenannten wird der Energiestoffwechsel des Erregers an die vorgegebenen Energie-erzeugenden Wirkketten der Wirtszelle „angekoppelt". Der Ankopplungsmechanismus ist in jedem Fall die wichtigste Voraussetzung für die Vermehrung des Erregers am primären Infektionsort (die Primärinfektion). In zweiter Instanz kommen stöchiometrische Prinzipien enzymkinetischer Art zur Wirkung, die beim Tetanus an der typischen Intoxikationspathogenese abzulesen sind. Es können auch, was leicht einzusehen ist, beide Mechanismen ineinandergreifen, wenn zum Beispiel dem „Einschalten" der Energiegewinnung ein „Haften" des Erregers durch Rezeptorbindung vorausgeht oder zur Voraussetzung wird.

Es erscheint uns daher wichtig darauf hinzuweisen, daß viele bakterienbedingte Krankheiten ein entscheidendes frühes Infektionsstadium durchlaufen, in das der Phagozyt (vor allem der Makrophage) als potentieller Träger der Mikronische für den Energie-erzeugenden Ankopplungmechanismus einbezogen wird. Wir erinnern an die *aeroben* Infektionserreger der Tuberkulose (vgl. Youmans u. Youmans 1969) und des Milzbrandes (vgl. H. Smith 1976), ferner an die bereits erwähnten anaeroben Botulinusklostridien, die in seltenen Fällen einen Wund-Botulismus (vgl. Dolman 1961) oder eine Darminfektion (Minervin 1967) verursachen können (vgl. Suzuki et al. 1971c; Suzuki u. Grecz 1972a, 1972b; Teil II, 1.2.2.3.). Bei genannten und weiteren Infektionen sollte die Mikro-Ökologie des „Makrophagen-Habitats" zum Hauptgegenstand der Pathogeneseforschung werden, um zu einer Analyse des Feinmechanismus der primären Erreger-Wirt-Beziehung zu gelangen (vgl. J. G. Hirsch, 1972). Die Ankopplung des Parasiten-Energiemetabolismus an den der Wirtszelle, gleichgültig ob sie sich extrazellulär oder intrazellulär vollzieht, ist nach unserer Vorstellung der erste Schritt, der das Parasitenwachstum in Gang bringt.

In diesem Zusammenhang sind neuere experimentelle Hinweise interessant, daß die Sporengermination trotz aller Vielfalt der möglichen Sporengerminanten einem unitarischen Stoffwechselmechanismus gehorcht, der mit einem energieverbrauchenden Schritt einhergeht (G. J. Dring u. Gould 1975, 1977). Er wird bei aeroben Sporenbildnern durch Elektronentransport-Inhibitoren blockiert, während er bei anaeroben Sporenbildnern durch ein Membran-ATPase-System angeschaltet wird (vgl. Salton 1974). Daß der ATP erzeugende Mechanismus der Wirtszelle auch bei Virusinfektionen eine entscheidende Rolle spielt, zeigt das Modell der Phagenvermehrung, die an die Intaktheit und den Ablauf des Energiestoffwechsels der Wirtsbakterien gebunden bleibt (vgl. Carlberg 1976). Man könnte Viren allgemein vielleicht als „Zellenergie-Parasiten“ bezeichnen (vgl. Schlegel 1976).

Wenn die von uns entwickelte Konzeption der Infektionspathogenese zutreffend ist, sollte es möglich sein, bei Kenntnis der pathogenetischen Kennmerkmale eines bestimmten Erregers (im Falle der Tetanusklostridien sind es die Anaerobiose und spezifische Toxinstruktur) auf verwandte, zum jeweiligen Erreger komplementäre Strukturen und Prozesse seitens der Wirtszellen zu schließen. Schon bei der Erforschung der Wirkmechanismen vieler Antibiotika gelangte man über den „Umweg“ ihrer Wirkungsweise zu einem tieferen Einblick in den Zellstoffwechsel, dessen Ergründung sonst der experimentellen Analyse schwer zugänglich geblieben wäre (vgl. Zähner 1964; Hash 1972).

Dem gleichen Gedanken begegnet man bei Temin (1976) im Rahmen seiner genetischen DNS-Provirus-Hypothese, die eine Integration der Virus-DNS (nach reverser Transkription der Virus-RNS) in das Wirtszellgenom postuliert. Die Integration setzt bereits vorgebildete, zur Virus-DNS komplementäre DNS-Sequenzen voraus. Diese sind phylogenetisch älter als die entsprechende Virus-DNS: Ihre Mengenverteilung im Zellgenom des Wirts spiegelt den Grad der stammesgeschichtlichen Verwandtschaft der betreffenden Spezies wider. Wahrscheinlich besitzen sie normale Zellfunktionen bei der Differenzierung (Todaro 1978; L. Gross 1978). Ob es im Fall einer Integration mit einem Tumorvirus, z.B. dem Rous-Sarkomvirus, zur Krebsentstehung kommt, hängt nach Temin (1974a, 1974b) davon ab, ob das Wirtszellgenom „Krebsgene“ enthält, die sich zur entsprechenden Tumorvirus-DNS komplementär verhalten. Die Krebsgene können nach Einwirkung chemischer und/oder physikalischer Agenzien mutativ entstanden sein und eine Störung im normalen Informationsfluß der Zelle im Sinne der Speicherung und Weitergabe über das DNS-RNS-DNS-System bewirken. Onkogene Viren stellen daher wichtige Modelle zur Erforschung derjenigen molekularen Mechanismen der Zelle dar, die bei der *Pathogenese der Geschwulstbildung* dem stöchiometrischen Wirkprinzip der Reaktionspartner (dem Schlüssel-Schloß-Vorbild der Kodierung der Proteinsynthese) unterliegen.

Eine allgemeine Formulierung des von uns entwickelten Pathogenese-Modells für Infektionen besagt nun, daß der entscheidende zur Vermehrung der Krankheitserreger im empfänglichen Organismus führende Schritt von der Bioenergie der Wirtszelle initiiert wird. Speziell wird beim Tetanus der hierfür erforderliche Betrag an Energie des Stäbchenwachstums in enger Kopplung an die Mitose bereitgestellt. Das eröffnet die Möglichkeit, die Störung der Zellklonierung beim Krebswachstum genauer zu beschreiben. Dazu führten wir einen Vergleich zwischen den Testsystemen des Tumor-Tetanus und Wund-Tetanus durch. Als Gesamtergebnis der Klonierungsstudien stellte sich heraus, daß die Mitose der Tumorzelle, gemessen an der des Wundfibroblasten, nicht verändert ist. Anders geworden für die im Zelldurchsatz befindliche Population ist das „Programm“ der Klonierungspotenz, d. h. Anzahl und Zeittakt der Mitosen der Tumorzellklone. Die Veränderung der Rhythmik und Periodizität der Mitosen fanden wir in einem Vergleich der Dauerzellklonierung zwischen Tumor-Tetanus und Wund-Tetanus bestätigt (Abschnitt 5.4.2.). Diesem Tatbestand kommt Haddows Konzept (1974), daß die Wunde einem „selbstheilenden Tumor“, die Neoplasie einem „Zuviel an Wundheilung“ entspricht, am nächsten.

Für die allgemeine Pathogenese der Geschwulstbildung ergibt sich die Schlußfolgerung, daß zwei Wirkprinzipien unterschiedlicher Natur zusammentreten müssen: Neben einem stereochemischen Mechanismus der Spezifität, der den Vorgang der Initiierung der „Primärläsion“ der Zelle durch einen chemischen, physikalischen oder viralen Kontakt mit einem Makromolekül (DNS, RNS oder Protein) erklärt — vgl.

die Feld-Theorie der instabilen biodynamischen Umgebung einer Krebszelle als Konsequenz einer stereochemischen Veränderung eines Zell-Makromoleküls (Gurel 1971) — wird ein bioenergetischer Prozeß manifest, der nach Art eines gestörten inneren Zeitgebers der Zelle als ein von der Norm abweichender Rhythmus und Durchsatz der Zellteilungen im Tumor-Tetanus-Test zu messen ist (vgl. Gilberts Vorstellung—1973 — von den metabolischen Übergangszuständen der transformierten Zelle). Mit der „Entkopplung" des normalen Mitoserhythmus geht die „Zeitverschiebung" der Zelldifferenzierung Hand in Hand.

Definiert man das Krebswachstum im Rahmen dieses allgemeinen Pathogenesemodells, so betrifft es den Vollzug zweier „verzerrter Abbildungen" im Prozeß des Zellteilungswachstums und der Differenzierung: Während das eine Abbild den gestörten Informationsfluß in der Folge einer (zeitweiligen) Assoziierung des ätiologischen Agens mit einem (Rezeptor-, Repressor- oder Effektor-)Makromolekül repräsentiert (Teil I, 2.2.1., 2.2.3.), wird das andere Abbild dem gestörten Energiefluß der Zelle zugeordnet, der ein verändertes inneres Zeitmaß der Mitose und Differenzierung zum Ausdruck bringt (Teil I, 2.3.1.). Die notwendige Stabilisierung und Realisierung des entkoppelten energetischen Wirkprinzips geschieht erst nach einer „Vernetzung" mit dem stereochemischen Wirkmechanismus. Diese kann nach Art, Ort, Zeit und Stärke unterschiedlich, gegebenenfalls reversibel sein (vgl. Gilbert 1973). Zum Beispiel wurden normale Kulturen von Fischer-Rattenembryonalzellen, die (ausschließlich) nach einer temporären Anaerobiose zur starken Expression zweier endogener Sarkomvirusgene aktiviert wurden, *nicht* transformiert (G. R. Anderson u. Mitovcik 1977).

Über die generelle Stochastik der beim Zustandekommen der Klonierungsstörungen eingreifenden Elementarprozesse kann man in Analogie zum Tumor-Tetanus-Modell nur soviel vermuten, daß allgemein neben Treffer-Ereignissen seitens der ursächlichen Agenzien und beteiligten Zell-Makromoleküle vor allem der Zeitparameter und die Verteilung der Systemvariablen nach Raum und Zeit auf die programmgemäße Realisierung von Stufen im Ablauf des Informations- und Energieflusses von Belang sein werden. In jüngerer Zeit mehren sich experimentelle Hinweise darauf, daß die im Rahmen einer natürlichen Krebsentstehung durchlaufenen Stufen, im Gegensatz zu den klassischen Modellen eines „Stufenkontinuums" der irreversiblen Initiation, Promotion (Berenblum u. Shubik 1947, 1949) und Progression (Foulds 1958, 1965), die Möglichkeit einer (gelegentlichen) Ausdifferenzierung Karzinogen-initiierter Zell-Linien einräumen. In vereinfachender Betrachtung könnte es sich hierbei um phänotypisch veränderte Zellen eines normalen Genotyps handeln, wohingegen Zellen mit einem primär alterierten (aneuploiden) Karyotyp von vornherein maligne Wachstumspotenz in sich tragen (Pitot 1977b).

Besonders deutlich tritt die Tatsache einer relativen Instabilität im malignen Wachstumsverhalten von initiierten Zellpopulationen beim Studium des Modells der allophänischen Maus zutage (vgl. Mintz 1962a, 1962b). So entwickelten sich „Mosaik-Mäuse", die aus der Implantation einer klonierungspotenten Teratokarzinomzelle (vgl. Pierce u. Johnson 1971) in frühe Mäuseembryonen hervorgingen, zu normalen Tieren mit lebenslangem Chimärismus, wenn die Teratomzellen diploide oder nahezu diploide Karyotypen besaßen (Mintz u. Illmensee 1975; Papaioannou et al. 1975), während die Einpflanzung aneuploider Zellen bei sonst gleichen Versuchsbedingungen derEntstehung vonTeratomen und anderer malignerZellneubildungenVorschub leistete (vgl. McBurney 1977). Weitere Modellierungen des hier angedeuteten Problems lägen in der Testmöglichkeit differenzierender Zell-Linien, die sich von transplantablen Mäuseteratomzellen herleiten und eine distinkte mutative Läsion tragen; sie werden bezüglich ihrer Entwicklungspotenz in den verschiedenen Geweben und Organen einschließlich des Keimepithels untersucht (Illmensee u. Mintz 1976; Dewey et al. 1978). Das Modell gestattet Genanalysen von somatischen Zellen und Keimzellen-Linien (vgl. Teil I, 2.3.2.). Eine Untersuchung der in Frage stehenden Zellpopulationen im Maus-Tumor-Tetanus-Test wäre von Interesse.

6.5. Malignes Zellteilungswachstum als Grundlage für praxisnahe Modelle der Tumor-Klostridien-Forschung

Es ist verständlich, daß ein biologisches Phänomen mit einer Spezifität, die man beim Tumor-Tetanus-System und der Beeinflussung maligner Tumoren durch bestimmte Klostridienstämme beobachtet, nicht allein auf allgemeinen Gebieten der Tumorbiologie und Mikrobiologie sondern auch für praktische Aspekte der Therapie und Diagnostik maligner Tumoren einem breiten wissenschaftlichen Interesse begegnet (vgl. Möse 1974). In den zurückliegenden Jahren ist es gelungen, praxisnahe Modelle einer allgemeinen und lokalen Tumortherapie sowie einer allgemeinen serologischen Tumordiagnostik mit Klostridien zu entwickeln, die den Anspruch erheben können, einen gangbaren Weg für klinische Belange zu verfolgen.

Beachtung verdient ein von Möse (1979) weiterentwickeltes allgemeines Therapiemodell mit Sporen des Stammes *Clostridium oncolyticum s. butyricum* M55, bei dem die Wirkung der Sporeninjektion durch Einbringen der Tumortiere in eine Sauerstoff-Unterdruckkammer potenziert werden kann. Die Verträglichkeit dieses technisch mit relativ einfachen Mitteln zu handhabenden Vorgehens ist gut, und es gelingt partiell oder total Onkolyse-resistente Mäusetumoren so zu beeinflussen, daß sie fast komplett oder komplett lysieren (vgl. Teil II, 3.1.1.).

Einen anderen Weg schlug Gericke mit seinem Arbeitskreis ein (1979). Aufbauend auf den Erfahrungen, die mit der Konditionierung einer Tumorhypoxie durch lokale Hochfrequenz-Hyperthermie in Kombination mit lokaler Röntgenbestrahlung gesammelt wurden (Dietzel et al. 1977), zeigte sich die Wirkung der intravenösen Sporentherapie jedem einzelnen der drei kombinierten Behandlungsschritte überlegen, sowohl was das Ausmaß als auch die Rate der Tumorlysen anging. Es erwies sich als notwendig, die Mikrowellen-Hyperthermie der Röntgenbestrahlung unmittelbar anzuschließen, während die optimale Zeitdistanz der nachfolgenden Sporengabe 12 Stunden betrug. Mit dieser Dreier-Kombination gelang es zum ersten Mal, eine Rezidiv-Behandlung durchzuführen. Als Test-Tumor eignete sich das zum Rezidiv-Wachstum tendierende Harding-Passey-Melanom. Bis zu sechsmal wiederholte Therapiezyklen wurden von den Mäusen gut toleriert und mit immer erneut gleichen Tumorregressionen beantwortet.

Da es sich bei der Sporentherapie der Tumoren um stark vermehrungsfähige, biologisch hochaktive Anaerobier handelt, wurde parallel mit der praxisrelevanten Forschung das Studium auf wichtige Fragen pharmakologischer und physiologischer Problematik erweitert (vgl. Möse 1974). Hierzu wurde von Brantner und Schwager (1979) ein experimentell und theoretisch breit angelegtes Onkolyse-Modell konzipiert. Es berücksichtigt neben den die Tumorlyse fördernden Exoenzymen der Klostridien bestimmte metabolische Parameter, die für den Tumorherd charakteristisch sind. Außerdem werden in die Spezifik der Klostridien-Tumor-Assoziation eine Reihe von Regel- und Funktionskreisen des Organismus einbezogen, die zunächst an der Endstrombahn des Tumors die Tumorlyse modifizieren können (z. B. Thrombozytenaktivierung durch Entzündung: M. J. Silver et al. 1974) und unter anderem über das Kininsystem (vgl. Teil II, 3.1.1.) sowie über zelluläre und humorale Faktoren des Immunsystems (betr. alternativer Komplementaktivierung: Götze und Müller-Eberhard 1971) den Gesamtprozeß der Onkolyse konditionieren (zur Frage der Prostaglandine vgl. König 1975).

Bei einem Vergleich der Tumor-Sporentherapie mit einer diagnostischen Methode, die sich zum Nachweis proliferierender (Mikro-)Tumoren der parenteralen Applikation auskeim- und vermehrungsfähiger Klostridien bedient, versteht sich von selbst, daß die Forderung nach Unschädlichkeit der Sporen den ersten Rang einnimmt. Daher sollten Stämme, die onkolytisch sind, der Tumortherapie, solche mit nachweisbar nicht onkolysierenden Eigenschaften der Tumordiagnostik vorbehalten bleiben; zwischen solcher Art ausgewählten Stämmen darf keine antigene Verwandtschaft bestehen (vgl. Möse 1972; Gericke u. Möse 1972; Fabricius et al. 1978). Der Einsatz sensitiver serologischer Techniken zur Bestimmung der Antikörpertiter-Dynamik gegen vegetative Klostridienformen berücksichtigt die Normal-Antikörpertiter (vgl. Gericke 1977a, 1977b) und entspricht ansonsten der in der Laboratoriumsdiagnostik der Infektionskrankheiten gepflogenen Praxis. Bezüglich der Indikationsstellung und Bewertung eines „mikrobiologischen Krebstests“ gelten die für die Luesserodiagnostik anerkannten und bewährten Prinzipien (Schneeweiß u. Fabricius 1976).

Den Fortschritt, den die Übertragung der im Tumor-Tetanus-Test erarbeiteten Parameter auf eine serologische Klostridien-Tumordiagnostik bietet, sehen wir darin, daß eine quantitative Schätzung der zu erwartenden Testreaktivität vorgenommen werden kann. Es betrage beispielsweise die intravenös applizierte Sporenmenge 2×10^8 Sporen pro Kilogramm Körpergewicht. Dann erreichen 1 Gramm Tumorgewebe (Tumoren der Kantenlänge von 1 cm) ca. 1×10^5 Sporen (entsprechend dem Tumor-Körpergewichts-Verhältnis von 1 g/100 kg). Die Wahrscheinlichkeit einer Mitose-induzierten Klostridienproliferation betrage 1% (entsprechend einem angenommenen Anteil von 1% dauernd klonierender Stammzellen in der Gesamt-Tumorzellpopulation). Gehen wir davon aus, daß die kritische Grenze der Serokonversion 1×10^5 Klostridienstäbchen entspricht, — dieser Zahlenwert leitet sich von serologischen Ergebnissen der experimentellen Kaninchensyphilis her (Turner u. Hollander 1957) —, so wird die Startmenge von 1×10^3 freigewordenen Stäbchen insgesamt 8 Generationen durchlaufen, bevor diese Grenze überschritten ist. Bei einer Stäbchenverdopplungszeit von 24 Stunden kann der Klostridien-Serotest binnen etwa 2 Wochen positiv sein. Seine Sensitivität schätzen wir in Anlehnung an Erfahrungswerte der unbehandelten Syphilis des Stadiums I auf 80%, seine Spezifität auf 98% (vgl. Heymann 1957).

Die Spezifität des Tumor-Klostridien-Phänomens (Tumor-Tetanus-Test, serologischer Klostridien-Tumor-Test, Klostridien-Tumorlyse-Prinzip) beruht auf der in dieser Arbeit mit Hilfe der mathematischen Analytik festgestellten Tatsache, daß sich das Tumorwachstum im Vergleich zu regenerierenden Zellneubildungen wie Wundheilung oder Organregeneration durch seinen Anteil dauernd klonierender Zellen auszeichnet. Das führt dazu, daß es im Tumorgewebe meist zur ausgeprägten Stäbchenvermehrung kommt, die in den genannten Modellen die Grundlage für den Nachweis bzw. die therapeutische Beeinflussung des Tumors bildet.

7. Zusammenfassung

1. Unter dem Tumor-Tetanus-Phänomen ist die selektive Vermehrung toxinbildender Tetanusstäbchen im Tumorgewebe zu verstehen; sie kommt nach intravenöser Injektion von hitzeentgifteten Tetanussporen an Tieren mit malignen Tumoren zur Beobachtung.
2. Wählt man die subkutane Simultaninjektion der Tetanussporen nach ihrer Vermischung mit vitalen Tumorzellen, so erhält man charakteristische Summensterbekurven der Mäuse an Tetanus; diese spiegeln die Auskeimungs- und Vermehrungspotenz der Tetanusklostridien als Funktion der Tumorzelldosis sowie der Tumorzellart wider.
3. Es ergeben sich etwa gleiche Sterberaten der Mäuse an Tetanus, wenn stark proliferierende Tumorzellen mit wenig Sporen, schwächer wachsende dagegen mit entsprechend mehr Sporen zur Injektion gelangen. Außerdem zeigen schnell wachsende Tumorzellen bei gleicher Sporendosis eine kurze Inkubation des Tetanus, während diese bei langsamer proliferierenden Tumorzellpopulationen entsprechend verzögert ist.
4. Die bisher getesteten experimentellen Tumoren reagierten im Maus-Tetanus-System ausnahmslos positiv. Auch fand sich kein Unterschied quantitativer oder qualitativer Natur im Reaktionsverhalten der Mäuse gegenüber verschiedenen Tetanus-Laboratoriumsstämmen. Unter anderem basiert die Reproduzierbarkeit der Testresultate auf der gleichbleibenden universellen Tetanustoxin-Empfindlichkeit der Maus mit ihrer eindrucksvollen, unzweideutigen Krankheitssymptomatik.
5. Neben einer subtilen Analyse der Tumorzellen-Klostridien-Assoziierung erforderte die weitere Ausarbeitung des Maus-Tumor-Tetanus-Tests die Einbeziehung biologisch angemessener Kontrollsysteme: Sie bestehen in der Untersuchung des Zellteilungswachstums des normalen sowie des regenerierenden Bindegewebes der Haut. Hierzu wurden in isotoner Kochsalzlöung bzw. fünfprozentiger Calciumchlorid-Lösung suspendierte Tetanussporen mit vorgegebenen Injektionsdosen subkutan appliziert.
6. Mit Hilfe einer stufenweisen Einpassung eines mathematischen Modells zur quantitativen Beschreibung und Erklärung des Tumor-Tetanus-Phänomens ist es gelungen, die Frage der spezifischen, das heißt der selektiven Wachstumsstimulation der Tetanusklostridien seitens proliferierender Eukaryotenzellen präzis zu formulieren.
7. Unter Heranziehung der Testaussagen im homöostatischen und regenerierenden Unterhautgewebe führte die mathematische Modellierung zu der Erkenntnis, daß dem experimentell überschaubaren Vermehrungsprozeß der Klostridien eine 1-zu-1-Relation der Zellmitose und Stäbchenteilung zugrunde liegt.
8. Die eigentliche Wirkbeziehung der räumlich-zeitlichen Zell-zu-Stäbchen-Assoziierung ist in der Komplementarität des aeroben und anaeroben Energiestoffwechsels der beiden phylogenetisch fremden Partner zu vermuten: Es bildet sich als Folge eines vorübergehend hohen Sauerstoffverbrauchs der prämitotischen

Zelle im zellnahen Raum eine temporär sauerstoffarme Mikronische, die die Voraussetzung für das Teilungswachstum einer zufällig hingelangten Anaerobierspore ist.

9. Das „Ankoppeln“ des anaeroben Stäbchenmetabolismus an den aeroben Energiestoffwechsel der Zelle gehorcht im Prinzip einem Sauerstoff-shift-up-shift-down-Mechanismus und erklärt die strikte Abhängigkeit der Klostridienteilung von der Zellmitose. Diese 1-zu-1-Korrespondenz tritt in der Gesamtbeziehung des Klostridienwachstums zur Populationskinetik der beteiligten Tumorzellen oder Wundfibroblasten als „Schrittmacherzellen“ in jeweils typischer Weise zutage.
10. Die Gesetzmäßigkeit der Mitose-Stäbchenteilungs-Relation ermöglicht es, aus den Summensterbekurven der Mäuse an Tetanus Rückschlüsse auf das Verhalten der einzelnen Zellklone der entsprechenden Warmblüterzellpopulation zu ziehen. Insbesondere können statistische Aussagen über die Trefferzahl, die Klonierungspotenz, die Sporenphagozytose, die Zellzykluszeiten sowie über die kritische Stäbchenzahl abgeleitet werden; mit dem letztgenannten Parameter wird die zu Erkrankung oder Tod an Tetanus führende Stäbchenmenge definiert.
11. Die im Tetanussporen-Test erfaßbare, bioenergetisch distinkte Zellteilungsphase ist bei Tumorzellen und Fibroblasten homöostatischer sowie regenerierender Bindegewebe gleich. Der Hauptunterschied besteht im Verlauf der Tetanus-Summensterbekurven der Mäuse bei benignen und malignen Zellneubildungen: Dieser stellt sich als eine kaum erschöpfbare Klonierung der Tetanusklostridien im Tumor-Tetanus, verglichen mit zeitlich begrenzten Klonierungen im Wund-Tetanus dar.
12. Im mathematischen Modell zeigt sich die Besonderheit der Tumorzellklonierung dadurch, daß die einzelnen Zellklone eine von der Zahl der bereits gewachsenen Generationen unabhängige Klonierungspotenz besitzen. Die Tumorzellen unterscheiden sich von normal proliferierenden Zellen also vor allem durch eine zeitlich verzerrte Mitoserhythmik der Zellklonierung.
13. Die experimentellen Hinweise auf ein mitosestimuliertes und -reguliertes Klostridienteilungswachstum erfordern eine Neudefinition der Tetanus-Infektionspathogenese: Hiernach determiniert der Wirt die Krankheit, was in unserem Modell der mitoseinduzierten Lokalinfektion mit Vermehrung und Giftbildung der Klostridien entspricht; die Krankheitsform wird durch den Nervenweg des Toxins und seine Bindung an präformierte Rezeptoren des Rückenmarks bestimmt; sie kennzeichnet die Intoxikations-Pathogenese des Tetanus. Das Wesen der Krankheit, ihre Gesamtpathogenese in der Entstehung und im Verlauf, ist ein Prozeß, der nicht durch den Erreger sondern durch Wirtsfaktoren und ihre Interaktion mit dem Erreger und dessen Gift definiert wird.
14. Da die Beziehung zwischen Wirtszellen und Tetanusstäbchen offenkundig bioenergetischer Natur, das der Toxinbindung und -wirkung dagegen enzymkinetisch-stöchiometrischer Art ist, erscheint es berechtigt, allgemein auch bei Infektionsprozessen anderer Ätiologie diese beiden Wirkmechanismen auseinanderzuhalten: die Energiegewinnung zur Vermehrung der Erreger am primären Infektionsort und die dem „Schlüssel-Schloß-Vorbild“ folgenden Vorgänge seitens krankmachender Gifte und Wirkstoffe.
15. Sind die pathogenen Merkmale eines Erregers wie bei *Clostridium tetani* die strikte Anaerobiose und spezifische Toxinstruktur bekannt, sollte man auf komplementäre Strukturen und Prozesse sowie ihre gesetzmäßige Anordnung nach Raum und Zeit, Entstehung und Ablauf im Wirt schließen.
16. Die an der Maus erarbeiteten Hinweise einer mitosegesteuerten Klostridienvermehrung beziehen sich auf den Wund-Tetanus der Warmblüter und des Menschen. Dagegen beschreibt die klassische Nekrosetheorie der Anaerobierinfektion allge-

mein lediglich ein präfinales Krankheitsstadium; dieses ist durch ein von Wirtszellmitosen ungebundenes Wachstum zu kennzeichnen und mit der In-vitro-Kultur bzw. der Vermehrung der Klostridien im Leichengewebe vergleichbar.

17. Das Pathogenese-Modell des Tetanus folgt einem Zwei-Stufen-Prozeß, der vom Energiefluß der Zelle gesteuerten Stäbchenteilung und der auf stereochemischer Korrespondenz basierenden Toxinwirkung. Analog läßt sich ein allgemeines Kanzerogenese-Modell konzipieren: Einerseits wird eine stereochemisch zu definierende vererbbare Zellschädigung, die sog. Primärläsion (an der DNS, RNS oder am Protein) postuliert; andererseits kommt es zur Störung des Zellteilungsrhythmus (des inneren Zeitgebers). Erst wenn die abnorme Teilungsbereitschaft zur Zellumgebung permanent wird, entsteht das im Maus-Tetanus-Test bestimmbare entscheidende Malignitätskriterium der Zelle.
18. Neben der Erforschung allgemeiner Wirkmechanismen in der Mikrobiologie und Tumorbiologie rechtfertigt die hohe Selektivität des Tumor-Tetanus-Phänomens die Verfolgung praktischer Aspekte der Tumordiagnostik und Tumortherapie. Für die Tumorbehandlung kommen onkolysierende Klostridienstämme, für die Diagnostik solche mit nichtonkolysierenden Eigenschaften in Betracht.
19. Bei Anwendung der im Tumor-Tetanus-Modell entwickelten mathematischen Parameter auf spezielle Wirkbedingungen eines serologischen Klostridien-Tumor-Tests lassen sich in Anlehnung an die Erfahrungswerte der experimentellen und klinischen Luesserodiagnostik bestimmte Angaben bezüglich der Sensitivität und Spezifität solcher Methoden machen und das Indikationsgebiet näher abgrenzen.
20. Es konnte in dieser Arbeit verifiziert werden, daß das Tumorwachstum einen Anteil dauernd klonierender Zellen aufweist, die den Initialfokus für das selektive Klostridienwachstum bilden. Hierauf beruht offensichtlich die Spezifität des Tumor-Klostridien-Phänomens, zu dem wir den Tumor-Tetanus der Versuchsmaus, die klostridienbedingte Tumorlyse und den serologischen Klostridien-Tumor-Test rechnen.

Summary

Tumour investigation on biological models

The experimental and theoretical basis of the tumour-tetanus phenomenon
U. Schneeweiss, E.-M. Fabricius, W. Schmidt

1. The tumour-tetanus phenomenon implies a selective multiplication of toxin-forming tetanus clostridia in malignant tissue; it can be observed following intravenous administration of heat-detoxified tetanus spores into tumour bearing animals.
2. By way of a subcutaneous and simultaneous injection-route of tetanus spores that were mixed with viable tumour cells previously, one obtains typical tetanus mortality curves of mice reflecting the germinative and propagative capacity of tetanus clostridia as a function of the tumour cell dose and of the type of tumour cells.
3. About the same rate of tetanus mortality can be obtained when strongly proliferating tumour cells with fewer spores, or more weakly growing cells with more spores are injected, respectively. Similarly, rapidly growing tumour cells show a brief, and slower multiplying tumour cells a correspondingly delayed tetanus incubation time.
4. All experimental tumours so far tested responded positively in the mouse-tetanus system revealing no difference of any quantitative or qualitative nature in the response behaviour towards various tetanus laboratory strains. The reproducebility of the test results is due, among other things, to the invariably universal sensitivity of mice to tetanus toxin with its impressive, unequivocal pathological symptoms.
5. Apart from a subtle analysis of the tumour cell-clostridium association, further elaboration of the mouse tumour-tetanus assay required the inclusion of biologically relevant control systems for cell division growth of the dermal connective tissue. This was achieved in the form of spore suspensions, either in isotonic saline or in 5% calcium chloride solution, with defined injection doses.
6. By means of gradual adaptation of a mathematical model for the quantitative description and explanation of the tumour-tetanus phenomenon it became possible to precisely formulate the problem of specific growth stimulation of the tetanus clostridia on the part of proliferating eukaryotic cells.
7. Based on the test results in the homeostatic and regenerating subcutaneous tissue, the mathematical modelling led to the assumption that a one-to-one correspondence of cell mitosis and rod division is underlying the experimentally observable multiplication process of the tetanus clostridia.
8. The working principle of the spatial-temporal cell-to-rod association is supposed to consist in a complementary process of the aerobic and anaerobic energy metabolism of the two phylogenetically unrelated partners: The transiently high oxygen consumption of the premitotic cell causes a temporarily hypoxic micro-niche to be formed in the cell-near space, creating the precondition for the concomitant growth of a casually deposited anaerobic spore.
9. The "coupling" of the anaerobic rod metabolism to the aerobic energy metabolism of the cell obeys, in principle, an oxygen shift-up-shift-down mechanism and explains the strict dependence of clostridial division on cell mitosis. The one-to-one correspondence becomes obvious in a characteristic overall relationship between clostridial growth and population kinetics of the respective tumour cells or wound fibroblasts involved as "pacemaker cells".
10. In accordance with the mitosis-rod division principle we can get information from the tetanus mortality summation curves of mice about the behaviour of single cell clones among the given warmblooded animal cell populations. In particular, we can obtain statistical evidence on the number of hits, the cloning capacity, the spore phagocytosis, the cell cycle times as well as the critical number of rods; the latter parameter defines the threshold dose leading to clinical signs or to death of tetanus.
11. No distinction can be drawn between tumour cells and fibroblasts from homeostatic and regenerative connective tissue with respect to the bioenergetically distinct phase of cell division as detected by the tetanus spore-assay. The main difference is derived

from the course of tetanus mortality summation curves of mice with hyperplasia as against neoplastic cell formation: It appears as a nearly unexhaustable cloning of tetanus clostridia in the tumour-tetanus, whereas the cloning process of clostridia in wound-tetanus is temporarily limited.

12. The peculiarity of tumour cell cloning is reflected in the mathematical model by the fact that single cell clones display a cloning capacity which is independent from the number of the foregoing generations. Thus, tumour cells primarily differ from normal cells by a permanently "distorted" mitotic rhythm of cell cloning.
13. The experimental data about mitotically stimulated and controlled clostridial growth require a re-definition of the pathogenesis in tetanus infection: Accordingly, the host determines the disease, which means, in our model, that local infection and toxin production by clostridia is due to mitotic cells; on the other hand, the clinical pattern results from the nerval pathway of the toxin with subsequent binding to preformed receptors of the spinal cord which characterizes the pathogenesis in tetanus intoxication. The true nature of the disease, its origin and course, are thus defined not by the causative agents per se but by the host's own factors and their interaction with the clostridia and toxin.
14. Since the relationship between host cells and tetanus rods obviously is of bioenergetic nature, while that of the toxin binding and action is of enzyme-kinetic stoichiometric type, it seems justified to distinguish between these two working mechanisms in general for infectious processes of different etiology: The energy supply for bacterial growth at the primary site of infection and those processes which obey the "key-lock-model" on the part of toxins and biologically active substances.
15. If the pathogenic properties of a bacterium are known, such as in the case of Clostridium tetani the strict anaerobiosis and the specific structure of toxin, one ought to infer complementary structures and processes in the host, their temporal and spatial arrangement as well as their formation and termination.
16. While the findings about the mitotically controlled clostridial growth obtained in the mouse concern the wound-tetanus in warmblooded animals and in man, the classical necrosis theory of anaerobic infection describes merely a prefinal stage of the disease. It can be characterized by a growth unrelated to the host cell mitosis and is comparable to the in vitro culture or to the propagation of clostridia in the cadaverous tissue.
17. The general model of tetanus pathogenesis follows a two-stage-process, namely the rod division controlled by the energy flux of the host cell and the action of toxin as based upon its stereochemical receptor-correspondence. An analogous concept can be developed concerning a general model of carcinogenesis: On the one hand, a stereochemically definable cell damage as an inheritable trait, the so-called primary lesion (of DNA, RNA or protein), can be postulated; on the other hand, the rhythm of cell division, the inner 'Zeitgeber', is getting disturbed. Only after the abnormal proneness of cell division towards the environmental milieu has become permanent this distinct but decisive feature of malignancy, which can be measured in our mouse-tetanus assay, will be put into function.
18. Apart from the exploration of general action principles in microbiology and tumour biology, the high selectivity of the tumour-tetanus phenomenon justifies the pursuit of practical implications in tumour diagnostics and tumour therapy. For therapeutic measurements, oncolysing clostridial strains, and for diagnosis, those with non-oncolytic properties have to be considered.
19. When applying the mathematical parameters evolved in the tumour-tetanus model to the specific working conditions of a serological clostridium-tumour test we can, based upon experience in experimental and clinical syphilis serology, obtain some definite estimates as to the sensitivity and specificity of such methods and, more precisely, to their range of application.
20. It has been verified in this study that tumour growth reveals a proportion of permanently cloning cells which form the initial focus for the selective growth of clostridia. It is this fact which the specificity of the tumour-clostridium phenomenon, that is to say, the tumour-tetanus of the mouse, the clostridia-conditioned tumour lysis and the serological clostridium-tumour test, obviously are based upon.

Резюме

Онкологические исследования на биологической модели

Экспериментальная и теоретическая основа феномена ,,опухоль-столбняк"
У. Шневейс, Э.-М. Фабрициус и В. Шмидт

1. Под феноменом ,,опухоль — столбняк" следует понимать избирательное размножение образующих токсины столбнячных палочек в опухолевой ткани, наблюдаемое на мышах с индуцированными опухолями, получивших внутривенную инъекцию термически детоксифицированных столбнячных спор.
2. При применении подкожной симультанной инъекции столбнячных спор, предварительно смешанных с живыми опухолевыми клетками, получают характерные суммарные кривые смертности от столбняка, отражающие способность прорастания и размножения столбнячных клостридий как функцию дозы и вида опухолевых клеток.
3. Если для инъекции применяют сильно пролиферирующие раковые клетки с небольшим количеством спор или слабо растущие с большим количеством спор, то получают примерно одинаковые величины столбнячной реактивности. Быстро растущие раковые клетки при одинаковой дозе спор обнаруживают короткую, а медленно пролиферирующие популяции раковых клеток соответственно задержанную столбнячную инкубацию.
4. Изученные до сих пор экспериментальные опухоли все без исключения реагируют положительно в системе мышь-столбняк. Не было обнаружено количественных или качественных различий в реактивности разных столбнячных лабораторных штаммов. Воспроизводимость экспериментальных результатов основывается, между прочим, на постоянной, универсальной чувствительности мыши к столбнячному токсину с ее яркой, определенной симптоматикой болезни.
5. Кроме субтильного анализа ассоциации раковых клеток с клостридиями дальнейшая разработка теста мышь-опухоль-столбняк требует использования биологически значимых контрольных систем пролиферации подкожицы, что обеспечивается в виде спор, взвешеных в растворе поваренной соли или хлорида кальция с заданными дозами инъекции.
6. С помощью постепенной адаптации математической модели для количественного описания и объяснения феномена опухоль-столбняк удалось точно сформулировать вопрос специфической стимуляции роста столбнячных клостридий пролиферирующими эукариотными клетками.
7. Основываясь на экспериментальных данных в гемоостатической и регенерирующей ткани подкожицы математическое моделирование привело к предположению, что в основе экспериментально обозримого процесса размножения клостридий лежит отношение 1:1 клеточного митоза и деления палочек.
8. Собственное активное отношение пространственно-временной ассоциации клеток с палочками следует предположить в комплементарности аэробного и анаэробного энергетического обмена двух филогенетически чужых партнеров: вследствие временно повышенного потребления кислорода предмитотической клеткой в пространстве, прилежащем к клетке, образуется гипоксическая микрониша, которая создает предпосылку для роста анаэробной споры, попавшей туда случайно.
9. ,,Сцепление" анаэробного метаболизма палочек с аэробным энергетическим обменом клетки в принципе осуществляется через кислородный механизм "shift-up-shift-down" и объясняет строгую зависимость деления клостридий от митоза клетки. Это 1:1-соответствие проявляется характерным образом в суммарном отношении роста клостридий к кинетике популяции участвующих раковых клеток или раневых фибробластов в качестве ,,клеток-пейсмейкеров".
10. Закономерность соотношения митоза к делению палочек позволяет получить данные об общем поведении отдельных клеточных клонов соответствующих клеток теплокровных, несмотря на стохастику решающих модельных пара-

метров, как число попаданий, фагоцитоз спор, период клеточного цикла, которые можно было вывести и дефинировать математически на основе известных исходных условий роста из соответствующего течения суммарных кривых смертности от столбняка.

11. Биоэнергетически выраженная фаза деления клеток, которую можно определить тестом столбнячных спор, одинакова у раковых клеток и фибробластов гемоостатических и регенерирующих соединительных тканей. Главное различие заключается в потенции роста доброкачественных и злокачественных новообразований клеток; ее выявляют в виде едва ли исчерпываемого клонирования столбнячных клостридий в опухоли-столбняке по сравнению с временно ограниченным клонированием при раневом столбняке.
12. Особенность клонирования раковых клеток проявляется в математической модели в ,,изменении программы'', определяющей разрастание клеток данной популяции и характеризующейся временно ,,искаженной'' ритмикой митоза и периодичностью клонирования клеток.
13. Экспериментальные данные, указывающие на стимулированный и регулированный митозом рост деления клостридий требует нового определения патогенеза инфекции столбняка: согласно этому, хозяин (митотическая клетка) определяет болезнь (местная инфекция с размножением клостридий и образованием токсинов) и ее форму (нервный путь токсина с последующим связыванием и действием на предварительно образовавшихся рецепторах токсинов в спинном мозгу). Это означает, что возникновение и течение болезни определяются не самым причинным фактором (возбудителями столбняка), а факторами, присущими хозяину, и их взаимодействием с возбудителями.
14. Так как принцип действия между клетками хозяина и столбнячными палочками, очевидно, носит биоэнергетический характер, а таковой между связыванием токсинов и их действием имеет фермент-кинетический-стехиометрическую природу, кажется оправданным, различать эти два механизма в общем также для инфекционных процессов иной этиологии: приобретение энергии для размножения возбудителей в месте первичной инфекции и процессы, протекающие по принципу ,,ключ-замок'' со стороны патогенных токсинов и физиологически активных веществ.
15. Если основные свойства данного возбудителя известны, как например анаэробиоз и специфическая структура токсинов столбнячной клостридии, то следовало бы сделать вывод о сродственных, но комплементарных процессах и структурах хозяина.
16. В то время как данные об управляемом митозом росте клостридий, полученные на мыши, касаются раневого столбняка теплокровных и человека, классическая теория некроза анаэробной инфекции описывает только лишь предфинальную стадию болезни, которая может быть охарактеризована ростом несвязанным с митозами клеток и которую следует сравнить с культурой ин витро или размножением клостридий в ткани трупа.
17. Модель патогенеза столбняка соответствует двухфазному процессу — делению палочек, управляемому потоком энергии клетки, и действию токсина, основывающемуся на стереохимическом соответствии. По аналогии с этим можно построить общую модель канцерогенеза: с одной стороны постулируется стереохимически дефинируемое, передаваемое по наследству повреждение клетки, так называемое первичное повреждение (на ДНК, РНК или на протеине); с другой стороны происходит нарушение ритма деления клетки (внутреннего тактодателя). Только лишь в том случае, когда абнормальная готовность к делению по отношению к окружающей клетку среде становится перманентной, возникает устанавливаемый в тесте мышь-столбняк, решающий критерий злокачественности клетки.
18. Кроме исследования общих принципов действия в микробиологии и биологии рака высокая специфичность феномена опухоль-столбняк оправдает преследование практических аспектов диагностики и терапии рака. Для лечения могут применяться онколизирующие штаммы клостридий, а для диагностики — таковые с онколитическими свойствами.

19. **Применяя математические параметры, разработанные в модели опухоль-столбняк, к специальным условиям серодиагностического теста опухоль-клостридия можно получить, руководствуясь опытом экспериментальной и клинической диагностики сифилиса, определенные данные о чувствительности и специфичности таких методов и лучше разграничить области показаний.**
20. **В настоящей работе удалось подтвердить, что опухолевый рост обнаруживает долю постоянно клонирующих клеток, образующих начальный очаг для избирательного роста клостридий. На этом, очевидно, основывается специфичность феномена опухоль-клостридия, к которому мы причисляем опухоль-столбняк подопытной мыши, обусловленный клостридиями лизис опухоли и серологический тест клостридия-опухоль.**

Verzeichnis häufig verwendeter Begriffe und Definitionen mit Erläuterungen

Aerobes Wachstum — In Gegenwart von Sauerstoff über die Atmungsketten-Phosphorylierung ablaufendes mitotisches Teilungswachstum der Warmblüter-(Eukaryoten-)Zellen.

Allgemeiner Tetanus (generalisierter oder systemischer Tetanus) — Tetanuserkrankung, die große Teile der Körpermuskulatur einschließlich der Atemmuskeln befällt und gewöhnlich mit dem Tetanustod endet.

Anaerobes Wachstum — In Abwesenheit von Sauerstoff über Substratstufen-Phosphorylierung ablaufendes Teilungswachstum der (Tetanus-)Klostridien.

Äquale Zellteilung — Zellmitose, die zu zwei teilungsfähigen Tochterzellen führt.

Asynchron wachsende Zellpopulation — Eine durch konstante Alterszusammensetzung der Zellen charakterisierbare Zellpopulation. Das Alter einer Zelle wird definiert als die seit der Mitose der Mutterzelle verstrichene Zeit.

Auskeimung (Germination) — s. Sporengermination.

Auskeimwahrscheinlichkeit — Wahrscheinlichkeit dafür, daß eine injizierte Spore in die unmittelbare Umgebung einer mitosebereiten Zelle kommt; zwischen dem Treffer-Ereignis und dem Beginn des Auskeimens liegt stets eine gewisse Zeitspanne, in der die Möglichkeit der Sporenphagozytose gegeben ist. Die Auskeimung ist nicht identisch mit der Stäbchenbildung.

Bioenergie — Die durch biologische Oxydation aerob oder/und anaerob gebildete und in Form von ATP gespeicherte Energie einer Zelle; sie wird für das Zellteilungswachstum und verschiedene synthetische sowie andere Zell-Leistungen bereitgestellt und umgeformt.

Calciumchlorid-Tetanussporen-Test ($CaCl_2$-Sporen-Test) — s. Wund-Tetanus-Test.

Dauerkrampf — Bezeichnung für 5 Tage und länger anhaltenden, lokal bleibenden Tetanuskrampf, der nicht zum Tetanustod fortschreitet.

Differenzierung — Bezeichnung für strukturell-funktionelle Reifung und Spezialisierung eines Gewebes, d. h. der charakteristischen Gewebszellen; die Reifungsschritte laufen gewöhnlich über (spezielle) Mitosezyklen; sie können auch im Tumorgewebe unterschiedlich stark hervortreten, sog. Reifegrad der Tumoren.

Exponentielles Wachstum — Ein im statistischen Mittel zu definierendes Wachstum, bei dem die Zunahme der Zellpopulation pro Zeiteinheit dem Umfang der Zellpopulation proportional ist. Der Begriff enthält die Zellhomöostase als Grenzfall.

Früh-Tetanus — Unmittelbar nach einer parenteralen Tetanussporen-Injektion in Gang kommender und zur Tetanuserkrankung führender Vermehrungsprozeß toxinbildender Tetanusstäbchen.

Generalisierter Tetanus (systemischer Tetanus) — s. allgemeiner Tetanus.

Germination (Auskeimung) — s. Sporengermination.

Habitat — s. Mikronische.

Homöostase — s. Zellhomöostase.

Inäquale Zellteilung — Zellmitose, die zu *einer* teilungsfähigen Tochterzelle führt.

Infektion — s. Tetanusinfektion.

Inkubation — s. Tetanusinkubation.

Intoxikation — s. Tetanusintoxikation.

Klon — s. Zellklon.

Klonierung im Tumor-Tetanus-Test — Ein Klonierungsprozeß, der dadurch charakterisiert ist, daß die Klonierungswahrscheinlichkeit unabhängig von der Anzahl der seit dem Beginn des Prozesses gewachsenen Zellgenerationen ist.

Klonierung im Wund-Tetanus-Test — Ein Klonierungsprozeß, bei dem die Klonierungswahrscheinlichkeit von der Anzahl der Zellgenerationen seit dem Beginn des Prozesses abhängt und zwar in der Weise, daß die Zahl der insgesamt über die Sporenauskeimung folgenden Stäbchenteilungsschritte eine Poisson-verteilte Zufallsgröße ist.

Klonierungspotenz — Die auf die Gesamtpopulation von Tumorzellen oder Wundfibroblasten zu beziehende Teilungsfähigkeit der einzelnen Zellklone, die durch die mittlere Größe dieser Zellklone über die Beobachtungszeit (in unserem Versuchssystem) bestimmt wird. Die so definierte Klonierungspotenz nimmt bei der Wundheilung, vom Augenblick des Wachstumsbeginns an gerechnet, ständig ab.

Klonierungsprozeß — Bezeichnung für die zeitliche Aufeinanderfolge von Teilungsschritten der Tochterzellen, die aus einer einzelnen Stammzelle hervorgehen (vgl. Zellklon).

Klonierungswahrscheinlichkeit — Die Wahrscheinlichkeit dafür, daß in der Umgebung einer proliferierenden Zelle (s. Schrittmacherzelle) wachsende Tetanusstäbchen noch mehr als einen Teilungsschritt vollziehen können; sie ist somit ein Maß für die Intensität des Zellteilungswachstums.

Klostridien — Anaerob wachsende sporenbildende Bakterien.

Klostridienspore — s. Tetanusspore.

Klostridienstäbchen — s. Tetanusstäbchen.

Klostridienteilung — s. Stäbchenteilung.

Kochsalz-Tetanus — Bezeichnung für einen experimentellen Tetanus, der nach subkutaner und/oder intramuskulärer Injektion von in Kochsalzlösung suspendierten Tetanussporen entsteht.

Kochsalz-Tetanussporen-Test (NaCl-Sporen-Test) — Methode zur Bestimmung mitotischer Hautfibroblasten einer in Homöostase befindlichen Bindegewebszellpopulation, bei der in Kochsalzlösung suspendierte Tetanussporen subkutan injiziert werden.

Kritische Stäbchenzahl — Bezeichnung für die Anzahl der Tetanusstäbchen, die einer kritischen Toxinmenge entspricht und dadurch definiert ist, daß klinische Zeichen von Tetanus (Krampf oder Tod) hervortreten.

Letalität — s. Tetanusletalität.

Lokaler Tetanus — Tetanuserkrankung, welche die Ausbildung örtlicher Tetanussymptome (lokaler Muskelkrampf) nicht überschreitet (vgl. Dauerkrampf).

Malignes Wachstum — Klinische Bezeichnung für Zellteilungswachstum, das durch das Eindringen der Zellen in gesundes Gewebe, Metastasierung und den Tod des Wirtes infolge Tumorkachexie charakterisierbar ist. Im Tumor-Tetanus-Modell die Charakterisierung einer Zellpopulation, die durch eine zeitlich konstante Klonierungspotenz erkennbar ist.

Mathematisches Modell — Eine weitgehend auf mathematischen Formeln und Begriffsbildungen aufbauende theoretische Erklärung und Beschreibung von Naturerscheinungen.

Maus-Tumor-Tetanus-Test — s. Tumor-Tetanus-Test.

Mikronische — Begriff der Ökologie; in unserem Modell die in einem Mikroherd durch eine mitotische Warmblüterzelle geschaffenen Milieubedingungen, die das Tetanusstäbchen-Teilungswachstum selektiv begünstigen.

Mitose — Der in zahlreichen Geweben des Organismus regelmäßig stattfindende Zellerneuerungsschritt, der verschiedene Stadien durchläuft und mit der Bildung zweier selbständiger Tochterzellen beendet ist.

Mitose-Stäbchenteilungs-Prinzip — Bezeichnung für die im vorliegenden Modell näher beschriebene Erscheinung des synchronen Teilungswachstums von Tumorzellen bzw. Wundfibroblasten (sog. Schrittmacherzellen) einerseits und Tetanusstäbchen andererseits.

Morbidität — s. Tetanusmorbidität.

Mortalität — s. Tetanusmortalität.

Nekrobiose — Vorgang des allmählichen Absterbens der Zelle, der zur Nekrose führt.

Nekrose — Bezeichnung für irreversible metabolisch-strukturelle Zellumwandlung, die mit dem Zerfall der Organellen und dem Absterben der Zelle beendet ist; die Nekrose vollzieht sich lokal innerhalb lebender Zellverbände, Gewebe oder Organe.

Onkolyse — Bezeichnung für artefizielle Tumorzerstörung in Form einer verflüssigenden Tumornekrose. Bei der klostridienbedingten Onkolyse handelt es sich um die Folgereaktion eines vermutlich durch Klostridien-Exoenzyme induzierten und meist auf zentrale Partien eines Tumors beschränkten Lysisprozesses.

Parameter (Modellparameter) — Numerische Größe, die in einem formelmäßig ausgedrückten Zusammenhang zwischen Meß- und Beobachtungswerten auftritt und dabei selbst einem solchen Wert entspricht; die Parameterwerte beeinflussen den genannten Zusammenhang mehr oder weniger stark, sind jedoch dabei als untergeordnete Größen aufzufassen.

Pathogenese — Allgemeiner Begriff der Krankheitslehre. Bezeichnung für die Art und Form der Entstehung und des Ablaufs einer Krankheit; nicht identisch mit der kausalen Pathogenese, d. h. der Ätiologie oder Krankheitsursache. Die formale Pathogenese betrifft das Wesen einer Krankheit; hierunter ist die krankheitsbedingende strukturelle und funktionelle Gegebenheit des Organismus zu verstehen, die nach einem Kontakt sowie der Reaktion mit dem ursächlichen Agens, z. B. Tetanusklostridien und Tetanustoxin, das typische Krankheitsbild hervorbringt und seinen Ablauf bestimmt.

Phagozytose-Intensität — Maß für die Fähigkeit des Wirtsgewebes, dorthin gelangte (Tetanus-)Sporen zu eliminieren. Im Modell wird die Phagozytose-Intensität durch die mittlere Überlebenszeit der Sporen gegenüber der Phagozytose charakterisiert.

Proliferation — s. Zellproliferation.

Redoxpotential (Reduktions-Oxydationspotential) — Maß für die reduzierende Kraft eines Reduktionsmittels in einem Redox-System. In unserem Mitose-Stäbchenteilungs-Modell trägt die reduzierende Kraft des Klostridien-Stoffwechsels dazu bei, daß eine anaerobe Mikroumgebung entsteht, während die oxydierende Kraft des Sauerstoffs dem Energiestoffwechsel der Anaerobier entgegenwirkt und — solange eine bestimmte Sauerstoffkonzentration vorhanden ist — das Ingangkommen desselben verhindert. Die Aufrechterhaltung eines angemessenen Redoxpotentials im Ablauf von Bioenergie erzeugenden Reaktionsketten ist eine allgemein unerläßliche Voraussetzung für das Zellteilungswachstum.

Schrittmacherzelle — Bezeichnung für im Mitosezyklus befindliche Warmblüterzelle, in deren unmittelbarer Umgebung eine temporäre Sauerstoffarmut die Voraussetzung für das Stäbchenteilungswachstum einer durch Zufall dorthin gelangten Tetanusspore bildet.

Simulation — Die Nachbildung von wirklichen oder aus der Wirklichkeit abstrahierten Prozessen mit Hilfe eines Computers; dabei wird ein zu simulierender Prozeß durch die räumliche oder zeitliche Abhängigkeit der Zahlenwerte charakteristischer Größen dieses Prozesses dargestellt, und die Abhängigkeiten zwischen Zahlenwerten werden rechentechnisch durch Funktionen realisiert. Die Simulation eines zeitabhängigen Prozesses bedeutet, daß für eine vorzugebende Folge von diskreten Zeitpunkten die charakteristischen Größen des Prozesses zu berechnen sind, wobei für jeden einzelnen Zeitpunkt diese Werte als Startwerte für den nächstfolgenden Zeitpunkt dienen.

Spät-Tetanus — Nach Abklingen eines passiven Antitoxinschutzes weiterlaufender und zum Tetanus führender Vermehrungsprozeß toxinbildender Tetanusklostridien.

Sporen (Bazillenspore, Klostridienspore) — s. Tetanusspore.

Sporenauskeimung — s. Sporengermination.

Sporengermination — Umwandlung einer ruhenden (reifen) Spore zur germinierten Spore unter Verlust ihrer charakteristischen Resistenzeigenschaften (vgl. Auskeimwahrscheinlichkeit).

Stäbchen — s. Tetanusstäbchen.

Stäbchen-Elongation — Das Auswachsen eines vegetativen (Tetanus-)Stäbchens aus einer germinierten Spore. Das Stäbchenauswachsen ist nicht identisch mit der Sporenauskeimung.

Stäbchenteilung — Die nach Längenwachstum eines (Klostridien-)Stäbchens erfolgende Querteilung und Durchschnürung, die zu zwei selbständigen Tochterstäbchen führt.

Stammzelle — Bezeichnung für jede in einem Gewebe oder Organ teilungsfähige Zelle, die einen Zellklon hervorbringt.

Stochastischer Prozeß — Eine von einem Parameter abhängige Gesamtheit von Zufallsgrößen; dieser Parameter ist in den meisten praktischen Zusammenhängen die Zeit, wobei sowohl kontinuierliche Zeitintervalle als auch Mengen von diskreten Zeitpunkten von Interesse sind. Der Verlauf eines stochastischen Prozesses ist dadurch festgelegt, daß jedem Zeitpunkt eine gewisse Verteilung der Gesamtheit der Prozeßvariablen entspricht, die eventuell von der (zufälligen) Vorgeschichte des Prozesses abhängen kann, so daß im allgemeinen der Grad der Indeterminiertheit des Verlaufs mit zunehmender Zeit wächst.

Tetanus (Starrkrampf, Wundstarrkrampf) — Eine von einer Lokalinfektion durch Tetanusklostridien ausgehende Vergiftung des Zentralnervensystems mit typischen zunächst lokalen, später allgemeinen Muskelkrämpfen und Krampfanfällen. Die passive Immunisierung mit Tetanus-Antitoxin senkt gewöhnlich die Tetanussterblichkeit, verhindert aber nicht die Infektion.

Tetanusinfektion — Lokale Vermehrung von Tetanusklostridien am Ort der Infektion bzw. an der Stelle der experimentellen Tetanussporen-Injektion.

Tetanusinkubation — Erscheinungsfreies Zeitintervall, das vom Augenblick der experimentellen Tetanussporen-Injektion (bzw. Tetanustoxin-Injektion) bis zum Auftreten der ersten klinischen Tetanussymptome verstreicht.

Tetanusintoxikation — Vergiftung des Warmblüterorganismus durch Tetanustoxin, entweder nach der Synthese und Freisetzung des Giftes durch die am Infektionsort sich vermehrenden Tetanusklostridien oder nach der parenteralen Injektion von Tetanustoxin.

Tetanusletalität — In unserem Versuchsmodell Anzahl der unter den an Tetanus erkrankten Tieren, die daran sterben.

Tetanusmorbidität — Bezeichnung für die Anzahl der Tiere einer Gruppe, die nach Injektion von Tetanussporen oder Tetanustoxin an Tetanus erkranken, ohne daran zu sterben.

Tetanusmortalität — Bezeichnung für die Anzahl der Tiere einer Gruppe, die nach der Beimpfung mit Tetanussporen oder Tetanustoxin an Tetanus erkranken und sterben.

Tetanusreaktivität — Bezeichnung für die Gesamtzahl der Tetanuserkrankungen und Tetanustodesfälle in einer Gruppe nach einer Injektion von Tetanussporen oder von Tetanustoxin.

Tetanusspore — Gegen Umwelteinflüsse resistente Dauerform der Tetanusklostridien mit ruhendem Stoffwechsel; die reife Spore kann jahrelang eine unveränderte Auskeimungspotenz behalten.

Tetanusstäbchen — Gegen Umwelteinflüsse empfindliche vegetative Vermehrungsform der Tetanusklostridien mit aktivem anaeroben Stoffwechsel; wachsende Tetanusstäbchen sind die toxinsynthetisierende und -sezernierende Phase im Lebenszyklus von *Clostridium tetani*.

Tetanusstäbchenteilung — s. Stäbchenteilung.

Tetanussterbezeit — Zeitdauer, die vom Augenblick der Injektion von Tetanussporen oder Tetanustoxin bis zum Tod des Tieres an Tetanus verstreicht. Eine genauere Definition bezieht sich auf das in unserem Modell nicht gewertete klinische Intervall, das vom Beginn der ersten Tetanussymptome bis zum Tod des Tieres an Tetanus vergeht.

Tetanus-Überlebenszeit — Zeitdauer, die vom Augenblick der Injektion von Tetanussporen oder Tetanustoxin bis zum Tod des Tieres an Tetanus vergeht. In unseren Versuchen wird der Begriff „Tetanussterbezeit“ mit „Tetanus-Überlebenszeit“ definiert und angewendet.

Trefferwahrscheinlichkeit — Wahrscheinlichkeit dafür, daß eine injizierte Spore auf eine wachsende (den Teilungsschritt vorbereitende) Zelle trifft, d. h. in deren unmittelbare räumliche Nähe gelangt.

Tumor — Gewebsschwellung verschiedener Natur. In unserem Modell Bezeichnung für malignes Wachstum transplantabler Tumorzellen bzw. chemisch oder viral induzierter Experimentaltumoren.

Tumor-Tetanus — Experimentell durch parenterale Applikation von Tetanussporen an tumortragenden Versuchstieren erzeugter Tetanus.

Tumor-Tetanus-Phänomen — Bezeichnung für die tumorbedingte Tetanusinfektion eines Tumortieres mit klinischen Tetanusfolgen.

Tumor-Tetanus-Test (Maus-Tumor-Tetanus-Test) — Methode zur Wachstumsbestimmung von Tumorzellklonen, bei der nach subkutaner Simultaninjektion von Tumorzellen und Tetanussporen als Mischsuspension die Tetanus-Summensterbekurve der Mäuse für die Bewertung zugrunde gelegt wird.

Wundheilung (Wundregeneration) — Vorgang einer vorübergehend überschießenden Zellneubildung des an einen Gewebsdefekt angrenzenden Gewebes, die durch eine starke Proliferation der ortsständigen sowie aus der Blutbahn (vom Knochenmark) einwandernden Bindegewebs-(Stamm-)Zellen mit Klonierungspotenz gekennzeichnet ist.

Wund-Tetanus — Die in der Natur verbreitete Form des Tetanus der Warmblüter und des Menschen.

Wund-Tetanus-Test (Calciumchlorid-Tetanussporen-Test, $CaCl_2$-Sporen-Test, $CaCl_2$-Tetanus-Test) — Methode zur Wachstumsbestimmung von Wundfibroblastenklonen, bei der nach subkutaner Injektion einer in $CaCl_2$-Lösung suspendierten Tetanussporendosis die Tetanus-Summensterbekurve der Mäuse als Bewertungsgrundlage dient.

Zelldurchsatz — Geschwindigkeit des Zellwachstums (der Zellerneuerung) einer Zellpopulation.

Zellhomöostase — Normales Gleichgewicht einer Zellpopulation mit jeweils gleichen Anteilen von durch Zellteilung sich erneuernden und von absterbenden Zellen; sie ist ein Grenzfall des exponentiellen Wachstums.

Zell-Linie (Zellstamm) — Bezeichnung für permanent propagierbare Zellen verschiedener Herkunft, z.B. Ehrlich-Aszites-Krebszellen und Leukämie L1210-Aszites-Zellen; der mit der Gewebsspezialisierung und Reifung (Differenzierung) verbundene Begriff einer Zell-Linie ordnet sich im vorliegenden Modell dem allgemeineren Begriff des Zellklons unter.

Zellklon — Die (ungeschlechtlich) entstandene Nachkommenschaft einer Stammzelle, die in unserem Versuchsmodell während der Beobachtungszeit hervorgegangen ist; hiernach ist die Nachkommenschaft jeder einzelnen zu einem Zellklon gehörenden Zelle selbst ein Zellklon, und es wird aufgrund der Zellen-Stäbchen-Abhängigkeit durch den Tumor-Tetanus- bzw. Wund-Tetanus-Test die Entwicklung von Zellklonen angezeigt. Der Begriff macht keinen Unterschied zwischen Zellmitosen mit proliferativem und differenzierendem Charakter.

Zellproliferation — Bezeichnung für ungeschlechtliche, gegebenenfalls exponentielle Zellvermehrung. Der Begriff ist auf Eukaryotenzellen und (Tetanus-)Klostridien anwendbar.

Zellteilungswachstum — Zunahme der Gewebsmasse durch Erhöhung der Zellzahl über Zellteilungen (Gewebshyperplasie im Gegensatz zu Gewebshypertrophie). Der Begriff ist auf Bakterien-(Klostridienstäbchen-)Teilungswachstum anwendbar.

Zellverlust — Sammelbegriff für den Anteil einer Zellpopulation, der durch Zelltod, Mitosestop (z.B. nach Ausdifferenzierung) und Abwandern bzw. Abdriften der Zellen eines Gewebes verloren geht.

Zellzyklus (Zellteilungszyklus) — In charakteristischen Phasen ablaufende Entwicklung einer teilungsbereiten Zelle bis zur Mitose.

Zellzykluszeit — Das zwischen der Zellteilung der Mutterzelle und Tochterzelle verstreichende Zeitintervall.

Zufallszahl — Grundbegriff der Wahrscheinlichkeitsrechnung, der in den Anwendungen dem nicht exakt voraussagbaren oder vorausberechenbaren Zahlenwert entspricht; der Grad dieser Indeterminiertheit wird durch die zugehörige Verteilungsfunktion in der Weise präzisiert, daß für die möglichen Zahlenwerte die zu erwartenden Häufigkeiten abgeleitet werden können.

Zufallszahlen-Generator — Rechentechnisches Verfahren, mit dessen Hilfe nach einem passend ausgewählten Algorithmus beliebig lange Folgen von Zahlen erzeugt werden können, die sich annähernd wie Zufallszahlen einer vorgegebenen Verteilung verhalten, d. h. deren Häufigkeiten dieser Verteilung entsprechen und die „praktisch“ unabhängig voneinander sind.

Literatur

Aaronson, S. A., and Todaro, G. J.: Basis for the acquisition of malignant potential by mouse cells cultivated in vitro. Science **162** (1968): 1024 – 1026.

Abel, J.: On poisons and disease and some experiments with the toxin of the Bacillus tetani. Science **79** (1934): 121 – 129.

–, Evans, E. A. jr., and Hampil, B.: Researches on tetanus. V. Distribution and fate of tetanus toxin in the body. Bull. Johns Hopkins Hosp. **59** (1936): 307 – 391.

–, –, –, and Lee, F. C.: Researches on tetanus. II. The toxin of the Bacillus tetani is not transported to the central nervous system by any component of the peripheral nerve trunks. Bull. Johns Hopkins Hosp. **56** (1935a): 84 – 114.

–, Firor, W. M., and Chalian, W.: Researches on tetanus. IX. Further evidence to show that tetanus toxin is not carried to central neurons by way of the axis cylinders of motor nerves. Bull. Johns Hopkins Hosp. **63** (1938): 373 – 403.

–, and Hampil, B.: Researches on tetanus. IV. Some historical notes on tetanus and commentaries thereon. Bull. Johns Hopkins Hosp. **57** (1935): 343 – 372.

–, –, and Jonas, A. F. jr.: Researches on tetanus. III. Further experiments to prove that tetanus toxin is not carried in peripheral nerves to the central nervous system. Bull. Johns Hopkins Hosp. **56** (1935b): 317 – 336.

Abelev, G. I.: Study of the antigenic structure of tumors. Acta Unio Internat. Contra Cancrum **19** (1963): 80 – 82.

–: Alpha-fetoprotein in ontogenesis and its association with malignant tumors. Advances Cancer Res. **14** (1971): 295 – 358.

Abercrombie, M.: Control mechanisms in cancer. Eur. J. Cancer **6** (1970): 7 – 13.

–, and Ambrose, E. J.: The surface properties of cancer cells: a review. Cancer Res. **22** (1962): 525 – 548.

–, and Heaysman, J. E. M.: Observations on the social behaviour of cells in tissue culture. Exper. Cell Res. **5** (1953): 111 – 131.

Adams, D. O.: The granulomatous inflammatory response. Amer. J. Pathol. **84** (1976): 164 – 191.

Adelstein, R. S.: Secretion, motility and cell division. Nature **255** (1975): 106 – 107.

Adolph, E. F.: Quantitative relations in the physiological constitutions of mammals. Science **109** (1949): 579 – 587.

Afzelius, B. A.: The fine structure of the sea urchin spermatozoa as revealed by the electron microscope. Z. Zellforsch. **42** (1955) 134 – 148.

Aisenberg, A. C., and Morris, H. P.: Energy pathways of hepatoma No 5123. Nature **191** (1961): 1314 – 1315.

Ajl, S. J., Kadis, S., Montie, T. C. (Eds.): Microbial toxins. **1**: Bacterial protein toxins. Acad. Press, New York – London 1970.

Alabaster, O., and Bunnag, B.: Flow microfluorimetric analysis of sensitive and resistant leukemia L1210 following 1-ß-D-Arabinofuranosylcytosine in vivo. Cancer Res. **36** (1976): 2744 – 2749.

Albertini, A. von: Studien zur Karzinogenese. I. Die menschlichen Präkanzerosen. Schweiz. Z. Pathol. u. Bakteriol. **21** (1958): 688 – 706.

Albrecht, E.: Zellular-Pathologie. Frankfurter Z. Pathol. **1** (1907a): 1 – 21.

–: Die Grundprobleme der Geschwulstlehre. Frankfurter Z. Pathol. **1** (1907b): 221 – 247, 377 bis 425.

Alexander, M.: Biochemical ecology of microorganisms. Ann. Rev. Microbiol. **25** (1971): 361 – 392.

Alexander, P.: Verschiedene Empfindlichkeit von Zellen gegenüber ionisierenden Strahlen. Nova Acta Leopoldina NF **31**, Nr. 177 (1966): 131 bis 151.

Alexander, P.: Foetal "antigens" in cancer. Nature **235** (1972): 137 – 140.

–: Surveillance against neoplastic cells – is it mediated by macrophages? Brit. J. Cancer **33** (1976): 344 – 345.

Alfert, M., and Geschwind, I. I.: The development of polysomaty in rat liver. Exper. Cell. Res. **15** (1958): 230 – 232.

Algire, G. H.: An adaptation of the transparent – chamber technique to the mouse. J. natl. Cancer Inst. **4** (1943): 1 – 11.

–, and Chalkley, H. W.: Vascular reactions of normal and malignant tissues in vivo. I. Vascular reactions of mice to wounds and to normal and neoplastic transplants. J. natl. Cancer Inst. **6** (1945): 73 – 85.

Allegretti, N.: Immune System: A teleological or a physiological device. Periodicum Biol. **78** Suppl. 1 (1976): 1 – 22.

Allison, A.: Viruses and cancer. Sci. Progr. **53** (1965): 369 – 380.

Althoff, J., Malick, L., and Wilson, R. B.: The ultrastructure of oncolytic spores found on pig skin. Zbl. Bakteriol., Parasitenkd., Infektkr. u. Hyg. I. Abt. Orig. **B163** (1976): 433 – 440.

Ambache, N., and Lippold, O. C. J.: Bradycardia of central origin produced by injections of tetanus toxin into the vagus nerve. J. Physiol. **108** (1949): 186 – 196.

–, Morgan, R. S., and Wright, G. P.: The action of tetanustoxin on the acetylcholine and cholinesterase contents of the rabbit's iris. Brit. J. exper. Pathol. **29** (1948 a) 408 – 418.

–, –, and –: The action of tetanus toxin on the rabbit's iris. J. Physiol. **107** (1948 b) 45 – 53.

Ames, B. N.: The detection of chemical mutagens with enteric bacteria. In: Hollaender, A. (Edt.): Chemical mutagens. Principles and methods for their detection. Plenum Press New York – London **1** (1971): 267 – 282.

–: A combined bacterial and liver test system for detection and classification of carcinogens as mutagens. Genetics **78** (1974): 91 – 95.

–, Durston, W. E., Yamasaki, E., and Lee, F. D.: Carcinogens are mutagens: A simple test system combining liver homogenates for activation and bacteria for detection. Proc. Natl. Acad. Sci. USA **70** (1973 a): 2281 – 2285.

–, Lee, F. D., and Durston, W. E.: An improved bacterial test system for the detection and classification of mutagens and carcinogens. Proc. Natl. Acad. Sci. **70** (1973 b): 782 – 786.

–, McCann, J., and Yamasaki, E.: Carcinogens are mutagens: A simple test system. Mutation Res. **33** (1975): 27 – 28.

Anderson, A. W., Nordan, H. C., Cain, R. F., Parrish, G., and Duggan, D.: Studies on a radioresistant micrococcus. I. Isolation, morphology, cultural characteristics, and resistance to gamma irradiation. Food Technol. **10** (1956): 575 – 577.

Anderson, G. R., and Mitovcik, L. M.: Expression of murine sarcoma virus genes in uninfected rat cells subjected to anaerobic stress. Science **197** (1977): 1371 – 1374.

Anderson, N. G., and Coggin, J. H. jr.: Models of differentiation, retrogression, and cancer. In: Proc. first Conference and Workshop on embryonic and fetal antigens in cancer. May 1971. Anderson, N. G., and Coggin, J. H. jr. (Eds.): Molecular anatomy man program. Oak Ridge Natl. Lab., Tennessee (1972): 7 – 37.

Anonym (R. B. Jackson Lab. Staff): The existence of nonchromosomal influence in the incidence of mammary tumors in mice. Science **78** (1933): 465 – 466.

Anonym: General discussion: Role of lysosomes in cellular pathology. In: Cellular injury. Reuck, A.V.S. de, and Knight, J. (Eds.): Ciba Foundation Symp. (1964): 369 – 386.

Anonym: The function of AFP. Lancet **I** (1976): 522 – 523.

Anwar, A. A., and Turner, T. B.: Antibiotics in experimental tetanus: in vitro and in vivo studies. Bull. Johns Hopkins Hosp. **98** (1956): 85 – 101.

Aoki, T., Chieco-Bianchi, L., Plata, E. J., Sendo, F., Hollis, V. W. jr., and Kudo, T.: Host immune response to virus-induced tumors. Progr. exper. Tumor Res. **19** (1974): 23 – 36.

–, Hämmerling, U., Harven, E. de, Boyse, E. A., and Old, L. J.: Antigenic structure of cell surfaces; an immunoferritin study of the occurence and topography of H-2, Θ and TL alloantigens on mouse cells. J. exper. Med. **130** (1969): 979 – 1001.

Apffel, C. A.: Nonimmunological host defense: a review. Cancer Res. **36** (1976): 1527 – 1537.

Ardenne, M. von: Die in vivo-Größe der aeroben Glykolyse als Hauptparameter des Stoffwechselunterschiedes zwischen Normalzellen und Krebszellen. Klin. Wochenschr. **48** (1970): 1397 – 1400.

–, und Ardenne, A. von: Gesetzmäßigkeiten der Substratversorgung, der Zellkinetik und der Therapiemechanismen im Interkapillarraum der Krebsgewebe. Z. Naturforsch. **30 c** (1975): 91 – 106.

–, and Reitnauer, P. G.: Measuring the pO_2 time behaviour in tumours as a valuable tool in cancer therapy. Oncology **29** (1974): 364 – 375.

–, –, und Schmidt, D.: Theoretische Grundlagen und in-vivo-Messungen zur Optimierung der selektiven Übersäuerung von Krebsgewebe. Acta biol. med. germ. **22** (1969): 35 – 60.

Aries, V., Crowther, J. S., Drasar, B. S., Hill, M. J., and Williams, R. E. O.: Bacteria and the aetiology of cancer of the large bowel. J. Brit. Soc. Gastroenterol. GUT **10** (1969): 334 – 335.

Aries, V. C., Goddard, P., and Hill, M. J.: Degradation of steroids by intestinal bacteria. III. 3-Oxo-5β-steroid Δ^1-Dehydrogenase and 3-Oxo-5β-steroid-Δ-Dehydrogenase. Biochim. et Biophys. Acta **248** (1971): 482 – 488.

Armitage, P., and Doll, R.: The age distribution of cancer and a multi-stage theory of carcinogenesis. Brit. J. Cancer **8** (1954): 1 – 12.

–, and –: A two-stage theory of carcinogenesis in relation to the age distribution of human cancer. Brit. J. Cancer **11** (1957): 161 – 169.

Aroesty, J., Morrison, P., Lincoln, T., and Carter, G.: Simulation of the pharmacokinetics, enzyme kinetics, and cell kinetics of the treatment of L1210 leukemia by ara-C. In: Valleron, A. J. (Edt.): Mathematical models in cell kinetics. Europ. Press Medikon, Ghent, Belgium (1975): 73 – 74.

Aschoff, J.: Die 24-Stunden-Periodik der Maus unter konstanten Umgebungsbedingungen. Naturw. **38** (1951): 506 – 507.

–, Gerecke, U., and Wever, R.: Desynchronization of human circadian rhythms. Jap. J. Physiol. **17** (1967 a): 450 – 457.

–, –, and –: Phasenbeziehungen zwischen den circadianen Perioden der Aktivität und der Kerntemperatur beim Menschen. Pflügers Archiv **295** (1967 b): 173 – 183.

–, and Pohl, H.: Rhythmic variations in energy metabolism. Fed. Proc. **29** (1970): 1541 – 1552.

–, and Wever, R.: Human circadian rhythms: a multioscillatory system. Fed. Proc. **35** (1976): 2326 – 2332.

Aschoff, L.: Das retikuloendotheliale System. Ergebn. inn. Med. und Kinderheilk. **26** (1924): 1 – 118.

Atkinson, D. E.: The energy charge of the adenylate pool as a regulatory parameter. Interaction with feedback modifiers. Biochem. **7** (1968): 4030 – 4034.

–: Discussion forum. Cellular energy control-adenylate energy charge is a key factor. Trends in Biochem. Sci. **2,9** (1977): N198 – N200.

Aubel, E., Aubertin, E., et Genevois, L.: Sur le potentiel d'oxydo-réduction de la levure, des anaérobies facultatifs, des anaérobies stricts, et des milieux où vivent ces organismes. Ann. Phys. Physicochim. Biol. 5 (1929): 1 – 10.

–, et Houget, J.: Action de l'oxygene sur les anaérobies stricts. Rev. canad. Biol. 4 (1945): 488 – 497.

–, Rosenberg, A. J., et Grünberg, M.: Étude sur le potentiel d'oxydo-réduction. Limite de croissance des bactéries anaérobies. Helvetica Chimica Acta 29 (1946): 1267 – 1278.

Auerbach, R., Arensman, R., Kubai, L., and Folkman, J.: Tumor-induced angiogenesis: Lack of inhibition by irradiation. Internat. J. Cancer 15 (1975): 241 – 245.

Autissier, F., and Kepes, A.: Topology of bacterial membrane synthesis. In: Bolis, L., Keynes, R. D., and Wilbrandt, W. (Eds.): Role of membranes in secretory processes. Proc. of the 1971 meeting of the internat. Conf. biol. membranes. North Holland, Amsterdam (1972): 79 – 87.

Avery, O. T., MacLeod, C. M., and McCarty, M.: Studies on the chemical nature of the substance inducing transformation of pneumococcal types. J. exper. Med. 79 (1944): 137 – 159.

Azarnia, R., and Loewenstein, W.R.: Parallel correction of cancerous growth and of a genetic defect of cell-to-cell communication. Nature 241 (1973): 455 – 457.

Baker, F. J.: Handbook of bacteriology technique. Butterworths, and Co. 2nd Edt., London 1967.

Baldwin, R. W., and Embleton, M. J.: Assessment of cell-mediated immunity to human tumor-associated antigens. Int. Rev. Exper. Pathol. 17 (1977): 49 – 95.

–, –, Price, M. R., and Robins, A.: Immunity in the tumor-bearing host and its modification by serum factors. Cancer 34 (1974): 1452 – 1460.

–, and Robins, R. A.: Factors interfering with immunological rejection of tumours. Brit. med. Bull. 32 (1976): 118 – 123.

Balhorn, R., Balhorn, M., Morris, H.P., and Chalkley, R.: Comparative high-resolution electrophoresis of tumor histones: variation in phosphorylation as a function of cell replication rate. Cancer Res. 32 (1972): 1775 – 1784.

Baliga, B. S., Borek, E., Weinstein, I. B., and Srinivasan, P. R.: Differences in the transfer RNA's of normal liver and Novikoff hepatoma. Proc. Nat. Acad. Sci. USA 62 (1969): 899 – 905.

Baltimore, D.: RNA-dependent DNA polymerase in virions of RNA tumour viruses. Nature 226 (1970): 1209 – 1211.

–: Viruses, polymerases, and cancer. Science 192 (1976): 632 – 636.

Bandmann, F.: Zum Nachweis von Tetanusbacillen im Darm von Ulcus- und Carcinomträgern. Z. Hyg. 136 (1953): 559 – 567.

Barksdale, J., Garmise, L., and Horibata, K.: Virulence, toxinogeny, and lysogeny in Corynebacterium diphtheriae. Ann. N.Y. Acad. Sci. 88 (1960): 1093 – 1108.

Barnes, E. M., and Ingram, M.: Changes in the oxidation-reduction potential of the sterno-cephalicus muscle of the horse after death in relation to the development of bacteria. J. Sci. Food Agric. 6 (1955): 448 – 455.

–, and –: The effect of redox potential on the growth of Clostridium welchii strains isolated from horse muscle. J. appl. Bacteriol. 19 (1956): 117 – 128.

Barrett, J.C.: A mathematical model of the mitotic cycle and its application to the interpretation of percentage labelled mitoses data. J. nat. Cancer Inst. 37 (1966): 443 – 450.

Barricelli, N. A.: On the origin and evolution of the genetic code. I. Wobbling and its potential significance. J. theoret. Biol. 67 (1977): 85 – 109.

Barski, G., Sorieul, S., et Cornefert, F.: Production dans des cultures in vitro de deux souches cellulaires en association, de cellules de caractère "hybride". C. R. Acad. Sci 251 (1960): 1825 – 1827.

Bartalos, M.: Time factor in cytogenetics and neoplasia. Acta Genetic. med. et Gemellol. 20 (1971): 350 – 358.

Baserga, R.: The relationship of the cell cycle to tumor growth and control of cell division: A review. Cancer Res. 25 (1965): 581 – 595.

–: Biochemistry of the cell cycle: A review. Cell & Tissue Kinet. 1 (1968): 167 – 191.

–: Cell growth. Beitr. Path. 152 (1974): 292 – 303.

–, Huang, Ch.-H., Rossini, M., Chang, H., and Ming, P.-M. L.: The role of nuclei and nucleoli in the control of cell proliferation. Cancer Res. 36II (1976): 4297 – 4300.

–, and Nicolini, C.: Chromatin structure and function in proliferating cells. Biochem. Biophys. Acta 458 (1976): 109 – 134.

Basova, N. N., Petrov, L. N., Kanatov, Yu. W., Egoroba, N. B., Sergeeva, T.I., Matheev, K. I., und Levn, M. I.: Nachweis von Tetanusantitoxin bei einigen Arten wilder Nagetiere. Zhurn. Mikrobiol. 49.2 (1972): 144 – 145.

Bates, R. R.: Laboratory approaches to the identification of carcinogens. Ann. N.Y. Acad. Sci. 271 (1976): 29 – 38.

Bauchop, T., and Elsden, S. R.: The growth of micro-organisms in relation to their energy supply. J. gen. Microbiol. 23 (1960): 457 – 469.

Bauer, H., Daams, J. H., Watson, K. F., Mölling, K., Gelderblom, H., and Schäfer, W.: Oncornavirus-like particles in HeLa cells. II. Immunological characterization of the virus. Int. J. Cancer 13 (1974): 254 – 261.

Bauer, K. H.: Mutationstheorie der Geschwulst-Entstehung. Springer-Verlag, Berlin 1928.

–: Das Krebsproblem. 2. Auflage 11. Kapitel: Die Mutationstheorie der Geschwulstentstehung. Springer, Berlin-Göttingen-Heidelberg (1963): 527 – 589.

Bayreuther, K.: Der Chromosomenbestand des Ehrlich-Aszites-Tumors der Maus. Z. Naturforsch. 7b (1952): 554 – 557.

Beadle, G. W., and Tatum, E. L.: Genetic control of biochemical reactions in Neurospora. Proc. Nat. Acad. Sci. USA 27 (1941): 499 – 506.

Beatson, G. T.: On the treatment of inoperable cases of carcinoma of the mamma: Suggestions for a new method of treatment with illustrative cases. Lancet II, (1896): 104 – 107.

Beckwith, I., and Rossow, P.: Analysis of genetic regulatory mechanisms. Ann. Rev. Genet. **8** (1974): 1 – 13.

Behring, E. v.: I. Die Wertbestimmung des Tetanus-antitoxins und seine Verwendung in der menschenärztlichen und tierärztlichen Praxis. Dt. med. Wochenschr. **26** (1900): 29 – 32.

– : Antitoxische Tetanustherapie. Einführung in die Lehre von der Bekämpfung der Infektionskrankheiten (1912): 223 – 235. Verlag A. Hirschwald Berlin.

–, und Ehrlich, P.: Zur Diphtherieimmunisierungs- und Heilungsfrage. Dt. med. Wochenschr. **20** (1894): 437 – 439.

–, und Kitasato, S.: Über das Zustandekommen der Diphtherie-Immunität und der Tetanus-Immunität bei Tieren. Dt. med. Wochenschr. **16** (1890): 1113 – 1114.

Beisson, J., and Sonneborn, T. M.: Cytoplasmic inheritance of the organization of the cell cortex in Paramecium aurelia. Proc. Nat. Acad. Sci. USA **53** (1965): 275 – 282.

Bélanger, L., Hamel, D., Lachance, L., Dufour, D., Tremblay, M., and Gagnon, P. M.: Hormonal regulation of α_1-foetoprotein. Nature **256** (1975): 657 – 659.

Bélanger, L. F., and Leblond, C. P.: A method for locating radioactive elements in tissues by covering histological sections with a photographic emulsion. Endocrinology **39** (1946): 8 – 13.

Bell, G. I.: Mathematical model of clonal selection and antibody production. I. J. theoret. Biol. **29** (1970): 191 – 232.

– : Mathematical model of clonal selection and antibody production. II. J. theoret. Biol. **33** (1971a): 339 – 378.

– : Mathematical model of clonal selection and antibody production. III. The cellular basis of immunological paralysis. J. theoret. Biol. **33** (1971b): 379 – 398.

– : Models of carcinogenesis as an escape from mitotic inhibitors. Science **192** (1976): 569 – 572.

Benacerraf, B., Biozzi, G., Halpern, B. N., and Stiffel, B.: Physiology of phagocytosis of particles by the R.E.S. In: Halpern, B. N., Benacerraf, B., and Delafresnaye, J. F. (Eds.): Physiopathology of the reticuloendothelial system. Blackwell Sci. Publ., Oxford, Masson et Cie, Paris (1957): 52 – 79.

–, Green, I., Bluesteln, H. G., and Ellman, L.: Specific immune response genes. Transplantat. Proc. **3** (1971): 1327 – 1331.

Bentvelzen, P.: Genetical control of the vertical transmission of the Mühlbock mammary tumor virus in the GR mouse strain. Hollandia Publ. Co, Amsterdam 1968.

– : Hereditary infections with mammary tumor viruses in mice. In: Emmelot, P., and Bentvelzen, P. (Eds.): RNA viruses and host genome in oncogenesis. North-Holland-Publ. Co Amsterdam – London (1972): 309 – 337.

– : Host-virus interactions in murine mammary carcinogenesis. Biochimica et biophysica Acta **355** (1974): 236 – 259.

–, Daams, J. H., Hageman, P., Calafat, J., and Timmermans, A.: Interactions between viral and genetic factors in the origin of mammary tumour in mice. J. nat. Cancer Inst. **48** (1972): 1089 bis 1094.

Benzer, S.: On the topography of the genetic fine structure. Proc. Natl. Acad. Sci. USA **47** (1961): 403 – 415.

Berd, D., and Prehn, R. T.: Peritoneal macrophage response to leukemia L1210 in syngeneic mice. J. nat. Cancer Inst. **58** (1977): 1729 – 1734.

Berenblum, I.: The mechanism of carcinogenesis. A study of the significance of cocarcinogenic action and related phenomena. Cancer Res. **1** (1941): 807 – 814.

– : A speculative review: The probable nature of promoting action and its significance in the understandig of the mechanism of carcinogenesis. Cancer Res. **14** (1954): 471 – 477.

– : Some recent advances in skin carcinogenesis. Ann. royal. Coll. Surgery Engl. **21** (1957): 339 bis 357.

– : Carcinogenesis as a biological problem. Frontiers of Biology **34** (1974). Neuberger, A., and Tatum, E. L. (Eds.). North-Holland Publ. Comp., Amsterdam – Oxford. Amer. Elsevier Publ. Co. Inc., New York.

–, and Shubik, P.: The role of croton oil applications, associated with a single painting of a carcinogen, in tumour induction of the mouse's skin. Brit. J. Cancer **1** (1947): 379 – 391.

–, and – : An experimental study of the initiating stage of carcinogenesis, and a re-examination of the somatic cell mutation theory of cancer. Brit. J. Cancer **3** (1949): 109 – 118.

Berger, K.: Eisenbouillon, ein Anreicherungsnährboden für Anaerobier. Wiener med. Wochenschr. **97** (1947): 382 – 385.

Bergère, J.-L., Gouet, P., Hermier, J., et Mocquot, G.: Les Clostridium du groupe butyrique dans les produits laitiers. Ann. Inst. Pasteur Lille **19** (1968): 41 – 54.

–, et Hermier, J.: Étude des facteurs contrôlant la croissance et la sporulation de Clostridium butyricum. I. Composition du milieu de culture. Ann. Inst. Pasteur **109** (1965a): 80 – 89.

–, et – : Étude des facteurs contrôlant la croissance et la sporulation de Clostridium butyricum. II. Facteurs liés à la croissance. Ann. Inst. Pasteur **109** (1965b): 391 – 405.

–, et – : Spore properties of Clostridia occuring in cheese. J. appl. Bacteriol. **33** (1970): 167 – 179.

–, Rousseau, M., et Mercier, C.: Polyoside intracellulaire impliqué dans la sporulation de Clostridium butyricum. I. Cytologie, production et analyse enzymatique préliminaire. Ann. Microbiol. (Inst. Pasteur) **126A** (1975): 295 – 314.

Bergsagel, D. E., and Park, Ch. H.: The improvement of the animal tumor model. Cancer Res. **29** (1969): 2334 – 2338.

Bergstrand, C. G., and Czar, B.: Demonstration of a new protein fraction in serum from the human fetus. Scand. J. clin. Labor. Invest. **8** (1956): 174.

Berlinghoff, W.: Über ein neues Überlebensmedium für die Treponemen beim Treponema-pallidum-Immobilisations-Test (Nelson-Test). Dermatol. Wochenschr. **133** (1956): 318 – 321.

Bernard, C.: Leçons sur les phénomènes de la vie communs aux animaux et aux végétaux. Librairie J.-B. Baillière et Fils Paris, France 1 (1878), 2 (1879).

Bernáth, S., and Habermann, E.: Solid-phase radioimmunoassay in antibody-coated tubes for the quantitative determination of tetanus antibodies. Med. Microbiol. and Immunol. 160 (1974): 47 bis 51.

Bertalanffy, L. von: Der Organismus als physikalisches System betrachtet. Naturwiss. 28 (1940): 521 – 531.

–: Zu einer allgemeinen Systemlehre. Biol. Generalis 19 (1949): 114 – 129.

–: Problems of life. An evaluation of modern biological and scientific thought. Harper and Brothers, New York 1960.

Bertrand, J.-L.: De causes de la mort dans le tétanos (à propos de 149 observations). Déductions thérapeutiques. Thése Fac. Mixte Méd. et Pharm. Lyon Nr. 97 (1965).

Bertsch, S.: Untersuchungen zur Wachstumskontrolle in embryonaler, neonataler und regenerierender Epidermis. Ph. D. Thesis. Heidelberg 1975.

Bessis, M.: Studies on cell agony and death: An attempt at classification. In: Reuck, A. V. S. de, and Knight, J. (Eds.): Cellular injury. Ciba Foundation Sympos. J. and A. Churchill Ltd., London (1964): 287 – 328.

Betz, A., and Klitzing, L. van: Cyclic phenomena in biological and biochemical systems. J. interdiscipl. Cycle Res. 2 (1971): 111 – 120.

Beumer, J.: Les vaccins antibactérieus: des microbes vivants aux antigènes purifiés. Bull. Inst. Pasteur 72 (1974): 35 – 48.

Bhargava, P. M.: Regulation of cell division and malignant transformation: A new model for control by uptake of nutrients. J. theoret. Biol. 68 (1977): 101 – 137.

Bianchi, L., and Oehlert, W.: Zum Problem der Kanzerisierung. Praxis 24 (1969): 759 – 764.

Bichel, P.: Tumor growth inhibiting effect of JB-1 ascitic fluid. I. An in vivo investigation. Eur. J. Cancer 6 (1970): 291 – 296.

–: Autoregulation ascites tumour growth by inhibition of the G_1 and the G_2 phase. Eur. J. Cancer 7 (1971): 349 – 355.

–: Specific growth regulation in three ascitic tumours. Eur. J. Cancer 8 (1972): 167 – 173.

Bielschowsky, F., and Hall, W. H.: Carcinogenesis in parabiotic rats. Tumours of the ovary induced by acetylaminofluorene in intact females joined to gonadectomized litter-mates and the reaction of their pituitaries to endogenous oestrogens. Brit. J. Cancer 5 (1951): 331 – 344.

–, and Horning, E. S.: Aspects of endocrine carcinogenesis. Brit. med. Bull. 14 (1958): 106 – 115.

Bigalke, H., Dimpfel, W., and Habermann, E.: Suppression of ^{3}H-Acetylcholine release from primary nerve cell cultures by tetanus and botulinum-A toxin. Naunyn-Schmiedeberg's Arch. Pharmacol. 303 (1978): 133 – 138.

Billaudelle, H. G.: Theories on the pathogenesis of tetanus and their origins. In: Eckmann, L. (Edt.): Principles on tetanus. Proc. Int. Conf. Tetanus, Bern 1966. H. Huber, Bern – Stuttgart (1967): 149 – 154.

Billingham, R. E., Brent, L., and Medawar, P. B.: 'Actively acquired tolerance' of foreign cells. Nature 172 (1953): 603 – 606.

–, –, and –: 'Enhancement' in normal homografts, with a note on its possible mechanism. Transplantat. Bull. 3 (1956): 84 – 88.

–, Orr, J. W., and Woodhouse, D. L.: Transplantation of skin components during chemical carcinogenesis with 20-methylcholanthrene. Brit. J. Cancer 5 (1951): 417 – 432.

Bingham, E., Niemeier, R. W., and Reid, J. B.: Multiple factors in carcinogenesis. Ann. N.Y. Acad. Sci. 271 (1976): 14 – 21.

Binz, H., and Wigzell, H.: Shared idiotypic determinants on B and T lymphocytes reactive against the same antigenic determinants. I. Demonstration of similar or identical idiotypes on IgG molecules and T-cell receptors with specificity for same alloantigens. J. exper. Med. 142 (1975): 197 – 211.

Biozzi, G., Halpern, B. N., Benacerraf, B., and Stiffel, C.: Phagocytic activity of the reticuloendothelial system in experimental infections. In: Halpern, B. N., Benacerraf, B., and Delafresnaye, J. F. (Eds.): Physiopathology of the reticuloendothelial system. Blackwell Sci. Publ., Oxford, Masson et C[ie], Paris (1957): 204 – 225.

Bischoff, K. B., Dedrick, R. L., Zaharko, D. S., and Longstreth, J. A.: Methotrexate pharmacokinetics. J. pharmaceut. Sci. 60 (1971): 1128 – 1133.

Bittner, J. J.: Some possible effects of nursing on the mammary gland tumor incidence in mice. Science 84 (1936): 162.

Bizzini, B., Blass, J., Turpin, A., and Raynaud, M.: Chemical characterization of tetanus toxin and toxoid. Amino acid composition, number of SH and S-S groups and N-terminal amino acid. Eur. J. Biochem. 17 (1970): 100 – 105.

–, Turpin, A., et Raynaud, M.: Production et purification de la toxine tétanique. Ann. Inst. Pasteur 116 (1969): 686 – 712.

–, –, and –: On the structure of tetanus toxin. Naunyn-Schmiedeberg's Arch. pharmakol. u. exper. Pathol. 276 (1973): 271 – 288.

–, –, et –: Immunochimie et mécanisme d'action de la toxine tétanique. Bull. Inst. Pasteur 72 (1974): 177 – 219.

Bjerknes, R., and Iversen, O. H.: Antichalone. A theoretical treatment of the possible role of antichalone in the growth control system. Acta pathol. microbiol. scand. Sect. A Suppl. 248 (1974): 33 to 42.

Björklund, B.: Tissue polypeptide antigen (TPA): Biology, biochemistry, improved assay methodology, clinical significance in cancer and other conditions, and future outlook. Antibiotics Chemother. 22 (1978): 16 – 36.

Blake, P. A., Feldman, R. A., Buchanan, T. M., Brooks, G. F., and Bennett, J. V.: Serologic therapy of tetanus in the United States, 1965 to 1971. J. amer. med. Assoc. 235 (1976): 42 – 44.

Bliznakov, E. G.: Immunostimulation or immunodepression? Biomedicine 26 (1977): 73 – 76.

Boag, J. W.: Cell respiration as a function of oxygen tension. Internat. J. Radiat. Biol. 18 (1970): 475 – 478.
Boisvert, N., and Fredette, V.: Effect of pure suspensions of mature and of germinated spores of Clostridium oncolyticum M55 on tumor cells in vitro. Zbl. Bakteriol., Parasitenkd., Infekt.-Kr. u. Hyg. Abt. I. Ref. 240 (1974): 345.
Bonaiti-Pellie, C., Briard-Guillemot, L. M., Feingold, J., and Frezal, J.: Mutation theory of carcinogenesis in retinoblastoma. J. nat. Cancer Inst. 57 (1976): 269 – 276.
Bongrand, P., Capo, C., Benoliel, A. M., and Depieds, R.: Specialization in phagocytosis. J. theoret. Biol. 57 (1976): 197 – 205.
Bonhoeffer, F., and Messer, W.: Replication of the bacterial chromosome. Ann. Rev. Genet. 3 (1969): 233 – 246.
Bonner, J., Dahmus, M. E., Fambrough, D., Huang, R.-C. C., Marushige, K., and Tuan, D. Y. H.: The biology of isolated chromatin. Science 159 (1968): 47 – 56.
–, and Garrard, W. T.: Biology of the histones. Life Science 14 (1974): 209 – 221.
Bonventre, P. F.: The nomenclature of microbial toxins: Problems and recommendations. In: Ajl, S. J., Kadis, S., and Montie, T. C. (Eds.): Microbial toxins. 1: Bacterial protein toxins. Acad. Press, New York – London (1970): 29 – 66.
–, and Kempe, L. L.: Physiology of toxin production by Clostridium botulinum types A and B. J. Bacteriol. 79 (1960): 18 – 23.
Booth, R. R., Suzuki, J. B., and Grecz, N.: Germination of Clostridium botulinum 33 A spores within the animal body. Bacteriol. Proc. 127 (1970): 34.
Borek, E., and Kerr, S. J.: Atypical transfer RNA's and their origin in neoplastic cells. Advances Cancer Res. 15 (1972): 163 – 190.
Borsa, J., Whitmore, G. F., Valeriote, F. A., Collins, D., and Bruce, W. R.: Studies on persistence of methotrexate, cytosine arabinoside and leucoverin in serum of mice. J. nat. Cancer Inst. 42 (1969): 235 – 242.
Boveri, Th.: Zur Frage der Entstehung maligner Tumoren. Fischer, Jena 1914.
Boyland, E.: The biological significance of metabolism of polycyclic compounds. Biochem. Soc. Symp. 5 (1950): 40 – 54.
–: Mutagenesis and carcinogenesis. Arch. Geschwulstforsch. 45 (1975): 625 – 627.
–, and Sims, P.: Metabolism of polycyclic compounds. 24. The metabolism of Benz[a]anthracene. Biochem. J. 91 (1964): 493 – 506.
–, and –: Metabolism of polycyclic compounds. The metabolism of 7,12-Dimethylbenz[a]anthracene by rat-liver homogenates. Biochem. J. 95 (1965a): 780 – 792.
–, and –: The metabolism of Benz[a]anthracene and Dibenz[a, h]anthracene and their 5,6-Epoxy-5,6-Dihydro derivatives by rat-liver homogenates. Biochem. J. 97 (1965b): 7 – 16.
Boyse, E. A.: Immuno-genetics in the study of cell surfaces: some implications for morphogenesis and cancer. In: Anfinsen, C. B., Potter, M., and Schechter, A. N. (Eds.): Current Res. Oncology 1972. Acad. Press, New York – London (1973): 57 – 94.
–, and Old, L. J.: Some aspects of normal and abnormal cell surface genetics. Ann. Rev. Genet. 3 (1969): 269 – 290.
Bradbury, E. M.: Current ideas on the structure of chromatin. Trends Biochem. Sci. 1,1 (1976): 7 – 9.
–: Histone interactions, histone modifications and chromatin structure. Phil. Trans. R. Soc. London B 283 (1978): 291 – 293.
–, Inglis, R. J., and Matthews, H. R.: Control of cell division by very lysine rich histone (F1) phosphorylation. Nature 247 (1974a): 257 – 261.
–, –, –, and Langan, T. A.: Molecular basis of control of mitotic cell division in eukaryotes. Nature 249 (1974b): 553 – 555.
Brady, R. O.: Biochemical correlates of virus-transformed cells. In: Zemin, W., and Lennette, E. (Eds.) Slow virus diseases. Williams and Wilkins, Baltimore (1973): 130 – 141.
Brand, K. G., Buoen, L. C., and Brand, I.: Foreign body tumorigenesis: Timing and location of preneoplastic events. J. nat. Cancer Inst. 47 (1971): 829 – 36.
–, –, and –: Foreign body tumorigenesis by vinyl chloride vinyl acetate copolymer: no evidence for chemical cocarcinogenesis. J. nat. Cancer Inst. 54 (1975): 1259 – 1262.
Brantner, H.: Enzymuntersuchungen an einem onkolytisch wirkenden Clostridium-Stamm (Cl. butyricum-Stamm M55) Zbl. Bakteriol., Parasitenkd., Infekt.-Kr. u. Hyg. I. Abt. Orig. A 220 (1972): 432 – 434.
–: Microbiological examinations on oncolytic Clostridia. Zbl. Bakteriol., Parasitenkd., Infekt.-Kr. und Hyg. I. Ref. 240 (1974): 348 – 350.
–, und Fischer, G.: Untersuchungen der Kininasen des onkolytisch wirksamen Clostridien-Stammes M55 ATCC 13732 mittels Chelatbildner. Pathol. et Microbiol. 39 (1973): 99 – 106.
–, –, und Vivat, H.: Untersuchungen über die Züchtung von Clostridium butyricum Stamm M55 ATCC 13732. 4. Mitteilg.: Der Einfluß der Peptonqualität auf die Kininaseaktivität. Zbl. Bakteriol., Parasitenkd., Infekt.-Kr. u. Hyg. I. Abt. Orig. A 230 (1975a): 241 – 245.
–, –, und –: Untersuchungen über die Kultur von Clostridium oncolyticum M55. 5. Mitteilg.: Der Einfluß von Eisen-, Zink- und Kobalt-Ionen auf die Vermehrung und die Kininase-Aktivität von Clostridium oncolyticum ATCC 13732. Zbl. Bakteriol., Parasitenkd., Infekt.-Kr. u. Hyg. I. Abt. Orig. A 233 (1975b): 253 – 260.
–, und Schwager, J.: Enzymatische Mechanismen der Onkolyse durch Clostridium oncolyticum M 55 ATCC 13.732. Zbl. Bakteriol., Parasitenkd., Infekt.-Kr. u. Hyg. I. Abt. Orig. A 243 (1979): 113 – 118.
–, and Wenzl, W.: Enzymological studies of the oncolytic effect of Clostridium oncolyticum. In: Barker, A. N., Wolf, J., Ellar, D. J., Dring, G. J., and Gould, G. W. (Eds.): Spore Research 1976. Acad. Press, London – New York – San Francisco I (1977): 391 – 405.

Braun, A. C.: Thermal studies on the factors responsible for tumor initiation in crown gall. Amer. J. Bot. **34** (1947): 234 – 240.

–: The relevance of plant tumor systems to an understanding of the basic cellular mechanisms underlying tumorigenesis. Progr. exper. Tumor Res. **15** (1972): 165 – 187.

Braun, R., Hall, L., Schwärzler, M., and Smith, S. S.: The mitotic cycle of Physarum polycephalum. In: Nover, L., and Mothes, K. (Eds.): Leopoldina Symposium: Cell differentiation in microorganisms, plants and animals. Fischer, Jena (1977): 402 – 423.

Bregula, U., Klein, G., and Harris, H.: The analysis of malignancy by cell fusion. II. Hybrids between Ehrlich cells and normal diploid cells. J. Cell. Sci. **8** (1971): 673 – 680.

Brent, L., Brooks, C. G., Medawar, P. B., and Simpson, E.: Transplantation tolerance. Brit. med. Bull. **32** (1976): 101 – 106.

Bresnick, E., Williams, S. S., and Mossé, H.: Rates of turnover of deoxythymidine kinase and of its template RNA in regenerating and control liver. Cancer Res. **27** Part 1 (1967): 469 – 475.

Bretscher, M. S.: Some aspects of membrane structure. In: Estrada-O. S., and Gitler, C. (Eds.) Perspectives in membrane biology. Acad. Press, New York – San Francisco – London (1974): 3 – 24.

Bridges, B. A.: Short term screening tests for carcinogens. Nature **261** (1976): 195 – 200.

Briggs, R., and King, Th. J.: Transplantation of living nuclei from blastula cells into enucleated frogs' eggs. Proc. Nat. Acad. Sci. USA **38** (1952): 455 – 463.

Britten, R. J., and Davidson, E. H.: Gene regulation for higher cells: a theory. Science **165** (1969): 349 – 357.

Brock, N., und Schneider, B.: Zur Frage der carcinogenen Wirkung von Krebs-Chemotherapeutica und chemischen Immunsuppressiva. Arzneimittelforschung **21** (1971): 435 – 443.

Brock, T. D.: Principles of microbial ecology XIV. Prentice – Hall Inc./Englewood New Jersey 1966.

Brooks, V. B., Curtis, R., and Eccles, J. C.: The action of tetanus toxin on the inhibition of motoneurones. J. physiol. **135** (1957): 655 – 672.

Brown, C. C.: Mathematical aspects of dose-response studies in carcinogenesis – the concept of thresholds. Oncology **33** (1976): 62 – 65.

Brown, D.E.: Aeration in the submerged culture of microorganisms. In: Norris, J. R., and Ribbons, D. W. (Eds.): Methods in Microbiology **2** (1970): 125 – 174.

Brown, F. A. jr.: A unified theory for biological rhythms. In: Aschoff, J. (Edt.): Circadian Clocks. Proc. of the Feldafing summer school, Sep. 1964. North-Holland Publ. Co., Amsterdam (1965): 231 – 261.

–: The "clocks" timing biological rhythms. Amer. Scientist **60** (1972): 756 – 766.

Brown, H. R.: Circadian variation in mitosis and cell numbers in the near plateau growth phase of Ehrlich ascites tumor. Growth **38** (1974): 413 – 419.

–, and Burns, E. R.: Tumor transplantation, cell number, and mitotic rhythms in low dose challenges by Ehrlich ascites tumor. Transplantation **16** (1973): 199 – 204.

Brozna, J. P., and Ward, P. A.: Antileukotactic properties of tumor cells. J. clin. Invest. **56** (1975): 616 – 623.

Bruce, D.: Tetanus. Analysis of 1458 cases, which occurred in home military hospitals during the years 1914 – 1918. J. Hyg. **19** (1920): 1 – 32.

Bruce, W. R., Meeker, B. E., and Valeriote, F. A.: Comparison of the sensitivity of normal hematopoietic and transplanted lymphoma colony-forming cells to chemotherapeutic agents administered in vivo. J. nat. Cancer Inst. **37** (1966): 233 – 244.

Brunet, M., Huchet, M., Berlie, J., et Garbe, E.: Les modèles en carcinologie. Nouv. Presse méd. **5** (1976): 1541 – 1544.

Brunner, K. T., Manel, J., Cerottini, J.-C., and Chapuis, B.: Quantitative assay of the lytic action of immune lymphoid cells on ^{51}Cr-labelled allogeneic target cells in vitro, inhibition by isoantibody and by drugs. Immunology **14** (1968): 181 – 196.

–, Nording, A. A., and Cerottini, J.-C.: In vitro studies of sensitized lymphocytes and alloantibody forming cells in mouse allograft immunity. In: Cohen, S., Cudhowicz, G., and McClushey, R. T. (Eds.): Cellular interactions in the immune response. 2nd Int. Convocation on Immunology. Buffalo, New York 1970. Karger, Basel (1971): 220 – 230.

Büchner, F., Grundmann, E., und Oehlert, W.: Die experimentelle Kanzerisierung der Parenchymzelle. Dt. med. Wochenschr. **86** (1961): 1845 – 1850.

Bühler, W.: Biomathematik – ein neuer Zweig der biologischen Forschung. Naturwiss. **59** (1972): 53 – 59.

Bulbrook, R. D., Greenwood, F. C., and Hayward, J. L.: Selection of breast-cancer patients for adrenalectomy or hypophysectomy by determination of urinary 17-hydroxy-corticosteroids and aetiocholanolone. Lancet **I** (1960): 1154 – 1157.

Bullen, J. J., Cushnie, G. H., and Stoner, H. B.: Oxygen uptake by Clostridium welchii type A: Its possible role in experimental infections in passively immunised animals. Brit. J. exper. Pathol. **47** (1966): 488 – 506.

Bullock, W. E., and Cramer, W.: On a new factor in the mechanism of bacterial infection. Proc. royal. Soc. B. **90** (1919a): 513 – 529.

–, and –: On the mechanism of bacterial infections, with special reference to gas gangrene. Sixth Scientific Rep. Imp. Cancer Res. Fund (1919b): 23 – 69.

Bullough, W. S.: Mitotic activity in the adult male mouse, Mus musculus L. The diurnal cycles and their relation to waking and sleeping. Proc. royal. Soc. B **135** (1948a): 212 – 233.

–: The effects of experimentally induced rest and exercise on the epidermal mitotic activity of the adult male mouse, Mus musculus L. Proc. royal. Soc. B **135** (1948b): 233 – 242.

–: The energy relations of mitotic activity. Biol. Rev. **27** (1952): 133 – 168.

–: Mitotic and functional homeostasis: a speculative review. Cancer Res. **25** (1965): 1683 – 1727.

Bullough, W. S.: The control of tissue growth. In: Bittar, E. E., and Bittar, N. (Eds.): The biological basis of medicine. Academic Press London, New York (1969): 311 – 333.

–: The actions of the chalones. Agents and Act. 2 (1971): 1 – 7.

–: The epidermal chalone mechanism. Natl. Cancer Inst. Monogr. 38 (1973): 99 – 107.

–: Mitotic control in adult mammalian tissues. Biol. Rev. 50 (1975): 99 – 127.

–, and Deol, J. U. R.: The pattern of tumour growth. Symp. Soc. Exp. Biol. 25 (1971): 255 – 275.

–, and Laurence, E. B.: The control of mitotic activity in mouse skin. Exper. Cell Res. 21(1960 a): 394 – 405.

–, and –: The control of epidermal mitotic activity in the mouse. Proc. royal. Soc. B 151 (1960 b): 517 – 536.

–, and –: Stress and adrenaline in relation to the diurnal cycle of epidermal mitotic activity in adult male mice. Proc. royal. Soc. B 154 (1961): 540 – 556.

–, and –: Mitotic control by internal secretion: The role of the chalone-adrenalin complex. Exper. Cell Res. 33 (1964): 176 – 194.

Büngeler, W., und Dontenwill, W.: Über den Begriff der Präcancerose unter besonderer Berücksichtigung der Mastopathie und des atypischen Portioepithels. Med. Klinik 49 (1954): 1589 – 1601.

–, und –: Hormonell ausgelöste, geschwulstartige Hyperplasien, hyperplasiogene Geschwülste und ihre Verhaltensweisen. Dt. med. Wochenschr. 84 (1959): 1885 – 1894.

Bünning, E.: The physiological clock. Endogenous diurnal rhythms and biological chronometry. Springer-Verlag, Berlin – Göttingen – Heidelberg 1964.

Burch, P. R. J.: Human cancer: Mendelian inheritance or vertical transmission? Nature 197 (1963): 1042 – 1045.

Burger, M. M.: Cell surface and neoplasia. In: Brinkley, B. R., and Porter, K. R. (Eds.): International cell biology 1976 – 1977. Rockefeller Univ. Press, New York (1977): 131 – 137.

–, and Goldberg, A. R.: Identification of tumor-specific determinant on neoplastic cell surfaces. Proc. Nat. Acad. Sci. USA 57 (1967): 359 – 366.

Buris, L.: Autoradiographic examinations in the early period of wound healing. Acta histochem. 48 (1974): 286 – 290.

Burk, D., and Schade, A. L.: On respiratory impairment in cancer cells. Science 124 (1956): 270 – 271.

–, and Woods, M.: Newer aspects of glucose fermentation in cancer growth and control. Arch. Geschwulstforsch. 28 (1967): 305 – 319.

Burkitt, D.: Determining the climatic limitations of a children's cancer common in Africa. Brit. Med. J. Oct. 20 (1962): 1019 – 1023.

–: Etiology of Burkitt's lymphoma, an alternative hypothesis to a vectored virus. J. nat. Cancer Inst. 42 (1969): 19 – 28.

Burnet, F. M.: The clonal selection theory of acquired immunity. The Abraham Flexner Lectures of Vanderbilt University 1958. Univ. Press, Cambridge; Vanderbilt Univ. Press Nashville, Tennessee 1959.

–: Immunological factors in the process of carcinogenesis. Brit. Med. Bull. 20 (1964): 154 – 158.

–: Immunological surveillance. Pergamon-Press, Sydney 1970 a.

–: The concept of immunological surveillance. Progr. exper. Tumor Res. 13 (1970 b): 1 – 27.

–: Intrinsic mutagenesis: a genetic approach to ageing. John Wiley and Sons, New York – Toronto 1974 a.

–: Intrinsic mutagenesis, an interpretation of the pathogenesis of Xeroderma pigmentosum. Lancet II (1974 b): 495 – 498.

Burns, E. R.: Chronobiology. Pavlovian J. 10 (1975): 161 – 185.

–, and Scheving, L. E.: Circadian influence on the wave form of the frequency of labeled mitosis in mouse corneal epithelium. Cell Tissue Kinet. 8 (1975): 61 – 66.

–, –, Pauly, J. E., and Tsai, T. H.: Effect of altered lighting regimens, time-limited feeding, and presence of Ehrlich-ascites carcinoma on the circadian rhythm in DNA synthesis of mouse spleen. Cancer Res. 36 (1976): 1538 – 1544.

Burns, F. J., Vanderlaan, M., Sivak, A., and Albert, R. E.: Regression kinetics of mouse skin papillomas, Cancer Res. 36 (1976): 1422 – 1427.

Burton, A. C.: The properties of the steady state compared to those of equilibrium as shown in characteristic biological behavior. J. cell. and comp. Physiol. 14 (1939): 327 – 349.

–: Cellular communication, contact inhibition, cell clocks, and cancer: the impact of the work and ideas of W. Loewenstein. Perspect. Biol. and Med. 14 (1971): 301 – 318.

Busch, J.: A general concept for molecular biology of cancer. Cancer Res. 36 (1976): 4291 – 4294.

Butenandt, A.: Karzinogene Stoffe und Tumorgenese. Verh. dt. Gesellsch. Pathol. 35 (1952): 70 – 89.

–: Der Krebs als chemotherapeutisches Problem. Arbeiten Paul-Ehrlich-Institut 51 (1954): 5 – 18.

–, Günther, H., und Turba, F.: Zur primären Stoffwechselwirkung des Testosterons. Hoppe-Seyler's Z. physiol. Chemie 322 (1960): 28 – 37.

Cairns, J.: Mutation selection and the natural history of cancer. Nature 255 (1975 a): 197 – 200.

–: The cancer problem. Scientific Amer. 233,5 (1975 b): 64 – 78.

–, Stent, G. S., and Watson, J. D. (Eds.): Phage and the origin of molecular biology. Cold Spring Harbor Laboratory of Quantitative Biology 1966.

Callow, A. B.: On catalase in bacteria and its relation to anaerobiosis. J. Pathol. and Bacteriol. 26 (1923): 320 – 325.

Calvin, M.: Carcinogenesis. Naturwiss. 62 (1975): 405 – 413.

Cameron, I. L.: Minimal number of cell doublings in an epithelial cell population during the life-span of the mouse. J. Gerontol. 27 (1972 a): 157 – 161.

–: Cell proliferation and renewal in ageing mice. J. Gerontol. 27 (1972 b): 162 – 172.

Campbell, A.: Synchronization of cell division. Bacteriol. Rev. 21 (1957): 263 – 272.

–: The theoretical basis of synchronization by shifts in environmental conditions. In: Zeuthen, E.(Edt.): Synchrony in cell division and growth. Interscience

Publ., Wiley, J. and Sons Inc, New York – London – Sydney (1964): 469 – 484.

Canfora, M.: Ueber die Latenz der Tetanussporen im tierischen Organismus. Zbl. Bakteriol., Parasitenkd., Infekt.-Kr. u. Hygiene I Orig. 45 (1908): 495 – 501.

Cannan, R. K., Cohen, B., and Clark, W. M.: Studies on oxidation-reduction. X. Reduction potentials in cell suspensions. Publ. Health Reports Washington Suppl. 55 (1926).

Cannon, W. B.: The wisdom of the body. Kegan Paul, Trenck, Trubner and Co. Ltd., London 1932.

Carey, R. W., Holland, J. F., Whang, H. Y., Neter, E., and Bryant, B.: Clostridial oncolysis in man. Eur. J. Cancer 3 (1967): 37 – 47.

–, Whang, H. Y., Holland, J. F., and Neter, E.: Clostridial oncolysis in man. Proc. Amer. Assoc. Cancer Res. 6 (1965): 10.

Carlberg, D. M.: Nucleic acid uptake, transcription and replication. In: Carlberg, D.M.: Essentials of bacterial and viral genetics. C. C. Thomas Publ., Springfield (1976): 238 – 240.

Castellani, A.: Die Agglutination bei gemischter Infektion und die Diagnose der letzteren. Z. Hyg. 40 (1902): 1 – 19.

Cater, D. B.: The measurement of Po_2 in tissues. In: Dickens, F., and Neil, E. (Eds.): Oxygen in the animal organism. Pergamon Press, Oxford – London – Edinburgh – New York – Paris – Frankfurt (1964): 239 – 246.

– : The significance of oxygen tension measurements in tissues. In: Payne, J. P. and Hill, D. W. (Eds.): Oxygen measurements in blood and tissues. Churchill Ltd., London (1966): 155 – 172.

–, Phillips, A. F., and Silver, I. A.: The measurement of oxidation-reduction potentials, pH, and oxygen tension in tumours. Proc. royal Soc. B 146 (1957 a): 382 – 399.

–, –, and –: Induced changes in oxidation-reduction potentials, pH, and oxygen tension in the intact lactating mammary gland. Proc. royal Soc. B 146 (1957 b): 400 – 415.

–, and Silver, I. A.: Quantitative measurements of oxygen tension in normal tissues and in the tumours of patients before and after radiotherapy. Acta radiol. 53 (1960): 233 – 256.

–, and –: Microelectrodes and electrodes used in biology. In: Ives, D. J. S. and Janz, J. S. (Eds.): Reference electrodes. Acad. Press, New York (1961): 464 – 523.

Cerottini, J.-C., Plata, F., and Brunner, K. T.: Effector mechanisms in tumor immunity: in vitro and in vivo studies. Proc. XI. Internat. Cancer Congress Florence 1974. Bucalossi, P., Veronesi, U., and Cascinelli, N. (Eds.): I.: Cell biology and tumor immunity. Excerpta Medica, Amsterdam, Amer. Elsevier Publ. Co. Inc., New York (1975): 254 to 257.

Chagnon, A., Hudon, C., McSween, G., Vinet, G., and Fredette, V.: Cytotoxity and reduction of animal cell growth by Clostridium M 55 spores and their extracts. Cancer 29 (1972 a): 431 – 434.

–, McSween, G., Fredette, V., and Venet, G.: A quantitative screening technique of estimating the cytotoxic activity of Clostridium oncolyticum products. Proc. VIIth Internat. Congress of Chemotherapy. Prague, August 23 – 28, 1971. Urban u. Schwarzenberg, München – Berlin – Wien (1972 b): 715 – 718.

Chambon, P., Deutscher, M. P., and Kornberg, A.: Biochemical studies of bacterial sporulation and germination. X. Ribosomes and nucleic acids of vegetative cells and spores of Bacillus megaterium. J. biol. Chem. 243 (1968): 5110 – 5116.

Chance, B.: Oxygen reduction by cytochrome oxidase, a possible source of carcinogenic radical intermediates. Miami Winter Symp. 12 (1976): 89 to 102.

–, Baltscheffsky, M., Vanderkooi, J. and Cheng, W.: Localized and delocalized potentials in biological membranes. In: Estrada-O, S., and Gitler, C. (Eds.): Perspectives in membrane biology. Acad. Press, New York – San Francisco – London (1974): 329 to 362.

–, Estabrook, R. W. and Ghosh, A.: Damped sinusoidal oscillations of cytoplasmic reduced pyridine nucleotide in yeast cells. Proc. Nat. Acad. Sci. USA 51 (1964): 1244 – 1251.

–, and Legallais, V.: A spectrofluorometer for recording of intracellular oxidation-reduction states. IEEE Trans. bio.-med. Electron 10 (1963): 40 – 47.

–, Pye, K., and Higgins, J.: Waveform generation by enzymatic oscillators. IEEE Spectr. 4,8 (1967): 79 – 86.

–, Schoener, B., and Elsaesser, S.: Metabolic control phenomena involved in damped sinusoidal oscillations of reduced diphosphopyridine nucleotide in a cell-free extract of Saccharomyces carlsbergensis. J. biol. Chem. 240 (1965): 3170 – 3181.

Channing, C. P. and Seymour, J. F.: Effects of dibutyryl cyclic-3′, 5′-AMP and other agents upon luteinization of porcine granulosa cells in culture. Endocrinology 87 (1970): 165 – 169.

Chase, M. W.: Immunological paralysis to pneumococcal polysaccharides – a model system. Introductory remarks to session 1. Ann. N.Y. Acad. Sci. 181 (1971): 7 – 8.

Chou, G.: Medium for toxin production by Clostridium perfringens in continuous culture. Appl. Microbiol. 21 (1971): 794 – 798.

Christensen, N. A.: Important concepts of tetanus that form the basis for current treatment. In: Eckmann, L. (Edt.): Principles on tetanus. Proc. Internat. Conf. on Tetanus. Bern 1966. Huber Publ., Bern (1967): 455 – 467.

Chu, M. Y.: Incorporation of arabinofuranosylcytosine into 2 – 7s ribonucleic acid and cell death. Biochem. Pharmacol. 20 (1971): 2057 – 2063.

Chung, L., Rajan, K. S., Merdinger, E., and Grecz, N.: Coordinative binding of divalent cations with ligands related to bacterial spores. Biophys. J. 11 (1971): 469 – 482.

Cinader, B., and Weitz, B.: Beta- and gamma-globulin tetanus antitoxin of the hyperimmune horse. Nature 166 (1950): 785.

–, and –: The interaction of tetanus toxin and antitoxin. J. Hyg. 51 (1953): 293 – 310.

Clark, L. C. jr.: Monitor and control of blood and tissue oxygen tensions. Trans. Soc. Art. Int. Org. 2 (1956): 41 – 49.

Clark, W. M.: Life without oxygen. J. Wash. Acad. Sci. **14** (1924): 123 – 138.

– : Oxidation-reduction potential of organic systems. Williams and Wilkins Co. Baltimore 1960.

Clarke, C. H.: Mutagenesis and repair in microorganisms. Sci. Progr. **62** (1975): 559 – 577.

Clauberg, G.: Erfolge und Mißerfolge der modernen Tetanusbehandlung. Eine kritische Analyse der neuzeitlichen Tetanustherapie in Tübingen im letzten Jahrzehnt. Zbl. Chirurgie **90** (1965): 2169 – 2181.

Clausen, O. P. F., Thorud, E., Bjerknes, R., and Elgjo, K.: Circadian rhythms in mouse epidermal basal cell proliferation – variations in compartment size, flux and phase duration. Cell and Tissue Kinetics **12** (1979): 319 – 337.

Cleaver, Y. E.: Defective repair replication of DNA in Xeroderma pigmentosum. Nature **218** (1968): 652 – 656.

Clever, U., and Karlson, P.: Induktion von Puff-Veränderungen in den Speicheldrüsen-Chromosomen von Chironomus tentans durch Ecdyson. Exper. Cell Res. **20** (1960): 623 – 629.

Cohen, A., Silberstein, Z., and Mazor, Z.: Ribonucleic acid polymerase from vegetative cells and spores of Bacillus cereus. In: Halvorson, H. O., Hanson, R., and Campbell, L. L. (Eds.): Spores V. Amer. Soc. Microbiol. (1972): 247 – 253.

Cohen, I. R., Wekerle, H., and Feldman, M.: The regulation of self-tolerance. Implications for immune surveillance against tumor cells. Israel J. med. Sci. **10** (1974): 1024 – 1032.

Cohen, S. S.: The synthesis of bacterial viruses. I. The synthesis of nucleic acid and protein in Escherichia coli B infected with T_{2r} + bacteriophage. J. biol. Chem. **174** (1948): 281 – 293.

– : The synthesis of nucleic acid by virus-infected bacteria. Bacteriol. Rev. **15** (1951): 131 – 146.

–, and Roth, L.: The phosphogluconate pathway of carbohydrate metabolism in the multiplication of bacterial viruses. J. Bacteriol. **65** (1953): 490 – 495.

Cohnheim, J. F.: VII. Tumours. Lectures on General Pathology. Transl. by A. B. McKee. Vol. 2. New Sydenham Soc., London (1889): 746 – 821.

Coleman, G. E., and Meyer, K. F.: Some observations on the pathogenicity of B. botulinus. X. J. infect. Dis. **31** (1922): 622 – 649.

–, and – : Study of tetanus agglutinins and antitoxins in human serums. J. infect. Dis. **39** (1926): 332 – 336.

Collier, R. J.: Effect of diphtheria toxin on protein synthesis: Inactivation of one of the transfer factors. J. molec. Biol. **25** (1967): 83 – 98.

– : Diphtheria toxin: Mode of action and structure. Bacteriol. Rev. **39** (1975): 54 – 85.

–, and Kandel, J.: Structure and activity of diphtheria toxin. I. Thiol-dependent dissociation of a fraction of toxin into enzymically active and inactive fragments. J. biol. Chem. **246** (1971): 1496 – 1503.

Collins, V. P., Loeffler, K., and Tivey, H.: Observations on growth rates of human tumors. Amer. J. Roentgenol. **76** (1956): 988 – 1000.

Comings, D. E.: A general theory of carcinogenesis. Proc. Nat. Acad. Sci. USA **70** (1973): 3324 – 3328.

Commoner, B.: Failure of the Watson-Crick theory as a chemical explanation of inheritance. Nature **220** (1968): 334 – 340.

–, and Ternberg, J. L.: Free radicals in surviving tissues. Proc. Nat. Acad. Sci. USA **47** (1961): 1374 – 1384.

Condrea, P.: Recherches sur les propriétés antigéniques des races "smooth" et "rough" du Bacille tétanique (Deuxième Mémoire). Arch. Roum. de Path. Exper. **3** (1930): 365 – 374.

– : Contributions à l'étude des variétés "smooth et rough" du Bacille tétanique. C. R. Séan Soc. Biol. **107** (1931): 188 – 190.

Cone, C. D.: Electroosmotic interactions accompanying mitosis initiation in sarcoma cells in vitro. Trans. N.Y. Acad. Sci. II **31** (1969): 404 – 427.

– : Unified theory of the basic mechanism of normal mitotic control and oncogenesis. J. theoret. Biol. **30** (1971 a): 151 – 181.

– : Maintenance of mitotic homeostasis in somatic cell populations. J. theoret. Biol. **30** (1971 b): 183 – 194.

– : The role of the surface electrical transmembrane potential in normal and malignant mitogenesis. Ann. N.Y. Acad. Sci. **238** (1974): 420 – 435.

–, and Tongier, M.: Control of somatic cell mitosis by simulated changes in the transmembrane potential level. Oncology **25** (1971): 168 – 182.

–, and – : Contact inhibition of division: Involvement of the electrical transmembrane potential. J. cell. Physiol. **82** (1973): 373 – 386.

Cook, J. W., Hewett, C. L., and Hieger, I.: The isolation of a cancer-producing hydrocarbon from coal tar. Part I, II, and III. J. Chem. Soc. **1** (1933): 395 – 405.

–, Hieger, I., Kennaway, E. L., and Mayneord, W. V.: The production of cancer by hydrocarbons – Part I. Proc. royal Soc, B **111** (1932): 455 – 484.

–, Kennaway, E. L., and Kennaway, N. M.: Production of tumours in mice by deoxycholic acid. Nature **145** (1940): 627.

Cooper, E. H.: The biology of cell death in tumours. Cell and Tissue Kinet. **6** (1973): 87 – 95.

–, Bedford, A. J., and Kenny, T. E.: Cell death in normal and malignant tissues. Advances Cancer Res. **21** (1975): 59 – 120.

Corbett, J. L. and Harris, P. J.: Studies on the sympathetic nervous system in tetanus. Naunyn-Schmiedeberg's Arch. Pharmacol. **276** (1973): 447 – 460.

Correns, C.: Zur Kenntnis der Grenzen der Mendel'schen Regeln. Bot. Zbl. **84** (1900): 97 – 113.

– : Ueber Bastarde zwischen Rassen von Zea mays, nebst einer Bemerkung über die „faux hybrides" Millardet's und die „unechten Bastarde" de Vries'. Ber. Dt. bot. Gesellschaft **19** (1901): 211 – 220.

Coulson, A. S., and Lee, H.: Tetanus in a patient with a uterine tumor. Amer. Surgeon **42** (1976): 215 – 218.

Coulthard, C. E., Michaelis, R., Short, W. F., Sykes, G., Skrimshire, G. E. H., Standfast, A. F. B., Birkinshaw, J. H., and Raistrick, H.: Notatin: an anti-bacterial glucose-aerohydrogenase from Penicillium notatum Westling and Penicillium reticulosum sp. nov. Biochem. J. **39** (1945): 24 – 36.

Courmont, J. et Doyon, M.: La substance toxique qui engendre le tétanos résulte de l'action sur l'organisme récepteur d'un ferment soluble fabriqué par le bacille de Nicolaier. C. R. Soc. Biol. Sér. 9, 5 (1893 a): 294 –298.

–, et –: Du tétanos de la grenouille et des conditions de température ambiante nécessaires a son apparition. C. R. Soc. Biol. Sér. 9, 5 (1893 b): 618 –620.

–, et –: Mecanisme de production des contractures du tétanos. Arch. Physiol. 25 (1893 c): 64 –74.

–, et –: Du tétanos de la grenouille. Influence de la température ambiante, sort de la toxine tétanique chez la grenouille réfractaire. C. R. Soc. Biol. Ser. 10, 5 (1898 a): 344 –346.

–, et –: Du sort de la toxine tétanique chez la grenouille froide ou chauffée. C.R. Soc.Biol. Ser.10, 5 (1898 b): 937 –939.

Cowles, Ph. B.: A bacteriophage for Cl. tetani. J. Bacteriol. 27 (1934): 163 –164.

Crabtree, H. G.: Observations on the carbohydrate metabolism of tumours. Biochem. J. 23 (1929): 536 –545.

Craven, C. J., and Dawson, D. J.: The chain composition of tetanus toxin. Biochim. Biophys. Acta 317 (1973): 277 –285.

Cravetz, H., Ambrus, J. L., and Harrisson, J. W. E.: The susceptibility of hamsters toward infection by tetanus spores. Amer. J. Pharmacol. 123 (1951): 130 –131.

Crick, F. H. C.: On protein synthesis. Sympos. Soc. Exper. Biol. 12 (1958): 138 –163.

–: General model for the chromosomes of higher organisms. Nature 234 (1971): 25 –27.

Croce, C. M.: Assignment of gene (S) for cell transformation and malignancy to human chromosome 7 carrying the SV40 genome. In: Crowell, R. L., Friedman, H., and Prier, J. E. (Eds.): Tumor virus infections and immunity. Univ. Park Press, Baltimore – London – Tokyo (1977): 223 –239.

Crump, K. S., Guess, H. A., and Deal, K. L.: Confidence intervals and test of hypotheses concerning dose response relations inferred from animal carcinogenicity data. Biometrics 33 (1977): 437 –451.

Curran, T. C., and Gold, H. J.: A stochastic model for facilitated transport of oxygen through tissue slices. J. theoret. Biol. 50 (1975): 397 –411.

Curtis, A. S. G.: s. S. 314.

Curtis, D. R.: Pharmacological investigations upon inhibition of spinal motoneurones. J. Physiol. 145 (1959): 175 –192.

–, and Groat, W. C. de: Tetanus toxin and spinal inhibition. Brain Research 10 (1968): 208 –212.

Dahmus, M. E., and Bonner, J.: Nucleoproteins in regulation of gene function. Fed. Proc. 29 (1970): 1255 –1260.

Daniel, C. W., Ome, K. B. de, Young, J. T., Blair, P. B., and Faulkin, L. J. jr.: The in vivo life span of normal and preneoplastic mouse mammary glands: A serial transplantation study. Proc. Natl. Acad. Sci. USA 61 (1968): 53 –60.

–, Young, L. J. T., Medina, D., and Ome, K. B. de: The influence of mammogenic hormones on serially transpanted mouse mammary gland. Exp. Gerontol. 6 (1971): 95 –101.

Danysz, J.: Contribution à l'étude de l'immunité. Propriétés des mélanges des toxines avec leurs antitoxines. Constitution des toxines. Ann. Inst. Pasteur 13 (1899): 581 –595.

–: Contribution à l'étude des propriétés et de la nature des mélanges des toxines avec leurs antitoxines. Ann. Inst. Pasteur 16 (1902): 331 à 345.

Darwin, C.: Über die Entstehung der Arten im Tier- und Pflanzen-Reich durch natürliche Züchtung, oder Erhaltung der vervollkommneten Rassen im Kampf um's Daseyn. 2. Aufl. E. Schweizerbart'sche Verlagshandlung Stuttgart 1863.

–: The origin of species. John Murray, London Vol. I/II 1897.

Dattwyler, R. J., Murgita, R. A., and Tomasi, T. B. jr.: Binding of α-foetoprotein to murine T cells. Nature 256 (1975): 656 –657.

Dausset, J.: Iso-leuco-anticorps. Acta haemat. 20 (1958): 156 –166.

Davidsohn, J.: Early immunologic diagnosis and prognosis of carcinoma. Philip Levine Award Address. Amer. J. clin. Pathol. 57 (1972): 715 bis 730.

Davidson, E. H., and Britten, R. J.: Organization, transcription and regulation in the animal genome. Quarterly Rev. Biol. 48 (1973): 565 – 613.

Davis, J. B., Mattman, L. H., and Wiley, M.: Clostridium botulinum in a fatal wound infection. J. amer. med. Assoc. 146 (1951): 646 –648.

Dawes, I. W., and Halvorson, H. O.: Membrane synthesis during outgrowth of bacterial spores. In: Halvorson, H. O., Hanson, R., and Campbell, L. L. (Eds.): Spores V. Amer. Soc. Microbiol. (1972): 449 –455.

Dawson, D. J., and Mauritzen, C. M.: Studies on tetanus toxin and toxoid. II. Isolation and characterization of the tetanus toxin and toxoid. Aust. J. biol. Sci. 21 (1968): 559 –568.

Day, L. E., and Costilow, R. N.: Physiology of the sporulation process in Clostridium botulinum. I. Correlation of morphological changes with catabolic activities, synthesis of dipicolinic acid, and development of heat resistance. J. Bacteriol. 88 (1964 a): 690 –694.

–, and –: Physiology of the sporulation process in Clostridium botulinum. II. Maturation of forespores. J. Bacteriol. 88 (1964 b): 695 –701.

Decker, K.: Energiehaushalt bei anaeroben Sporenbildnern. Zbl. Bakteriol., Parasitenkd., Infekt.-Kr. u. Hyg. I. Abt. Orig. A 220 (1972): 406 –411.

–, Jungermann, K., und Thauer, R. K.: Wege der Energiegewinnung in Anaerobiern. Angew. Chem. 82 (1970): 153 –173.

Dedrick, R. L., Forrester, D. D., and Ho, D. H. W.: In vitro-in vivo correlation of drug metabolism – deamination of 1-β-D-arabinofuranosyl-cytosine. Biochem. Pharmacol. 21 (1972): 1 –16.

Delbrück, M.: Molecular aspects of genetics. In: Brink, R. A. (Edt.): Heritage from Mendel. Univ. Wisconsin Press, Madison (1967): 65 –66.

DeLisi, C.: Some mathematical problems in the initiation and regulation of the immune response. Math. Biosci. 35 (1977): 1 –26.

Derjaguin, B. V., and Landau, L. D.: Theory of the stability of strongly charged lyophobic sols and the adhesion of strongly charged particles in solutions of electrolytes. Acta phys.-chim. UdSSR **14** (1941): 633 – 656.

Desgranges, C., Wolf, H., De-Thé, G., Shanmugaratnam, K., Cammoun, N., Ellouz, R., Klein, G., Lennert, K., Muñoz, N., and Hausen, H. zur: Nasopharyngeal carcinoma. X. Presence of Epstein-Barr genomes in separated epithelial cells of tumours in patients from Singapore, Tunesia and Kenya. Internat. J. Cancer **16** (1975): 7 – 15.

Desser-Wiest, L.: Hormonabhängige Wachstumsregulation in der Leber. Österr. Ärztezeitung **29** (1974a): 1390 – 1392.

–: Die Verteilung von Zellklassen als Maß für die Proliferationsaktivität der Leber: Österr. Z. Onkologie **1** (1974b): 118 – 123.

–, and Zwintz, C.: Differences in the binding capacity for steroid-hormones of sera from embryonic and adult rats. Endokrinologie **64** (1974): 33 – 38.

Dethlefsen, L. A.: An evaluation of radioiodine labelled 5-iodo-2′-deoxyuridine as a tracer for measuring cell loss from solid tumors. Cell Tissue Kinet. **4** (1971): 123 – 138.

Dewey, M. J., Filler, R., and Mintz, B.: Protein patterns of developmentally totipotent mouse teratocarcinoma cells and normal early embryo cells. Develop. Biol. **65** (1978): 171 – 182.

Diamond, J., and Mellanby, J.: The effect of tetanus toxin on the goldfish. J. Physiol. **215** (1971): 727 – 741.

Dienes, L.: Isolation of L type cultures from Clostridia. Proc. Soc. exper. Biol. Med. **75** (1950): 412 – 415.

Dietzel, F.: Aktuelle Probleme bei der Anwendung thermischer Verfahren in Onkologie und Strahlentherapie. Urban und Schwarzenberg, München – Berlin – Wien 1975.

–, und Gericke, D.: Verstärkung der Clostridienonkolyse durch Hochfrequenzhyperthermie im Tierversuch – Dosisabhängigkeit und Intervallhäufigkeit. Strahlentherapie **153** (1977): 263 – 266.

–, –, und König, W.: Tumorhyperthermie mit Hochfrequenz zur Verstärkung der Onkolyse durch clostridium butyricum (Stamm M 55). Strahlentherapie **152** (1976): 537 – 541.

–, –, Schuhmacher, L., and Linhart, G.: Combination of radiotherapy, microwave-hyperthermia and clostridial oncolysis on experimental mouse tumors. In: Streffer, Ch. (Edt.): Cancer therapy by hyperthermia and radiation. Verlag Urban u. Schwarzenberg, Baltimore – München 1978.

– und Weber, H. J.: Zur Wärmeempfindlichkeit von oxischen und hypoxischen Zellen in einem Tumor. Naturwiss. **63** (1976): 585 – 586.

Diggelen, O. P. van, Shin, S.-ie, and Phillips, D. M.: Reduction in cellular tumorigenicity after mycoplasma infection and elimination of mycoplasma from infected cultures by passage in nude mice. Cancer Res. **37** (1977): 2680 – 2687.

Dimpfel, W., and Habermann, E.: Histoautoradiographic localisation of ^{125}J-labelled tetanus toxin in rat spinal cord. Naunyn-Schmiedeberg's Arch. Pharmacol. **280** (1973): 177 – 182.

–, Neale, J. H., and Habermann, E.: ^{125}J-labelled tetanus toxin as a neuronal marker in tissue cultures derived from embryonic CNS. Naunyn-Schmiedeberg's Arch. Pharmacol. **290** (1975): 329 – 333.

Dipple, A.: Hydrocarbon derivative-nucleic acid interactions in chemical carcinogenesis. In: Proc. XI. Int. Cancer Congress Florence 1974. Bucalossi, P., Veronesi, U., and Cascinelli, N. (Eds.): II. Chemical and viral oncogenesis. Excerpta Med., Amsterdam. Amer. Elsevier Publ. Co., Inc., New York (1975): 41 – 46.

Dittmar, C., und Haller, C. v.: Die Vaskularisierung bösartiger Tumoren, nach experimentellen Untersuchungen am Asziteskarzinom. Arb. Paul-Ehrlich-Inst. Frankfurt a. M. **46** (1947): 36 – 46.

Dixon, F. J., and Moore, R. A.: Tumors of the male sex organs. Atlas of tumor pathology Sect. 8, Parts 31b and 32. Armed Forces Inst. Pathol. Washington DC 1952.

Dmochowski, L., and Bowen, J. M.: Cell membranes and disease. Genes, viruses, hormones and the immune response – an introduction. Amer. J. clin. Pathol. **63** (1975): 619 – 628.

Doerr, R.: Die invisiblen Ansteckungsstoffe und ihre Beziehungen zu Problemen der allgemeinen Biologie. Klin. Wochenschr. **2** (1923): 909 – 912.

–: Wanderungen von Toxin und Virus in peripheren Nerven. Schweiz. med. Wochenschr. **67** (1937): 329 – 337.

–: Die Entwicklung der Virusforschung und ihre Problematik. In: Doerr, R. und Hallauer, C. (Eds.): Handbuch der Virusforschung I. Springer-Verlag, Wien (1938): 1 – 125.

–: Die Natur der Virusarten. In: Doerr, R. und Hallauer, C. (Eds.): Handbuch der Virusforschung. I. Ergänzungsband. Springer-Verlag, Wien (1944): 1 – 87.

Dofuku, R., Tettenborn, U., and Ohno, S.: Testosterone – "Regulon" in the mouse kidney. Nature New Biol. **232** (1971): 5 – 7.

Doll, R.: Worldwide distribution of gastrointestinal cancer. Natl. Cancer Inst. Monogr. **25** (1967): 173 – 190.

–: Pott and path to prevention. Arch. Geschwulstforsch. **45** (1976): 521 – 531.

–, Muir, C., and Waterhouse, J. (Eds.): Cancer incidence in five continents. International Union against Cancer. Springer, Berlin – Heidelberg – New York II, 1970.

Dolman, C. E.: Further outbreaks of botulism in Canada. Canad. med. Assoc. J. **84** (1961): 191 to 200.

Dolowy, K.: Uniform hypothesis of cell behaviour – movement, contact inhibition of movement, adhesion, chemotaxis, phagocytosis, pinocytosis, division, contact inhibition of division, fusion. J. theoret. Biol. **52** (1975): 83 – 97.

Dombernowsky, P.: The proliferation kinetics of L 1210 ascites tumor. Acta pathol. microbiol. scand. Sec. A **80** (1972): 603 – 611.

Donachie, W. D.: Regulation of cell division in bacteria. Brit. med. Bull. **29** (1973): 203 – 207.

–, and Begg, K. J.: Growth of the bacterial cell. Nature **227** (1970): 1220 – 1224.

Donaldson, D. J., and Mason, J. M.: Cancer-related aspects of regeneration research: a review. Growth 39 (1975): 475 –496.

Dontenwill, W.: Die endokrinen Regulationen hyperplastischer und maligner Gewebsproliferationen. Verh. dt. Gesellsch. Pathol. 45 (1961): 74 –92.

Dost, F. H.: Der Blutspiegel. Kinetik der Konzentrationsabläufe in der Kreislaufflüssigkeit. Thieme, Leipzig (1953): 37 –54.

Dougherty, T. T., Berliner, M. L., Schneebeli, G. L., and Berliner, D. L.: Hormonal control of lymphatic structure and function. Ann. N.Y. Acad. Sci. 113 (1964): 825 –843.

Dowling, H. F.: Diphtheria as a model: Introduction of serums and vaccines for scarlet fever and pneumococcal pneumonia. J. amer. med. Assoc. 226 (1973): 550 –553.

Downie, A. W., and Dumbell, K. R.: Pox viruses. Ann. Rev. Microbiol. 10 (1956): 237 –252.

Downie, D. E.: New model for transmitter release at the presynaptic membrane, J. theoret. Biol. 28 (1970): 297 –300.

Drasar, B. S.: Cultivation of anaerobic intestinal bacteria. J. Pathol. and Bacteriol. 94 (1967): 417 –427.

–, Goddard, P., Heaton, S., Peach, S., and West, B.: Clostridia isolated from faeces. J. med. Microbiol. 9 (1976): 63 –71.

–, Shiner, M., and McLeod, G. M.: Studies on the intestinal flora. I. The bacterial flora of the gastrointestinal tract in healthy and achlorhydric persons. Gastroenterol. 56 (1969): 71 –79.

Dresser, D. W.: Tolerance induction as a model for cell differentiation. Brit. med. Bull. 32 (1976): 147 –151.

Driessche, T. V. Vanden: Possible diversity in basic mechanisms of biological oscillations. J. interdiscipl. Cycle Res. 2 (1971): 133 –145.

Dring, G. J., and Gould, G. W.: Sequence of events during rapid germination of spores of Bacillus cereus. J. gen. Microbiol. 65 (1971): 101 –104.

–, and –: Electron transport-linked metabolism during germination of Bacillus cereus spores. In: Gerhardt, P., Costilow, R. N., and Sadoff, H. L. (Eds.): Spores VI. Amer. Soc. Microbiol. Washington D. C. (1975): 488 –494.

–, and –: Adenosinetriphosphatase involvement during initiation of germination: Interference by dicyclohexylcarbodiimide. In: Barker, A. N., Wolf, J., Ellar, D. J., Dring, G. J., and Gould, G. W. (Eds.): Spore Research 1976. Acad. Press, London – New York – San Francisco II (1977): 771 to 779.

Drlica, K. A., and Kado, C. J.: Crown gall tumors: Are bacterial nucleic acids involved? Bacteriol. Rev. 39 (1975): 186 –196.

Druckrey, H.: Grundlagen der toxikologischen Methodik. Arzneimittel-Forschung 7 (1957): 449 –456.

–: Pharmacological approach to carcinogenesis. In: Wolstenholme, G. E. W., and O'Connor, M. (Eds.): Ciba Found. Symp. on Carcinogenesis. Mechanisms of action. J. and A. Churchill Ltd., London (1959): 110 –130.

–: Quantitative aspects in chemical carcinogenesis. UICC Monograph 7 (1965): 60 –77.

–, und Küpfmüller, F.: Dosis und Wirkung. Die Pharmazie 8. Beiheft 1. Ergänzungsband (1949).

–, Preussmann, R., Ivankovic, S., und Schmähl, D.: Organotrope carcinogene Wirkungen bei 65 verschiedenen N-Nitrosoverbindungen an BD-Ratten. Z. Krebsforsch. 69 (1967): 103 –201.

–, und Schmähl, D.: Quantitative Analyse der experimentellen Krebserzeugung. Naturwiss. 49 (1962): 217 –228.

Dubos, R., and Kessler, A.: Integrative and disintegrative factors in symbiotic associations. Symbiotic associations, thirteenthSymp. Soc. Gen. Microbiol. Cambridge Univ. Press (1963): 1 –11.

Düchting, W.: Krebs, ein instabiler Regelkreis. Versuch einer Systemanalyse. Kybernetik 5 (1968): 70 –77.

Duda, J. J., and Slack, J. M.: Toxin production in Clostridium botulinum as demonstrated by electron microscopy. J. Bacteriol. 97 (1969): 900 –904.

Dulbecco, R.: Production of plaques in monolayer tissue cultures by single particles of an animal virus. Proc. Natl. Acad. Sci. USA 38 (1952): 747 –752.

–: Cell transformation by viruses and the role of viruses in cancer. The eleventh Marjory Stephenson memorial lecture. J. gen. Microbiol. 79 (1973): 7 –17.

–: The control of cell growth regulation by tumour-inducing viruses: a challenging problem. Proc. R. Soc. Lond. Biol. B 189 (1975): 1 –14.

–: From the molecular biology of oncogenic DNA viruses to cancer. Science 192 (1976): 437 –440.

–, and Eckhart, W.: Temperature-dependent properties of cells transformed by a thermosensitive mutant of polyoma virus. Proc. Natl. Acad. Sci. USA 67 (1970): 1775 –1781.

Duuren, B. L. van, Sivak, A., Katz, C., Seidman, I., and Melchionne, S.: The effect of aging and interval between primary and secondary treatment in two-stage carcinogenesis on mouse skin. Cancer Res. 35 (1975): 502 –505.

Duve, C. de: The lysosome concept. General properties of lysosomes. In: Reuck, A. V. S. de, and Cameron, M. P. (Eds.): Lysosomes. Ciba Found. Symp. Little, Brown and Co. Boston, Mass. (1963): 1 –35, 405 –429.

–: Lysosomes and cell injury. In: Thomas, L., Uhr, J.W., and Grant, L. (Eds.): Internat. Symposium on injury, inflammation and immunity. Williams and Wilkins Co., Baltimore (1964): 283 –311.

–, and Wattiaux, R.: Functions of lysosomes. Ann. Rev. Physiol. 28 (1966): 435 –492.

Eagle, H., and Saz, A. K.: Antibiotics. Ann. Rev. Microbiol. 9 (1955): 173 –226.

Ebringer, A.: Information theory and limitations in antibody diversity. J. theoret. Biol. 51 (1975): 293 –302.

Eckhart, W., Dulbecco, R., and Burger, M. M.: Temperature-dependent surface changes in cells infected or transformed by a thermosensitive mutant of polyoma virus. Proc. Nat. Acad. Sci. USA 68 (1971): 283 –286.

Edelman, G. M.: The covalent structure of a human γ G-Immunoglobulin. XI. Functional implications. Biochemistry 9 (1970): 3197 – 3205.

Edelman, I. S.: Thyroid thermogenesis. New Engl. J. Med. 290 (1974): 1303 – 1308.

Eder, M., und Wrba, H.: Fermenthistochemische Untersuchungen zur Biologie von Ascitestumoren und ihrer Umwandlung in solide Geschwülste. Z. Krebsforsch. 64 (1961): 353 – 365.

Ehret, C. F., and Trucco, E.: Molecular models for the circadian clock. I. The chronon concept. J. theoret. Biol. 15 (1967): 240 – 262.

Ehrlich, P.: Die Wertbemessung des Diphtherieheil-serums und deren theoretische Grundlage. Klin. Jahrbuch 6 (1897): 299 – 326.

–: Über die Constitution des Diphtheriegiftes. Dt. med. Wochenschr. 24 (1898): 587 – 600.

–: On immunity with special reference to cell life. Proc. royal. Soc. Med. 66 (1900): 424 – 449.

–: Experimentelle Carcinom-Studien an Mäusen. Arbeiten a. d. Königl. Inst. f. experimentelle Therapie. Frankfurt a. M. 1 (1906): 77 – 102.

–: Über Antigene und Antikörper. In: Kraus, R., und Levaditi, C. (Eds.): Handbuch der Technik und Methodik der Immunitätsforschung. Fischer, Jena I/1 (1907 a): 1 – 13.

–: Experimentelle Studien an Mäusetumoren. Z. Krebsforsch. 5 (1907 b): 59 – 81.

–: Über den jetzigen Stand der Karzinomforschung. Nederl. T. Geneeskd. 1 (1909): 273 – 290.

–: Die Chemotherapie der Spirillosen. Z. Immunitätsforsch. Ref. 4 (1910): 1123 – 1152.

–, und Apolant, H.: Beobachtungen über maligne Mäusetumoren. Berl. Klin. Wochenschr. 42 (1905): 871 – 874.

–, und Hata, S.: Die experimentelle Chemotherapie der Spirillosen (Syphilis, Rückfallfieber, Hühnerspirillose, Frambösie) mit Beiträgen von Nichols, Iversen, Bitter, Dreyer. Springer, Berlin 1910.

Eigen, M.: Wasserstoffbrückensysteme als Medien chemischen Stofftransports. Naturwiss. 50 (1963): 426 – 437.

Eißner, D.: Herstellung von ^{51}Cr-markierten Clostridiensporen und Studien über deren Verteilung in tumortragenden Tieren. Med. Diss. Freie Univ., Berlin 1969.

Elgjo, K., and Edgehill, W.: Epidermal growth inhibitors (chalones) in dermis and serum. Virchows Arch. Abt. B Zellpathol. 13 (1973): 14 – 23.

Elkind, M. M., and Kano, E.: Actinomycin D and radiation fractionation studies in asynchronous and synchronized chinese hamster cells. Radiat. Res. 44 (1970): 484 – 497.

–, and Sutton, H.: X-ray damage and recovery in mammalian cells in culture. Nature 184 (1959): 1293 – 1295.

–, and –: Radiation response of mammalian cells grown in culture. I. Repair of X-ray damage in surviving chinese hamster cells. Radiat. Res. 13 (1960): 556 – 593.

–, –, and Moses, W. B.: Postirradiation survival kinetics of mammalian cells grown in culture. J. cell and comp. Physiol. 58 Suppl. Nr. 1 (1961): 113 – 134.

–, Sutton-Gilbert, H., Moses, W. B., Alescio, T., and Swain, R. W.: Radiation response of mammalian cells grown in culture. V. Temperature dependence of the repair of X-ray damage in surviving cells (aerobic and hypoxic). Radiat. Res. 25 (1965): 359 – 376.

Ellermann, U., und Bang, O.: Experimentelle Leukämie bei Hühnern. Zbl. Bakteriol., Parasitenkd., Infekt.-Kr. u. Hyg. Abt. I. Orig. 46 (1908): 595 – 609.

Ellis, E. L.: Bacteriophage: One-step growth. In: Cairns, J., Stent, G. S., and Watson, J. D. (Eds.): Phage and the origin of molecular biology. Cold Spring Harbor Laboratory Quant. Biol. (1966): 53 – 62.

–, and Delbrück, M.: The growth of bacteriophage. J. gen. Physiol. 22 (1939): 365 – 384.

Ellner, P. D., and Green, S. S.: Serological relationship betweenClostridium bifermentans and Clostridium sordelli based upon soluble antigens. J. Bacteriol. 86 (1963 a): 605.

–, and –: Serology of the soluble antigens of the pathogenic Clostridia. J. Bacteriol. 86 (1963 b): 1084 – 1097.

–, and –: Serological grouping of the pathogenic Clostridia. J. Bacteriol. 86 (1963 c): 1098 – 1100.

Enders, J. F., Weller, T. H., and Robbins, F. C.: Cultivation of the Lansing strain of poliomyelitis virus in cultures of various human embryonic tissues. Science 109 (1949): 85 – 87.

Engelbart, K., and Gericke, D.: Oncolysis by Clostridia. V. Transplanted tumors of the hamster. Cancer Res. 24 (1964): 239 – 243.

Englesberg, E., and Wilcox, G.: Regulation: positive control. Ann. Rev. Genet. 8 (1974): 219 – 242.

Epifanova, O., Abuladze, M., Zosimovskaya, A., and Smolenskaya, I.: Macromolecular, cell population-dependent control of the cell cycle. In: Bucalossi, P., Veronesi, U., and Cascinelli, N. (Eds.): Proc. XI. Internat. Cancer Congress. Florence 1974: I: Cell biology and tumor immunology. Excerpta Medica, Amsterdam, Amer. Elsevier Publ., New York (1975): 3 – 8.

Epstein, M. A.: Recent studies with EB virus. Yale J. Biol. Med. 48 (1975): 431 – 437.

–, and Barr, Y. M.: Cultivation in vivo of human lymphoblasts from Burkitt's malignant lymphoma. Lancet I (1964): 252 – 253.

Erdmann, G., and Habermann, E.: Histoautoradiography of central nervous system in rats with generalized tetanus due to ^{125}J-toxin. Naunyn-Schmiedeberg's Arch. Pharmacol. 301 (1977): 135 – 138.

Erdös, E. G.: Hypotensive peptides: Bradykinin, Kallidin, and Eledoisin. Advances Pharmacol. 4 (1966): 1 – 87.

Ermengem, E. van: Über einen neuen anaeroben Bacillus und seine Beziehung zum Botulismus. Z. Hyg. 26 (1897): 1 – 56.

Evans, A. S.: Causation and disease: The Henle-Koch postulates revisited. Yale J. Biol. Med. 49 (1976): 175 – 195.

Evans, F. R., and Curran, H. R.: The accelerating effect of sublethal heat on spore germination in mesophilic aerobic bacteria. J. Bacteriol. 46 (1943): 513 – 523.

Evensen, A.: Experimental skin carcinogenesis in mice. Part II: Effects of carcinogens on cell proliferation. Acta pathol. microbiol. scand. Suppl. 156 (1962): 95 – 146.

Faber, K.: Die Pathogenese des Tetanus. Berl. Klin. Wochenschr. 27 (1890): 717 – 720.

Fabricius, E.-M.: Die wachstumshemmende Wirkung von Vincristin plus Cytosin-arabinosid im Maus-Tumor-Tetanus-Test am Beispiel der Leukämie L 1210 bei DBA/NMRI-Hybrid-Mäusen. Ingenieurarbeit Berlin 1974.

–, Benedix, A., Schneeweiß, U., Schmidt, W., und Streller, B.: Bestimmung der onkolysierenden Wirkung von Klostridien am Hamster-A Mel 3-Modell – eine quantitative Studie mit definierten Bewertungskriterien. Arch. Geschwulstforsch. 48 (1978): 538 – 551.

Fabrikant, J. I.: The kinetics of cellular proliferation in regenerating liver. J. Cell Biol. 36 (1968): 551 – 565.

Fakhri, O., and Hobbs, J. R.: The serum paraprotein level related to the number of plasmacytoma – 5563 cells in C_3H mice. Brit. J. Cancer 24 (1970): 395 – 397.

Falk, H. L.: Anticarcinogenesis – an alternative. Prog. exper. Tumor Res. 14 (1971): 105 – 137.

–: Possible mechanisms of combination effects in chemical carcinogenesis. Oncology 33 (1976): 77 – 85.

Farber, E.: Chemical carcinogenesis. In: Anfinsen, C. B., Potter, M., and Schechter, A. N. (Eds.): Current Res. Oncol. 1972.Acad. Press, New York – London (1973): 95 – 123.

–: Mechanisms by which chemicals initiate cancer. J. Clin. Pharmacol. 15 Part 1 (1975): 24 – 28.

Fedinec, A. A.: Antitoxin's effect on tetanus toxin induced sphincter pupillae paralysis in the rabbit. Naunyn-Schmiedeberg's Arch. Pharmacol. 276 (1973): 311 – 320.

–, and Matzke, A.: The relationship of toxin and antitoxin injection site to tetanus development in the rat. J. exper. Med. 110 (1959): 1023 – 1040.

Felberg, N. T., Michelson, J. B. and Shields, J. A.: CEA family syndrome. Abnormal carcinoembryonic antigen (CEA) levels in asymptomatic retinoblastoma family members. Cancer 37 (1976): 1397 – 1402.

Felix, A., and Robertson, M.: Serological studies in the group of the sporebearing anaerobes. I. The qualitative analysis of the bacterial antigens of B. oedematis maligni (Vibrion septique) and B. tetani. Brit. J. exper. pathol. 9 (1928): 6 – 18.

Felton, L. D.: The significance of antigen in animal tissues. J. Immunol. 61 (1949): 107 – 117.

–, Kauffmann, G., Prescott, B., and Ottinger, B.: Studies on the mechanism of the immunological paralysis induced in mice by pneumococcal polysaccharides. J. Immunol. 74 (1955): 17 – 26.

Fenner, F.: The clinical features and pathogenesis of mouse-pox (infectious ectromelia of mice). J. Pathol. and Bacteriol. 60 (1943): 529 – 552.

Ferrari, M.: Le microbe du tétanos. La semaine méd 4. – 7. Avril No. 15 (1887).

Fiala, S.: The cancer cell as a stem cell unable to differentiate. A theory of carcinogenesis. Neoplasma 15 (1968): 607 – 622.

–, and Fiala, E. S.: Carcinogenesis as disdifferentiation of stem cells by desynchronized degradation of selected proteins. Z. Krebsforsch. 86 (1976): 1 – 12.

–, Mohindru, A., Kettering, W. G., Fiala, A. E., and Morris, H. P.: Glutathione and gamma glutamyl transpeptidase in rat liver during chemical carcinogenesis. J. nat. Cancer Inst. 57 (1976): 591 – 598.

Fialkow, P. J.: Clonal origin of human tumors. Biochim. Biophys. Acta. 458 (1976): 283 – 321.

Fidler, I. J.: In vitro studies of cellular-mediated immunostimulation of tumor growth. J. nat. Cancer Inst. 50 (1973): 1307 – 1312.

–: Immunologic factors in experimental metastases formation. Internat. J. Radiat. Oncol. 1 (1975): 93 – 96.

Fildes, P.: Tetanus. II. Agglutination and toxicity of B. tetani. Brit. J. exper. Pathol. 6 (1925): 91 – 98.

–: Tetanus. – III. Non-toxic variants of B. tetani. Brit. J. exper. Pathol. 8 (1927 a): 219 – 227.

–: Tetanus: VI. The conditions under which tetanus spores germinate in vivo. Brit. J. exper. Pathol. 8 (1927 b): 387 – 393.

–: Tetanus – VIII. The positive limit of oxidation-reduction potential required for the germination of spores of B. tetani in vitro. Brit. J. exper. Pathol. 10 (1929 a): 151 – 175.

–: Tetanus. XI. The oxidation-reduction potential of the subcutaneous tissue fluid of the guinea-pig, its effect on injection. Brit. J. exper. Pathol. 10 (1929 b): 197 – 204.

Finckh, E. S.: The genesis of tumours – mutation or abnormal differentiation? Med. J. Anat. 1 (1974): 438 – 441.

Finegold, S. M., Attebery, H. R., and Sutter, V. L.: Effect of diet on human fecal flora: comparison of Japanese and American diets. Amer. J. clin. Nutrit. 27 (1974): 1456 – 1469.

Fischer, A.: Beitrag zur Biologie der Gewebezellen. Eine vergleichend-biologische Studie der normalen und malignen Gewebezellen in vitro. Arch. mikroskop. Anat. Entwicklungsmech. 104 (1925): 210 – 261.

–: Biology of tissue cells. Essays. Cambrigde Univ. Press, G. E. Stechert and Co., New York, Gyldendalske Boghandel – Nordisk Forlag, Copenhagen 1946.

Fischer, E.: Einfluß der Configuration auf die Wirkung der Enzyme. Ber. dt. chem. Ges. 24 (1894): 2985 – 2993.

Fischer, G., Brantner, H., and Platzer, P.: The kininase activity of Ehrlichs' ascites solid tumor after treatment with oncolytic Clostridia. Z. Krebsforsch. 84 (1975): 203 – 206.

Fischer-Wasels, B.: Metaplasie und Gewebsmißbildungen. In: Bethe, A., Bergmann, G. von, Embden, G., und Ellinger, A. (Eds.): Handbuch der normalen und pathologischen Physiologie. Springer-Verlag, Berlin, 14, II (1927): 1211 bis 1790.

Fischinger, P. J., and Haapala, D. K.: Oncoduction. A unifying hypothesis of viral carcinogenesis. Progr. exper. Tumor. Res. 19 (1974): 1 – 22.

Fisek, N. H., Mueller, J. H., and Miller, P. A.: Muscle extractives in the production of tetanus toxin. J. Bacteriol. **67** (1954): 329 – 334.
Fisz, M.: Wahrscheinlichkeitsrechnung und mathematische Statistik. VEB Deutscher Verlag d. Wissenschaften, Berlin 1971.
Fitzgerald, P. J., Eidinoff, M. L., Knoll, J. E., and Simmel, E. B.: Tritium in radioautography. Science **114** (1951): 494 – 498.
Flaxman, B. A., and Maderson, P. F. A.: Growth and differentiation of skin. J. invest. Dermatol. **67** (1976): 8 – 14.
Flemming, W.: Zellsubstanz, Kern und Zelltheilung. F. C. W. Vogel Leipzig 1882.
Flickinger, R. A.: Cell division and transcription in developing frog embryos. In: Cameron, I. L., Padilla, G. M., and Zimmermann, A. M. (Eds.): Developmental aspects of the cell cycle. Acad. Press, New York – London (1971): 161 – 190.
–, Daniel, J. C., and Geene, R. F.: Effect of rate of cell division on RNA synthesis in developing frog embryos. Nature **228** (1970): 557 – 559.
Folca, P. J., Glascock, R. F., and Irvine, W. T.: Studies with tritium-labelled hexoestrol in advanced breast cancer. Lancet **II** (1961): 796 – 798.
Foley, E. J.: Antigenic properties of methylcholanthrene-induced tumors in mice of the strain of origin. Cancer Res. **13** (1953): 835 – 837.
Folkman, J.: Tumor angiogenesis factor. Cancer Res. **34** (1974): 2109 – 2113.
–: The vascularization of tumors. Sci. Amer. **234,5** (1976): 58 – 73.
–, and Cotran, R.: Relation of vascular proliferation to tumor growth. Internat. Rev. exper. Pathol. **16** (1976): 207 – 248.
–, and Greenspan, H. P.: Influence of geometry on control of cell growth. Biochim. et biophys. Acta **417** (1975): 211 – 236.
–, Merler, E., Abernathy, C., and Williams, G.: Isolation of a tumor factor responsible for angiogenesis. J. exper. Med. **133** (1971): 275 – 288.
–, and Tyler, K.: Tumor angiogenesis: Its possible role in metastasis and invasion. In: Day, S. B., Myers, W. P. L., Stansly, P., Garattini, S., and Lewis, M. G. (Eds.): Cancer invasion and metastasis: Biologic mechanisms and therapy. Progr. Cancer Res. and Therapy. Raven Press, New York **5** (1977): 95 – 103.
Fonstein, L. M., Shapiro, A. A., and Abilev, S. V.: Microorganisms as indikators of mutagenic activity of chemical compounds and their metabolites. Izv. Akad. Nauk SSSR (Biol.) **5** (1975): 671 – 681.
Ford, C. E., and Hamerton, J. L.: The chromosomes of man. Nature **178** (1956): 1020 – 1023.
Forrest, W. W., and Walker, D. J.: The generation and utilization of energy during growth. Adv. microb. Physiol. **5** (1971): 213 – 274.
Forster, R. E.: Factors affecting the rate of exchange of O_2 between blood and tissues. In: Dickens, E., and Neil,E. (Eds.: Oxygen in the animal organism. Pergamon Press, Oxford – London – Edinburgh – New York – Paris – Frankfurt (1964): 393 – 409.
Fortnagel, P., and Freese, E.: Analysis of sporulation mutants. II. Mutants blocked in the citric acid cycle. J. Bacteriol. **95** (1968): 1431 – 1438.
Fortner, J.: Ein einfaches Plattenverfahren zur Züchtung strenger Anaerobier (anaerobe Bazillen – filtrierbare anaerobe Bakterien – Spirochaeta pallida). Zbl. Bakteriol., Parasitenkd., Infekt.-Kr. u. Hyg. Abt. I. Orig. **108** (1928): 155 – 159.
Foulds, L.: The natural history of cancer. J. chronic Dis. **8** (1958): 2 – 37.
–: Tumor progression and neoplastic development. In: Emmelot, P., and Mühlbock, O. (Eds.): Cellular control mechanisms and cancer. Elsevier Press, Amsterdam (1964): 242 – 258.
–: Multiple etiologic factors in neoplastic development. Cancer Res. **25** (1965): 1339 – 1347.
–: Biology of hormone-dependent tumours. In: Hormone in Genese und Therapie des Mammacarcinoms. Abhandlung Dtsch. Akad. der Wiss. Akademie-Verlag, Berlin (1967): 3 – 19.
Fox, B. W.: Mechanisms of DNA repair in mammalian cells after alkylating agents. In: Bucalossi, P., Veronesi, U., and Cascinelli, N. (Eds.): Proc. XI. Internat. Cancer Congress Florence 1974. **I** Cell biology and tumor immunity. Excerpta Medica, Amsterdam, Amer. Elsevier Publ. Co. Inc., New York (1975): 153 – 156.
–, and Lajtha, L. G.: Radiation damage and repair phenomena. Brit. med. Bull. **29** (1973): 16 – 22.
Fox, T. O., Sheppard, J. R., and Burger, M. M.: Cyclic membrane changes in animal cells: Transformed cells permanently display a surface architecture detected in normal cells only during mitosis. Proc. Nat. Acad. Sci. USA **68** (1971): 244 – 247.
Fraser, D, W.: Tetanus in the United States, 1900 to 1969. Analysis by cohorts. Amer. J. Epidemiol. **96** (1972): 306 – 312.
Fredette, V.: Le facteur déchainant du Bacille perfringens type A. Thèse D. Sci. Univ. Paris 1947.
–: The role of the anaerobic bacteria, with particular reference to the virulence ofClostridium perfringens. Rev. canad. Biol. **23** (1964): 85 – 93.
–, and Planté, C.: Clostridium oncolyticum nov. nom. Proc. X[th] Internat. Congress for Microbiology Mexico. VIII (1970 a): 193.
–, and –: Oncolytic activity of Clostridium M 55 spores. Canad. J. Microbiol. **16** (1970 b): 249 – 252.
–, and –: Effect of Clostridium M 55 spore extracts on Ehrlich solid tumor in the mouse. Canad. J. Microbiol. **18** (1972): 367 – 369.
–, –, and Roy, A.: Numerical data concerning the sensitivity of anaerobic bacteria to oxygen. J. Bacteriol. **94** (1967): 2012 – 2017.
Freeman, A. E., Kelloff, G. J., Gilden, R. V., Laue, W. T., Swain, A. P., and Huebner, R. J.: Activation and isolation of hamster-specific C-type RNA viruses from tumors induced by cell cultures transformed by chemical carcinogens. Proc. Nat. Acad. Sci. USA **68** (1971): 2386 – 2390.
Frei, E., and Freireich, E. J.: Progress and perspectives in the chemotherapy of acute leukemia. Advances Chemother. **2** (1965): 269 – 298.
Frei, J. V.: Some mechanisms operative in carcinogenesis. A review. Chem. biol. Interact. **13** (1976): 1 – 25.
Frei, W.: Atmungssysteme der Bakterien. Zbl. Bakteriol., Parasitenkd., Infekt.-Kr. u. Hyg. Abt. I. Orig. **134** (1935): 26 – 35.

Fridovich, I.: Superoxide dismutases. Ann. Rev. Biochem. 44 (1975): 147 –159.

Frieben: Canceroid des rechten Handrückens. Dt. med. Wochenschr. Vereinsbeilage 28 (1902a): 335.

–: Canceroid des rechten Handrückens nach langdauernder Einwirkung von Röntgenstrahlen. Fortschr. Röntgenstr. 6 (1902b): 106.

Friedemann, U., and Hollander, A.: Studies on tetanal toxin. I. Qualitative differences among various toxins revealed by bioassays in different species and by different routes of injection. J. Immunol. 47 (1943a): 23 –28.

–, and –: Studies on tetanal toxin. II. The antitoxin-requirements of tetanal toxin in the direct and indirect intraventricular tests. J. Immunol. 47 (1943b): 29 –33.

–, –, and Tarlov, I. M.: Investigation on the pathogenesis of tetanus. III. J. Immunology 40 (1941): 325 –364.

–, Zuger, B., and Hollander, A.: Investigations on the pathogenesis of tetanus. I. The permeability of the C-N-S barrier to tetanal toxin. Passive immunity against toxin introduced by various routes. J. Immunol. 36 (1939a): 473 –484.

–, –, and –: Investigations on the pathogenesis of tetanus. II. The influence of section of the nerve on the neutralization of intramuscularly injected tetanal toxin by circulating antitoxin. J. Immunol. 36 (1939b): 485 –488.

Friedkin, M., Tilson, D., and Roberts, D. W.: Studies of deoxyribonucleic acid biosynthesis in embryonic tissues with thymidine-C 14. J. biol. Chem. 220 (1956): 627 –637.

Friedman, J. M., and Fialkow, P. J.: Cell marker studies of human tumorigenesis. Transplant. Rev. 28 (1976): 2 –33.

Friedrich, P. L.: Die aseptische Versorgung frischer Wunden, unter Mittheilung von Thierversuchen über die Auskeimungszeit von Infektionserregern in frischen Wunden. Arch. Klin. Chirurgie 57 (1898): 288 –310.

–: Die Behandlung infektionsverdächtiger und infizierter Wunden, einschließlich der panaritialen, phlegmonösen, furunculösen Entzündungen. Dt. med. Wochenschr. 31 (1905): 1027 bis 1032.

Frisch, R., and Revelle, R.: Variation in body weights and the age of adolescent growth spurt among Latin American and Asian populations, in relation to calories supplies. Human Biol.41 (1969): 185 –212.

Fritz-Niggli, H.: Primäre Strahlenwirkung in biologischen Medien. Nova Acta Leopoldina NF 31,177 (1966): 107 –129.

Fuks, A., Banjo, C., Shuster, J., Freedman, S. O., and Gold, P.: Carcinoembryonic antigen (CEA): Molecular biology and clinical significance. Biochim. et biophys. Acta 417 (1975): 123 –152.

Fulthorpe, A. J.: Tetanus antitoxin titration by hemagglutination at a low level of test. J. Hyg. 56 (1958): 183 –189.

Furste, W.: Third international conference on tetanus: a report. J. Trauma 11 (1971): 721 –724.

–, Skudder, P. A., and Hampton, O. P.: The evolution of prophylaxis against tetanus from the civil war to the present. Amer. College Surgeons, Sept.-Oct. (1967): 1 –11.

Furth, R. van, Cohn, Z. A., Hirsch, J. G., Humphrey, J. H., Spector, W. G., et Langevoort, H. L.: Le système phagocytaire mononucléaire: nouvelle classification des macrophages, des monocytes et de leurs cellules souches. Bull. World Health Organiz. 47 (1972): 651 –658.

–, and Thompson, J.: Review of the origin and kinetics of the promonocytes, monocytes, and macrophages and a brief discussion of the mononuclear phagocyte system. Ann. Inst. Pasteur 120 (1971): 337 –355.

Gallagher, R. E., and Gallo, R. C.: Type C RNA tumor virus isolated from cultured human acute myelogenous leukemia cells. Science 187 (1975): 350 to 353.

Gallo, R. C.: Reverse transcriptase and neoplasia. Biomedicine 18 (1973): 446 –452.

–, Gallagher, R. E., Sarngadharan, M. G., Sarin, P., Reitz, M., Miller, N., and Gillespie, D. H.: The evidence for involvement of type C RNA tumor viruses in human acute leukemia. Cancer 34 (1974): 1398 –1405.

–, and Levine, A.: Tumor viruses at Cold Spring Harbor. Cell 2 (1974): 295 –304.

–, Yang, S. S., and Ting, R. C.: RNA dependent DNA polymerase of human acute leukaemic cells. Nature 228 (1970): 927 –929.

Gander, J. E.: Some possible interrelationships between steady-state kinetics and time. Ann. N.Y. Acad. Sci. 138 (1967): 730 –747.

Garrod, A. E.: The incidence of alkaptonuria: a study in chemical individuality. Lancet II (1902): 1616 –1620.

–: Inborn errors of metabolism. The Croonian Lectures. Oxford Univ. Press 1909. Harris, H. (Edt.): Garrod's inborn errors of metabolism. Oxford Monographs on Medical Genetics. Oxford Univ. Press 1963.

Gatti, R. A., and Good, R. A.: Occurence of malignancy in immunodeficiency diseases. A literature review. Cancer 28 (1971): 89 –98.

Gause, G. F.: The struggle for existence. Williams and Wilkins Co., Baltimore 1934.

–: The principles of bioecology. Quartl. Rev. Biol. 11 (1936): 320 –336.

–: Microbial models of cancer cells. Front. Biol. 1 (1966): 1 –97.

Gautvik, K. M., and Rugstad, H. E.: Kinin formation and kininogen depletion in rats after intravenous injection of ellagic acid. Brit. J. Pharmacol. and Chemother. 31 (1967): 390 –400.

Geczy, A. F., Geczy, C. L., and Weck, A. L. de: Histocompatibility antigens and genetic control of the immune response in guinea pigs. II. Specific inhibition of antigen induced lymphocyte proliferation by anti-receptor alloantisera. Eur. J. Immunol. 5 (1975): 711 –719.

Gedda, L.: Application de la génétique à la pratique médicale. Acta Genet. med. et Gemellol. 14 (1965): 1 –12.

–, and Brenci, G,: Biology of the gene: The ergon/chronon system. Acta Genet. med. et Gemellol. 18 (1969): 329 –379.

Geißler, E., und Bielka, H.: Regulation der Nukleinsäure- und Proteinsynthese. In: Bielka, H. (Edt.): Molekulare Biologie der Zelle. Fischer – Jena 2. Aufl. (1973): 175 –200.

Gelderblom, H., Bauer, H., Ogura, H., Wigand, R., and Fischer, A. B.: Detection of oncornavirus-like particles in HeLa cells. I. Fine structure and comparative morphological classification. Internat J. Cancer 13 (1974): 246 –253.

Gelfant, S.: The energy requirements for mitosis. Ann. N.Y. Acad. Sci. 90 (1960): 536 –549.

–: Initiation of mitosis in relation to the cell division cycle. Exper. Cell Res. 26 (1962): 395 –403.

–: A new theory on the mechanism of cell division In.: Harris, R. J. C. (Edt.): Cell growth and cell division. Symp. Internat. Soc. Cell Biol. 2 (1963): 229 –259.

–: A new concept of tissue and tumor cell proliferation. Cancer Res. 37 (1977): 3845 –3862.

–, and Smith, J. G. jr.: Aging: Noncycling cells an explanation. Science 178 (1972): 357 –361.

Georgiev, G. P.: On the structural organization of operon and the regulation of RNA synthesis in animal cells. J. theoret. Biol. 25 (1969): 473 to 490.

Gerber, P.: Studies on the transfer of subviral infectivity from SV 40-induced hamster tumor cells to indicator cells. Virology 28 (1966): 501 –509.

Gerhard, H., Schultze, B., und Maurer, W.: Quantitative Untersuchungen über Wachstum und Polyploidisierung bei der Regeneration der CCl_4-Leber der Maus. Virchows Arch. B Zellpathol. 14 (1973): 345 –359.

Gericke, D.: Tumortherapie mit Parasiten und Mikroorganismen. Naturwiss. 52 (1965a): 629 –632.

–: Über einige serologische Untersuchungen an apathogenen Clostridien. Zbl. Bakteriol., Parasitenkd., Infekt. Kr. u. Hyg. Abt. I Orig. 195 (1965b): 392 –397.

–: Bösartige Geschwülste und Mikroorganismen. Fortschr. Med. 89 (1971): 32 –35.

–: Tumor-Chemotherapie und Zellzyklus. Dt. Ärzteblatt 72 (1975): 1197 –1201.

–: Progress in Clostridial oncolysis and diagnosis. Rev. Can. Biol. 36 (1977a): 195 –203.

–: Versuch einer serologischen Tumordiagnostik. Krebsgeschehen 8 (1977b): 63 –67.

–, und Contzen, H.: Weitere Untersuchungen zur Onkolyse. Abstract V. Internat. Congr. of Chemotherapy. Wiener Med. Akad. B XIII/2 (1967): 181 –182.

–, Dietzel, F., und König, W.: Mikrowellenhyperthermie und Onkolyse durch Clostridien. Naturwiss. 62 (1975): 541.

–, –, –, Rüster, I., und Schuhmacher, L.: Weitere Fortschritte bei der Onkolyse durch apathogene Clostridien. Zbl. Bakteriol., Parasitenkd., Infekt.-Kr. u. Hyg. I. Abt. Orig. A 243 (1979): 102 –112.

–, and Engelbart, K.: Oncolysis by Clostridia. II. Experiments on a tumor spectrum with a variety of Clostridia in combination with heavy metal. Cancer Res. 24 (1964): 217 –221.

–, and Möse, J. R.: Experiments on a serological tumor diagnosis using spore-forming bacilli. Proc. VIIth Internat. Congress of Chemotherapy Prague, August 1971. Urban u. Schwarzenberg München – Berlin – Wien (1972): 731 –732.

–, und Vértesy, L.: Serologische Untersuchungen mit apathogenen Clostridien (M55). Zbl. Bakteriol., Parasitenkd., Infekt.-Kr. u. Hyg. Abt. I Orig. A 232 (1975): 303 –307.

–, and –: A new approach for a serological cancer diagnosis. Proc. Internat. Symposium Detection and Prevention of Cancer. New York April 1976.

Gerner, E. W., Glick, M. C., and Warren, L.: Membranes of animal cells. V. Biosynthesis of the surface membrane during the cell cycle. J. cell. Physiol. 75 (1969): 275 –280.

Gerschman, R.: Biological effects of oxygen. In: Dickens, F., and Neil, E. (Eds.): Oxygen in the animal organism. Pergamon Press, Oxford – London – Edinburgh – New York – Paris – Frankfurt (1964): 475 –494.

Gershon, R. K., Cohen, P., Hencin, R., and Liebhaber, S. A.: Suppressor T cells. J. Immunol. 108 (1972): 586 –590.

Gey, W.: D q –, multiple Mißbildungen und Retinoblastom. Humangenetik 10 (1970): 362 –365.

Ghuysen, J. M., Frère, J. M., Leyh-Bouille, M., Dusart, J., Nguyen-Distèche, M., Coyette, J., Marquet, A., Perkins, H. R., et Nieto, M.: Bacterial transpeptidases and penicillin. Bull. Inst. Pasteur 73 (1975): 101 –140.

Gilbert, D. A.: Differentiation, oncogenesis and cellular periodicities. J. theoret. Biol. 21 (1968): 113 to 122.

–: The malignant transformation as a metabolic steady state transition: the possible significance of the phasing of senzyme synthesis and related aspects. BioSystem 5 (1973): 128 –139.

–: The temporal response of the dynamic cell to disturbances and its possible relationship to differentiation and cancer. South African J. Sci. 70 (1974): 234 –244.

Gill, D. M., and Dinius, L. L.: Observations on the structure of diphtheria toxin. J. biol. Chem. 246 (1971): 1485 –1491.

–, and Pappenheimer, A. M. jr.: Structure-activity relationships in diphtheria toxin. J. biol.Chem. 246 (1971): 1492 –1495.

Gillespie, D., and Gallo, R. C.: RNA processing and RNA tumor virus origin and evolution. Science 188 (1975): 802 –811.

Gillissen, G., and Schweizer, K.: Influence of antibody formation on oncolytic effect of Clostridia. Proc. VIIth Internat. Congress of Chemotherapy. Prague, August 23 –28, 1971. Urban u. Schwarzenberg, München – Berlin – Wien (1972): 725 –726.

Gimbrone, M. A. jr., and Gullino, P. M.: Neovascularization induced by intraocular xenografts of normal, preneoplastic and neoplastic mouse mammary tissues. Fed. Proc. 33 (1974): 596.

Gitlin, D.: Normal biology of α-fetoprotein. Ann. N.Y. Acad. Sci. 259 (1975): 7 –16.

Gladstone, G. P.: Obituary Paul Fildes, 1882 –1971. J. gen. Microbiol. 70 (1972): 1 –11.

Glaser, R., and Rapp, F.: Biological properties of the Epstein-Barr virus and its possible role in human malignancy. Progr. med. Virol. 21 (1975): 43 to 57.

Goddard, P., Fernandez, F., West, B., Hill, M. J., and Barnes, P.: The nuclear dehydrogenation of steroids by intestinal bacteria. J. med. Microbiol. 8 (1975): 429 – 435.

–, and Hill, M.: Degradation of steroids by intestinal bacteria. IV. The aromatisation of ring A. Biochim. et biophys. Acta 280 (1972): 336 – 342.

Gold, P., and Freedman, S. O.: Demonstration of tumor-specific antigens in human colonic carcinomata by immunological tolerance and absorption techniques. J. exper. Med. 121 (1965a): 439 – 462.

–, and –: Specific carcinoembryonic antigens of the human digestive system. J. exper. Med. 122 (1965b): 467 to 481.

–, and –: Tests for carcinoembryonic antigen. Role in diagnosis and management of cancer. J. amer. med. Assoc. 234 (1975): 190 – 192.

Goldacre, R. J., and Lorch I. J.: Folding and unfolding of protein molecules in relation to cytoplasmic streaming, amoeboid movement and osmotic work. Nature 166 (1950): 497 – 500.

Goldberg, N. D., Haddox, M. K., Hartle, D. K., and Hadden, J. W.: The biological role of cyclic 3′, 5′-guanosine monophosphate. Proc. 5th Int. Congr. Pharmacol. San Francisco 1972, Karger-Verlag, Basel. 5 (1973): 146 – 169.

Goldberger, R. F., Deeley, R. G., and Mullinix, K. P.: Regulation of gene expression in prokaryotic organisms. Advances Genet. 18 (1976): 1 – 67.

Goldin, A., Vadlamudi, S., Kline, I., Gang, M., and Venditti, J. M.: Test models for evaluating the chemotherapeutic effectiveness of drugs. In: Spitzy, K. H., and Haschek, H. (Eds.): Vth Internat. Congress of Chemotherapy III. Wiener Med. Akademie (1967): 333 – 349.

–, Venditti, J. M., Humphreys, S. R., and Mantel, N. Influence of the concentration of leukemic inoculum on the effectiveness of treatment. Science 123 (1956): 840.

Good, R. A., and Finstad, J.: Essential relationship between the lymphoid system, immunity, and malignancy. Natl. Cancer Inst. Monogr. 31 (1969): 41 – 58.

Good, R. J.: Theory of the adhesion of cells and the spontaneous sortingout of mixed cell aggregates. J. theoret. Biol. 37 (1972): 413 – 434.

Goodwin, B. C.: Biological control processes and time. Ann. N.Y. Acad. Sci. 138 (1967): 748 – 758.

Göpfert, H., and Schaefer, H.: Über die Mechanik des Wundstarrkrampfes. Naunyn-Schmiedeberg's Arch. Pharmakol. u. exper. Pathol. 197 (1941): 93 – 122.

Gorer, P. A., and O'Gorman, P.: The cytotoxic activity of isoantibodies in mice. Transplantat. Bull. 3 (1956): 142 – 143.

Gosalvez, M., Pérez-García, J., and Weinhouse, S.: Competion for ADP between pyruvate kinase and mitochondrial oxidative phosphorylation as a control mechanism in glycolysis. Eur. J. Biochem. 46 (1974): 133 – 140.

–, Thurman, R. G., Chance, B., and Reinhold, H. S.: Indication of hypoxic areas in tumours from in vivo NADH fluorescence. Eur. J. Cancer 8 (1972): 267 – 269.

–, –, and Reinhold, H.: Local intracellular redox state of tumors in vivo. Fed. Europ. Biochem. Soc. Abstr. Commun. Madrid, Spanish Biochem. Soc. No. 748 (1969): 238.

Gospodarowicz, D.: Localisation of a fibroblast growth-factor and its effect alone and with hydrocortisone on 3T3 cell growth. Nature 249 (1974): 123 – 127.

Gottstein, A.: Über die Zerlegung des Wasserstoffsuperoxyds durch die Zellen, mit Bemerkungen über eine makroskopische Reaktion für Bakterien. Virchows Arch. pathol. Anat. 133 (1893): 295 – 307.

Gould, G. W.: Germination. In: Gould, G. W., and Hurst, A. (Eds.): The bacterial spore. Academic Press New York – London (1969): 397 – 444.

–: Germination and the problem of dormancy. J. appl. Bacteriol. 33 (1970): 34 – 49.

–, and Dring, G. J.: Biochemical mechanisms of spore germination. In: Halvorson, H. O., Hanson, R., and Campbell, L. L. (Eds.): Spores V. Amer. Soc. Microbiol. (1972): 401 – 408.

–, and Hitchins, A. D.: Sensitization of bacterial spores to lysozyme and to hydrogen peroxide with agents which rupture disulphide bonds. J. gen. Microbiol. 33 (1963): 413 – 423.

Götze, O., and Müller-Eberhard, H. J.: The C 3-activator system: An alternate pathway of complement activation. J. exper. Med. 134 (1971): 90 s to 108 s.

Gowans, J. L.: The role of lymphocytes in the destruction of homografts. Brit. med. Bull. 21 (1965): 106 – 110.

–: Life-span, recirculation, and transformation of lymphocytes. Internat. Rev. exper. Pathol. 5 (1966): 1 – 13.

–, and McGregor, D. D.: The production of lymphocytes by lymphoid tissue. In: Lamerton, L. F., and Fry, R. J. M. (Eds.): Cell proliferation. Blackwell Scientific Publ., Oxford (1963): 113 – 125.

Graffi, A.: Versuche zur selektiven Giftung von Transportformen von Kanzerostatika im Tumorgewebe durch gleichzeitig applizierte körperfremde Enzyme. Arch. Geschwulstforsch. 46 (1974): 301 bis 309.

–: Untersuchungen zur Virusätiologie des Krebses. Sitzungsberichte der AdW der DDR 9/2/N (1975): 25 – 59.

–, Bierwolf, D., Widmaier, R., Bender, E., Wunderlich, V., Rudolph, M., Mothes, E., Niezabitowski, A., und Papsdorf, G.: In der Gewebekultur züchtbares Oncorna-Virus in malignen permanenten menschlichen Zell-Linien vom Embryo einer krebskranken Frau. Dt. Gesundh.-Wesen 29 (1974): 1489 – 1498.

Graham, J. M., Sumner, M. C. B., Curtis, D. H., and Pasternak, C. A.: Sequence of events in plasma membrane assembly during the cell cycle. Nature 246 (1973): 291 – 295.

Grecz, N., and Lin, C. A.: Properties of heat resistant toxin in spores of Cl. botulinum 33 A. In: Ingram, M., and Roberts, T. A. (Eds.): Proc. 5. Internat. Food Microbiol. Moscow 1966: Botulism 1966. Chapman and Hall Ltd., London (1967): 302 – 322.

–, –, Tang, T., So, W. L., Sehgal, L. R.: The nature of heat resistant toxin in spores of Clostridium botulinum. Jap. J. Microbiol. 11 (1967): 384 – 394.

Green, D.E.:Membrane proteins: a perspective. Ann. N.Y. Acad. Sci. 195 (1972): 150 – 172.

–:A framework of principles for the unification of bioenergetics. Ann. N.Y. Acad. Sci. 227 (1974): 6 – 45.

–, Ji, S., and Brucher, R. F.: Structure-function unification model of biological membranes. Bioenergetics 4 (1973): 253 – 284.

–, and Pardue, J. F.: Membranes as expressions of repeating units. Proc. Nat. Acad. Sci. USA 55 (1966): 1295 – 1302.

Green, H. N.: The immunologic theory of cancer. Some implications in human pathology. J. chronic Dis. 8 (1958): 123 – 135.

Green, M., Grandgenett, D., Gerard, G., Rho, H. M., Loni, M. C., Robins, M., Salzberg, S., Shanmugam, G., Bhaduri, S., and Vecchio, G.: Properties of oncornavirus RNA-directed DNA polymerase, the RNA template, and the intracellular products formed early during infection and cell transformation. Cold Spring Harbor Sympos. Quant. Biol. 39 (1974): 975 – 985.

Greenberg, L.: International standard for tetanus toxoid. Bull. World Health. Organiz. 9 (1953): 837 – 842.

Greenblatt, M., and Shubick, P.: Tumor angiogenesis: Transfilter diffusion studies in the hamster by the transparent chamber technique. J. nat. Cancer Inst. 41 (1968): 111 – 124.

Greenspan, H. P.: On the growth and stability of cell cultures and solid tumors. J. theoret. Biol. 56 (1976): 229 – 242.

Gregory, E. M., Yost, F. J. jr., and Fridovich, I.: Superoxyde dismutases of Escherichia coli: Intracellular localization and functions. J. Bacteriol. 115 (1973): 987 – 991.

Griffith, J. D.: Chromatin structure: deduced from a minichromosome. Science 187 (1975): 1202 – 1203.

Grigg, E. R. N.: Basics of biologic relativity. Human Biol. 42 (1970): 151 – 183.

Grobstein, C.: Interactive processes in cytodifferentiation. J. cell. and comp. Physiol. Suppl. 1, 60 (1962): 35 – 48.

Gross, L.: Is cancer a communicable disease ? Cancer Res. 4 (1944): 293 – 303.

–: "Spontaneous" leukemia developing in C3H mice following inoculation, in infancy, with AK-leukemic extracts, or AK-embryos. Proc. Soc. exper. Biol. and Med. 76 (1951 a): 27 – 32.

–: Pathogenic properties, and "vertical" transmission of the mouse leukemia agent. Proc. Soc. exper. Biol. and Med. 78 (1951 b): 342 – 348.

–: The role of viruses in the etiology of cancer and leukemia. J. amer. med. Assoc. 230 (1974): 1029 to 1032.

–: La théorie virale du cancer. État actuel. Nouv. Rev. franç. Hématol. 15 (1975): 613 – 624.

–: Viral etiology of cancer and leukemia: A look into the past, present, and future. – G. H. A. Clowes memorial lecture. Cancer Res. 38 (1978): 485 to 493.

Gross, P. R., et Cousineau, G. H.: Effects of actinomycin D on macromolecule synthesis and early development in sea urchin eggs. Biochem. and biophys. Res. Commun. 10 (1969): 321 – 326.

–, Malkin, L. J., and Moyer, W. A.: Templates for the first proteins of embryonic development. Proc. Nat. Acad. Sci. USA 51 (1964): 407 – 414.

Groth, T.: Adaptive model building and computer assisted analysis of biomedical data. In: Bailey, N. T. J., Sendov, B., and Tsanev, R. (Eds.): Mathematical models in biology and medicine. North-Holland Publ. Co., Amsterdam – London, American Elsevier Publ. Co. Inc., New York (1974): 137 to 140.

–: Biomedical modelling. In: Shires, D. B., and Wolf, H. (Eds.): IFIP World Conference Series onMedical Informations 2. MEDINFO 77. North-Holland Publ. Co., Amsterdam - New York – Oxford (1977): 775 – 784.

Grover, P. L., Forrester, J. A., and Sims, P.: Reactivity of the K-region epoxides of some polycyclic hydrocarbons towards the nucleic acids and proteins of BHK 21 cells. Biochem. Pharmacol. 20 (1971): 1297 – 1302.

Grundmann, E.: Studies with autoradiography and cytophotometry in the rat liver following partial hepatectomy. In: Teir, H., and Rytömaa, T. (Eds.): Control of cellular growth in adult organisms. Acad. Press, London – New York (1967): 250 – 259.

Guille, E., and Quetier, F.: Le crown-gall: Modèle expérimental pour l'application du mécanisme de régulation quantitative de l'information génétique à l'évènement néoplastique. Bull. Cancer 57 (1970): 217 – 238.

Gullino, P. M.: Technique for growing in vivo "host-isolated" tumors. Fed. Proc. 20 (1961): 153.

–: The internal milieu of tumors. Progr. exper. Tumor Res. 8 (1966): 1 – 25.

–: Extracellular compartments of solid tumors. In: Becker, F.F. (Edt.): Cancer. Plenum Press, New York 3 (1975): 327 – 354.

–, and Grantham, F. H.: Studies on the exchange of fluids between host and tumor. I. A method for growing "tissue-isolated" tumors in laboratory animals. J. nat. Cancer Inst. 27 (1961): 679 to 689.

–, –, Courtney, A. H., and Losonczyk, I.: Relationship between oxygen and glucose consumption by transplanted tumors in vivo. Cancer Res. 27 Part. 1 (1967): 1041 – 1052.

Gumprecht, F.: Versuche über die physiologischen Wirkungen des Tetanusgiftes im Organismus. Archiv Physiol. 59 (1895): 105 – 152.

Gunnison, J. B.: Agglutination reactions of the heat stable antigens of Clostridium tetani. J. Immunol. 32 (1937): 63 – 74.

–: Complement fixation reactions of the heat labile and the heat stable antigens of Clostridium tetani. J. Immunol. 57 (1947): 67 – 70.

Günther, H., Vaupel, P., Metzger, H., und Thews, G.: Stationäre Verteilung der O_2-Drucke im Tumorgewebe (DS-Carcinosarkom). I. Messung in vivo unter Verwendung von Gold-Mikroelektroden. Z. Krebsforsch. 77 (1972): 26 – 39.

Gurdon, J. B.: Nuclear transplantation in amphibia and the importance of stable nuclear changes in promoting cellular differentiation. Quart. Rev. Biol. 38 (1963): 54 – 78.

Gurel, O.: Biomolecular topology and cancer. Physiol. Chem. Phys. 3 (1971): 371 – 388.

Gurley, L. R., Walters, R. A., and Tobley, R. A.: The relationship of histone phosphorylation to the cell cycle. J. Cell. Biol. 55 (1972): 99a.

Guschin, J. S., Kozhechin, S. N., and Sverdlov, Ju. S.: The hyperpolarizing effect of glycine on "tetanus" motoneurons. Bjull. eksper. Biol. Med. 70,8 (1970): 29 – 32.

Haagen, E., und Seeger, P. G.: Arbeiten am Tumorascites der Maus. IV. Mitt.: Die Abhängigkeit der Übertragbarkeit des Tumorascites von der Vitalität der Zelle und von der Temperatur. Z. Krebsforsch. 47 (1938): 394 – 412.

Haas, H., und Mohr, U.: Die Wirkung von Clostridien auf Spontantumoren des Hundes. Zbl. Bakteriol., Parasitenkd., Infekt-Kr. u. Hyg. Abt. I. Ref. 240 (1974): 354 – 356.

Habel, K.: Resistance of polyoma virus immune animals to transplanted polyoma tumors. Proc. Soc. exper. Biol. Med. 106 (1961): 722 – 725.

Habermann, E.: Pharmakokinetische Besonderheiten des Tetanustoxins und ihre Beziehungen zur Pathogenese des lokalen bzw. generalisierten Tetanus. Naunyn-Schmiedeberg's Arch. Pharmacol. 267 (1970a): 1 – 19.

– : Ein neues Prinzip zur quantitativen Bestimmung hochmolekularer Antigene (Verknüpfungstest) und seine Anwendung auf Tetanustoxin, Serumalbumin und Ovalbumin. Z.klin. Chemie u. klin. Biochem. 8 (1970b): 51 – 55.

– : Distribution of ^{125}J-tetanus toxin and ^{125}J-toxoid in rats with local tetanus, as influenced by antitoxin. Naunyn-Schmiedeberg's Arch. Pharmacol. 272 (1972): 75 – 88.

– : Interaction of labelled tetanus toxin and toxoid with substructures of rat brain and spinal cord in vitro. Naunyn-Schmiedeberg's Arch. Pharmacol. 276 (1973): 341 – 359.

– : ^{125}J-labelled neurotoxin from Clostridium botulinum A: Preparation, binding to synaptosomes and ascent to the spinal cord. Naunyn-Schmiedeberg's Arch. Pharmacol. 281 (1974): 47 – 56.

–, and Dimpfel, W.: Distribution of ^{125}J-tetanus toxin and ^{125}J-toxoid in rats with generalized tetanus, as influenced by antitoxin. Naunyn-Schmiedeberg's Arch. Pharmacol. 276 (1973): 327 – 340.

–, –, and Räker, K. O.: Interaction of labelled tetanus toxin with substructures of rat spinal cord in vivo. Naunyn-Schmiedeberg's Arch. Pharmacol. 276 (1973): 361 – 373.

–, and Wiegand, H.: A rapid and simple radioimmunological procedure for measuring low concentrations of tetanus antibodies. Naunyn-Schmiedeberg's Arch. Pharmacol. 276 (1973): 321 – 326.

Hadden, J. W., Hadden, E. M., Haddox, M. K., and Goldberg, N. D.: Guanosine 3′:5′-cyclic monophosphate: a possible intracellular mediator of mitogenic influences in lymphocytes. Proc. Nat. Acad. Sci. USA 69 (1972): 3024 – 3027.

Haddow, A.: Addendum to "molecular repair, wound healing, and carcinogenesis: Tumor production a possible overhealing?" Advances Cancer Res. 20 (1974): 343 – 366.

Hadjiolov, A. A.: Intrazelluläre Lipoproteidmembranen und die Kanzerogenese. Uspekhi Sovrem. Biol. 60 (1965): 215 – 227.

Haenel, H., und Müller-Beuthow, W.: Untersuchungen an deutschen und bulgarischen jungen Männern über die intestinale Eubiose. Zbl. Bakteriol., Parasitenkd., Infekt.-Kr. u. Hyg. I. Abt. Orig. 188 (1963): 70 – 80.

Hakamori, S.: Glycolipids of tumor cell membrane. Advances Cancer Res. 18 (1973): 265 – 315.

Halberg, F.: Physiologic 24-hour periodicity: General and procedural considerations with reference to the adrenal cycle. Z. Vitamin-, Hormon- u. Fermentforsch. 10 (1959): 225 – 296.

– : Rhythmicity of fundamental biologic phenomena. Ann. N.Y. Acad. Sci. 231 (1974): 108 – 110.

–, and Katinas, G.: Chronobiologic glossary of the Internat. Soc. for the study of biologic rhythms. Intern. J. Chronobiol. 1 (1973): 31 – 63.

Hall, B. D., and Spiegelman, S.: Sequence complementarity of T_2-DNA and T_2-specific RNA. Proc. Nat. Acad. Sci. USA 47 (1961): 137 – 146.

Hall, E. J.: The effect of hypoxia on the repair of sublethal radiation damage in cultured mammalian cells. Radiat. Res. 49 (1972): 405 – 415.

Hall, T. C.: Limited role of cell kinetics in clinical cancer chemotherapy. Nat. Cancer Inst. Monogr. 34 (1971): 15 – 17.

Halvorson, H. O.: Symposium on initiation of bacterial growth. IV. Dormancy, germination, and outgrowth. Bacteriol. Rev. 23 (1959): 267 – 272.

– : The cell division cycle. A review of current models on temporal gene expression in Saccharomyces cerevisiae. In: Nover, L., and Mothes, K. (Eds.): Leopoldina Symposium: Cell differentiation in microorganisms, plants and animals,Fischer, Jena (1977): 361 – 376.

–, and Church, B. D.: Intermediate metabolism of aerobic spores. II. The relationship between oxidative metabolism and germination. J. appl. Bacteriol. 20 (1957): 359 – 372.

Hammann, R., und Ottow, J. C. G.: Über N_2-bindende Clostridien und Bazillen aus Böden. Zbl. Bakteriol. Parasitenkd., Infekt.-Kr. u. Hyg. I. Abt. Orig. B 161 (1976): 527 – 533.

Hämmerling, U., Aoki, T., Harven, E., de, Boyse, E. A., and Old, L. J.: Use of hybrid antibody with anti-γ G and anti-ferritin specificities in locating cell surface antigens by electron microscopy. J. exper. Med. 128 (1968): 1461 – 1473.

Hansen, H. J., Snyder, J. J., Miller, E., Vandevoorde, J. P., Miller, O. N., Hines, L. R., and Burns, J. J.: Carcinoembryonic antigen (CEA) assay. A laboratory adjunct in the diagnosis and management of cancer. Human Pathol. 5 (1974): 139 – 147.

Hansen, J. N., Spiegelman, G., and Halvorson, H. O.: Bacterial spore outgrowth: Its regulation. Science 168 (1970): 1291 – 1298.

Harbers, E., und Sandritter, W.: Aufbau und Funktion des Chromatins. Klin. Wochenschr. 51 (1973): 631 – 643.

Hardegree, M. C., and Wannamaker, L. W.: An electrophoretic study of the neurotoxin (s) of nine strains of Clostridium tetani. Proc. Soc. exper. Biol. Med. 118 (1965): 692 – 696.

Harris, C. C.: Immunosuppressive anticancer drugs in man: their oncogenic potential. Radiology **114** (1975): 163 – 166.

Harris, H.: The use of cell fusion in the analysis of gene action. Proc. royal Soc. Lond. B **176** (1970): 315 – 317.

–: Cell fusion and the analysis of malignancy. Proc. royal Soc. Lond. B **179** (1971): 1 – 20.

–, and Klein, G.: Malignancy of somatic cell hybrids. Nature **224** (1969): 1315 – 1316.

Harris, R. J. C.: Latency and the tumour virus problem. J. theoret. Biol. **62** (1976): 287 – 298.

Hartmann, M.: Über experimentelle Unsterblichkeit von Protozoen-Individuen. Ersatz der Fortpflanzung von Amoeba proteus durch fortgesetzte Regenerationen. Zool. Jb. Abt. Zool. Physiol. **45** (1928): 973 – 986.

Hartmann, N. R., and Dombernowsky, P.: Autoradiographic and cytophotometric analyses of the resting stages of the L 1210 ascites tumor. Cancer Res. **34** (1974): 3296 – 3302.

Harvey, A. M.: The peripheral action of tetanus toxin. J. Physiol. **96** (1939): 348 – 365.

Hash, J. H.: Antibiotic mechanisms. Ann. Rev. Pharmacol. **12** (1972): 35 – 56.

Haughton, G., and Whitmore, A. C.: Genetics, the immune response and oncogenesis. Transplantat. Rev. **28** (1976): 75 – 97.

Hauschka, T. S.: Cell population studies on mouse ascites tumors. Transactions N. Y. Acad. Sci. **16** (1953): 64 – 73.

–, Grinnel, S. T., Révész, L., and Klein, G.: Quantitative studies on the multiplication of neoplastic cells in vivo. IV. Influence of doubled chromosome number on growth rate and final population size. J. nat. Cancer Inst. **19** (1957): 13 – 31.

–, and Levan, A.: Cytologic and functional characterization of single cell clones isolated from the Krebs-2 and Ehrlich ascites tumors. J. nat. Cancer Inst. **21** (1958): 77 – 135.

Hayflick, L.: The limited in vitro lifetime of human diploid cell strains. Exper. Cell Res. **37** (1965): 614 – 636.

–: The biology of human aging. Amer. J. med. Sci. **265** (1973): 432 – 445.

–: The cell biology of human aging. New Engl. J. med. **295** (1976): 1302 – 1308.

–, and Moorhead, P. S.: The serial cultivation of human diploid cell strains. Exper. Cell Res. **25** (1961): 585 – 621.

Hebra, F., und Kaposi, M.: Lehrbuch der Hautkrankheiten. 2. Th., Enke Verlag, Stuttgart (1872): 182.

Hecker, E.: Phorbol esters from croton oil chemical nature and biological activities. Naturwiss. **54** (1967): 282 – 284.

–: Cocarcinogenic principles from the seed oil, of Croton tiglium and from other Euphorbiaceae. Cancer Res. **28** (1968): 2338 – 2349.

–: Definitions and terminology in cancer (tumor) etiology. Z. Krebsforsch. **86** (1976): 219 – 230.

–, and Schmidt, R.: Phorbolester – the irritants and cocarcinogens of Croton tiglium L. Progr. chem. Org. **31** (1974): 377 – 467.

Heidelberger, C.: Studies on the cellular and molecular mechanisms of hydrocarbon carcinogenesis. Eur. J. Cancer **6** (1970): 161 – 172.

–: Current trends in chemical carcinogenesis. Fed. Proc. **32** (1973): 2154 – 2161.

–: Chemical carcinogenesis. Ann. Rev. Biochem. **44** (1975): 79 – 121.

Heidelberger, M.: Quantitative absolute methods in the study of antigen-antibody reactions. Bacteriol. Rev. **3** (1939): 49 – 95.

Heiligman, F., Desrosier, N. W., and Broumand, H.: Spore germination. I. Activators. Food Res. **21** (1956): 63 – 69.

Heiniger, H. J., Chen, H. W., Meier, H., Taylor, B., and Commerford, L. S.: Studies on the genetic control of cell proliferation: I. Clearence of DNA-bound radioactivity in 19 inbred strains and hybrid mice. Life Science **11** Part II (1972): 87 – 96.

Heitz, E.: Heterochromatin, Chromocentren, Chromomeren. Ber. dt. Bot. Ges. **47** (1929): 274 bis 284.

Hellström, K. E., and Hellström, I.: Cellular immunity against tumor antigens. Advances Cancer Res. **12** (1969): 167 – 223.

Helpap, B., und Cremer, H.: Autoradiographische Untersuchungen über die bindegewebige Proliferation in Hautwunden. Res. exper. Med. **157** (1972): 289 – 299.

Henderson, D. W.: Experiments with the "O" antigen of Clostridium oedematis maligni (Vibrion septique). Brit. J. exper. Pathol. **15** (1934): 166 to 175.

–: The prophylaxis of experimental V. septique infection and the practical application of antibacterial methods. Brit. J. exper. Pathol. **16** (1935): 393 – 405.

Henle, J.: Pathologische Untersuchungen. August Hirschwald, Berlin 1840.

Hensel, B., Seib, U. C., and Wellhörner, H. H.: Vagal ascent and distribution of ^{125}J-tetanus toxin after infection into the anterior wall of the stomach. Naunyn-Schmiedeberg's Arch. Pharmacol. **276** (1973): 395 – 402.

Hentges, D. J., and Maier, B. R.: Theoretical basis for anaerobic methodology. Amer. J. clin. Nutrit. **25** (1972): 1299 – 1305.

Heppner, F., und Möse, J. R.: Onkolyse maligner Gliome durch apathogene Clostridien (Stamm "M55"). Zbl. Neurochirugie **27** (1966): 184 – 192.

–, and –: The liquefaction (oncolysis) of malignant glioma by a non-pathogenic Clostridium. Acta neurochirurgica **42** (1978): 123 – 125.

Herberman, R. B.: Immunologic approaches to the diagnosis of cancer. Cancer **37** (1976): 549 – 561.

–: Immunogenicity of tumor antigens. Biochim. Biophys. Acta **473** (1977): 93 – 119.

Herbst, G.: Das Lymphgefäßsystem und seine Verrichtung. Vandenhoeck und Ruprecht, Göttingen 1844.

Herelle, F. de: Der Bakteriophage und seine Bedeutung für die Immunität. F. Vieweg und Sohn, Braunschweig 1922.

–: Le bactériophage et son comportement. Masson et Cie, Paris 1926.

Hershey, A. D., and Chase, M.: Independent functions of viral protein and nucleic acid in growth of bacteriophage. J. gen. Physiol. **36** (1952): 39 – 56.

Hertwig, R.: Über Korrelation von Zell- und Kerngröße und ihre Bedeutung für die geschlechtliche Differenzierung und die Teilung der Zelle. Biol. Zbl. **23** (1903): 49 – 62, 108 – 119.

Hess, B.: Modelle enzymatischer Prozesse. Nova Acta Leopoldina NF **184** (1968): 195 – 230.

Hess, D.: Biochemische Genetik. Eine Einführung unter besonderer Berücksichtigung höherer Pflanzen. Springer, Berlin – Heidelberg – New York 1968.

Hesse, O.: Das Röntgenkarzinom. Fortschritte Röntgenstr. **17** (1911): 82 – 92.

Heston, W. E.: Genetics of cancer. J. Hered. **65** (1974): 262 – 272.

–, Deringer, M. K., and Andervont, H. B.: Gene-milk agent relationship in mammary-tumor development. J. nat. Cancer Inst. **5** (1945): 289 – 307.

Heusner, A.: Mise en évidence d'une variation nycthémérale de la calorification indépendante du cycle de l'activité chez le rat. C.R. Séan. Soc. Biol. **150** (1956): 1246 – 1249.

Hewish, D. R., and Burgoyne, I. A.: Chromatin substructure. The digestion of chromation DNA at regularly space sites by a nuclear deoxyribonuclease. Biochem. biophys. Res.Comm. **52** (1973): 504 – 510.

Hewitt, H. B.: The mechanisms of subcutaneous injection. Brit. J. exper. Pathol. **35** (1954): 35 – 40.

–, and Wilson, C. W.: A survival curve for mammalian cells irradiated in vivo. Nature **183** (1959): 1060 – 1061.

Hewitt, J., and Morris, J. G.: Superoxide dismutase in some obligately anaerobic bacteria. Febs letters **50** (1975): 315 – 318.

Hewitt, L. F.: Oxidation-reduction potentials in bacteriology and biochemistry. 6th Edt., E. and S. Livingstone LTD, Edinburgh 1950.

Heymann, G.: Fortschritte der serologischen Diagnostik auf dem Gebiet der luetischen Erkrankungen. Zbl. Bakteriol., Parasitenkd., Infekt.-Kr. u. Hyg. I. Orig. **170** (1957): 3 – 18.

Heyningen, S. van: Cholera toxin: Interaction of subunits with ganglioside G_{M1}. Science **183** (1974): 656 – 657.

–: The structure of bacterial toxins. Trends in Biochem. Sci. **1,5** (1976): 114 – 116.

Heyningen, W. E. van: The fixation of tetanus toxin by nervous tissue. J. gen. Microbiol. **20** (1959): 291 – 300.

–: The fixation of tetanus toxin, strychnine, serotonin and other substances by ganglioside. J. gen. Microbiol. **31** (1963): 375 – 387.

–: General characteristics. In: Ajl, S. J., Kadis, S., and Montie, T.C. (Eds.): Microbial Toxins **1**: Bacterial protein toxins. Acad. Press, New York – London (1970): 1 – 26.

–: On the similarity of tetanus and cholera toxins. Naunyn-Schmiedeberg's Arch. Pharmacol. **276** (1973): 289 – 295.

–: Les récepteurs des membranes cellulaires pour les toxines tétaniques et cholériques ou les délices de l'ignorance. Bull. Inst. Pasteur **72** (1974): 433 à 464.

–, and Mellanby, J.: Tetanus toxin. In: Kadis, S., Montie, T. C., and Ajl, S. J. (Eds.) Microbial toxins II A. Bacterial protein toxins. Acad. Press, New York – London (1971): 69 – 108.

–, and –: A note on the specific fixation, specific deactivation and non-specific inactivation of bacterial toxins by gangliosides. Naunyn-Schmiedeberg's Arch. Pharmacol. **276** (1973): 297 – 302.

Hibbs, J. B. jr.: Macrophage tumor killing: Influence of the local environment. Science **197** (1977): 279 to 282.

Higgins, G. M., and Anderson, R. M.: Experimental pathology of the liver. I. Restoration of the liver of the white rat following partial surgical removal. Arch. Pathol. **12** (1931): 186 – 202.

Higgins, S. J., Rousseau, G. G., Baxter, J. D., and Tomkins, G. M.: Early events in glucocorticoid action. J. biol. Chem. **248** (1973a): 5866 – 5872.

–, –, –, and –: Nature of nuclear acceptor sites for glucocorticoid- and estrogen-receptor complexes. J. biol. Chem. **248** (1973b): 5873 to 5879.

Higginson, J.: Etiology of gastrointestinal cancer in man. Natl. Cancer Inst. Monogr. **25** (1967): 191 to 198.

Hill, B. T., and Baserga, R.: The cell cycle and its significance for cancer treatment. Cancer Treat. Rev. **2** (1975): 159 – 175.

Hill, M. J.: The role of colon anaerobes in the metabolism of bile acids and steroids, and its relation to colon cancer. Cancer **36** (1975): 2387 – 2400.

–, Drasar, B. S., Aries, V., Crowther, J. S., Hawksworth, G., and Williams, R. E. O.: Bacteria and aetiology of cancer of large bowel. Lancet I (1971a): 95 – 103.

–, –, Williams, R. E. O., Meade, T. W., Cox, A. G., Simpson, J. E. P., and Morson, B. C.: Faecal bile-acids and Clostridia in patients with cancer of the large bowel. Lancet I (1975): 535 – 538.

–, Goddard, P., and Williams, R. E. O.: Gut bacteria and aetiology of cancer of the breast. Lancet II (1971b): 472 – 473.

Hill, P., Chau, P., Cohen, L., Wynder, E., and Kuno, K.: Diet and endocrine-related cancer. Cancer **39** (1977): 1820 – 1826.

Hills, G. M.: Chemical factors in the germination of spore-bearing aerobes. The effects of amino-acids on the germination of Bacillus anthracis, with some observations on the relation of optical form to biological activity. Biochem. J. **45** (1949): 363 to 370.

Himmelstein, K. J., and Bischoff, K. B.: Models of Ara-C chemotherapy of L 1210 leukemia in mice. J. Pharmacokinetis and Biopharm. **1** (1973): 69 to 81.

Himms-Hagen, J.: Cellular thermogenesis. Ann. Rev. Physiol. **38** (1976): 315 – 351.

Hirano, S., and Osako, H.: Über den Einfluß des Warburg(-Manometer)-Versuches auf die Lebensfähigkeit von anaeroben Bakterien (Clostridia). Med. Biol. (Tokyo) **26** (1953): 16 – 18.

Hirsch, H. A., and Paine, T. F. jr.: Experimental uterine tetanus in mice. J. Pathol. and Bacteriol. **82** (1961): 195 – 198.

Hirsch, J. G.: The phagocytic defence system. In: Smith, H., and Pearce, J. H. (Eds.): Microbial pathogenicity in man and animals. 22nd symposium of the Society for general Microbiology. Imperial college, London, April 1972. University Press, Cambridge (1972): 59 – 74.
Hirsch, R.: Über das Vorkommen von Stärke-Körnern im Blut und im Urin. Z. exper. Pathol. Ther. **3** (1906): 390 – 392.
Hirszfeld, L., Halber, W., und Laskowski, J.: Untersuchungen über die serologischen Eigenschaften der Gewebe. II. Über serologische Eigenschaften der Neubildungen. Z. Immun.-Forsch. **64** (1929): 81 – 113.
Hitotsumachi, S., Rabinowitz, Z., and Sachs, L.: Chromosamal control of reversion in transformed cells. Nature **231** (1971): 511 – 514.
Hobbs, J. R.: Immuncytoma o' mice an' men. Brit. Med. J. **2** (1971): 67 – 72.
Hobson, P. N.: The microflora of the rumen. Meadowfield Press. Ltd., Durham, England 1976.
Hoch, J. A.: Genetics of bacterial sporulation. Advances Genet. **18** (1976): 69 – 98.
Hochsinger, C.: Zur Ätiologie des menschlichen Wundstarrkrampfes. Zbl. Bakteriol., Parasitenkd., Infekt.-Kr. u. Hyg. **2** (1887): 144 – 151, 178 – 182.
Hof, J. Van't: Control of cell progression through the mitotic cycle by carbohydrate provision. I. Regulation of cell division in excised plant tissue. J. Cell Biol. **37** (1968): 773 – 780.
Hofer, K. G., and Hofer, M.: Kinetics of proliferation, migration, and death of L 1210 ascites cells. Cancer Res. **31** (1971): 402 – 408.
Hoffer, P. B., and Gottschalk, A.: Tumor scanning agents. Seminars Nucl. Med. **4** (1974): 305 – 316.
Hoffmann, G. W.: A theory of regulation and self-nonself discrimination in an immune network. Eur. J. Immunol. **5** (1975): 638 – 647.
Hogan, B., and Shields, R.: Yin-Yang hypothesis of growth control. New Scientist **62** (1974): 323 – 325.
Holland, K. T.: Germination of spores of Clostridium tetani. Ph. D. Thesis. Univ., Leeds 1969.
–, and Shoesmith, J. G.: Studies on the germination of spores of Clostridium tetani. In: Barker, A. N., Gould, G. W., and Wolf, J. (Eds.): Spore Research 1971.Acad.Press, London – New York (1972): 111 – 122.
Holley, R. W., and Kiernan, J. A.: "Contact inhibition" of cell division in 3T3 cells. Proc. Nat. Acad. Sci. USA **60** (1968): 300 – 304.
Holliday, R., and Pugh, J. E.: DNA modification mechanisms and gene activity during development. Science **187** (1975): 226 – 232.
Holman, R. A.: The use of catalase in the growth of anaerobes. J. Pathol. and Bacteriol. **70** (1955): 195 – 204.
Holtzer, H.: Mitosis and cell transformations. In: Mazia, D., and Tyler, A. (Eds.): General physiology of cell specialization. McGraw-Hill, New York – London (1963): 80 – 90.
–, Dienstman, S., Holtzer, S., and Biehl, J.: Quantal cell cycle, normal cell lineages, and tumorigenesis. In: Nakahara, W., Ono, T., Sugimura, T., and Sugano, H. (Eds.): Differentiation and control of malignancy of tumor cells. Proc. 4th Internat. Symp. Princess Takamatsu Cancer Res. Fund. Tokyo 1973. Univ. Park Press, Baltimore – London – Tokyo (1974): 389 – 400.
–, and Rubinstein, N.: Binary decisions, quantal cell cycles and cell diversification. In: Nover, L., and Mothes, K. (Eds.): Leopoldina Symp.: Cell differentiation in microorganisms, plants and animals. Fischer, Jena (1977): 424 – 437.
–, –, Fellini, S., Yeoh, G., Chi, J., Birnbaum, J., and Okayama, M.: Lineages, quantal cell cycles, and the generation of cell diversity. Quart. Rev. Biophys. **8** (1975): 523 – 557.
–, Weintraub, H., Mayne, R., and Mochau, B.: The cell cycle, cell lineages, and cell differentiation. Curr. Top. Dev. Biol. **7** (1972): 229 – 256.
–, Yeoh, G., Rubinstein, N., Chi, J., Fellini, S., and Dienstman, S.: A review of controversal issue in myogenesis. In: Nichols, W. W., and Murphy, D. G. (Eds.): Regulation of cell proliferation and differentiation. Plenum Press, New York – London (1977): 87 – 104.
Höring, F. O.: Klinische Infektionslehre. Einführung in die Pathogenese der Infektionskrankheiten, 3. Aufl. Springer-Verlag, Berlin – Göttingen – Heidelberg 1962.
Howard, A., and Pelc, S. R.: Nuclear incorporation of P^{32} as demonstrated by autoradiographs. Exper. Cell. Res. **2** (1951): 178 – 187.
Hsie, A. W., and Puck, T. T.: Morphological transformation of chinese hamster cells by dibutyryl adenosine cyclic 3':5'-monophosphate and testosterone. Proc. Nat. Acad. Sci. USA **68** (1971): 358 to 361.
Huber, R., und Widow, W.: Zur Problematik der Vorbestrahlung des operablen Brustdrüsenkrebses. Dt. med. Wochenschr. **87** (1962): 2304 – 2311.
Hubermann,E.: Mammalian cell transformation and cell-mediated mutagenesis by carcinogenic polycyclic hydrocarbons. Mutation Res. **29** (1975): 285 – 291.
–, and Sachs, L.: Cell susceptibility to transformation and cytotoxicity by the carcinogenic hydrocarbon benzo-[A] pyrene. Proc. Nat. Acad. Sci. USA **56** (1966): 1123 – 1129.
Huebner, R.J., and Todaro, G.J.:Oncogenes of RNA tumor viruses as determinants of cancer. Proc. Nat. Acad. Sci. USA **64** (1969): 1087 – 1094.
Hueck, W.: Morphologische Pathologie. Thieme, Leipzig 1953.
Hueper, W. C., and Conway, W. D.: Chemical carcinogenesis and cancer. Ch. C. Thomas Publ., Springfield, Ill. 1964.
Huggins, C.: Control of cancers of man by endocrinologic methods. Cancer Res. **16** (1956): 825 – 830.
–: Steroids, growth, and cancer. In: Pincus, G., and Vollmer, E. P. (Eds.): Biological activities of steroids in relation to cancer. Acad. Press, New York – London (1960): 1 – 8.
–, and Bergenstal, D. M.: Inhibition of human mammary and prostatic cancers by adrenalectomy. Cancer Res. **12** (1952): 134 – 141.
–, Grand, L. C., and Brillantes, F. P.: Mammary cancer induced by a single feeding of polynuclear hydrocarbons, and its suppression. Nature **189** (1961): 204 – 207.

Hughes-Davies, T. H.: Synchronising cell division before cytotoxic treatment. Lancet. I (1968): 52 – 53.

Humphreys, S. R., Glynn, J. P., Chirigos, M. A., and Goldin, A.: Further studies on the homograft response in BALB/c mice with L 1210 leukemia and a resistant subline. J. nat. Cancer Inst. 28 (1962): 1053 – 1063.

Hungate, R. E.: The anaerobic mesophilic cellulolytic bacteria. Bacteriol. Rev. 14 (1950): 1 – 49.

Hüttermann, A.: Physarum polycephalum: Object of research in cell biology. Ber. Dt. Bot. Ges. 86 (1973): 1 – 3.

Huxley, H. E.: Molecular contraction and cell motility. Nature 243 (1973): 445 – 449.

Huxley, J.: Biological aspects of cancer. George Allen and Unwin Ltd., London 1958.

Illmensee, K., and Mintz, B.: Totipotency and normal differentiation of single teratocarcinoma cells cloned by injection into blastocysts. Proc. Nat. Acad. Sci. USA 73 (1976): 549 – 553.

Illyutovich, A. Yu.: A simple method of intensifying the toxigenic and immunogenic properties of Cl. tetani strains cultured in the body of laboratory animals. Zh. Mikrobiol., Epidemiol., Immunobiol. 33,11 (1962): 123 – 126.

Inbar, M., and Sachs, L.: Interaction of the carbohydrate-binding protein concanavalin A with normal and transformed cells. Proc. Nat. Acad. Sci. USA 63 (1969): 1418 – 1425.

–, and Shinitzky, M.: Cholesterol as a bioregulator in the development and inhibition of leukemia. Proc. Nat. Acad. Sci. USA 71 (1974): 4229 – 4231.

Ingram, M., and Ingram, G. C.: The growth of bacteria on horse muscle, in relation to the changes after death leading to rigor mortis. J. Sci. Food. Agric. 6 (1955): 602 – 611.

Internationales Arzneibuch: Bestimmung der Wirksamkeit von Tetanus-Serum. 1. Ausg. I (1955): Anlage 25, 367 – 370.

Ipsen, J.: The effect of environmental temperature on the reaction of mice to tetanus toxin. J. Immunol. 66 (1951): 687 – 694.

Ivanova, L. G., and Sergeeva, T. I.: Use of a synthetic medium for cultivation of pathogenic anaerobes. Zh. Mikrobiol., Epidemiol., Immunobiol. 52,3 (1975): 40 – 43.

Iversen, O. H.: Experimental skin carcinogenesis in mice. Part. I: Effects of carcinogens on mitochondrial function. Acta pathol. microbiol. scand. Suppl. 156 (1962): 1 – 94.

–: The chalones. Acta pathol. microbiol. scand. Sect. A, Suppl. 236 (1973 a): 71 – 76.

–: Chalones: Concepts and current researches: Summary. Nat. Cancer Inst. Monogr. 38 (1973 b): 225 to 230.

–, and Bjerknes, R.: Kinetics of epidermal reaction to carcinogens. Acta pathol. microbiol. scand. Suppl. 165 (1963): 1 – 72.

Jacherts, D.: Beobachtungen über die gegenseitige Beeinflussung von Zellen eines Makroorganismus und pathogenen Mikroorganismen an einem Infektionsmodell. Z. Hyg. 147 (1960): 169 – 200.

Jacob, F., Brenner, S., and Cuzin, F.: On the regulation of DNA replication in bacteria. Cold Spring Harbor Symp. Quant. Biol. 28 (1963): 329 – 348.

–, and Monod, J.: Genetic regulatory mechanisms in the synthesis of proteins. J. molec. Biol. 3 (1961): 318 – 356.

–, and –: Genetic repression, allosteric inhibition and cellular differentiation. In: Locke, M. (Edt.): Cytodifferentiation and macromolecular synthesis. Acad. Press, New York (1963): 30 – 64.

–, Ryter, A., and Cuzin, F.: On the association between DNA and membrane in bacteria. Proc. royal Soc. B 164 (1966): 267 – 278.

Jacob, H.-E.: Influence of pretreatment of the redox-potential electrode on the determination of oxygen pressure in bacterial cultures. Pathol. et Microbiol. 36 (1970): 57 – 62.

–: Das Redoxpotential in Bakterienkulturen. Z. allg. Mikrobiol. 11 (1971): 691 – 734.

Jami, J., and Avilès, D.: Malignancy of hybrids derived from in vivo fusion of tumor cells with host cells. J. Cell. Biol. 70 (1976): 34 a.

Janoff, A.: Adsorption of tetanus toxin by subcellular fractions of rabbit brain homogenate. Nature 202 (1964): 913 – 915.

Jarvis, J. E., Ball, G., Rickinson, A. B., and Epstein, M. A.: Cytogenetic studies on human lymphoblastoid cell lines from Burkitt's lymphomas and other sources. Internat. J. Cancer 14 (1974): 716 – 721.

Jellinghaus, W., Maidhof, R., Schultze, B., und Maurer, W.: Experimentelle Untersuchungen und zellkinetische Berechnungen zur Frage der Synchronisation mit Vincristin in vivo (Mäuseleukämie L 1210, Krypten-Epithelien der Maus). Z. Krebsforsch. 84 (1975): 161 – 176.

Jenkinson, I. S., Shuter, B. J., and Wright, P. N. M.: Cell kinetics methods for clinical use: assessment of autoradiography and ^{125}J-iodo-deoxyuridine with mouse Ehrlich tumour. Cell and Tissue Kinet. 8 (1975): 307 – 320.

Jensen, E. V.: Estrogen receptors in hormone-dependent breast cancers. Cancer Res. 35 (1975): 3362 – 3364.

–, and Jacobson, H. I.: Fate of steroid estrogens in target tissues. In: Pincus, G., and Vollmer, E. P. (Eds.): Biological activities of steroid in relation to cancer. Acad. Press, New York (1960): 161 – 178.

Jensen, F., Koprowski, H., and Pontén, J. A.: Rapid transformation of human fibroblast cultures by Simian Virus 40. Proc. Nat. Acad. Sci. USA 50 (1963): 343 – 348.

Jerne, N. K.: The natural selection theory of antibody formation. Proc. Nat. Acad. Sci. USA 41 (1955): 849 – 857.

–: The complete solution of immunology. Austral. Ann. Med. 4 (1969): 345 – 348.

–: The somatic generation of immune recognition. Eur. J. Immunol. 1 (1971): 1 – 9.

–: The immune system. Sci. Amer. 229,1 (1973): 52 – 60.

–: Torwards a network theory of the immune system. Ann. Immunol. 125 C (1974): 373 – 389.

–: The common sense of immunology. Cold Spring Harbor Sympos. Quant. Biol. Part 1, 41 (1977): 1 – 4.

Johnson, H. A.: Some problems associated with the histological study of cell proliferation kinetics. Cytologia 26 (1961): 32 – 41.

Jones, D., Watkins, J., and Meyer, D. J.: Cytochrome composition and effect of catalase on growth of Agromyces ramosus. Nature **226** (1970): 1249 to 1250.

Jones, H. B., and Grendon, A.: The effect of dose on latent period in carcinogenesis. Health Phys. **29** (1975): 896.

Jones, P. C. T.: Temperature and anaesthetic induced alterations of ATP level in animal and plant cells, and their biological significance. Cytobios 1 B (1969): 65 – 71.

– : Temperature- and light- mediated alterations of ATP level in the chick embryo in egg; and their role in morphogenesis. Comp. Biochem. Physiol. **36** (1970a): 87 – 92.

– : The effect of light, temperature, and anaesthetics on ATP levels in the leaves of Chenopodium rubrum and Phaseolus vulgaris. J. exper. Bot. **21** (1970b): 58 – 63.

– : The interaction of light and temperature in determining ATP levels in the myxamoebae of the cellular slime mould Dictyostelium discoideum Acr 12. Cytobios **6** (1970c): 89 – 94.

– : On the nature of biological clocks. Experientia **27** (1971): 1014 – 1015.

– : The late: Central role for ATP in determining some aspects of animal and plant cell behaviour. J. theoret. Biol. **34** (1972): 1 – 13.

Jost, A.: The role of fetal hormones in prenatal development. Harvey Lectures **55** (1961): 201 – 226.

Kafatos, F. C.: m RNA stability and cellular differentiation. Acta endocrinologii Suppl. **168** (1972): 319 – 345.

Kahrig, E., und Beßerdich, H.: Dissipative Strukturen. Eine Einführung in den Problemkreis und die Erscheinungsformen. Fortschritte der experimentellen und theoretischen Biophysik. Thieme, Leipzig **21** (1977): 1 – 116.

Kalauch, C.: Redoxpotential-, rH-Messung. Pharmazie **9** (1954): 634 – 642.

Kaliss, N.: Immunological enhancement of tumor homografts in mice. Cancer Res. **18** (1958): 992 – 1003.

Kalter, H.: Some relations between teratogenesis and mutagenesis. Mutation Res. **33** (1975): 29 – 36.

Karlson, P.: Biochemische Wirkungsweise der Hormone. Dt. med. Wochenschr. **86** (1961): 668 – 674.

Karnovsky, M. L.: The metabolism of leukocytes. Sem. Hematol. **5** (1968): 156 – 165.

–, Bachner, R. L., Githens, S., Simmon, S., and Glass, E. A.: Correlations of metabolism and function in various phagocytes. In: Forscher, B. K., and Houck, J. C. (Eds.): Immunopathology of inflammation. Proc. Symp. sponsored by the Internat. Inflammation Club at Grook Lodge, Augusta, Michigan USA 1970. Excerpta Medica, Amsterdam (1971): 121 – 132.

Katitch, R., Vonkitchevitch, Z., Gadjanski, G., Dimitrievitch, M., et Militch, D.: Études des fractions antigéniques dans la toxine de différentes souches de Plectridium tetani par la méthode d'électrophorèse sur disque. In: Fredette, V. (Edt.): The anaerobic bacteria. Proc. Int. Workshop October 16 – 20, 1967. Laval-des-Rapides. P. Q. Canada (1968): 223 – 228.

Katz, E. R., and Bourguignon, L. Y. W.: The cell cycle and its relationship to aggregation in the cellular slime mold, Dictyostelium discoideum. Devel. Biol. **36** (1974): 82 – 87.

Kauffmann, F.: Das Kauffmann-White-Schema. Ergebn. Mikrobiol. Immun.-Forsch. u. exper. Ther. **30** (1957): 160 – 216.

Kaufman, L., and Humphries, J. C.: Studies of the nutritional requirements of Clostridium tetani. Appl. Microbiol. **6** (1958): 311 – 315.

Kavetski, R. E., und Kazimin, S. D.: Energetik des Mitosezyklus von Zellen des Ehrlich-Karzinoms. Dokl. Akad. Nauk. SSSR **212** (1973): 1217 – 1219.

Kay, M. M. B., and Makinodan, T.: Immunobiology of aging: Evaluation of current status. Clin. Immunol. Immunopathol. **6** (1976): 394 – 413.

Kayser, D.: Über die Messung des Sauerstoffdruckes, bei dem Sporen von Clostridium butyricum auskeimen. Z. Naturforsch. **17b** (1962): 658 – 660.

– : Über den Mechanismus der Abtötung von Aszites-Krebszellen durch Clostridium butyricum. Z. Naturforsch. **18b** (1963): 748 – 752.

– : The use of spores of anaerobic bacteria for special investigations in cancer research. In: Fredette, V. (Edt.): The anaerobic bacteria. Proc. Internat. Workshop October 16 – 20, 1967. Laval-des-Rapides, P. Q., Canada (1968): 249 – 256.

Kaziwara, K.: Derivation of stable polyploid sublines from a hyperdiploid Ehrlich ascites carcinoma. Cancer Res. **14** (1954): 795 – 801.

Kefalides, N. A.: Comparative biochemistry of mammalian basement membranes. In: Balazs, E. A. (Edt.): Chemistry and molecular biology of the intercellular matrix. Acad. Press, London, I (1970): 535 – 573.

Keilin, D.: On cytochrome, a respiratory pigment, common to animals, yeasts, and higher plants. Proc. royal Soc. B **98** (1925): 312 – 339.

– : (prepared for publication by J. Keilin): The history of cell respiration and cytochrome. Univ. Press, Cambridge 1966.

–, and Hartree, E. F.: Properties of glucose oxidase (Notatin). Biochem. J. **42** (1948): 221 – 229.

Kember, N. F.: Cell population kinetics of bone growth: The first ten years of autoradiographic studies with tritiated thymidine. Clin. Orthop. Rel. Res. **76** (1971): 213 – 230.

Kendall, D. G.: On the role of variable generation time in the development of stochastic birth process. Biometrika **35** (1948): 316 – 330.

Kendrew, J. C., Bodo, G., Dintzis, H. M., Parrish, R. G., Wyckoff, H., and Phillips, D. C.: A three-dimensional model of the myoglobin molecule obtained by X-ray analysis. Nature **181** (1958): 662 – 666.

Kennaway, E. L.: The identification of a carcinogenic compound in coal-tar. Brit. med. J. **2** (1955): 749 – 752.

Keppie, J.: The pathogenicity of spores of Clostridium botulinum. J. Hyg. **49** (1951): 36 – 45.

–, Smith, H., and Harris-Smith, P. W.: The chemical basis of the virulence of Bacillus anthracis. III. The role of the terminal bacteriemia in death of guinea-pigs from anthrax. Brit. J. exper. Pathol. **36** (1955): 315 – 322.

Kerr, J. F., Wyllie, A. H., and Currie, A. R.: Apoptosis: A basic biological phenomenon with wide-ranging implications in tissue kinetics. Brit. J. Cancer 26 (1972): 239 – 257.

Kerr, S. J., and Heady, J. E.: Modulation of t-RNA methyl-transferase activity by competing enzyme systems. Advances Enzym. Reg. 12 (1974): 103 – 117.

Kersey, J. H., and Booth, G. J.: Cellular recognition and activation within the lymphoid system. Amer. J. clin. Pathol. 63 (1975): 629 – 635.

–, Gatti, R. A., Good, R. A., Aaronson, S. A., and Todaro, G. J.: Susceptibility of cells from patients with primary immunodeficiency disease to transformation by Simian Virus 40. Proc. Nat. Acad. Sci. USA 69 (1972): 980 – 982.

–, Spector, B. D., and Good, R. A.: Primary immunodeficiency and malignancy. Birth Defects 11 (1975): 289 – 298.

Keynan, A.: The outgrowing bacterial endospore as a system for the study of cellular differentiation. Curr. Top. Dev. Biol. 4 (1969): 1 – 36.

–: Cryptobiosis: a review of the mechanisms of the ametabolic state in bacterial spores. In: Halvorson, H. O., Hanson, R., and Campbell, L. L. (Eds.): Spores V. Amer. Soc. Microbiol. Ann. Arbor, Michigan (1972): 355 – 362.

–, and Halvorson, H.: Transformation of a dormant spore into a vegetative cell. In: Campbell, L. L., and Halvorson, H. O. (Eds.): Spores III. Amer. Soc. Microbiol. Ann. Arbor, Michigan (1965): 174 – 179.

Khorana, H. G., Büchi, H., Ghosh, H., Gupta, N., Jacob, T. M., Kössel, H., Morgan, R., Narang, S. A., Ohtsuka, E., and Wells, R. D.: Polynucleotide synthesis and the genetic code. Cold Spring Harbor Symp. 31 (1966): 39 – 49.

Kiefer, G., and Sandritter, W.: DNA and the cell cycle. Beitr. Path. 158 (1976): 332 – 362.

King, R. J. B., Cambray, G. J., and Robinson, J. H.: The role of receptors in the steroidal regulation of tumour cell proliferation. J. Steroid Biochem. 7 (1976): 869 – 873.

King, T. J., and DiBerardino, M. A.: Transplantation of nuclei from the frog renal adenocarcinoma. I. Development of tumor nucleartransplant embryos. Ann. N.Y. Acad. Sci. 126 (1965): 115 – 126.

–, and McKinell, R. G.: An attempt to determine the developmental potentialities of the cancer cell nucleus by means of transplantation. Cell physiology neoplasia. Texas M. D. Anderson Hosp. and Tumor Inst. Univ. Texas Press, Austin (1960): 591 – 617.

King, W. L., and Gould, G. W.: Lysis of bacterial spores with hydrogen peroxide. J. appl. Bacteriol. 32 (1969): 481 – 490.

Kirilenko, O. A., Minervin, S. M., and Rozanov, A. J.: The fate of labeled tetanus toxin in the animal organism. Zh. Mikrobiol., Epidemiol., Immunobiol. 41,9 (1964): 123 – 129.

Kirtley, M. E., and Koshland, D. E. jr.: Models for cooperative effects in proteins containing subunits. J. biol. Chem. 242 (1967): 4192 – 4205.

Kit, S.: Thymidine kinase, DNA synthesis and cancer. Molecular and Cellular biochem. 11 (1976): 161 – 182.

Kitasato, S.: Über den Tetanusbacillus. Z. Hyg. 7 (1889): 225 – 233.

Klebanoff, S. J.: Antimicrobial mechanisms in neutrophilic polymorphonuclear leukocytes. Sem. Hematol. 12 (1975): 117 – 142.

Kleiber, M.: Body size and metabolism. Hilgardia 6 (1932): 315 – 349.

–: Physiological meaning of regression equations. J. appl. Physiol. 2 (1950): 417 – 423.

Klein, B., and Valleron, A. J.: A compartmental model for the study of diurnal rhythms in cell proliferation. J. theoret. Biol. 64 (1977): 27 to 42.

Klein, E., Klein, G., and Levine, P. H.: Immunological control of human lymphoma: Discussion. Cancer Res. 36 Part 2 (1976): 724 – 727.

Klein, G.: Experimental studies in tumor immunology. Fed. Proc. 28 (1969): 1739 – 1753.

–: Herspes viruses and oncogenesis. Proc. Nat. Acad. Sci. USA 69 (1972): 1056 – 1064.

–: Tumor immunology. Transplant. Proc. 5 (1973): 31 – 41.

–: Epstein-Barr virus (EBV). Proc. XI. Internat. Cancer Congress Florence 1974. Bucalossi, P., Veronesi, U., and Cascinelli, N. (Eds.): II: Chemical and viral oncogenesis. Excerpta Med., Amsterdam, Amer. Elsevier Publ., New York. (1975a): 282 to 287.

–: The Epstein-Barr virus and neoplasia. New Engl. J. Med. 293 (1975b): 1353 – 1357.

–: Mechanisms of carcinogenesis. In: Nygaard, O. F., Adler, H. I., and Sinclair, W. K. (Eds.): Radiation Research. Acad. Press, New York – San Francisco – London (1975c): 869 – 878.

–: The biology and serology of Epstein-Barr virus (EBV) infections. Bull. Cancer 63 (1976a): 399 to 410.

–: Immune surveillance and malignant neoplasia. Proc. Third Int. Sympos. on Detection and Prevention of Cancer. Program and Abstracts No 48. New York 1976b.

–, Bregula, U., Wiener, F., and Harris, H.: The analysis of malignancy by cell fusion. I. Hybrids between tumour cells and L cell derivatives. J. Cell Sci. 8 (1971): 659 – 672.

–, and Klein, E.: The transformation of a solid transplantable mouse carcinoma into an ascites tumor. Cancer Res. 11 (1951): 466 – 469.

–, and Révész, L.: Quantitative studies on the multiplication of neoplastic cells in vivo. I. Growth curves of the Ehrlich and MC 1 M ascites tumors. J. nat. Cancer Inst. 14 (1953): 229 – 277.

Klein, H. O., and Lennartz, K. J.: Chemotherapy after synchronisation of tumor cells. Sem. Hematol. 11 (1974): 203 – 227.

–, –, Gross, R., Eder, M., und Fischer, R.: In-vivo- und In-vitro-Untersuchungen zur Zellkinetik und Synchronisation menschlicher Tumorzellen. Dt. med. Wochenschr. 97 (1972): 1273 – 1282.

–, –, Habicht, W., Eder, M., und Gross, R.: Synchronisation von Ehrlich-Ascites-Tumorzellen und ihre Bedeutung bei der Anwendung eines alkylierenden Cytostaticums. Klin. Wochenschr. 48 (1970): 1001 – 1005.

Kleinsmith, L. J., and Pierce, G. B. jr.: Multipotentiality of single embryonal carcinoma cells. Cancer Res. **24** (1964): 1544 –1548.

Klensch, H., and Schlömer, J.: Der lokale Wundstarrkrampf. Pflügers Arch. ges. Physiologie Menschen und Tiere **256** (1952): 104 –112.

Klieneberger-Nobel, E.: Filterable forms of bacteria. Bacteriol. Res. **15** (1951): 77 –103.

Klyuyeva, N. G., and Roskin, G. I.: Biotherapy of malignant tumours. Pergamon Press, Oxford – London – New York – Paris 1963.

Knaysi, G.: The endospore of bacteria. Bacteriol. Rev. **12** (1948): 19 –77.

–, and Dutky, S. R.: The growth of a butanol Clostridium in relation to the oxidation-reduction potential and oxygen content of the medium. J. Bacteriol. **31** (1936): 137 –149.

Knight, B. C. J. G., and Fildes, P.: Oxidation-reduction studies in relation to bacterial growth. III. The positive limit of oxidation-reductionpotential required for the germination of B. tetani spores in vitro. Biochem. J. **24** (1930): 1496 –1502.

Knorr, A.: Experimentelle Untersuchungen über die Grenzen der Heilungsmöglichkeiten des Tetanus durch Tetanusheilserum. Med. Habilschrift. Marburg. Druck C. L. Pfeil (1895): 1 –26.

–: Das Tetanusgift und seine Beziehungen zum tierischen Organismus. Eine experimentelle Studie über Krankheit und Heilung. Münch. med. Wochenschr. **45** (1898): 321 –325, 362 –367.

Knudson, A. G. jr.: Mutation and cancer: Statistical study of retinoblastoma. Proc. Nat. Acad. Sci. USA **68** (1971): 820 –823.

–: Genetic predisposition to cancer. Proc. XI. Internat. Cancer Congress Florence 1974. In: Bucalossi, P., Veronesi, U., and Cascinelli, N. (Eds.): **4**: Cancer campaigns, detection, rehabilitation, clinical classification. Excerpta Med., Amsterdam, Amer. Elsevier Publ., New York (1975a): 141 –145.

–: Genetics of human cancer. Genetics **79** Suppl. (1975b): 305 –316.

–: Mutation and cancer in man. Cancer **39** Suppl. (1977): 1882 –1886.

–, and Strong, L. C.: Mutation and cancer: A model for Wilm's tumor of the kidney. J. nat. Cancer Inst. **48** (1972): 313 –324.

Knutton, S., Sumner, M. C. B., and Pasternak, C. A.: Role of microvilli in surface changes of synchronized P 815 Y mastocytoma cells. J. Cell. Biol. **66** (1975): 568 –576.

Kobayashi, Y.: Activation of dormant spore ribosomes during germination II. Existence of defective ribosomal subunits in dormant spore ribosomes. In: Halvorson, H. O., Hanson, R., and Campbell, L. L. (Eds.): Spores V. Amer. Soc. Microbiol. Ann. Arbor, Michigan (1972): 269 –289.

–, Steinberg, W., Higa, A., Halvorson, H. O., and Levinthal, C.: Sequential synthesis of macromolecules during outgrowth of bacterial spores. In: Campbell, L. L., and Halvorson, H. O. (Eds.): Spores III. Amer. Soc. Microbiol. Ann. Arbor, Mich. (1965): 200 –212.

Koch, A. L., and Schaechter, M.: A model for statistics of the cell division process. J. gen. Microbiol. **29** (1962): 435 –454.

Koch, R.: Die Ätiologie der Milzbrand-Krankheit, begründet auf die Entwicklungsgeschichte des Bacillus Anthracis (1876). Klassiker der Medizin. Herausgegeben v. Sudhoff, K.: J. A. Barth, Leipzig 1910.

–: Die Conferenz zur Erörterung der Cholerafrage. Dt. med. Wochenschr. **10** (1884): 499 –507, 519 –532.

–: Über bakteriologische Forschung. In: Gesammelte Werke von Robert Koch. Schwalbe, J. (Edt.): Georg Thieme, Leipzig I (1912): 650 –660.

Köhler, G., and Milstein, C.: Continuous cultures of fused cells secreting antibody of predefined specificity. Nature **256** (1975): 495 –497.

–, and –: Derivation of specific antibody-producing tissue culture and tumor lines by cell fusion. Eur. J. Immunol. **6** (1976): 511 –519.

Kolata, G. B.: Intracellular bacterial toxins: Origins and effects. Science **190** (1975): 969 –970.

Kolbye, A. C. jr.: Cancer in humans: Exposures and responses in a real world. Oncology **33** (1976): 90 –100.

Kolonin, G. V., Basova, N. N., Kondrashov, V. F., Streganova, M. K., Egorova, N. B., and Levi, M. I.: Detection of tetanus antitoxins in the blood serum of wild rodents. Zh. Mikrobiol., Epidemiol., Immunobiol. **49,4** (1972): 88 –91.

Kondo, S.: A test for mutation theory of cancer: Carcinogenesis by misrepair of DNA damaged by 4-Nitroquinoline 1-oxide. Brit. J. Cancer **35** (1977): 595 –601.

König, H.: Zur Chemie der Prostaglandine – Biogenese, Stoffwechsel, Totalsynthese. Klin. Wochenschr. **53** (1975): 1041 –1048.

Konings, W. N., and Boonstra, J.: Anaerobic electron transfer and active transport in bacteria. Current Topics Membrane Transport **9** (1977): 177 –231.

Kornberg, A., Spudich, J. A., Nelson, D. L., and Deutscher, M. P.: Origin of proteins in sporulation. Ann. Rev. Biochem. **37** (1968): 51 –78.

Kornberg, R. D.: Chromatin structure: A repeating unit of histones and DNA. Science **184** (1974): 868 –871.

Körner, L., and Pletsch, H.: Antigenic potency of adsorbed tetanus vaccine. J. Biol. Standardization **1** (1973): 221 –224.

Koshland, D. E., and Kirtley, M. E.: Protein structure in relation to cell dynamics and differentiation. In: Locke, M. (Edt.): Proc. 25. Symp. Soc. Development Biol.: Major problems in development Biol. Acad. Press, New York – London (1966): 217 –249.

–, Némethy, G., and Filmer, D.: Comparison of experimental binding data and theoretical models in proteins containing subunits. Biochem. **5** (1966): 365 –385.

Kothari, M. L.: Genesis of cancer. J. Postgrad. Med. **14** (1968): 49 –69.

Kram, R., Mamont, P., and Tomkins, G. M.: Pleiotypic control by adenosine 3':5'-cyclic monophosphate: A model for growth control in animal cells. Proc. Nat. Acad. Sci. USA **70** (1973): 1432 to 1436.

Krause, H. P., Probst, H., und Schneider, F.: Zellvermehrung und energieabhängige Stoffwechselleistungen von Ehrlich-Ascites-Zellen unter aeroben und anaeroben Bedingungen. Z. Naturforsch. **26b** (1971): 780 bis 787.

–, und Schneider, F.: Zellvermehrung und Energiestoffwechsel von in vitro züchtbaren Ehrlich-Ascites-Tumorzellen in glucosefreiem Medium. Hoppe-Seyler's Z. Physiol. Chem. **354** (1973): 628 –634.

–, und –: Energiestoffwechsel und Zellvermehrung von in vitro züchtbaren Ehrlich-Ascites-Tumorzellen unter Eingriffen in den Sauerstoff-Stoffwechsel. Hoppe-Seyler's Z. Physiol. Chem. **355** (1974): 1335 –1340.

Krebs, H. A.: Body size and tissue respiration. Biochim. Biophys. Acta **4** (1950): 249 –269.

–: Theoretical concepts in biologicalsciences. In: Kaplan, N. O., and Kennedy, E. P. (Eds.): Current aspects of biochem. energetics. Acad. Press, New York –London (1966): 83 –95.

Kreibich, G., Witte, I., and Hecker, E.: On the biochemical mechanism of tumorigenesis in mouse skin. Z. Krebsforsch. **76** (1971): 113 –123.

Kretschmer, H.: Die Behandlung maligner Geschwülste mit Sporen von Clostridium M 55. I. Grundlagen und Entwicklung der Beeinflussung maligner Tumoren durch Mikroorganismen. Arch. Geschwulstforsch. **39** (1972): 185 –194.

–, Gläser, A., und Gräßer, A.: Die Behandlung maligner Geschwülste mit Sporen von Clostridium butyricum M 55. III. Therapieversuche an metastasierenden Geschwülsten verschiedener Organe. Arch. Geschwulstforsch. **39** (1972a): 315 –321.

–, und Gräßer, A.: Die Behandlung maligner Geschwülste mit Sporen von Clostridium butyricum M 55. IV. Serologische Untersuchungen an Tumorpatienten. Arch. Geschwulstforsch. **39** (1972): 322 –327.

–, und –: Serologische Untersuchungen zur Tumordiagnostik. I. Untersuchungen an transplantablen Tumoren bei Ratten und Hamstern. Arch. Geschwulstforsch. **41** (1973): 12 –17.

–, und Gräßer, R.: Die Behandlung maligner Geschwülste mit Sporen von Clostridium butyricum M 55. II. Therapieversuche an malignen Hirngeschwülsten. Arch. Geschwulstforsch. **39** (1972): 195 –201.

–, Hambsch, K., und Ludewig, R.: Clostridien-Antikörper-Verhalten bei Ratten mit Transplantationstumoren unter Zyklophosphamid-Therapie. Arch. Geschwulstforsch. **44** (1974b): 103 –105.

–, –, –, und Gräßer, A.: Serologische Untersuchungen mit Clostridiensporen zur Tumordiagnostik. III. Versuche zum Tumornachweis in frühen Wachstumsphasen am Jensen-Sarkom der Ratte. Arch. Geschwulstforsch. **44** (1974c): 100 –102.

–, Ludewig, R., und Hambsch, K.: Therapieversuche mit Clostridium butyricum-Sporen und Zyklophosphamid am Jensen-Sarkom der Ratte. Arch. Geschwulstforsch. **40** (1972b): 335 –341.

–, –, und –: Therapieversuche mit Clostridium butyricum-Sporen und Cyclophosphamid am Jensen-Sarkom, Walker-Karzinom und DS-Karzinosarkom der Ratte. Arch. Geschwulstforsch. **44** (1974a): 65 –69.

–, –, –, Wohlrab, W., und Peker, J.: Therapieversuche mit Clostridium butyricum-Sporen, Cyclophosphamid und Prednisolon am amelanotischen Melanom (A Mel 3) des syrischen Goldhamsters. Dermatol. Monatschr. **159** (1973a): 1089 –1094.

–, Schöche, J., und Gräßer, A.: Serologische Untersuchungen mit Clostridiensporen zur Tumordiagnostik. II. Untersuchungen an Äthylnitrosoharnstoff-induzierten Tumoren bei Ratten. Arch. Geschwulstforsch. **41** (1973b): 114 –119.

Krieg, L.: Zur Wachstumskontrolle in Mäuseepidermis nach Einwirkung hyperplasiogener und tumorpromovierender Reize. Phil. Diss. Thesen Heidelberg 1975.

Krogh, A.: Anatomie und Physiologie der Capillaren. 2. Aufl. Monographien aus dem Gesamtgebiet der Physiologie der Pflanzen und der Tiere **5**. Springer, Berlin 1929.

Krooth, R. S.: A deterministic mechanism for cellular and organismic ageing. J. theoret. Biol. **46** (1974): 501 –507.

Kryzhanovskyi, G.N.:On the action of tetanus toxin as a neurotropic agent. Proc. Sec. Int. Pharmacol. Meeting **9** (1965): 105 –111.

–: The neural pathway of toxin. In: Eckmann, L. (Edt.): Principles on tetanus. Proc. Internat. Conf. Tetanus 1966. Huber Publ., Bern (1967a): 155 –168.

–: Open questions in the pathogenesis of tetanus. In: Eckmann, L. (Edt.): Principles on tetanus. Proc. Internat. Conf. Tetanus 1966. Huber Publ., Bern (1967b): 207 –210.

–: The mechanism of action of tetanus toxin: Effect on synaptic processes and some particular features of toxin binding by the nervous tissue. Naunyn-Schmiedeberg's Arch. Pharmacol. **276** (1973): 247 –270.

–, and Alekseev, L. P.: Some problems concerning the use of antitetanus serum for prophylactic purpose and the action mechanism of tetanus antitoxin. Zh. Mikrobiol., Epidemiol., Immunobiol. **46,1** (1969): 74 –81.

–, –, Kulberg, L. J., and Tarkhanova, I. A.: Some peculiarities in the toxin-neutralizing action of tetanus immunoglobulin and of its fragments. Bjull. eksper. Biol. Med. **74,8** (1972): 66 –69.

–, Fedorova, V. I., Glebov, R. N., Kulygina, R. M., and Sacharova, O. P.: Changes in protein composition of rat brain synaptic structures in tetanus intoxication. Bjull. eksper. Biol. Med. **79,4** (1975): 19 –22.

–, and Krasnova, U. M.: Intracisternal introduction of tetanus antitoxin in experimental tetanus intoxication. Bjull. eksper. Biol. Med. **71,5** (1971): 38 –42.

–, Kurtchavyi, G. G., Shapovalov, A. I., and Sheikchon, F. D.: Descending suprasegmental effects in tetanus intoxication of the spinal cord. In: Kostjuk, P. G. (Edt.): Arbeiten des II. Symposiums zu Fragen der allgemeinen Physiologie, Kiew 1968. Nauka, Leningrad (1971a): 186 to 192.

Kryzhanovskyi, G. N., Pevnitzky, L. A., Grafova, V. N., and Polgar, A. A.: Routes of tetanus toxin entrance into the central nervous system and some problems of pathogenesis of experimental tetanus. I. Bjull. eksper. Biol. Med. **52,3** (1961 a): 42 – 49.

–, –, –, and –: Routes of tetanus toxin entrance into the central nervous system and some problems of pathogenesis of experimental tetanus. II.Bjull. eksper. Biol. Med. **52,8** (1961 b): 31 – 37.

–, –, –, and –: Routes of tetanus toxin entrance into the central nervous system and some problems of pathogenesis of experimental tetanus. III. Bjull. eksper. Biol. Med. **52,11** (1961 c): 35 – 43.

–, –, –, and –: Routes of tetanus toxin entrance into the central nervous system and some problems of pathogenesis of experimental tetanus. IV.Bjull. eksper. Biol. Med. **52,12** (1961 d): 30 – 37.

–, Poznyakov, O. M., Dyakonova, M. V., Polgar, A. A., and Smirnova, V. S.: Disturbance of the neurosecretion in neuromuscular compounds of tetanus toxin poisoned muscle. Bjull. eksper. Biol. Med. **72,12** (1971 b): 27 – 31.

Kuhn, H.: Modellbetrachtungen an Beispielen aus der physikalischen Chemie. Nova Acta Leopoldina NF **33** (1968): 89 – 101.

–: Model consideration for the origin of life. Environmental structure as stimulus for the evolution of chemical systems. Naturwiss. **63** (1976): 68 – 80.

Kummer, D.: Cytostatica- und Röntgenstrahleneffekte im Nukleinsäurestoffwechsel von soliden, malignen Tumoren in vitro. Z. Krebsforsch. **74** (1970): 76 – 90.

–: Cytostatica-Sensibilitätstest solider, maligner Tumoren in vitro zur gezielten kombinierten operativen und chemotherapeutischen Behandlung des Krebsleidens. Z. Krebsforsch. **76** (1971): 124 bis 139.

Kunkel, H. G., Mannik, M., and Williams, R. C.: Individual antigenic specificity of isolated antibodies. Science **140** (1963): 1218 – 1219.

Kurita, Y., Sugiyama, T., and Nishizuka, Y.: Cytogenetic studies on rat leukemia induced by pulse doses of 7,12-dimethylbenz (α)anthracene. Cancer Res. **28** (1968): 1738 – 1752.

Kushnarev, V. M., and Smirnova, T. A.: Electron microscopy of alkaline phosphatase of Escherichia coli. Canad. J. Microbiol. **12** (1966): 605 – 607.

–, –, and Michajlova, I. M.: Electron microscopic study of Cl. perfringens in the process of toxin formation. Zh. Mikrobiol., Epidemiol., Immunobiol. **45,5** (1968): 19 – 24.

–, –, and –: Electron microscopic study of the secretion of Cl. perfringens toxin with the aid of specific ferroglobin. Zh. Mikrobiol., Epidemiol., Immunobiol. **46,1** (1969): 24 – 27.

Lacassagne, M. A.: Apparition de cancer de la manuelle chez la souris mâle à des injections de folliculine. C. R. Acad. Sci. **195** (1932): 630 – 632.

Lacour, F., Delain, E., Gérard-Marchant, R., et Weiler, O.: Dysembryome néphroblastique „lignée DNV" du poulet. Observations de 10 générations de transmission expérimentale. C. R. Acad. Sci. D **271** (1970): 141 – 144.

Laerum, O. D.: Respiration and glycolysis in relation to cell population kinetics in mouse epidermis treated with carcinogenic or irritant substances. With special reference to the Crabtree and Pasteur effects. Eur. J. Cancer **8** (1972): 239 – 253.

Laird, A. K.: Dynamics of tumor growth. Brit. J. Cancer **18** (1964): 490 – 502.

–: Dynamics of growth in tumors and in normal organisms. Nat. Cancer Inst. Monogr. **30** (1969): 15 to 28.

Lajtha, L. G.: On the concept of the cell cycle. J. cell comp. Physiol. **62, Suppl. 1** (1963): 143 – 145.

–, Oliver, R., and Gurney, C. W.: Kinetic model of a bone marrow stem cell population. Brit. J. Haemat. 8 (1962): 442 – 460.

–, Pozzi, L. V., and Schofield, R.: Comparison of methods of study of stem cell kinetics. In: Univ. Texas M. D. Anderson Hosp. Tumor Inst. Houston (Edt.): The proliferation and spread of neoplastic cells.Williams and Wilkins Co., Baltimore (1968): 246 – 259.

Lala, P. K.: Studies on tumor cell population kinetics. In: Busch, H. (Edt.): Methods in cancer research **6**, Acad. Press, New York – London (1971): 3 – 95.

–: Cell Kinetics and cancer. In: Bucalossi, P., Veronesi, U., and Cascinelli, N. (Eds.): Proc. XI. Internat. Cancer Congress, Florence 1974. **I**: Cell biology and tumor immunity. Excerpta Medica, Amsterdam, Amer. Elsevier Publ. Co. Inc., New York (1975): 29 – 35.

Lamanna, C.: The most poisonous poison. Science **130** (1959): 763 – 772.

–: The concept of toxins. In: Fredette, V. (Edt.): The anaerobic bacteria. Proc. Internat. Workshop. October 16 – 20, 1967. Laval-des-Rapides, P. Q., Canada (1968): 163 – 174.

–, and Sakaguchi, G.: Botulinal toxins and the problem of nomenclature of simple toxins. Bacteriol. Rev. **32** (1971): 242 – 249.

Lamerton, L. F.: Cell proliferation and the differential response of normal and malignant tissues. Brit. J. Radiol. **45** (1972): 161 – 170.

Lamerz, R., and Fateh-Moghadam, A.: Carcinofetale Antigene. I. Alpha-fetoprotein. Klin. Wochenschr. **53** (1975): 147 – 169.

Lancker, J. L. van: Molecular and cellular mechanisms in disease. Springer, Berlin – Heidelberg – New York **2** (1976).

–: Molecules, cells, and disease. An introduction to the biology of disease. Springer, New York – Heidelberg – Berlin 1977.

Landsteiner, K.: Die Spezifität der serologischen Reaktionen. Springer, Berlin 1933.

Langen, P., and Kowollik, G.: 5′-deoxy-5′-fluorothymidine, a biochemical analogue of thymidine-5′-monophosphate selectively inhibiting DNA synthesis. Eur. J. Biochem. **6** (1968): 344 – 351.

Lapenta, V. A.: Physiological assay of glucosides, toxins and poisons on gold fish, Carassius auratus. Proc. Indiana Acad. Sci. **41** (1932): 445 – 448.

Lapointe, J.-R., and Fredette, V.: Effect of an attenuated mutant of Clostridium perfringens type A on Ehrlich's solid tumor in the mouse. Zbl. Bakteriol., Parasitenkd., Infektkr. u. Hyg. Abt. I Ref. **240** (1974): 347.

–, et –: Principe et milieux nouveaux pour la sporulation de Clostridium perfringens: Premiers résultats avec un mutant atténué. Union Méd. Canada **104** (1975a): 527 – 539.

–, et –: Mutant atténué nitrosoguanidine-induit dans la gangrène gazeuse à Clostridium perfringens type A. Can. J. Microbiol. **21** (1975b): 1259 – 1269.

–, et Portelance, V.: Perte de la myolyse et baisse de la toxicité chez des mutants de Clostridium perfringens type A: Recherche in vitro d'une relation avec les hémolysines, la croissance et le métabolisme. Rev. Can. Biol. **36** (1977): 217 – 238.

–, and –: Growth retardation and prevention of Ehrlich solid tumor by Clostridium perfringens type A spores and culture supernatant. Cancer Res. **38** (1978): 2295 – 2300.

Larebeke, N. van, Engler, G., Holsters, M., Elsakker, S. van den, Zaenen, I., Schilperoort, R. A., and Schell, J.: Large plasmid in Agrobacterium tumefaciens essential for crown gall-inducing ability. Nature **252** (1974): 169 – 170.

Laurence, D. R., and Webster, R. A.: Pathologic physiology, pharmacology, and therapeutics of tetanus. Clin. Pharmacol. and Therapeut. **4** (1963): 36 – 72.

Law, L. W., Dunn, T. B., Boyle, P. J., and Miller, J. H.: Observations on the effect of a folic-acid antagonist on transplantable lymphoid leukemias in mice. J. nat. Cancer Inst. **10** (1949): 179 – 192.

Lawrence, N., and Halvorson, H. O.: Studies on the spores of aerobic bacteria. IV. A heat resistant catalase from spores of Bacillus terminalis. J. Bacteriol. **68** (1954): 334 – 337.

LeBlanc, P. P., and Back, N.: Proteases during the growth of Ehrlich ascites tumor. II. The kallikrein kinin system. J. nat. Cancer Inst. **54** (1975): 1107 to 1114.

Lederberg, J.: Mechanism of action of penicillin. J. Bacteriol. **73** (1957): 144.

Lee, M. O.: Determination of the surface area of the white rat with its application to the expression of metabolic results. Amer. J. Physiol. **89** (1929): 24 to 33.

LeFevre, M. E., Wyssbrod, H. R., and Brodsky, W. A.: Problems in the measurement of tissue respiration with the oxygen electrode. BioScience **20** (1970): 761 – 764.

Lehmann, F. M.: Krebsforschung am Scheidewege. Med. Klinik. **61** (1966): 559 – 562.

Lehmann, G.: Das Gesetz der Stoffwechselreduktion und seine Bedeutung. In: Helmcke, J.-G., und Lengerken, H. v. (Herausgeber): Handbuch der Zoologie. Eine Naturgeschichte der Stämme des Tierreiches. Walter d. Gruyter u. Co., Berlin **8,4** (1956): 1 – 32.

Lehninger, A. L.: Bioenergetik. Molekulare Grundlagen der biologischen Energieumwandlungen. Deutsche Übersetzung von Hartmann, Th.. 2. Aufl. Thieme, Stuttgart, 1974.

Leiter, J., and Schneiderman, M. A.: Screening data from the cancer chemotherapy. National service center screening laboratories. Cancer Res. **19** Part 2 (1959): 31 – 193.

Lejeune, F. J.: Role of macrophages in immunity, with special reference to tumor immunology. A review. Biomed. **22** (1975): 25 – 34.

Lettl, A.: Étude de la toxinogenèse chez Plectridium tetani. I. Comparaison des méthodes d'évaluation des protéines toxiques intracellulaires. Ann. Inst. Pasteur **111** (1966): 608 – 614.

–, Nekvasilova, K., Moravec, K., et Stejskal, A.: Étude de la toxinogenèse chez Plectridium tetani. II. Rôle du state de croissance et de l'autolyse des bactéries dans la formation de la toxine. Ann. Inst. Pasteur **111** (1966a): 615 – 621.

–, –, –, et –: Étude de la toxinogenèse chez Plectridium tetani. III. Synthèse intracellulaire du précurseur et son activation. Ann. Inst. Pasteur **111** (1966b): 622 – 629.

Levan, A., and Hauschka, T. S.: Chromosome number of three mouse ascites tumours. Hereditas **38** (1952): 251 – 255.

Levan, G.: The detailed chromosome constitution of a benzpyrene-induced rat sarcoma. A tentative model for G-band analysis in solid tumors. Hereditas 78 (1974): 273 – 290.

Levine, E. M., Becker, Y., Boone, C. W., and Eagle, H.: Contact inhibition, macromolecular synthesis, and polyribosomes in cultured human diploid fibroblasts. Proc. Nat. Acad. Sci. USA **53** (1965): 350 – 356.

Levine, P. H.: Immunological control of virus-associated tumors in man: a perspective. Cancer Res. **36** Part 2 (1976): 867 – 869.

Liborius, P.: Beiträge zur Kenntniss des Sauerstoffbedürfnisses der Bakterien. Z. Hyg. **1** (1886): 115 bis 176.

Lieber, M. M., Sherr, C. J., Benveniste, R. E., and Todaro, G. J.: Biologic and immunologic properties of porcine type C virus. Virology **66** (1975): 616 to 619.

–, and Todaro, G. J.: Mammalian type CRNA viruses. In: Becker, F.F. (Edt.): Cancer **2**. Plenum Press, New York (1975): 91 – 130.

Limburg, H., und Krahe, M.: Die Züchtung von menschlichem Krebsgewebe in der Gewebekultur und seine Sensibilitätstestung gegen neuere Zytostatika. Dt. med. Wochenschr. **89** (1964): 1938 bis 1946.

Lincoln. T.L., Aroesty, J., Meier, G., and Gross, J.F.: Computer simulation in the service of chemotherapy. Biomedicine **20** (1974): 9 – 16.

Lincoln, R. E., Rhian, M. A., Klein, F., and Fernelius, A.: Pathogenesis as related to physiological state of anthrax spore and cell. In: Halvorson, H. O. (Edt.): Spores II. Burgess Publ. Co., Minneapolis (1961): 255 – 275.

–, Zelle, M. R., Randles, C. I., Roberts, J. L., and Young, G. A. jr.: Respiratory pathogenicity of Bacillus anthracis spores. III. Changes in pathogenicity due to nutritional modifications. J. infect. Dis. **79** (1946): 254 – 271.

Lincoln, T.L., Morrison, P., Aroesty, J., and Carter, G.: Computer simulation of leukemia therapy: Combined pharmacokinetics, intracellular enzyme kinetics, and cell kinetics of the treatment of L 1210 leukemia by Cytosine arabinoside. Cancer Treatment Rep. **60** (1976): 1723 – 1739.

Lindberg, R. B., and Newton, A.: Sensitivity to antibiotics of Clostridia from Korean battle casualties. Antibiot. Ann. (1954/55): 1059 – 1066.

Lindenmann, J., and Klein, P. A.: Immunological aspects of viral oncolysis. Rec. Res. Cancer Res. **9** (1967): 1 – 86.

Lindner, J., Freytag, G., Yurukowa, Z., Beste, G., und Gries, G.: Quantitative und qualitative Bestimmungen der Regeneration von Bindegewebe. Verh. dt. Gesellsch. Pathol. **50** (1966): 286 – 293.

Linzbach, A. J.: Quantitative Biologie und Morphologie des Wachstums einschließlich Hypertrophie und Riesenzellen. In: Büchner, F., Letterer, E., und Roulet, F. (Herausg.): Handbuch der allgemeinen Pathologie. Springer, Berlin – Göttingen – Heidelberg **6,1** (1955): 180 – 306.

Lipkin, M.: Proliferative cycle of mammalian cells. In: Farber, E. (Edt.): Biochemistry of disease: Molecular approach to cell pathology. I. Baserga, R. (Edt.): The cell cycle and cancer. Marcel Dekker Inc., New York (1971): 1 – 26.

Lipmann, F.: Metabolic generation and utilization of phosphate bond energy. Advances Enzymol. **1** (1941): 99 – 162.

–: Metabolic process patterns. In: Green, D. E. (Edt.): Current Biochem. Res., Intersci., New York (1946): 137 – 148.

–: Zitat in: Wald, G.: On the nature of cellular respiration. In: Kaplan, N. O., and Kennedy, E. P. (Eds.): Current aspects of biochem. energetics. Acad. Press, New York – London (1966): 27 – 32.

Little, C. C.: Evidence that cancer is not a simple Mendelian recessive. Amer. J. Cancer Res. **12** (1928): 30 – 46.

–: Hybridisation and tumor formation in mice. Proc. Nat. Acad. Sci. USA **25** (1939): 452 – 455.

Livingston, R. B., and Carter, S. K.: Single agents in cancer chemotherapy. IFI Plenum, New York – Washington – London 1970.

Lockshin, R. A.: Lysosomes in insects. In: Dingle, J. T., and Fell, H. B. (Eds): Lysosomes in biology and pathology **1**. North Holland, Amsterdam (1969): 363 – 391.

–, and Beaulaton, J.: Programmed cell death. Life Science **15** (1974): 1549 – 1565.

Lodish, H. F.: Synthesis and structure of messenger RNA in the slime mold Dictyostelium discoideum. In: Nover, L., and Mothes, K. (Eds.): Leopoldina Symposium: Cell differentiation in microorganisms, plants and animals, Fischer, Jena (1977): 126 – 145.

Loeffler, F.: Über die Bedeutung der Mikroorganismen für Entstehung der Diphtherie beim Menschen, bei der Taube und beim Kalbe. Dt. med. Wochenschr. **10** (1884a): 216.

–: Untersuchungen über die Bedeutung der Mikroorganismen für die Entstehung der Diphtherie beim Menschen, bei der Taube und beim Kalbe. Mitteilungen des Kaiserl. Gesundheitsamtes **II** (1884b): 421 – 499.

Loewenstein, W. R.: Permeability of membrane junctions. Ann. N.Y. Acad. Sci. **137** (1966): 441 – 447.

–: Communication through cell junctions. Implications in growth control and differentiation. Devel. Biol. **19** Suppl. 2 (1968): 151 – 183.

–: Cellular communication through membrane junctions. Arch. internal. Med. **129** (1972): 299 – 305.

–: Membrane junction in growth and differentiation. Fed. Proc. **32** (1973): 60 – 64.

–: Permeability of the junctional membrane channel. In: Brinkley, B. R., and Porter, K. R. (Eds.): International Cell Biology 1976 – 1977. Rockefeller Univ. Press, New York (1977): 70 – 82.

Loewenthal, H., und Jahn, G.: Übertragungsversuche mit carcinomatöser Mäuse-Ascitesflüssigkeit und ihr Verhalten gegen physikalische und chemische Einwirkungen. Z. Krebsforsch. **37** (1932): 439 bis 447.

Lohmann, K.: Über die Pyrophosphatfraktion im Muskel. Naturwiss. **17** (1929): 624 – 625.

Long, A. P., and Sartwell, P. E.: Tetanus in the United States army in world war II. Bull. U.S. Army Med. Dept. **7** (1947): 371 – 385.

Longmuir, I. S.: General discussion. In: Dickens, F., and Neil, E. (Eds.): Oxygen in the animal organism. Pergamon Press, Oxford – London – Edinburgh – New York – Paris – Frankfurt (1964): 262 – 263.

–, Martin, D. C., Gold, H. J., and Sun, S.: Nonclassical respiratory activity of tissue slices. Microvascular Res. **3** (1971): 125 – 141.

Loosli, R.: Standardisierung genetischer Faktoren im Tierversuch. Bibl. Microbiol. **7** (1969): 9 – 21.

Losick, R., Shorenstein, R. G., and Sonenshein, A. L.: Structural alteration of RNA polymerase during sporulation. Nature **227** (1970): 910 – 913.

Lotka, A. J.: Elements of mathematical biology. Dover Publ., New York 1956.

Lowenfels, A. B., and Anderson, M. E.: Diet and cancer. Cancer **39** Suppl. (1977): 1809 – 1814.

Lowy, D. R., Rowe, W. P., Teich, N., and Harley, J. W.: Murine leukemia virus: High-frequency activation in vitro by 5-iododeoxyuridine and 5-bromodeoxyuridine. Science **174** (1971): 155 to 156.

Ludewig, R., Hambsch, K., und Kretschmer, H.: Zur Wirkung von Clostridien-Sporen auf Transplantationstumoren der Alloxan-diabetischen Ratte. Arch. Geschwulstforsch. **45** (1975): 795 – 801.

Lund, E.: Sensitivity of bacterial spores to penicillin. Acta pathol. microbiol. scand. **33** (1953): 171 to 176.

Luria, S. E.: Molecular biology: past, present, future. BioScience **20** (1970): 1289 – 1296.

–, and Delbrück, M.: Mutations of bacteria from virus sensitivity to virus resistance. Genetics **28** (1943): 491 – 511.

Lwoff, A.: Conditions de l'efficacité inductrice du rayonnement ultra-violet chez une bactérie lysogène. Ann. Inst. Pasteur **81** (1951): 370 – 388.

–: Lysogeny. Bacteriol. Rev. **17** (1953): 269 – 337.

Lynch, H. T.: Cancer genetics II. Studies in humans. Problems in human studies. Nebr. Med. J. **58** (1973): 401 – 407.

–, and Kaplan, A. R.: Cancer genetic problems. Host-environmental considerations. Progr. exper. Tumor Res. **19** (1974): 333 – 352.

Lyon, M. F., and Hawkes, S. G.: X-linked gene for testicular feminization in the mouse. Nature **227** (1970): 1217 – 1219.

Maaløe, O.: An analysis of bacterial growth. Devel. biol. Suppl. **3**, (1969): 33 – 58.

MacDowell, E. C., Allen, E., and MacDowell, C. G.: The prenatal growth of the mouse. J. gen. Physiol. **11** (1927): 57 – 70.

Macieira-Coelho, A.: Death and survival at a cellular level. Rev. eur. Ét. clin. et biol. **17** (1972): 925 to 929.

–, Pontén, J., and Philipson, L.: Inhibition of the division cycle in confluent cultures of human fibroblasts in vitro. Exper. Cell Res. **43** (1966): 20 to 29.

MacLennan, I. C. M., Loewi, G., and Harding, B.: The role of immunoglobulins in lymphocyte-mediated cell damage in vitro. I. Comparison of the effects of target cell specific antibody and normal serum factors on cellular damage by immune and nonimmune lymphocytes. Immunology **18** (1970): 397–412.

MacLennan, J. D.: The serological identification of Cl. tetani. Brit. J. exper. Pathol. **20** (1939): 372 to 376.

–: The toxicity of clostridial enzymes. Trans. N.Y. Acad. Sci. Ser. II **16** (1953): 14–19.

Magee, P. N.: Transplacental carcinogenesis. Proc. royal. Soc. Med. **68** (1975): 655–657.

Maggio, R., Vittorelli, M. L., Rinaldi, A.M., and Monroy, A.: In vitro incorporation of amino acids into proteins stimulated by RNA from unfertilized sea urchin eggs. Biochem. biophys. Res. Commun. **15** (1964): 436–441.

Mahoni, D. E.: Stable L-forms of Clostridium perfringens: growth, toxin production, and pathogenicity. Infect. and Immun. **15** (1977): 19–25.

Mäkelä, O., and Cross, A. M.: The diversity and specialization of immunocytes. Progr. Allergy **14** (1970): 145–207.

Makino, S.: A cytological study of the Yoshida sarcoma, an ascites tumor of white rats. Chromosoma **4** (1952): 649–674.

Malenkov, A. G., Artamonova, V. A., Kakushkina, M. L., Slivinsky, G. G., and Voljkov, V. L.: The mechanism of the autonomy of division of ascitic tumor cells. Internat. J. Cancer **14** (1974): 691 to 697.

Malmgren, R. A., and Flanigan, C. C.: Localization of the vegetative form of Clostridium tetani in mouse tumors following intravenous spore administration. Cancer Res. **15** (1955): 473–478.

Manocha, M. S., and Colvin, J. R.: Structure and composition of the cell wall of Neurospora crassa. J. Bacteriol. **94** (1967): 202–212.

Mansell, P. W. A., DiLuzio, N. R., McNamee, R., Rowden, G., and Proctor, J. W.: Recognition factors and nonspecific macrophage activation in the treatment of neoplastic disease. Ann. N.Y. Acad. Sci. **277** (1976): 20–42.

Marchant, J., and Orr, J. W.: Further attempts to analyse the roles of epidermis and deeper tissues in experimental chemical carcinogenesis by transplantation and other methods. Brit. J. Cancer **7** (1953): 329–341.

Marchesi, V. T., Segrest, J. P., Kahane, I.: Molecular features of human erythrocyte glycophorin, In: Fox, C. F. (Edt.): Membrane Research. Acad. Press, New York–London (1972): 41–52.

Margulis, L.: The microbes' contribution to evolution. BioSystems **7** (1975): 266–292.

Markert, C. L.: Epigenetic control of specific protein synthesis in differentiating cells. In: Locke, M. (Edt.): Cytodifferentiation and macromolecular synthesis. Acad. Press Inc., London–New York (1963): 65–84.

–: Neoplasia: A disease of cell differentiation. Cancer Res. **28** (1968): 1908–1914.

Marks, F.: A tissue-specific factor inhibiting DNA synthesis in mouse epidermis. Natl. Cancer Inst. Monogr. **38** (1973): 79–90.

–: Epidermal growth control mechanisms, hyperplasia, and tumor promotion in the skin. Cancer Res. **36** (1976): 2636–2643.

Marrack, J. R.: The chemistry of antigen-antibody reaction. Brit. Med. Res. Counc. Spec. Rep. Ser. No. 230 (1938).

Marx, J. L.: Viral carcinogenesis: Role of DNA viruses. Science **183** (1974): 1066–1112.

Mastromarino, A., Reddy, B. S., and Wynder, E. L.: Metabolic epidemiology of colon cancer: enzymic activity of fetal flora. Amer. J. clin. Nutrit. **29** (1976): 1455–1460.

Mateeff, D.: Biological bases of ageing. Agressologie **12** (1971): 75–84.

Mathé, G.: Cancer active immunotherapy. Immunoprophylaxis and immunorestoration. Recent Results in Cancer Research **55**, 1976.

–: Human models for cancer active immunotherapy. Biomedicine **26** (1977): 1–5.

–, Amiel, J. L., Schwarzenberg, L., Schneider, M., Cattan, A., Schlumberger, J. R., Hayat, M., and Vassal, F. de: Follow-up of the first (1962) pilot study on active immunotherapy of acute lymphoid leukaemia: a critical discussion. Biomedicine **26** (1977): 29–35.

Matsuda, M., Hara, T., and Yoneda, M.: Structure-function relationship of tetanus toxin: Studies on „complementary" polypeptide fragments of the toxin. Jap. J. Med. Sci. Biol. **28** (1975): 326–328.

–, and Yoneda, M.: Dissociation of tetanus neurotoxin into two polypeptide fragments. Biochem. biophys. Res. Commun. **57** (1974): 1257–1262.

–, and –: Isolation and purification of two antigenically active „complementary" polypeptide fragments of tetanus neurotoxin. Infect. and Immun. **12** (1975): 1147–1153.

–, and –: Reconstitution of tetanus neurotoxin from two antigenically active polypeptide fragments. Biochem. biophys. Res. Commun. **68** (1976): 668–674.

Mattern, J., Kaufmann, M., Wayss, K., Volm, M., Kleckow, M., Mosthaghi, M., and Vogt-Moykopf, I.: Clinical correlates of in vitro effect of adriamycin on advanced lung carcinoma. Klin. Wochenschr. **54** (1976): 665–670.

Matthaei, J. H., Voigt, H. P., Heller, G., Neth, R., Schöch, G., Kübler, H., Amelunxen, F., Sander, G., and Parmeggiani, A.: Specific interactions of ribosomes in decoding. Cold Spring Harbor Symp. Quant. Biol. **31** (1966): 25–38.

Maugh, T. H.: RNA viruses: The age of innocence ends. Science **183** (1974): 1181–1185.

Maurer, W., Gerhard, H., und Schultze, B.: Quantitatives Modell der Regeneration der CCl_4-Leber der Maus. Virchows Arch. B Zellpathol. **14** (1973): 361–371.

Mayer, J. B.: Über den Nachweis und die Verbreitungsweise der Tetanusbazillen im menschlichen und tierischen Organismus. Ein Beitrag zur Pathogenese der Tetanusinfektion. Zbl. Bakteriol., Parasitenkd., Infekt.-Kr. u. Hyg. I. Orig. 139 (1937): 137 – 151.

Mayer, K. D.: The pathogenicity of the Ehrlich ascites tumour. Brit. J. exper. Pathol. 47 (1966): 537 to 544.

Mazia, D.: Mitosis and the physiology of cell division. In: Brachet, J., and Mirsky, A. E. (Eds.): The cell. Acad. Press, New York – London III (1961): 77 – 412.

Mazzucco, K.: The role of collagen in tissue inter. actions during carcinogenesis in mouse skin. In: Tarin, D. (Edt.): Tissue interactions in carcinogenesis. Acad. Press, London – New York (1972): 377 – 398.

–: persönliche Mitteilung 1978.

McBurney, M. W.: Chimeric mice derived from normal embryos injected with teratocarcinoma cells. Amer. J. Pathol. 89 (1977): 685 – 686.

McCann, J., and Ames, B. N.: A simple method for detecting environmental carcinogens as mutagens. Ann. N.Y. Acad. Sci. 271 (1976a): 5 – 13.

–, and –: Detection of carcinogens as mutagens in the Salmonella/microsome test: Assay of 300 chemicals. Discussion. Proc. Nat. Acad. Sci. USA 73 (1976b): 950 – 954.

–, Choi, E., Yamasaki, E., and Ames, B. N.: Detection of carcinogens as mutagens in the Salmonella/microsome test: Assay of 300 chemicals. Proc. Nat. Acad. Sci. USA 72 (1975): 5135 – 5139.

McClare, C. W. F.: Resonance in Bioenergetics. Ann. N.Y. Acad. Sci. 227 (1974): 74 – 97.

McComb, J. A.: The prophylactic dose of homologous tetanus antitoxin. New Engl. J. Med. 270 (1964): 175 – 182.

McCord, J. M., and Fridovich, I.: The reduction of cytocrome C by milk xanthine oxidase. J. biol. Chem. 243 (1968): 5753 – 5760.

–, and –: Superoxide dismutase. An enzymic function for erythrocuprein (hemocuprein). J. biol. Chem. 244 (1969): 6049 – 6055.

–, Keele, B.B., and Fridovich, I.: An enzyme-based theory of obligate anaerobiosis: the physiological function of superoxide dismutase. Proc. Nat. Acad. Sci. USA 68 (1971): 1024 – 1027.

McCormick, N. G.: Kinetics of spore germination. J. Bacteriol. 89 (1965): 1180 – 1185.

McCoy, E., and McClung, L. S.: Serological relations among spore-forming anaerobic bacteria. Bacteriol. Rev. 2 (1938): 47 – 76.

McDevitt, H. O., and Benacerraf, B.: Genetic control of specific immune responses. Advances Immunol. 11 (1969): 31 – 74.

–, Deak, B. D., Shreffler, D. C., Klein, J., Stimpfling, J. H., and Snell, G. D.: Genetic control of the immune response. Mapping of the IR-1 locus. J. exper. Med. 135 (1972): 1259 – 1278.

McElwain, D. L. S., and Ponzo, P. J.: A model for the growth of a solid tumor with non-uniform oxygen consumption. Math. Biosci. 35 (1977): 267 to 279.

McGrath, C. M., Grant, P. M., Soule, H.P., Glancy, T., and Rich, M. A.: Replication of oncornavirus-like particle in human breast carcinoma cell line MCF-7. Nature 252 (1974): 247 – 250.

McHale, J. S., Mouton, M. L., and McHale, J. T.: Limited culture lifespan of human diploid cells as a function of metabolic time instead of division potential. Exper. Gerontol. 6 (1971): 89 – 93.

McKinnell, R.G., Deggins, B. A., and Labat, D. D.: Transplantation of pluripotential nuclei from triploid frog tumors. Science 165 (1969): 394 – 396.

McSween, G., and Fredette, V.: Release of radioactive chromium by cancer cells as a measure of the activity of soluble products from Clostridium oncolyticum (M55). Zbl. Bakteriol., Parasitenkd., Infekt.-Kr. u. Hyg. Abt. I. Ref. 240 (1974): 346.

Medawar, P. B.: Tolerance reconsidered – a critical survey. Transplantat. Proc. 5 (1973): 7 – 9.

Medici, M. A.: The immunoprotective niche – a new pathogenic mechanism for syphilis, the systemic mycoses and other infectious diseases. J. theoret. Biol. 36 (1972): 617 – 625.

Medina, D., and Heppner, G.: Cell-mediated "immunostimulation" induced by mammary tumour virus-free Balb/c mammary tumours. Nature 242 (1973): 329 – 330.

Mehnert, W.H., Hoffmann, F., und Benter, H.: Über ein einfaches Verfahren zur Anzucht größerer Sporenmengen von Clostridium butyricum für Versuche zur Tumordiagnostik und -therapie. Arch. Geschwulstforsch. 45 (1975): 16 – 18.

Meisel, H.: Les antigènes sporiques chez les clostridies. In: Fredette, V. (Edt.): The anaerobic bacteria. Proc. Internat. Workshop October 16 – 20, 1967. Laval-des-Rapides, P. Q. Canada (1968): 41 – 50.

–, Albrycht, H., and Rymkiewicz, D.: Antigenic properties of Clostridium perfringens type A spores, enzymatically made free from serologically active remainders of vegetative cells and killed with chloramphenicol. Bull. Acad. Polon. Sci. Cl VI, XII, 3 (1964): 113 – 117.

–, and Rymkiewicz, D.: Antigenic properties of Clostridium tetani spores devoid or serologically active components of vegetative cells by treatment with alkali or enzymes. Med. doswiadczalna i Mikrobiol. 9 (1957): 385 – 386.

–, and –: Spore antigens in the classification of proteolytic Clostridia. Med. doświadczalna i Mikrobiol. 11 (1959): 1 – 12.

Meisel-Mikolajczyk, F.: Investigations on the antigenic structure of Clostridium perfringens spores. I. Lipid fractions. Bull.Acad. Polon. Sci. (Biol.) Cl. VI. 13 (1965): 7 – 11.

–, and Osowiecki, H.: Attempts at inducing sporulation in type A Clostridium perfringens on synthetic medium. Bull. Acad. Polon. Sci. Cl II 15 (1967): 473 – 477.

Meixner, J. R., and Reik, H. G.: Thermodynamik der irreversiblen Prozesse. In: Flügge, S. (Edt.): Handbuch der Physik. Springer, Berlin – Göttingen – Heidelberg III/2 (1959): 413 – 523.

Mellanby, J., Heyningen, W. E. van, and Whittaker, V. P.: Fixation of tetanus toxin by subcellular fractions of brain. J. Neurochem. 12 (1965): 77 to 79.

–, Pope, D., and Ambache, N.: The effect of the treatment of crude tetanus toxin with ganglioside cerebroside complex on sphincter paralysis in the rabbit's eye. J. gen. Microbiol. **50** (1968): 479 to 486.

–, Thompson, P. A., and Hampden, N.: On the similarity of tetanus and botulinum toxins. Naunyn Schmiedeberg's Arch. Pharmacol. **276** (1973): 303 – 310.

Melnick, J. L.: Immunological control of cervical cancer. Discussion. Cancer Res. **36** (1976): 859 to 860.

Mendel, G.: Versuche über Pflanzen-Hybriden. Verhandlungen des naturforschenden Vereins in Brünn **IV**, Abhandlungen (1866): 3 – 47.

Mendelsohn, M.L.: The growth fraction: a new concept applied to tumors. Science **132** (1960): 1496.

–: Autoradiographic analysis of cell proliferation in spontaneous breast cancer of C3H mouse. III. The growth fraction. J. nat. Cancer Inst. **28** (1962): 1015 – 1029.

Mentberger, V.: Entwicklung und gegenwärtiger Stand der Arsentherapie der Syphilis mit besonderer Berücksichtigung des Salvarsans (Ehrlich-Hata 606) und des Neosalvarsans. Fischer-Verlag, Jena 1913.

Merwin, R., and Algire, G. H.: Transparent-chamber observations of the response of a transplantable mouse mammary tumor to local Roentgen irradiation. J. nat. Cancer Inst. **11** (1950): 593 to 609.

Meyer, H., and Ransom, F.: Untersuchungen über den Tetanus. Arch. exper. Pathol. Pharmakol. **49** (1903): 369 – 416.

Meynell, G. G.: Inherently low precision of infectivity titrations using a quantal response. Biometrics **13** (1957): 149 – 163.

Michaelis, L.: Fundamentals of oxidation and reduction. In: Green, D. E. (Edt.): Current Biochem. Res. Intersci., New York (1946): 207 – 227.

Mider, G. B.: Some aspects of nitrogen and energy metabolism in cancerous subjects: a review. Cancer Res. **11** (1951): 821 – 829.

Miles, L. E. M., and Hales, C. N.: Immunoradiometric assay of human growth hormone. Lancet **II** (1968): 492 – 493.

Miller, E. C., and Miller, J. A.: The presence and significance of bound aminoazo dyes in the livers of rats fed p-dimethyl-aminoazobenzene. Cancer Res. **7** (1947): 468 – 480.

–, and –: Mechanisms of chemical carcinogenesis: Nature of proximate carcinogens and interactions with macromolecules. Pharmacol. Rev. **18** (1966): 805 – 838.

–, and –: Biochemical mechanisms of chemical carcinogenesis. In: Busch, H. (Edt.): The molecular biology of cancer. Acad. Press, New York (1974): 377 – 402.

Miller, J. A.: Carcinogenesis by chemicals: An overview – G. H. A. Clowes memorial lecture. Cancer Res. **30** (1970): 559 – 576.

–, and Miller, E. C.: Chemical carcinogenesis: Mechanisms and approaches to its control. J. nat. Cancer Inst. **47** (1971): V – XIV.

Miller, J. F. A.: Immunological function of the thymus. Lancet **II** (1961): 748 – 749.

–, and Mitchell, G. F.: Cell to cell interaction in the immune response. I. Hemolysin-forming cells in neonatally thymectomized mice reconstituted with thymus or thoracic duct lymphocytes. J. exper. Med. **128** (1968): 801 – 820.

Miller, N. R., Saxinger, W. C., Reitz, M. S., Gallagher, R. E., Wu, A. M., Gallo, R. C., and Gillespie, D.: Systematics of RNA tumor viruses and virus-like particles of human origin. Proc. Nat. Acad. Sci. USA **71** (1974): 3177 – 3181.

Minami, S.: Versuche an überlebendem Carcinomgewebe. Biochem. Z. **142** (1923): 334 – 350.

Minervin, S. M.: On the parenteral-enteral method of administering serum in cases of botulism. In: Ingram, M., and Roberts, T. A. (Eds.): Botulism 1966. Chapman and Hall Ltd., London (1967): 336 – 345.

Mintz, B.: Formation of genotypically mosaic mouse embryos. Amer. Soc. Zoolog. **2** (1962a): 432.

–: Experimental study of the developing mammalian egg: Removal of the zona pellucida. Science **138** (1962b): 594 – 595.

–: Genetic mosaicism in adult mice of quadriparental lineage. Science **148** (1965): 1232 – 1233.

–: Gene control of mammalian pigmentary differentiation. I. Clonal origin of melanocytes. Proc. Nat. Acad. Sci. USA **58** (1967): 344 – 351.

–: Genetic mosaicism in vivo: development and disease in allophenic mice. Fed. Proc. **30** (1971): 935 – 943.

–: Normalized gene expression in differentiation of mouse teratocarcinoma cells. In: Nover, L., and Mothes, K. (Eds.): Leopoldina Symposium: Cell differentiation in microorganisms, plants and animals. Fischer, Jena (1977): 351 – 360.

–: Gene expression in neoplasia and differentiation. Harvey Lectures Series **71** (1978): 193 – 246.

–, and Illmensee, K.: Normal genetically mosaic mice produced from malignant teratocarcinoma cells. Proc. Nat. Acad. Sci. USA **72** (1975): 3585 to 3589.

Mirsky, A. E., and Pauling, L.: On the structure of native, denatured, and coagulated proteins. Proc. Nat. Acad. Sci. USA **22** (1936): 439 – 447.

Mitchell, P.: Performance and conservation of osmotic work by proton-coupled solute porter systems. Bioenergetics **4** (1973): 63 – 91.

Mitchison, J. M.: Differentiation in the cell cycle. In: Balls, M., and Billett, F. S. (Eds.): The cell cycle in development and differentiation. Cambridge Univ. Press, London (1973): 1 – 11.

–: Enzyme synthesis during the cell cycle. In: Nover, L., and Mothes, K. (Eds.): Leopoldina Symposium: Cell differentiation in microorganisms, plants and animals. Fischer, Jena (1977): 377 – 401.

Mitelman, F.: Comparative chromosome analysis of primary and metastatic Rous sarcomas in rats. Hereditas **70** (1972): 1 – 14.

Mitsuoka, T., und Hayakawa, K.: Die Die Fäcalflora bei Menschen. I. Mitteilung: Die Zusammensetzung der Fäcalflora der verschiedenen Altersgruppen. Zbl. Bakteriol., Parasitenkd., Infekt.-Kr. u. Hyg. I. Orig. A **223** (1972): 333 – 342.

Mitsuoka, T., Morishita, Y., Terada, A., and Yamamoto, S.: A simple method ("Plate-in-Bottle Method") for the cultivation of fastidious anaerobes. Jap. J. Microbiol. **13** (1969): 383 – 385.

–, Ohno, K., Benno, Y., Suzuki, K., und Namba, K.: Die Fäcalflora bei Menschen. IV. Mitteilung: Vergleich des neu entwickelten Verfahrens mit dem bisher üblichen Verfahren zur Darmfloraanalyse. Zbl. Bakteriol., Parasitenkd., Infekt.-Kr. u. Hyg. I. Orig. A **234** (1976): 219 – 233.

–, Sega, T., und Yamamoto, S.: Eine verbesserte Methodik der qualitativen und quantitativen Analyse der Darmflora von Menschen und Tieren. Zbl. Bakteriol., Parasitenkd., Infekt.-Kr. u. Hyg. I. Orig. **195** (1965): 455 – 469.

–, Terada, A., und Morishita, Y.: Die Darmflora von Mensch und Tier. Goldschmidt informiert **2,23** (1973): 23 – 41.

Miwa, T.: Clostridia isolated from the soil in the east coast of Lützow-Holm bay, east antarctica. Antarctic Record **53** (1975a): 89 – 99.

–: Clostridia in soil of the antarctica. Jap. J. Med. Sci. Biol. 28 (1975b): 201 – 213.

M'Leod, J. W., and Gordon, J.: The problem of intolerance of oxygen by anaerobic bacteria. J. Pathol. Bacteriol. **26** (1923a): 332 – 343.

–, and –: Catalase production and sensitiveness to hydrogen peroxide amongst bacteria: with a scheme of classification based on these properties. J. Pathol. Bacteriol. **26** (1923b): 326 – 331.

–, and –: The relations between the reducing powers of bacteria and their capacity for forming peroxide. J. Pathol. Bacteriol. 28 (1925): 155 to 164.

Mobascherie, T.: Untersuchungen über die Kininasewirkung von Clostridien- und Colistämmen auf Tiertumoren und Entzündungsprozesse beim Säugetier. Dissertation Univ. Graz, 1971.

Mohr, U.: Zur Frage der Verwendung von Gewebsextrakten in der Krebsbehandlung. Langenbecks Arch. Chirurgie **329** (1971): 275 – 286.

–, Boldingh, W. H., and Althoff, J.: Identification of contaminating Clostridium spores as the oncolytic agent in some chalone preparations. Cancer Res. **32** (1972a): 1117 – 1121.

–, –, Emminger, A., and Behagel, H. A.: Oncolysis by a new strain of Clostridium. Cancer Res. **32** (1972b): 1122 – 1128.

Möller, G., Gronowicz, E., Persson, U., Coutinho, A., Möller, E., Hammarström, L., and Smith, E.: Spleen cells from animals tolerant to a thymus-dependent antigen can be activated by lipopolysaccharide to synthesize antibodies against the tolerogen. J. exper. Med. **143** (1976): 1429 – 1438.

Monod, J., Wyman, J., and Changeux, J.-P.: On the nature of allosteric transitions: A plausible model. J. molec. Biol. 12 (1965): 88 – 118.

Moore, A. E.: Effect of viruses on tumors. Ann. Rev. Microbiol. 8 (1954): 393 – 410.

–: The oncolytic viruses. Progr. exper. Tumor Res. **1** (1960): 411 – 439.

Morgan, T. H., Schultz, J., and Curry, V.: Investigation on the constitution of the germinal material in relation to heredity. Carnegie Inst. Wash. Yearbook **39** (1940): 251 – 255.

–, –, and –: Investigations on the constitution of the germinal material in relation to heredity. Carnegie Inst. Wash. Yearbook **40** (1941): 282 – 287.

Morgenroth, J.: Zur Kenntnis des Tetanus des Frosches. Arch. internat. Pharmacodyn. **7** (1900): 265 – 272.

Morris, H. P.: Studies on the development, biochemistry, and biology of experimental hepatomas. Advances Cancer Res. 9 (1965): 227 – 302.

–, and Meranze, D. R.: Induction and some characteristics of "minimal deviation" and other transplantable rat hepatomas. Recent Results inCancer Res. **44** (1975): 103 – 114.

Morris, J. G.: The physiology of obligate anaerobiosis. Advances Microbiol. Physiol. **12** (1975): 169 – 246.

–: Fifth Stenhouse-Williams memorial lecture: Oxygen and the obligate anaerobe. J. appl. Bacteriol. **40** (1976): 229 – 244.

–: Obligately anaerobic bacteria. Trends Biochem. Sci. **2,4** (1977): 81 – 84.

–, O'Brien, R. W.: Oxygen and Clostridia: A review. In: Barker, A.N., Gould, G.W., and Wolf, J. (Eds.): Spore research 1971. Academic Press, London – New York (1972): 1 – 37.

Morrison, S. D.: Partition of energy expenditure between host and tumor. Cancer Res. **31** (1971): 98 to 107.

Moscona, A.: The development in vitro of chimeric aggregates of dissociated embryonic chick and mouse cells. Proc. Nat. Acad. Sci. USA **43** (1957): 184 – 194.

Moscona, A. A.: Cell aggregation. In: Bittar, E. E. (Edt.): Cell biology in medicine. J. Wiley and Sons, New York – London – Sydney – Toronto (1973): 571 – 591.

Möse, J. R.: Zur Beeinflußbarkeit verschiedener Tiertumoren durch einen apathogenen Clostridienstamm. Z. Krebsforsch. **63** (1960): 447 – 455.

–: Bakterien und maligne Tumoren. Med. Klinik **59** (1964): 1189 – 1192.

–: Clostridium strain M 55 and its effect on malignant tumours. In: Fredette, V. (Edt.): The anaerobic bacteria. Proc. Internat. Workshop October 16 – 20, 1967. Laval-des-Rapides, P. Q. Canada (1968): 229 – 247.

–: Versuche zu einer serologischen Tumordiagnostik mittels sporenbildender Bakterien. Z. Krebsforsch. **73** (1970a): 329 – 341.

–: Untersuchungen über die Eignung von Sporenbildnern für eine serologische Methode zur Tumorfeststellung. Zbl. Bakteriol. Parasitenkd., Infekt.-Kr. u. Hyg. I. Orig. **213** (1970b): 240 – 258.

–:A serological method of detecting tumors with clostridial strains. Proc. VIIth Internat. Congress of Chemotherapy. Prague, August 23 – 28, 1971. Urban u. Schwarzenberg, München – Berlin – Wien (1972): 727 to 730.

–: Das Clostridium-Tumorphänomen. Zbl. Bakteriol., Parasitenkd., Infekt.-Kr. u. Hyg. I Ref. **240** (1974): 343 – 345.

–: Versuche zur Verbesserung der Onkolyse mit dem Clostridienstamm M 55. Zbl. Bakteriol., Parasitenkd., Infekt.-Kr. u. Hyg. I. Abt. Orig. A. **244** (1979): 541 – 545.

–, Brantner, H., und Grimm-Reichenfelser, U.: Untersuchungen über die Züchtung von Clostridium butyricum StammM 55. 3. Zbl.Bakteriol.,Parasitenkd., Infekt.-Kr. u. Hyg. I Orig. A **222** (1972d): 396 – 401.
–, –, und Reichenfelser, U.: Untersuchungen über die Züchtung von Clostridium butyricum Stamm M 55. I. Mitteilung: Die Züchtung in peptonhaltigen Medien. Zbl. Bakteriol., Parasitenkd., Infekt.-Kr. u. Hyg. I Orig. **215** (1970): 360 – 365.
–, –, und –: Untersuehungen über die Züchtung von Clostridium butyricum Stamm M 55. II. Mitteilung: Die Züchtung in fleischextrakthaltigen Medien. Zbl. Bakteriol., Parasitenkd., Infekt.-Kr. u. Hyg. I Orig. **216** (1971): 496 – 500.
–, und Fischer, G.: Einfluß von Ellagsäure auf die Onkolysewirkung des Clostridien-Stammes M 55. Z. Krebsforsch. **82** (1974): 143 – 152.
–, –, und Briefs, C.: Die Wirkung von Clostridium butyricum (Stamm M55) auf menschliches Kininogen und ihre Bedeutung für den Onkolyseprozeß. Zbl. Bakteriol., Parasitenkd., Infekt.-Kr. u. Hyg. I Orig. A **221** (1972b): 474 – 491.
–, –, und Mobascherie, T. B.: Über Bakterienkininasen und deren physiologische Bedeutung. 1. Mitteilung: Untersuchungen an Clostridienstämmen. Zbl. Bakteriol., Parasitenkd., Infekt.-Kr. u. Hyg. I Orig. A **219** (1972a): 530 – 541.
–, –, und Porta, J.: Über die Persorption Tetanustoxin-beladener Partikel. Z. Immun.-Forsch. **144** (1972c): 251 – 259.
–, und Gericke, D.: Versuche zu einer serologischen Tumordiagnostik mittelssporenbildender Bakterien (III). Z. Krebsforsch. **76** (1971): 83 – 90.
–, und Möse, G.: Onkolyseversuche mit apathogenen, anaeroben Sporenbildnern am Ehrlich-Tumor der Maus. Z. Krebsforsch. **63** (1959): 63 – 74.
–, and –: Oncolysis by Clostridia. I. Activity of Clostridium butyricum (M 55) and other nonpathogenic Clostridia against the Ehrlich carcinoma. Cancer Res. **24** (1964): 212 – 216.
–, und –: Versuche zu einer serologischen Tumordiagnostik mittels sporenbildender Bakterien II. Z. Krebsforsch. **74** (1970): 91 – 99.
–, und –: Tumornachweis durch Clostridien-Antikörper. diagnostik **6** (1973): 53 – 56.
–, –, Propst, A., und Heppner, F.: Onkolyse maligner Tumoren durch denClostridienstamm M 55.Med. Klinik **62** (1967): 189 – 193, 220 – 225.
Mottram, J. C.: A developing factor in experimental blastogenesis. J. Pathol. Bacteriol. **56** (1944): 181 to 187.
Mozes, E.: Expression of immune response (Ir) genes in T and B cells. Immunogenetics. **2** (1975): 397 to 410.
Mueller, J. H., and Miller, P. A.: Tetanus toxin production on a simplified medium. Proc. Soc. exper. Biol. Med. **43** (1940): 389 – 390.
–, and –: Growth requirements of Clostridium tetani. J. Bacteriol. **43** (1942): 763 – 772.
–, and –: Large-scale production of tetanal toxin on a peptonefree medium. J. Immunol. **47** (1943): 15 – 22.
–, and –: Production of tetanal toxin. J. Immunol. **50** (1945): 377 – 389.
–, and –: Factors influencing the production of tetanal toxin. J. Immunol. **56** (1947): 143 – 147.
–, and –: Factors affecting the production of tetanus toxin: Temperature. J. Bacteriol. **55** (1948): 421 – 423.
–, and –: Participation of peptides in tetanus toxin production. Trans. N.Y. Acad. Sci. Ser. II **16** (1953) 20 – 23.
–, and –: Variable factors influencing the production of tetanus toxin. J. Bacteriol. **67** (1954): 271 to 277.
–, and –: Separation from tryptic digests of casein of some acid-labile components essential in tetanus toxin formation. J. Bacteriol. **69** (1955): 634 – 642.
–, and –: Essential role of histidine peptides in tetanus toxin production. J. biol. Chem. **223** (1956): 185 – 194.
Mühlbock, O.: Note on a new inbred mouse-strain GR/A. Eur. J. Cancer **1** (1965): 123 – 124.
–: Role of hormones in the etiology of breast cancer. J. nat. Cancer Inst. **48** (1972): 1213 – 1216.
Muller, H. J.: Artificial transmutation of the gene. Science **66** (1927): 84 – 87.
–: The problem of genic modification. Z. ind. Abst. Vererbungslehre **1** (1928a): 234 – 260.
–: The measurement of gene mutation rate in drosophila, its high variability, and its dependence upon temperature. Genetics **13** (1928b): 279 – 357.
–: Radiation and genetics. Amer.Natural. **64** (1930): 220 – 251.
Müller, R.: Milzbrand. In: Müller, R.: Medizinische Mikrobiologie. 4. Aufl. Urban und Schwarzenberg, München – Berlin (1950): 297 – 301.
Müller, W. E. G.: Chemotherapie von Tumoren. Biochemische Grundlagen. Verlag Chemie, Weinheim 1975.
Murphy, J. B.: The lymphocytes in resistance to tissue grafting malignant disease, and tuberculous infection. Monographs of the Rockefeller Inst. Sept. 1926.
–, and Morton, J. J.: The lymphocyte as a factor in natural and induced resistance to transplanted cancer. Proc. Nat. Acad. Sci. USA **1** (1915): 435 to 437.
Murphy, S.: A classification of lymphocytes in disorders of the lymphoreticular system. In: Rebuck, J. W., Berard, C. W., and Abell, M. R. (Eds.): The reticuloendothelial system. Williams and Wilkins Co., Baltimore (1975): 134 – 151.
Murphy, S. G., and Miller, K. D.: Tetanus toxin and antigenic derivatives. I. Purification of the biologically active monomer. J. Bacteriol. **94** (1967): 580 – 585.
Nagel, J., andCohen,H.:Studies on tetanus antitoxin. II. Demonstration of at least four antitoxins of different specificity in antitoxic sera. J. Immunol. **110** (1973): 1388 – 1395.
Nagl, W.: Molecular and structural aspects of the endomitotic chromosome cycle in angiosperms. In: Darlington, C. D., and Lewis, K. R. (Eds.): Chromosomes Today **3** (1972): 17 – 23.
–: DNA synthesis in tissue and cell cultures. In: Street, H. E. (Edt.): Tissue cultures and plant science 1974. Acad. Press, London – New York (1974): 19 – 42.

Nagl, W.: Zellkern und Zellzyklen. Verlag Eugen Ulmer, Stuttgart 1976.
—: Nuclear structures during cell cycles. In: Rost, T. L., and Gifford, E. M. jr., (Eds.): Mechanisms and control of cell division. Dowden, Hutchinson and Ross Inc., Stroudsburg, PA, USA (1977 a): 147 – 193.
—: Replication: Organization and replication of the eukaryotic chromosome. Progress in Botany 39 (1977 b): 132 – 152.
—: Endopolyploidy and polyteny in differentiation and evolution. Towards an understanding of quantitative and qualitative variation of nuclear DNA in ontogeny and phylogeny. North-Holland Publ. Co., Amsterdam – New York – Oxford 1978.
—, and Capesius, I.: Repetitive DNA and heterochromatin as factors of karyotype evolution in phylogeny and ontogeny of orchids. In: Darlington, C. D., and Lewis, K. R. (Eds.): Chromosomes Today 6 (1977): 141 – 152.
Naha, P. M., Meyer, A. L., and Hewitt, K.: Mapping of the G_1 phase of a mammalian cell cycle. Nature 258 (1975): 49 – 53.
Nardone, R. M.: Cell cycles and progammed macromolecular synthesis: the chairman's biased introduction. In vitro 6 (1971): 274 – 275.
Narisawa, T., Magadia, N. E., Weisburger, J. H., and Wynder, E. L.: Promoting effect of bile acids on colon carcinogenesis after intrarectal instillation of N-methyl-N'-nitro-N-introso-N-nitrosoguanidine in rats. J. nat. Cancer Inst. 53 (1974): 1093 to 1097.
Nathans, D.: A molecular approach to carcinogenesis: Dissecting the genome of a small tumor virus. John Hopkins Med. J. 139 (1976): 99 – 120.
Nauciel, C., Fleck, J., Tytgat, F., Mock, M., et Martin, J.-P.: Les adjuvants bactériens de l'immunité à médiation cellulaire. Nouv. Presse Méd. 5 (1976): 200 – 202.
Negelein, E., Leistner, I., und Jähnchen, L.: Anwendung der Manometrie zur Untersuchung des Zellwachstums. Acta biol. med. germ. 16(1966): 372 bis 387.
—, Schneeweiß, U., und Fabricius, E.-M.: Versuche zur Stimulierung des Klostridienwachstums (Clostridium butyricum 1672 A, McClung) durch den anaeroben Stoffwechsel von Ehrlich-Aszites-Karzinomzellen der Maus. Arch. Geschwulstforsch. 45 (1975): 111 – 120.
—, —, und —: In-vitro-Wirkung von Röntgenstrahlen auf Atmung und Gärung von Ehrlich-Aszites-Karzinomzellen der Maus – ein experimenteller Vergleich mit dem Maus-Tumor-Tetanus-Test. Arch. Geschwulstforsch. 49 (1979): 508 bis 521.
Nelson, D. L., and Kornberg, A.: Biochemical studies of bacterial sporulation and germination. XIX. Phosphate metabolism during sporulation. J. biol. Chem. 245 (1970 a): 1137 – 1145.
—, and —: Biochemical studies of bacterial sporulation and germination. XX. Phosphate metabolism during germination. J. biol. Chem. 245 (1970 b) 1146 – 1155.
—, Spudich, J. A., Bonsen, P. P. M., Bertsch, L. L., and Kornberg, A.: Biochemical studies of bacterial sporulation and germination. In: Campbell, L. L. (Edt.) Spores IV. Amer. Soc. Microbiol. Ann. Arbor, Michigan (1968): 59 – 71.
Nelson, R. A., and Mayer, M. M.: Immobilization of Treponema pallidum in vitro by antibody produced in syphilitic infection. J. exper. Med. 89 (1949): 369 – 393.
Nermut, M. V.: The ultrastructure of the cell wall of Bacillus megaterium. J. gen. Microbiol. 49 (1967): 503 – 512.
Neter, E., Westphal, O., Lüderitz, O., and Gorzynski, E. A.: The bacterial hemagglutination test for the demonstration of antibodies to Enterobacteriaceae. Ann. N.Y. Acad. Sci. 66 (1956): 141 – 156.
Nicholson, G. W. de P.: Studies on tumour formation. Butterworth and Co., London 1950.
Nicolaier, A.: Über infectiösen Tetanus. Dt. med. Wochenschr. 10 (1884): 842 – 844.
Nicolas, M. J.: Sur un cas de tétanos chez l'homme par inoculation accidentelle des produits solubles du bacille de Nicolaier. C. R. Soc. Biol. Ser. 9, 5 (1893): 844 – 847.
Nicolini, C., and Baserga, R.: RNA-nascent DNA complexes in Ehrlich ascites tumor cells in vivo. Exper. molec. Pathol. 21 (1974): 74 – 87.
—, and —: Circular dichroism spectra and ethidium bromide binding of 5-deoxybromouridine-substituted chromatin. Biochem. biophys. Res. Commun. 64 (1975): 189 – 195.
Nicolson, G. L.: Difference in topology of normal and tumour cell membranes shown by different surface distribution of ferritin-conjugated concanavalin A. Nature New Biol. 233 (1971): 244 – 246.
—: The interactions of lectins with animal cell surfaces. Internat. Rev. Cytol. 39 (1974): 89 – 190.
—: Dynamic changes on the surfaces of normal and transformed cells and their relationship to the entry of pharmacologically active proteins. Amer. J. clin. Pathol. 63 (1975): 677 – 684.
—, and Poste, P.: Medical progress. The cancer cell: dynamic aspects and modifications in cell-surface organization. New Engl. J. Med. 295 (1976): 197 to 203, 253 – 258.
Nie, R. van, Hilgers, J., and Lenselink, M.: Genetical analysis of mammary tumor development and mammary tumor virus expression in the GR mouse strain. In: Recherches fondamentales sur les tumeurs mammaires. Ministère de la Santé Publ., Paris (1972): 21 – 29.
—, and Thung, P. J.: Responsiveness of mouse mammary tumours to pregnancy. Eur. J. Cancer 1 (1965): 41 – 50.
Niel, C. B. van: Symposium on stability in dynamic microbial systems. IV. Microbiology and molecular biology. Quarterly Rev. Biol. 41 (1966): 105 to 112.
Nielsen, K. E.: Biosynthetic stability of the toxigenetic capacity of Clostridium tetani on repeated transfer in culture media. Acta pathol. microbiol. scand. 77 (1969): 542 – 554.
Ninio, J.: Considerations on the problem of the joint evolution of two different translation apparatuses within the same cell. In: Molecular Biology of Nucleocytoplasmic Relationships. Elsevier Sci. Publ. Co., Netherland (1975): 31 – 39.

Nirenberg, M., Leder, P., Bernfield, M., Brimacombe, R., Trupin, J., Rottman, F., and O'Neal, C.: RNA codewords and protein synthesis. VII. On the general nature of the RNA code. Proc. Nat. Acad. Sci. USA **53** (1965): 1161 – 1168.

Nishida, S.: Biological properties and toxinogenicity of Clostridium tetani. In: Eckmann, L., (Edt.): Principles on tetanus. Proc. Internat. Conf. Tetanus 1966. Huber Publ., Bern (1967): 111 to 120.

– : Toxigenicity, sporulation and identification of Clostridia. In: Fredette, V. (Edt.): The anaerobic bacteria. Proc. Internat. Workshop. October 16 to 20, 1967. Laval-des-Rapides. P. Q. Canada (1968): 147 – 161.

Njus, D., Sulzman, F. M., and Hastings, J. W.: Membrane model for the circadian clock. Nature **248** (1974): 116 – 120.

Nomura, T.: Diminution of tumorigenesis initiated by 4-nitro-quinoline-1-oxide by post-treatment with caffeine in mice. Nature **260** (1976): 547 – 549.

Nonoyama, M., Huang, C. H., Pagano, J. S., Klein, G., and Singh, S.: DNA of Epstein-Barr virus detected in tissue of Burkitt's lymphoma and nasopharyngeal carcinoma. Proc. Nat. Acad. Sci. USA **70** (1973): 3265 – 3268.

Nordin, A. A., and Makinodan, T.: Humoral immunity in aging. Fed. Proc. **33** (1974): 2033 – 2035.

Norrby, K.: Population kinetics of normal, transforming and neoplastic cell lines. Acta pathol. microbiol. scand. Sect. A **78** Suppl. **214** (1970): 1 – 49.

–, and Mellgren, J.: Birth, death and net growth of normal, transforming, neoplastic and malignant celllines. Decrease of death rate in neoplastic alteration. Pathol. eur. **6** (1971): 56 – 74.

Norris, J. R.: Bacterial spore antigens: a review. J. gen. Microbiol. **28** (1962): 393 – 408.

Novick, A., and Szilard, L.: Experiments with the chemostat on the rates of amino acid synthesis in bacteria. In: Boell, E. J. (Edt.): Dynamics of growth processes. Princeton Univ. Press, Princeton New Jersey. Growth Symposium No. **11** (1954): 21 – 33.

Novotný, J.: A note on the stability of Jerne's immune network. J. theoret. Biol. **60** (1976): 487 to 491.

Nowell, P. C.: The clonal evolution of tumor cell populations. Science **194** (1976): 23 – 28.

–, and Hungerford, D. A.: A minute chromosome in human chronic granulocytic leukemia. Science **132** (1960): 1497.

–, and – : Chromosome changes in human leukemia and a tentative assessment of their significance. Ann. N.Y. Acad. Sci. **113** (1964): 654 – 662.

Oakley, C. L.: Relative toxicities and assay systems. In: Ajl, S. J., Kadis, S., and Montie, T. C. (Eds.): Microbial toxins. I: Bacterial protein toxins. Acad. Press, New York – London (1970): 355 – 387.

Obara, Y., Yoshida, H., Chai, L. S., Weinfeld, H., and Sandberg, A. A.: Contrast between the environmental ph dependencies of prophasing and nuclear membrane formation in interphase-metaphase cells. J. Cell Biol. **58** (1973): 608 – 617.

Oberling, C.: Virus und Krebs. Krebsforschung und Krebsbekämpfung **III** (1959): 10 – 24.

Oberzill, W.: Bestimmung des Keimgehaltes von Bakteriensuspensionen im Spektralphotometer. Wiener med. Wochenschr. **105** (1955): 1049 bis 1050.

– : Mikrobiologische Analytik. Grundlagen der quantitativen Erfassung von Umwelteinwirkungen auf Mikroorganismen. Verlag H. Carl, Nürnberg (1967): 135 – 144, 227 – 323.

Oehlert, W.: Die Steuerung der Regeneration im mehrschichtigen Plattenepithel. Verh. Dt. Ges. Pathol. **50** (1966): 90 – 119.

– : Cellular proliferation in carcinogenesis. Cell Tissue Kinet. **6** (1973): 325 – 335.

–, Cote, J., and Buechner, F.: Autoradiographische Untersuchungen zur Cancerisierung der Epidermiszelle der Mäusehaut nach Methylcholanthrenpinselung. Beitr. Pathol. **125** (1961): 280 – 303.

Oeser, H.: Krebsbekämpfung: Hoffnung und Realität. Thieme, Stuttgart 1974.

Oettingen, W. von, und Zumpe, C.: Über den Nachweis von Tetanusbacillen in Organen von Versuchstieren. Dt. Archiv Klin. Medicin **64** (1899): 478 bis 489.

Oguma, K., Iida, H., and Shiozaki, M.: Phage conversion to hemagglutinin production in Clostridium botulinum types C and D. Infection and Immunity **14** (1976): 597 – 602.

Ohno, S.: Simplicity of mammalian regulatory systems inferred by single gene determination of sex phenotypes. Nature **234** (1971a): 134 – 137.

– : Genetic implication of karyological instability of malignant somatic cells. Physiol. Rev. **51** (1971b): 496 – 526.

– : Genetics of differentiation. In: Bucalossi, P., Veronesi, U., and Cascinelli, N. (Eds.):Proc. XI. Int. Cancer Congress Florence 1974 **I**: Cell biology and tumor immunology. Excerpta Medica, Amsterdam, Amer. Elsevier Publ. Co. Inc., New York (1975): 69 – 71.

Okada, Y.: The fusion of Ehrlich's tumor cells caused by HVJ virus in vitro. Biken's J. **1** (1958): 103 to 110.

– : Application of cell fusion phenomenon in oncology. Gann Monograph **7** (1969): 61 – 62.

–, Suzuki, T., and Hosaka, Y.: Interaction between influenza virus and Ehrlich's tumor cells. III. Fusion phenomenon of Ehrlich's tumor cells by the action of HVJ Z strain. Med. J. Osaka Univ. **7** (1957): 709 – 717.

Okamoto, Y.: Über Anaerobiose von Tumorgewebe. Biochem. Z. **160** (1925): 52 – 65.

Old, L. J., and Boyse, E. A.: Immunology of experimental tumors. Ann. Rev. Med. **15** (1964): 167 to 186.

–, and – : Specific antigens of tumors and leukemias of experimental animals. Med. Clin. North Amer. **50** (1966): 901 – 912.

–, –, Clarke, D. A., and Carswell, E. A.: Antigenic properties of chemically induced tumors. Ann. N.Y. Acad. Sci. **101** (1962): 80 – 106.

–, Stockert, E., Boyse, E. A., and Kim, J. H.: Antigenic modulation. Loss of TL antigen from cells exposed toTL antibody, study of the phenomenon in vitro. J. exper. Med. **127** (1968): 523 – 539.

Orgel, L. E.: The maintenance of the accuracy of protein synthesis and its relevance to aging. Proc. Nat. Acad. Sci. USA 49 (1963): 517 – 521.

–: Ageing of clones of mammalian cells. Nature 243 (1973): 441 – 445.

Orme-Johnson, W. H., and Beinert, H.: On the formation of the superoxide anion radical during the reaction of reduced ironsulfur proteins with oxygen. Biochem. biophys. Res. Commun. 36 (1969): 905 – 911.

Osako, H.: A study on oxygen consumption by Clostridia. Igaku Kenkyuu 24 (1954): 187 – 200.

Osgood, E. E.: Regulation of cell proliferation. In: Stohlmann, F. (Edt.): Kinetics of cellular proliferation. Grune and Stratton, New York (1959): 282 – 288.

Oudin, J., et Michel, M.: Une nouvelle forme d'allotypie des globulines γ du sérum de lapin, apparemment liée à la fonction et à la spécificité des anticorps.C. R. Acad. Sci. 257 (1963): 805 – 808.

Outzen, H. C., Custer, R. P., Eaton, G. J., and Prehn, R. T.: Spontaneous and induced tumor incidence in germfree "nude" mice. J. Reticul. Soc. 17 (1975): 1 – 9.

Paar, G. H., and Wellhöner, H. H.: The action of tetanus toxin on preganglionic sympathetic reflex discharges. Naunyn-Schmiedeberg's Arch. Pharmacol. 276 (1973): 437 – 445.

Papaioannou, V. E., McBurney, M. W., Gardner, R. L., and Evans, M. J.: Fate of teratocarcinoma cells injected into early mouse embryos. Nature 258 (1975): 70 – 73.

Pardee, A. B.: The cell surface and fibroblast proliferation, some current research trends. Biochim. biophys. Acta 417 (1975): 153 – 172.

–, Jacob, F., and Monod, J.: The genetic control and cytoplasmic expression of"inducibility"in the synthesis of ß-galactosidase by E. coli. J. molec. Biol. 1 (1959): 165 – 178.

Park, C. H., Bergsagel, D. E., and McCulloch, E. A.: Mouse myeloma tumor stem cells: A primary cell culture assay. J. nat. Cancer Inst. 46 (1971): 411 to 422.

Parker, R. C., Plummer, H. C., Siebenmann, C. O., and Chapman, M. G.: Effect of histolyticus infection and toxin on transplantable mouse tumors. Proc. Soc. exper. Biol. Med. 66 (1947): 461 – 467.

Pasternak, C. A.: The cell surface in relation to the growth cycle. J. theoret. Biol. 58 (1976): 365 to 382.

Pasternak, G., Pasternak, L., and Micheel, B.: Antigenic conversion by leukemia viruses. In: Emmelot, P., and Bentvelzen, P. (Eds.): Proc. Conference on RNA viruses and host genome in oncogenesis. North-Holland Publ. Co., Amsterdam (1972): 155 – 169.

Pasteur, L.: Mémoires présentés. Animalcules infusoires vivant sans gaz oxygène libre et déterminant des fermentations. C. R. Acad. Sci. 52 (1861): 344 – 347.

–: Études sur la bière. Ganthier-Villars,Imprimeur-Libraire, Paris 1876.

–: Sur les maladies virulentes, et en particulier sur la maladie appelée vulgairement choléra des poules. C. R. Acad. Sci. 90 (1880): 239 – 248.

Patt, H. M., and Quastler, H.: Radiation effects on cell renewal and related systems. Physiol. Rev. 43 (1963): 357 – 396.

Paul, W. E.: Introduction: Immunogenicity-heterogenization and problems of antigen recognition. Natl. Cancer Inst. Monogr. 35 (1972): 285 to. 287.

Pauling, L.: Molecular basis of biological specificity. Nature 248 (1974): 769 – 771.

–, and Delbrück, M.: The nature of the intermolecular forces operative in biological processes. Science 92 (1940): 77 – 79.

Pavlidis, T.: Populations of interacting oscillators and circadian rhythms. J. theoret. Biol. 22 (1969): 418 – 436.

–: Populations of biochemical oscillators as circadian clocks. J. theoret. Biol. 33 (1971): 319 – 338.

Pederson, K. O.: Feturin, a new globulin isolated from serum. Nature 154 (1944): 575.

Peller, S.: Die Rolle des Reizes in der Pathogenese des menschlichen Krebses. Klin. Wochenschr. 15 (1936): 217 – 219.

Pelloja, M.: Toxine tétanique et période d'incubation du tétanos expérimental. Rev. Immunol. 14 (1950): 123 – 136.

–: Le tétanos expérimental par la toxine tétanique. Massan et Cie Edt., Paris 1951.

Penn, I.: Chemical immunosuppression and human cancer. Cancer 34 (1974): 1474 – 1480.

–: The incidence of malignancies in transplant recipients. Transplant. Proc. 7 (1975): 323 – 326.

–: Second malignant neoplasms associated with immunosuppressive medications. Cancer 37 (1976): 1024 – 1032.

Perkins, W. E.: Production of clostridial spores. J. appl. Bacteriol. 28 (1965): 1 – 16.

Perlmann, P.: Lymphocyte cytotoxicity: technical aspects. Introduction. Transplant. Proc. 4 (1972): 295 – 298.

–, and Perlmann, H.: contactual lysis of antibody-coated chicken erythrocytes by purified lymphocytes. Cell Immunol. 1 (1970): 300 – 315.

Perutz, M. F., Rossmann, M. G., Cullis, A. F., Muirhead, H., Will, G., and North, A. C. T.: Structure of haemoglobulin. A threedimensional fourier synthesis at 5-5-Å. Resolution, obtained by X-ray analysis. Nature 185 (1960): 416 – 422.

Petitdemange, H., Cherrier, C., Bengone, J. M., et Gay, R.: Études des activités NADH et NADPH-ferrédoxine oxydoréductasiques chez Clostridium acetobutylicum. Canad. J. Microbiol. 23 (1977): 152 – 160.

Peto, R., Roe, F. J. C., Lee, P. N., Levy, L., and Clarck, J.: Cancer and ageing in mice and men. Brit. J. Cancer 32 (1975): 411 – 426.

Peyron, A.: Faits nouveaux relatifs à l'origine et à l'histogénèse des embryomes. Bull. Cancer 28 (1939): 658 – 681.

Piccinini, F., und Galatulas, I.: Über die Bedeutung der Latenzphase des Penicillins. In: Spitzy, K. H., and Haschek, H. (Eds.): Proc. V[th] Internat. Congress of Chemotherapy. Verlag d. Wiener Med. Akademie I (1967): 193 – 196.

Pierce, G. B.: Teratocarcinoma: Model for a developmental concept of cancer. Current Top. Devel. Biol. 2 (1967): 223 –246.
–: Differentiation of normal and malignant cells. Fed. Proc. 29 (1970): 1248 –1254.
–: Neoplasms, differentiations and mutations. Amer. J. Pathol. 77 (1974): 103 –118.
–, and Beals, T. F.: The ultrastructure of primordial germinal cells of the fetal testes and of embryonal carcinoma cells of mice. Cancer Res. 24 (1964): 1553 –1556.
–, and Dixon, F. J.: Testicular teratomas. I. Demonstration of teratogenesis by metamorphosis of multipotential cells. Cancer 12 (1959): 573 –583.
–, –, and Verney, E. L.: Teratocarcinogenic and tissue-forming potentials of the cell types comprising neoplastic embryoid bodies. Labor. Invest. 9 (1960): 583 –602.
–, and Johnson, L. D.: Differentiation and cancer. In vitro 7 (1971): 140 –145.
–,Nakane, P.K., and Mazurkiewicz, J.E.: Natural history of malignant stem cells. In: Nakahara, W., Ono, T., Sugimura, T., and Sugano, H. (Eds.): Proc. 4th. Internat. Sympos. Princess Takamatsu Cancer Res. Fund. Tokyo 1973: Differentiation and control of malignancy of tumor cells. Univ. Park Press, Baltimore – London – Tokyo (1974): 453 –469.
–, and Verney, E. L.: An in vitro and in vivo study of differentiation in teratocarcinomas. Cancer 14 (1961): 1017 –1029.
Pierpoli, W., and Sorkin, E.: Effect of growth hormone and anti-growth hormone serum on the lymphatic tissue and the immune response. Antibiotica et Chemotherapia 15 (1969): 122 –134.
Piggot, P. J., and Coote, J. G.: Genetic aspects of bacterial endospore formation. Bacteriol. Rev. 40 (1976): 908 –962.
Pillemer, L., and Wartman, W. B.: The clinical behavior, incubation period, and pathology of tetanus induced in white swiss mice by injection of crystalline tetanal toxin. J. Immunol. 55 (1947): 277 –281.
–, Wittler, R. G., Burrel, J. I., and Grossberg, D. B.: The immunochemistry of toxins and toxoids. VI. The crystallization and characterization of tetanal toxin. J. exper. Med. 88 (1948): 205 –221.
Piringer, W.: Über den Nachweis von Tetanusbazillen im Herzblut und in der Milz. Zbl. Bakteriol., Parasitenkd., Infekt.-Kr. u. Hyg. I. Orig. 141 (1938): 375 –379.
Pitot, H. C.: Altered template stability: The molecular mask of malignancy? Perspect. Biol. Med. 8 (1964): 50 –70.
–: Some aspects of the developmental biology of neoplasia. Cancer Res. 28 (1968): 1880 –1887.
–: Endoplasmic reticulum and phenotypic variability in normal and neoplastic liver. Arch. Pathol. 87 (1969): 212 –222.
–: Neoplasia: A somatic mutation or a heritable change in cycloplasmic membranes? J. nat. Cancer Inst. 53 (1974): 905 –911.
–: Some aspects of the hormonal regulation of cellular function. In: Bucalossi, P., Veronesi, U., and Cascinelli, N. (Eds.): Proc. XI. Int. Cancer Congress Florence 1974. I: Cell biology and tumor immunity. Excerpta Medica, Amsterdam, Amer. Elsevier Publ. Co. Inc., New York (1975): 95 –99.
–: Carcinogenesis and aging – two related phenomena? Amer. J. Pathol. 87 (1977a): 444 –472.
–: The stability of events in the natural history of neoplasia. Amer. J. Pathol. 89 (1977b): 703 –716.
–, and Heidelberger, C.: Metabolic regulatory circuits and carcinogenesis. Cancer Res. 23 (1963): 1694 –1700.
–, Shires, T. K., Moyer, G., and Garrett, C. T.: Phenotypic variability as a manifestation of translational control. In: Busch, H. (Edt.): The molecular biology of cancer. Acad. Press, New York – London (1974): 523 –534.
Pittendrigh, C. S., Bruce, V., and Kaus, P.: On the significance of transients in daily rhythms. Proc. Nat. Acad. Sci. USA 44 (1958): 965 –973.
Plescia, O. J., Grinwich, K., and Plescia, A. M.: Subversive activity of syngeneic tumor cells as an escape mechanism from immune surveillance and the role of prostaglandins. Ann. N.Y. Acad. Sci. 276 (1976): 455 –465.
Pochon, J.: Recherches sur l'origine de l'immunité antitétanique naturellement acquise des ruminants. Ann. Inst. Pasteur 57 (1936): 82 –90.
Polgar, A. A., Smirnova, V.S., and Kryzhanovskyi, G. N.: Activation of synaptic processes in a tetanus toxin poisoned neuromuscular junction by rhythmic stimulation of the nerve. Bjull. exper. Biol. Med. 73,5 (1972): 22 –26.
Pollack, R. E., and Burger, M. M.: Surface-specific characteristics of a contact-inhibited cell line containing the SV 40 viral genome. Proc. Nat. Acad. Sci. USA 62 (1969): 1074 –1076.
Popp, F. A.: Ein Modell der Karzinogenese. Strahlentherapie 144 (1972): 208 –215.
–: Zur Resonanzhypothese der Karzinogenese. Strahlentherapie 146 (1973): 582 –589.
–: Erläuterungen zum Resonanzmodell der Karzinogenese. Z. Naturforsch. 29c (1974): 454 –455.
–, Boehm, P., Herrmann, K., und Kramer, J.: Zur Resonanzhypothese der Karzinogenese bei polyzyklischen Kohlenwasserstoffen. Z. Naturforsch. 29c (1974): 92 –93.
Porter, I. H., Benedict, W. F., Brown, C. D., and Paul, B.: Recent advances in molecular pathology. A review. Some aspects of chromosome changes in cancer. Exper. molec. Pathol. 11 (1969): 340 –367.
Potmesil, M., and Goldfeder, A.: Nucleolar morphology, nucleic acid syntheses, and growth rates of experimental tumors. Cancer Res. 31 (1971): 789 to 797.
–, and –: Nucleolar morphology and maturation of thymic lymphocytes. J. Cell Biol. 53 (1972): 832 –837.
–, and –: Nucleolar morphology and cell proliferation kinetics of thymic lymphocytes. Exper. Cell Res. 77 (1973): 31 –40.
–, and –: Studies on the kinetics of "nonproliferating" cells in solid tumors aided by autoradiography. Cancer treatment report 60 (1976): 1985 to 1986.
–, and –: Identification and kinetics of G_1 phase-confined cells in experimental mammary carcinomas. Cancer Res. 37 (1977): 857 –864.

Potmesil, M., Ludwig, D., and Goldfeder, A.: Cell kinetics of irradiated experimental tumors: Relationship between the proliferating and the nonproleiferating pool. Cell Tissue Kinet. 8 (1975):369 to 385.
Pott, P.: Herrn Percival Pott's chirurgische Betrachtungen: von dem Krebse des Hodensacks. Christian Friedrich Himburg-Verlag, Berlin (1776): 55 – 60.
Potter, M., and Boyce, C. R.: Induction of plasmacell neoplasms in strain BALB/c mice with mineral oil and mineral oil adjuvants. Nature 193 (1962): 1086 – 1087.
Potter, R. van: The biochemical approach to the cancer problem. Fed. Proc. 17 (1958): 691 – 697.
– : Biochemical studies on minimal deviation hepatomas. In: Emmelot, P., and Mühlbock, O. (Eds.): Cellular control mechanisms and cancer. Elsevier Press, Amsterdam (1964a): 190 – 210.
– : The meaning of biochemical differences between normal and cancer cells. Proc. Nat. Cancer Conf. 5 (1964b): 17 – 25.
– : Recent trends in cancer biochemistry: The importance of studies on fetal tissue. Proc. 8th Canad. Cancer Res. Conf. Honey Harbour, Ontario 8 (1969): 9 – 30.
Pouillart, P., Huong, T. H. T., et Lhéritier, J.: La leucémie L 1210, modèle expérimental pour la potentialisation des drogues, applicables aux leucémies aiguës. Bull. Cancer 61 (1974): 509 – 526.
Powell, E. O.: Some features of the generation times of individual bacteria. Biometrika 42 (1955):16 to 44.
– : The appearance of bacterial spores under phase-contrast illumination. J. appl. Bacteriol. 20 (1957): 342 – 348.
– : A note on Koch and Schaechter's hypothesis about growth and fission of bacteria. J. gen. Microbiol. 37 (1964): 231 – 249.
– : Generation times of bacteria: Real and artificial distributions. J. gen. Microbiol. 58 (1969): 141 to 144.
Powell, J. F.: Biochemical changes occuring during spore germination in Bacillus species. J. appl. Bacteriol. 20 (1957): 349 – 358.
–, and Hunter, J. R.: Adenosine deaminase and ribosidase in spores of Bacillus cereus. Biochem. J. 62 (1956): 381 – 387.
–, and Strange, R. E.: Biochemical changes occurring during the germination of bacterial spores. Biochem. J. 54 (1953): 205 – 209.
Pozharisskij, K. M., Shalumovich, V. N., and Shaposhnikov, Y. D.: Disturbances of mitotic regimen as an index of early stages of tumour "progression". Arch. Anat. Gistol. i Embriol. 64,3 (1973): 84 – 88.
Prasad, K. N.: Morphological differentiation induced by prostaglandin in mouse neuroblastoma cells in culture. Nature New Biol. 236 (1972): 49 – 52.
–, and Sheppard, J. R.: Inhibitors of cyclic-nucleotide phosphodiesterase induced morphological differentiation of mouse neuroblastoma cell culture. Exper. Cell Res. 73 (1972): 436 – 440.
Prehn, R. T.: Perspectives on oncogenesis: Does immunity stimulate or inhibit neoplasia? J. reticuloendothel. Soc. 10 (1971a): 1 – 16.
– : Immunosurveillance, regeneration and oncogenesis. Prog. exper. Tumor Res. 14 (1971b): 1 – 24.
– : The immune reaction as a stimulator of tumor growth. Science 176 (1972): 170 – 171.
– : Cancer and the immune response. Proc. Inst. Med. Chgo. 29 (1973): 339 – 345.
– : Immunomodulation of tumor growth. Amer. J Path. 77 (1974): 119 – 122.
– : Relationship of tumor immunogenicity to concentration of the oncogen. J. nat. Cancer Inst. 55 (1975): 189 – 190.
– : Do tumors grow because of the immune response of the host? Transplant. Rev. 28 (1976): 34 – 42.
– : Immunostimulation of the lymphodependent phase of neoplastic growth. J. nat. Cancer Inst. 59 (1977a): 1043 – 1049.
– : Immunostimulation of chemical oncogenesis in the mouse. Internat. J. Cancer 20 (1977b): 918 – 922.
–, and Main, J. M.: Immunity to methylcholanthrene-induced sarcoma. J. nat. Cancer Inst. 18 (1957): 769 – 778.
–, and Prehn, L. M.: Pathobiology of neoplasia. Amer. J. Pathol. 80 (1975): 529 – 550.
Prescott, D. M.: Comments on the cell life cycle. Natl. Cancer Inst. Monogr. 14 (1964): 57 – 72.
– : The cell cycle and the control of cellular reproduction. Advances Gen. 18 (1976): 99 – 177.
Preussmann, R.: Chemical carcinogens in the human environment: problems and quantitative aspects. Oncology 33 (1976): 51 – 57.
– : Umwelt-Karzinogene: Wirkmechanismen und Vorkommen. Einige Aspekte. Zbl. Bakteriol., Parasitenkd., Infekt.-Kr. u. Hyg. I. Orig. B 166 (1978): 144 – 158.
Previc, E. P.: Biochemical determination of bacterial morphology and the geometry of cell division. J. theoret. Biol. 27 (1970): 471 – 497.
Prevost, J. M.: Oncogenic viruses: Implications for human diseases (Part I). Eur. J. Cancer 12 (1976a): 327 – 340.
– : Oncogenic viruses: Implications for human diseases (Part II). Eur. J. Cancer 12 (1976b): 499 – 510.
Prévot, A. R.: Manual for the classification and determination of the anaerobic bacteria. 1st Amer. Edt., Monograph of the Pasteur Institute. Lea and Febiger 1966.
–, et Thouvenot, H.: Signification de la présence paradoxale d'une catalase chez certains anaérobies stricts. Ann. Inst. Pasteur 83 (1952): 443 – 448.
Prigge, R.: Standardization of diphtheria. Bull. Wld. Hlth. Org. 9 (1953): 843 – 849.
–, und Schäfer, W.: Methoden der Wertbemessung biologisch wirksamer Substanzen. Arch. exper. Pathol. 191 (1939): 281 – 310.
Prigogine, I.: L'étude thermodynamique des phénomènes irréversibles. Dunod – Paris et Desoer – Liege 1947.
– : Structure, dissipation and life. In: Marois, M. (Edt.): Proc. 1st Internat. Conf. "From theoretical Physics and Biology". Versailles June 1967. North-Holland Publ. Co., Amsterdam – London (1969): 23 – 61.

–, und Defay, R.: Chemische Thermodynamik. VEB Deutscher Verlag für Grundstoffindustrie, Leipzig 1962.

–, and Lefever, R.: Symmetry breaking instabilities in dissipative systems. II. J. Chem. Phys. 48 (1968): 1695 – 1700.

–, and Nicolis, G.: On symmetrybreaking instabilities in dissipative systems. J. Chem. Phys. 46 (1967): 3542 – 3550.

–, and –: Biological order, structure and instabilities. Quart. Rev. Biophys. 4 (1971): 107 – 148.

–, and –: Fluctuations and the mechanism of instabilities. In: Marois, M. (Edt.): Proc. 3rd Internat. Conf. "From theoretical Physics and Biology". Versailles June 1971. Karger, Basel (1973): 89 – 109.

–, et Wiame, J. M.: Biologie et thermodynamique des phénomènes irréversibles. Experientia 2 (1946): 451 – 453.

Pringle, C. R.: The oncogene hypothesis and the search for human cancer viruses. Scott. med. J. 20 (1975): 61 – 67.

Propst, A., und Möse, J. R.: Elektronenmikroskopische Untersuchungen der Keimung des Clostridienstammes M 55. Zbl. Bakteriol., Parasitenkd., Infekt.-Kr. u. Hyg. I Orig. 195 (1965): 500 – 522.

–, und –: Die Wirkung apathogener Clostridien auf bösartige Tumoren. Z. Krebsforsch. 68 (1966a): 337 – 351.

–, und –: Onkolyse durch apathogene Clostridien. Verh. dt. Ges. Pathol. 50 (1966b): 322 – 325.

–, und –: Sporulation und Germination beim Clostridium butyricum M 55. Elektronenmikroskopische Untersuchung. Zbl. Bakteriol., Parasitenkd., Infekt.-Kr. u. Hyg. 201 (1966c): 373 – 396.

Puck, T. T., and Marcus, P. I.: A rapid method for viable cell titration and clone production with HeLa cells in tissue culture: The use of X-irradiated cells to supply conditioning factors. Proc. Nat. Acad. Sci. USA 41 (1955): 432 – 437.

Putten, L. M. van: G_0, a useful term? Biomedicine 20 (1974): 5 – 8.

–, Keizer, H. J., and Mulder, J. H.: Perspectives in cancer research. Synchronization in tumour chemotherapy. Eur. J. Cancer 12 (1976): 79 – 85.

–, Lelieveld, P., and Kram-Idsenga, L. K. J.: Cell-cycle specificity and therapeutic effectiveness of cytostatic agents. Cancer Chemother. Rep. 56 (1972): 691 – 700.

Quastler, H.: The analysis of cell population kinetics. In: Lamerton, L. F., and Fry, R. J. M. (Eds.): Cell proliferation. Blackwell Scientific Publ., Oxford (1963): 18 – 36.

Querner, H.: Herstellung und cytologische Eigenschaften von Klonen des Ehrlichschen Mäuseascitestumor. Z. Krebsforsch. 60 (1955): 307 bis 315.

Quie, P. G., White, J. G., Holmes, B., and Good, R. A.: In vitro bactericidal capacity of human polymorphonuclear leucocytes diminished activity in chronic granulomatous disease in childhood. J. clin. Invest. 46 (1967): 668 – 679.

Rabinowitz, T., and Sachs, L.: Control of the reversion of properties in transformed cells. Nature 225 (1970): 136 – 139.

Rabotnowa, I. L.: Die Bedeutung physikalisch-chemischer Faktoren (pH und rH_2) für die Lebenstätigkeit der Mikroorganismen. Fischer, Jena 1963.

Racker, E.: Mechanisms in bioenergetics. Acad. Press, New York – London 1965.

–: Bioenergetics and the problem of tumor growth. Amer. Scientist 60 (1972): 56 – 63.

–: From membranes to cancer. In: Estrada-O., S., and Gitler, C. (Eds.): Perspectives in membrane biology. Acad. Press, New York – San Francisco – London (1974): 623 – 644.

–: Thymidine kinase: DNA synthesis and cancer. Molecular cellular biochem. 11 (1976): 161 – 182.

Rahn, O.: A chemical explanation of the variability of the growth rate. J. gen. Physiol. 15 (1932): 257 – 277.

Raick, A. N.: Cell proliferation and promoting action in skin carcinogenesis. Cancer Res. 34 (1974a): 920 – 926.

–: Cell differentiation and tumorpromoting action in skin carcinogenesis. Cancer Res. 34 (1974b): 2915 – 2925.

Rajewsky, M. F.: Controlled modification of cell population kinetics. In: Bucalossi, P., Veronesi, U., and Cascinelli, N. (Eds.): Proc. XI. Internat. Cancer Congress Florence 1974. I. Cell biology and tumor immunity. Excerpta Medica, Amsterdam, Amer. Elsevier Publ. Co. Inc., New York (1975): 254 – 257.

Rapp, F., and Buss, E. R.: Are viruses important in carcinogenesis? Amer. J. Pathol. 77 (1974): 85 – 102.

–, and Li, J.-L. H.: Demonstration of the oncogenic potential of Herpes simplex viruses and human cytomegalovirus. Cold Spring Harbor Symp. Quant. Biol. 39 (1974): 747 – 763.

–, and Westmoreland, D.: Cell transformation by DNA-containing viruses. Biochim. Biophys. Acta 458 (1976): 167 – 211.

Rasmussen, R. E., and Painter, R. B.: Evidence for repair of ultra-violet damaged deoxyribonucleic acid in cultured mammalian cells. Nature 203 (1964): 1360 – 1362.

–, and –: Radiation stimulated DNA synthesis in cultured mammalian cells. J. Cell Biol. 29 (1966): 11 – 19.

Raynaud, M.: Extraction des exotoxines à partir des corps microbiens. Bull. Soc. Chim. Biol. 31 (1949): 98 – 100.

–: Extraction de la toxine tétanique à partir des corps microbiens. Ann. Inst. Pasteur 80 (1951): 356 – 377.

–, et Turpin, A.: Préparation rapide de la toxine tétanique pure. C. R. Acad. Sci. 242 (1956): 574 – 576.

–, –, et Bizzini, B.: Existence de la toxine tétanique sous plusieurs états d'agrégation. Ann. Inst. Pasteur 99 (1960): 167 – 172.

–, –, Mangalo, R., et Bizzini, B.: Croissance et toxinogenèse. Ann. Inst. Pasteur 88 (1955): 24 à 43.

Regamey, R.-H.: L'immunisation active contre le tétanos. Ergebn. Mikrobiol., Immun. Forsch. u. exper. Ther. 32 (1959): 270 – 381.

Reichard, P., and Estborn, B.: Utilization of deoxyribosides in the synthesis of polynucleotides. J. biol. Chem. **188** (1951): 839 – 846.

Reichenfelser, U.: Untersuchungen über das Züchtungsverhalten und die Stoffwechselleistungen von Clostridium M 55. Phil. Diss. Graz 1969.

Reilly, H. C.: Microbiology and cancer therapy: A review. Cancer Res. **13** (1953): 821 – 832.

Reinhardt, A., und Assim, A.: Über den Nachweis und die Verbreitung des Tetanusbacillus in den Organen des Menschen. Zbl. Bakteriol., Parasitenkd., Infekt.-Kr. u. Hyg. I. Orig. **49** (1909): 583 bis 592.

Reinhold, H. S.: Improved microcirculation in irradiated tumors. Eur. J. Cancer **7** (1971): 273 – 280.

Reissig, J. L.: Decoding of regulatory signals at the microbial surface. Curr. Top. Microbiol. Immunol. **67** (1974): 43 – 96.

Renger, H. C., and Basilico, C.: Mutation causing temperature-sensitive expression of cell transformation by a tumor virus. Proc. Nat. Acad. Sci. USA **69** (1972): 109 – 114.

Rhim, J. S., Huebner, R. J., Takemoto, K. K., and Gilden, R. V.: In vitro carcinogenesis studies: Duel effect of RNA tumor viruses and carcinogenic chemical or DNA viruses. Bibl. haemat. **39** (1973): 635 – 648.

Ribi, E. E., Meyer, T. J., Azuma, I., and Zbar, B.: Mycobacterial cell wall components in tumor suppression and regression. Natl. Cancer Inst. Monogr. **39** (1973): 115 – 119.

Ribi, E., Milner, K. C., Granger, D. L., Kelly, M. T., Yamamoto, K., Brehmer, W., Parker, R., Smith, R. F., and Strain, S. M.: Immunotherapy with nonviable microbial components. Ann. N.Y. Acad. Sci **277** (1976): 228 – 238.

Richards, B. M., Pardon, J. F., Lilley, D. M. J., Cotter, R. I., Wooley, J. C., and Worcester, D. L.: Nucleosome sub-structure during transcription and replication. Phil. Trans. R. Soc. London B **283** (1978): 287 – 289.

Richter, P. H.: Die Phänomenologie der Immunantwort. Modell einer Systemtheorie der Evolution. Preisaufgabe der Math.-naturwiss. Klasse – der Bayerischen Akademie der Wiss. vom 4. 12. 1971.

– : Stochastic theory of a selection game. Bull. math. Biol. **37** (1975): 193 – 213.

Rist, E.: Études bactériologiques sur les infections d'origine otitique. Thèse le doctorat en Médicine. Faculté de Médicine de Paris. Carré, G., et Naud, C. (Edt.): No. 620, 1898.

Robbins, J. C., and Nicolson, G. L.: Surfaces of normal and transformed cells. In: Becker, F. F. (Edt.): Cancer **4**, Plenum Press, New York – London (1975): 3 – 54.

Robbins, J. H., Kraemer, K. H., Lutzner, M. A., Festoff, B. W., and Coon, H. G.: Xeroderma pigmentosum. An inherited disease with sun sensitivity, multiple cutaneous neoplasms, and abnormal DNA repair. Ann. internal Med. **80** (1974): 221 to 248.

Roberts, D. C.: Transplanted tumours of rats and mice: an index of tumours and host strains. Lab. Animal Handbook **3** (1969): 20 – 21.

Robins, R. A., and Baldwin, R. W.: Immune markers on cancer cells. Cancer Immunol. Immunother. **2** (1977): 205 – 207.

Robison, G. A., Butcher, R. W., and Suther, E. W.: Cyclic AMP. Ann. Rev. Biochem. **37** (1968): 149 – 174.

Rogers, J. C.: Identification of an intracellular precursor to DNA excreted by human lymphocytes. Proc. Nat. Acad. Sci. USA **73** (1976): 3211 to 3215.

Rohrbach, R.: Zur Steuerung der Zellproliferation durch Chalone. Experimentelle Untersuchungen an Epidermis-Hyperplasien. Fischer-Verlag, Stuttgart 1975.

–, Iversen, O. H., Elgjo, K., and Sandritter, W.: Effects of methylcholanthrene on epidermal growth regulators. II. Variations in the S-factor. Beitr. Path. **158** (1976): 145 – 158.

Rood, J. J. van, Leeuwen, A. van, Termijtelen, A., and Keuning, J. J.: Major and minor histocompatibility systems in man and their importance in bone marrow transplantation. In: Dupon, B., and Good, R. A. (Eds.): Symposium on immunobiology of bone marrow transplantation, New York 1975. Grune and Stratton, New York – San Francisco – London (1976): 103 – 110.

Rose, S. M.: A hierarchy of self-limiting reactions as the basis of cellular differentiation and growth control. Amer. Naturalist **86** (1952): 337 – 354.

Rosen, P.: Viral carcinogenesis. J. theoret. Biol. **64** (1977): 215 – 220.

Rosenblatt, J. E.: Isolation and identification of anaerobic bacteria. Human pathol. **7** (1976): 177 – 186.

Rosenkranz, H. S.: Aspects of microbiology in cancer research. Ann. Rev. Microbiol. **27** (1973): 383 – 401.

Rosenthal, A. S., Barcinski, M. A., and Rosenwasser, L. J.: Function of macrophages in genetic control of immune responsiveness. Fed. Proc. **37** (1978): 79 – 85.

Ross, J. M.: On the histopathology of experimental anthrax in the guinea-pig. Brit. J. exper. Pathol. **36** (1955): 336 – 339.

– : The pathogenesis of anthrax following the administration of spores by the respiratory route. J. Pathol. Bacteriol. **73** (1957): 485 – 494.

Rous, P.: Transmission of a malignant new growth by means of a cellfree filtrate. J. amer. med. Ass. **56** (1911a): 198.

– : A sarcoma of the fowl transmissible by an agent separable from the tumor cells. J. exper. Med. **13** (1911b): 397 – 411.

– : The challenge to man of the neoplastic cell. Science **157** (1967): 24 – 28.

Rousseau, M., Hermier, J., et Bergère, J.-L.: Structure de certains Clostridium du groupe butyrique. I. – Sporulation de Clostridium butyricum et Clostridium saccharobutyricum. Ann. Inst. Pasteur **120** (1971a): 23 – 32.

–, –, et –: Structure de certains Clostridium du groupe butyrique. III. Rôle de la membrane dans la formation des tuniques: Mise en évidence par l'analyse des formes anormales de sporulation. Ann. Inst. Pasteur **121** (1971b): 3 – 12.

Rousseau, P., Chagnon, A., et Fredette, V.: Effect of oncolytic anaerobic spores on animal cell cultures. Cancer Res. **30** (1970): 849 – 854.
Roux, E., et Yersin, A.: Contribution à l'étude de la diphthérie. Ann. Inst. Pasteur **2** (1888): 629 à 661.
Rowe, W.: Studies of genetic transmission of murine leukemia virus by AKR mice. I. Crosses with Fv-1^n-strains of mice. J. exper. Med. **136** (1972): 1272 – 1285.
–, and Hartley, J. W.: Studies of genetic transmission of murine leukemia virus by AKR mice. II. Crosses with Fv-1^b strains of mice. J. exper. Med. **136** (1972): 1286 – 1301.
–, –, and Bremmar, T.: Genetic mapping of a murine leukemic virus-inducing locus of AKR mice. Science **178** (1972): 860 – 862.
Rowley, D. A., Fitch, F. W., Stuart, F. P., Köhler, H., and Cosenza, H.: Specific suppression of immune response. Science **181** (1973): 1133 – 1141.
Rowson, K. E. K.: The action of tetanus toxin in frogs. J. gen. Microbiol. **25** (1961): 315 – 329.
Rubin, H.: Quantitative relations between causative virus and cell in the Rous No. 1 chicken sarcoma. Virology **1** (1955): 445 – 473.
–: Overgrowth stimulating factor released from Rous sarcoma cells. Science **167** (1970): 1271 to 1272.
Rubinow, S. I.: A maturity-time representation for cell populations. Biophys. J. **8** (1968): 1055 to 1073.
Russel, D. S.: Tetanus: V. The locale fate of tetanus spores inoculated into guinea-pigs. Brit. J. exper. pathol. **8** (1927): 377 – 386.
Rutter, W. J., Wessells, N. K., and Grobstein, C.: Control of specific synthesis in the developing pancreas. Natl. Cancer Inst. Monogr. **18** (1964): 51 – 65.
Ryczkowski, M.: Changes of the oxygen tension (pO_2) in the developing ovule during inhibition and exponential phases of the embryo growth. Bull. Acad. Polon. Sci. **21** (1973): 303 – 308.
Rygaard, J., and Povlsen, C. O.: The mouse mutant nude does not develop spontaneous tumours. An argument against immunological surveillance. Acta pathol. microbial. scand. Sect. B **82** (1974): 99 – 106.
Rymkiewicz, D.: Antigens in culture fluids and extracts from vegetative cells and spores of Clostridium tetani. Bull. Acad. Polon. Sci. Cl. VI **XII,2** (1964): 77 – 82.
Rytömaa, T., and Kiviniemi, K.: Control of granulocyte production. I. Chalone and antichalone, two specific humoral regulators. Cell Tissue Kinet. **1** (1968a): 329 – 340.
–, and –: Control of granulocyte production. II. Mode of action of chalone and antichalone. Cell Tissue Kinet. **1** (1968b): 341 – 350.
Rywosch, D., und Rywosch, M.: Über die Katalyse des H_2O_2 durch Bakterien. Zbl. Bakteriol., Parasitenkd., Infekt.-Kr. u. Hyg. Abt. I Orig. **44** (1907): 295 – 298.
Sabin, A. B.: Les défis que nous lancent les maladies infectieuses humaines 100 ans après Pasteur. Bull. Inst. Pasteur **72** (1974): 11 – 34.
Sachs, Leo: An analysis of the mechanism of neoplastic cell transformation by polyoma virus, hydrocarbons, and X-irradiation. Curr. Top. Devel. Biol. **2** (1967): 129 – 150.
Sachs, L.: Statistische Auswertungsmethoden. 3. Aufl. Springer, Berlin – Heidelberg – New York 1972.
Sachse, H., und Sachse, R.: Versuche über Hämosensitine aus Clostridium butyricum. Z. ges. Hyg. **23** (1977): 759 – 762.
Sachsenmaier, W., Dönges, K. H., and Rupff, H.: Advanced initiation of synchronous mitoses in Physarum polycephalum following UV-irradiation. Z. Naturforsch. **25b** (1970): 866 – 871.
–, Remy, U., and Plattner-Schobel, R.: Initiation of synchronous mitosis in Physarum polycephalum. Exper. Cell Res. **73** (1972): 41 – 48.
Sadoff, H.: Some properties of the spore catalase and some heat resistant enzymes in bacterial glucose dehydrogenase. In: Halvorson, H. O. (Edt.): Spores II. Burgess Publ. Co., Minneapolis (1961): 180 – 197.
Sagers, R. D., Berziman, M., and Gunsalus, I. C.: Acetate formation in Clostridium acidi-urici: acetokinase. J. Bacteriol. **82** (1962): 233 – 238.
Salaman, M. H., and Roe, F. J. C.: Further tests for tumour-initiating activity: N,N-di(2-chloroethyl)-p-aminophenylbutyric acid (CB 1348) as an initiator of skin tumour formation in the mouse. Brit. J. Cancer **10** (1956): 363 – 378.
Salton, M. R. J.: Membrane associated enzymes in bacteria. In: Rose, A. H., and Tempest, D. W. (Eds.): Advances in Microbial Physiology. Acad. Press, London – New York **11** (1974): 213 – 283.
Sanada, I., and Nishida, S.: Isolation of Clostridium tetani from soil. J. Bacteriol. **89** (1965): 626 to 629.
Sandberg, A. A., and Sakurai, M.: Chromosomes in the causation and progression of cancer and leukemia. In: Busch, H. (Edt.): The molecular biology of cancer. Acad. Press, New York – London (1974): 81 – 106.
Sandritter, W., and Scomazzoni, G.: Deoxyribonucleic acid content (Feulgen photometry) and dry weight (interference microscopy) of normal and hypertrophic heart muscle fibres. Nature **202** (1964): 100 – 101.
Sanger, J. W.: Changing patterns of actin localization during cell division. Proc. Nat. Acad. Sci. USA **72** (1975): 1913 – 1916.
Sarma, D. S. R., Zubroff, J., Michael, R. O., and Ragalaksmi, S.: DNA damage and repair in vivo – a measurement of in vivo carcinogen-DNA interaction and a possible bioassay for carcinogens. In: Bucalossi, P., Veronesi, U., and Cascinelli, N. (Eds.): Proc. XI. Internat. Cancer Congress Florence 1974. **II**: Chemical and viral oncogenesis. Excerpta Medica, Amsterdam, Amer. Elsevier Publ. Co. Inc., New York (1975): 82 – 86.
Satoh, C., Duff, R., Rapp, F., and Davidson, E. A.: Production of mucopolysaccharides of normal and transformed cells. Proc. Nat. Acad. Sci. USA **70** (1973): 54 – 56.
Saunders, J. W. jr.: Death in embryonic systems. Science **154** (1966): 604 – 612.

Scarano, E.: Enzymatic modification of DNA and embryonic differentiation. Ann. Embryol. Morphol. Suppl. 1 (1969): 51 – 61.
– : The control of gene function in cell differentiation and in embryogenesis. Advances Cytopharmacol. 1 (1971): 13 – 23.
Schabel, F. M. jr., Griswold, D. P. jr., Laster, W. R. jr., Corbett, T.H., andLloyd, H.H.: Quantitative evolution of anticancer agent activity in experimental animals. Pharmac. Ther. A 1 (1977): 411 – 435.
Schaechter, M., Williamson, J. P., Hood, J. R., and Koch, A.L.: Growth of cell and nuclear division in some bacteria. J. gen. Microbiol. 29 (1962): 421 – 434.
Schaeffer, P.: Sporulation and the production of antibiotics, exoenzymes, and exotoxins. Bacteriol. Rev. 33 (1969): 48 – 71.
Schapira, F., Dreyfus, J.-C., and Schapira, G.: Anomaly of aldolase in primary liver cancer. Nature 200 (1963): 995 – 997.
Scheibel, I., and Assandri, J.: Isolation of toxigenic L-phase variants from Cl. tetani. Acta pathol. microbiol. scand. 46 (1959a): 333 – 338.
–, and – : In vitro investigation into the sensitivity of different strains of Cl. tetani to antibiotics. Acta pathol. microbiol. scand. 47 (1959b): 435 to 444.
–, Bentzon, M. W., Christensen, P. E., and Biering, A.: Duration of immunity after tetanus immunization. In: Eckmann, L. (Edt.), Principles on tetanus. Proc. Internat. Conf. Tetanus 1966. Huber Publ., Bern (1967): 245 – 251.
–, Chen, B.-L., Bentzen, M. W., and Zia, K.: Human response to four tetanus vaccines with differing potency when assayed in animals. Acta pathol. microbiol. scand. 73 (1968): 115 – 128.
–, and Lennert-Petersen, O.: Effect of antibiotics on germinating spores of Cl. tetani in vitro and in vivo. Acta pathol. microbiol. scand. 44 (1958): 222 – 238.
Schein, P. S., and Winokur, S. H.: Immunosuppressive and cytotoxic chemotherapy: Long-term complications. Ann. internal Med. 82 (1975): 84 – 95.
Scheler, W.: Grundlagen der Allgemeinen Pharmakologie. Fischer, Jena (1969): 300 – 306.
Schellenberg, D. B., and Matzke, H. A.: Development of tetanus in parabiotic rats. J. Immunol. 80 (1958): 367 – 373.
Scheufens, E. E., and Hartmann, N. R.: Use of gamma distributed transit times and the Laplace transform method in theoretical cell kinetics. J. theoret. Biol. 37 (1972): 531 – 543.
Scheving, L. E.: Chronobiologie – die Dimension der Zeit in Biologie und Medizin. Endeavour 35 (125) (1976): 66 – 72.
–, and Pauly, J. E.: Cellular mechanisms involving biorhythms with emphasis on those rhythms associated with the S and M stages of the cell cycle. Int. J. Chronobiol. 1 (1973): 269 – 286.
Schiffer, L. M., and Markoe, A. M.: Cytokinetic stability of an Ehrlich ascites tumor. Cell Tissue Kinet. 7 (1974): 305 – 308.
Schlegel, H. G.: Obligat zellparasitische Bakterien. In: Schlegel, H. G.: Allgemeine Mikrobiologie. 4. Aufl. Thieme, Stuttgart (1976): 96 – 97.
Schlewinski, E., Graben, N., Funk, J., Sahm, E., and Raettig, H.: Orale Immunisierung mit nichtvermehrungsfähigen Mikroorganismen oder ihren Antigenen. Zbl. Bakteriol., Parasitenkd., Infekt.-Kr. u. Hyg. I. Orig. A 218 (1971): 93 – 104.
Schlom, J., and Spiegelman, S.: Simultaneous detection of reverse transcriptase and high molecular weight RNA unique to oncogenic RNA viruses. Science 174 (1971): 840 – 843.
–, and – : Breast cancer. Molecular basis for a viral etiology. New York State J. Med. 74 (1974): 1373 – 1384.
Schmidt, F.: Krebs, Virus und Induktor. Akademie-Verlag, Berlin 1960.
Schmidt, H.: Die Praxis der Auswertung von Toxinen und Antitoxinen. Verlag Gustav Fischer, Jena (1931): 32 – 71.
Schmidt, K. G., Schmähl, D., Misfeld, J., und Timm, J.: Experimentelle Untersuchungen zur Syncarcinogenese. 7. Mittg.: Syncarcinogene Wirkung von polycyclischen aromatischen Kohlenwasserstoffen (PAH) im Epicutantest an der Mäusehaut. Z. Krebsforsch. 87 (1976): 93 – 100.
Schmidt, W., Schneeweiß, U., und Fabricius, E.-M.: Mathematische Auswertung von Versuchen mit Tetanus-Sporen bei der Wundheilung der Maus auf der Grundlage der Chalontheorie. Vortrag zu einer Problemberatung "Chalone" im Zentralinstitut für Molekularbiologie der Akademie d. Wissenschaften d. DDR, 22. Mai 1974.
Schmidt-Nielsen, K.: Energy metabolism, body size, and problems of scaling. Fed. Proc. 29 (1970): 1524 – 1532.
Schmitt, W., und Beneke, G.: Das Bindegewebswachstum in subcutan implantierten Kunststoffschwämmchen bei der Ratte. Virchows Arch. Abt. B Zellpathol. 9 (1971a): 218 – 234.
–, und – : Die Bindegewebsproliferation in Abhängigkeit vom Lebensalter. II. Untersuchung der Wachstumsrate der Bindegewebszellen. Beitr. Pathol. 144 (1971b): 201 – 210.
–, –, und Enders, R.: Die Bindegewebsproliferation in Abhängigkeit vom Lebensalter. III. Zytophotometrische Untersuchungen. Beitr. Pathol. 114 (1971b): 272 – 280.
–, –, und Weishaupt, H.:, Die Bindegewebsproliferation in Abhängigkeit vom Lebensalter. I. Morphologisch-chemische Untersuchungen. Z. Gerontol. 4 (1971a): 180 – 193.
Schnebli, H. P.: A protease-like activity associated with malignant cells. Schweiz. med. Wochenschr. 102 (1972): 1194 – 1197.
– : Die Rolle der Plasmamembran in der malignen Transformation. Helvet. med. Acta 36 (1973): 371 – 384.
–, and Burger, M. M.: Selective inhibition of growth of transformed cells by protease inhibitors. Proc. Nat. Acad. Sci. USA 69 (1972): 3825 – 3827.
Schneeweiß, U.: Standardisierung der Luesserologie unter Berücksichtigung neuartiger antigener Stoffe. Habilitationsschrift Med. Fak. Berlin 1959.
– : Grundlagen und Aufgaben der Tetanusforschung. Z. ges. Hyg. 11 (1965): 732 – 738.

–: Krebsfrüherkennung. Begriffe, Methoden, Entwicklungstendenzen. Dt. Gesundh.-Wesen **30** (1975): 1825–1830, 1873–1879.

–, und Dietz, O.: Die Reihenuntersuchung auf Syphilis. Beiträge zur Hygiene und Epidemiologie Heft 18. J. A. Barth-Verlag, Leipzig 1963.

–, und Fabricius, E.-M.: Biologische Besonderheiten der Tumorzelle und ihre Möglichkeiten für eine mikrobiologische Diagnose. Zbl. Chirurgie **92** (1967a): 1636–1644.

–, und –: Quantitative Untersuchungen über das Tumor-Klostridien-Phänomen. Dt. Gesundh.-Wesen **22** (1967b): 2351.

–, und –: Neue Wege einer mikrobiologischen Diagnostik von Tumorzellen. Zbl. Bakteriol., Parasitenkd., Infekt. Kr. u. Hyg. I. Orig. **205** (1967c): 87.

–, and –: Interdependence of multiplying tumour cells or immune cells and of clostridial spores. Ann. Immunol. **II** (1970): 143–153.

–, und –: Ein quantitativer Mäuse-Test mit Tumorzellen und Klostridiensporen. 2. Internat. Berliner Krebssymposium Nov. 1969. Fortschr. Krebsforsch. i. d. soz. Ländern. Verlag Th. Steinkopff, Dresden (1971): 128–136.

–, and –: Approach to the quantitative analysis of early growth of Ehrlich carcinoma cells through the spores of Clostridium tetani. Proc. VIIth Internat. Congress of Chemotherapy. Prague, August 1971. Urban u. Schwarzenberg, München – Berlin – Wien (1972): 711–715.

–, und –: Die zelluläre Basis des Maus-Tumor-Tetanus-Testes. Zbl. Bakteriol., Parasitenkd., Infekt. Kr. u. Hyg. I. Abt. Ref. **240**(1974): 350 bis 352.

–, und –: Der Tumor-Tetanus-Test – Rattenversuche zur biologischen Differenzierung von Karzinogenese und Organregeneration. Arch. Geschwulstforsch. **45** (1975a): 3–15.

–, and –: Immune phenomena of syngeneic, allogeneic and xenogeneic transplantable tumours in relation to the quantitative tumour tetanus assay of the mouse. Ann. Immunol. Polish Soc. Immunol. **7** (1975b): 23–34.

–, und –: Unveröffentlichte Versuche 1975c.

–, und –: Der mikrobiologische Krebstest – ein Modell zur Früherkennung solid wachsender Tumoren. In: Ausgewählte Beiträge zur Diagnostik maligner Tumoren. Akademie-Verl. Berlin. Fortschritte d. Onkologie **2** (1976): 97–101.

–, –, and Schmidt, W.: Measurements of early growth of vaccine granuloma by means of clostridial population kinetics. Ann. Immunol. Polish Soc. Immunol. **IV** (1972): 151–163.

–, Wittig, G., und Fabricius, E.-M.: Versuche mit Ehrlich-Ascites-Tumorzellen der Maus und dem Erreger des Wundstarrkrampfes. II. Das Verhalten der Tetanuskulturen aus Herz, Milz und Tumorgewebe. Acta biol. et med. germ. **14** (1965b): 71–88.

–, –, und –: Versuche mit Ehrlich-Ascites-Tumorzellen der Maus und dem Erreger des Wundstarrkrampfes. III. Der Toxinnachweis aus Mäuseorganen von Tumortieren und tumorfreien Kontrollen. Acta biol. et med. germ. **16** (1966): 194 bis 209.

–, –, Krebs, A., Huber, R., und Fabricius, E.-M.: Versuche mit Ehrlich-Ascites-Tumorzellen der Maus und dem Erreger des Wundstarrkrampfes. I. Die Tetanussterblichkeit verschieden vorbehandelter Versuchstiere. Acta biol. et med. germ. **14** (1965a): 52–70.

Schneider, G.: Die Lebensdauer entgifteter Tetanussporen im Kaninchenkörper, und ihr Verhalten nach Inoculationen des Nekrosebacillus. Veterinär-Med. Dissertation, Gießen 1910.

Schöneich, J.: Cytologische Untersuchungen an Mäuseascitestumoren. Z. Krebsforsch. **70** (1968): 366–377.

Schroeder, T. M.: Genetische Faktoren der Krebsentstehung. Fortschr. Med. **90** (1972): 603 bis 608.

–: Chromosomal instability and malignancy. In: Bucalossi, P., Veronesi, U., and Cascinelli, N. (Eds.): Proc. XI. Internat. Cancer Congress Florence 1974. **II**: Chemical and viral oncogenesis. Excerpta Med., Amsterdam, Amer. Elsevier Publ. Co. Inc., New York (1975): 62–65.

Schroedinger, E.: What is life? Cambridge Univ. Press 1944.

Schryver, A. De, Friberg, S. jr., Klein, G., Henle, W., Henle, G., De-Thé, G., Clifford, P., and Ho, H. C.: Epstein-Barr virus-associated antibody patterns in carcinoma of the post-nasal space. Clin. exper. Immunol. **5** (1969): 443–459.

Schubert, R. H. W.: Über die Anreicherung radioaktiv markierter Clostridienantikörper in Tumoren mit Clostridien-Sporen vorbehandelter Ratten. Zbl. Bakteriol., Parasitenkd., Infekt.-Kr. u. Hyg. I. Orig. **198** (1965): 257–260.

–, und Winkler, C.: Selektive Radioaktivitätsanreicherungen in Tumoren. Fortschr. Med. **83** (1965): 351–352.

Schultze, B., Gerhard, H., Schump, E., und Maurer, W.: Autoradiographische Untersuchung über die Proliferation der Hepatocyten bei der Regeneration der CCl_4-Leber der Maus. Virchows Arch. B Zellpathol. **14** (1973): 329–343.

Schumm, D. E., Hanausek-Walaszek, M., Yannarell, A., and Webb, T. E.: Changes in nuclear RNA transport incident to carcinogenesis. Eur. J. Cancer **13** (1977): 139–147.

–, and Webb, T. E.: Differential effect of ATP on RNA and DNA release from nuclei. Biochem. biophys. Res. Commun. **67** (1975): 706–713.

Schwab, J. H.: Modulation of the immune response by bacteria. Microbiology 1977. Amer. Soc. Microbiol. (1977): 366–373.

Schwabe, K., Dorn, H., Tschiersch, B., and Graffi, A.: 4-[N,N-Bis-(2-chloräthyl)-amino]-phenyl-O-β-D-glucopyranosid. J. prakt. Chemie **316** (1974): 429–433.

Schwager, J.: Vergleichende Untersuchungen an onkolytischen und nichtonkolytischen Clostridienstämmen. Phil. Diss. Graz 1976.

Schwarz, W., Schulz, U., Kersten, M., Wörz, R., und Vaupel, P.: Durchblutung und Sauerstoffverbrauch gewebsisolierter Impftumoren (DS-Carcinosarkom) in vivo. Z. Krebsforsch. **75** (1971): 161–173.

Schweizer, K.: Parameter für die Bewertung der Tumorentwicklung (solider Ehrlich-Ascites-Tumor) und der Tumorbehandlung mit Clostridium butyricum sowie die Beeinflussung des onkolytischen Effekts dieser Clostridien durch die Immunabwehr des Tumorträgers. Med. Diss. Aachen 1970.

–: Bedeutung der Immunabwehr für den onkolytischen Clostridium-Effekt. Naturwiss. **58** (1971): 153–154.

–: Der Einfluß der Immunabwehr auf den onkolytischen Effekt von Clostridium butyricum. Z. Immun.-Forsch. **142** (1972): 455–467.

Scribner, J. D.: Molecular orbital theory in carcinogenesis research. J. nat. Cancer Inst. **55** (1975): 1035–1038.

Sebald, M., et Schaeffer, P.: Toxinogenèse et sporulation chez Clostridium histolyticum. C. R. Acad. Sci. **260** Gr. 13 (1965): 5398–5400.

Sebastian, J., Carter, B. L. A., and Halvorson, H. O.: Use of yeast populations fractionated by zonal centrifugation to study the cell cycle. J. Bacteriol. **108** (1971): 1045–1050.

Seeger, P. G., und Schacht, W.: Untersuchungen am Ehrlichschen Ascitescarcinom der Maus. III. Mitt.: Die Trypanblaufärbung von Tumorzellen als Kriterium der Mortalität. Protoplasma **51** (1960): 1–13.

Seib, U. C., Hensel, B., Wiegand, H., and Wellhöner, H. H.: Supporting evidence for a role of neural ascent of toxin in the pathogenesis of general tetanus in cats. Naunyn-Schmiedeberg's Arch. Pharmacol. **276** (1973): 403–411.

Seibert, F. B., Farrelly, F. K., and Shepherd, C. C.: DMSO and other combatants against bacteria isolated from leukemia and cancer patients. Ann. N.Y. Acad. Sci. **141** (1967): 175–201.

–, Feldmann, F. M., Davis, R. L., and Richmond, I. S.: Morphological, biological, and immunological studies on isolates from tumors and leukemic bloods. Ann. N.Y. Acad. Sci. **174** Art. 2 (1971): 690–728.

–, Yeomans, F., Baker, J. A., Davis, R. L., and Diller, I. C.: Bacteria in tumors. Trans. N.Y. Acad. Sci. **34** (1972): 504–533.

Seidel, H. J.: Zur Übertragbarkeit von Sensibilitätstesten in vitro auf zytostatische Wirkung in vivo. In: Schmidt, C. E., und Wetter, O. (Eds.): Fortschritte der Krebsforschung. Schattauer, Stuttgart–New York (1969): 225–228.

–: Zur Sensibilitätsbestimmung von Tumoren in vitro. II. Testungen am soliden Ehrlich-Carcinom der Maus und an einem menschlichen Colon-Carcinom nach Heterotransplantation (GW 77). Z. Krebsforsch. **74** (1970): 131–140.

Seilern-Aspang, F., Mazzucco, K., und Christian, I.: Der Einfluß von Methylcholanthren auf Synthese, Vernetzung und Abbau des Kollagens der Mäusedermis und die mögliche Bedeutung dieses Abbaues für malignes Wachstum. Z. Naturforsch. **24b** (1969): 894–901.

Selye, H.: A syndrome produced by diverse nocuous agents. Nature **138** (1936): 32

–: Nonspecific resistance. Ergebn. allg. Pathol. **41** (1961): 208–241.

–: Hormones and resistance. J. pharmaceut. Sci. **60** (1971): 1–27.

Seppälä, M., and Ruoslathi, E.: Alpha-fetoprotein. Contrib. Gynecol. Obstet. **2** (1976): 143–186.

Setlow, R. B., and Carrier, W. L.: The disappearance of thymine dimers from DNA: An errorcorrecting mechanism. Proc. Nat. Acad. Sci. USA **51** (1964): 226–231.

Shackney, S. E.: A cytokinetic model for heterogeneous mammalian cell populations. J. theoret. Biol. **38** (1973): 305–333.

–: A cytokinetic model for heterogeneous mammalian cell populations. II. Tritiated thymidine studies. The percent labelled mitosis (PLM) curve. J. theoret. Biol. **44** (1974): 49–90.

–: The radioautographic transfer function and its implications for radioautographic methodology. J. nat. Cancer Inst. **55** (1975a): 811–820.

–: On the discreteness of the phases of the cell cycle. J. nat. Cancer Inst. **55** (1975b): 827–829.

Shanklin, D. R.: A general theory of oxygen toxicity in man. Perspect. Biol. Med. **13** (1969): 80–100.

Shapiro, H. M.: Redox balance in the body: An approach to quantitation. J. surg. Res. **13** (1972): 138–152.

Sharpe, M. E., and Goudkov, A. V.: Serological characteristics of some Clostridia isolated from milk and cheese. Proc. XVII. Intern. Dairy Congress, München, D, (1966): 625–628.

Sheppard, J. R.: Restoration of contact-inhibited growth to transformed cells by dibutyryl adenosine 3′:5′-cyclic monophosphate. Proc. Nat. Acad. Sci. USA **68** (1971): 1316–1320.

Sherman, M. I., and Solter, D.: Teratomas and differentiation. Acad. Press Inc., New York–San Francisco–London 1975.

Sherrington, C. S.: On reciprocal innervation of antagonistic muscles. – Eighth note. Proc. royal. Soc. B **76** (1905); 269–297.

Shimkin, M. B.: On the etiology of cancer. J. chronic Dis. **8** (1958): 38–57.

Shires, T. K., Kauffman, S. A., and Pitot, H. C.: The membron: A functional hypothesis for the translational regulation of genetic expression. Biomembranes **5** (1974): 81–145.

Shoesmith, J. G.: The effect of heat and radiation on the viability and pathogenicity of Clostridium tetani. J. gen. Microbiol. **35** (1964): VI–VII.

–, and Holland, K. T.: The germination of spores of Clostridium tetani. J. gen. Microbiol. **70** (1972): 253–261.

Short, J., and Walker, P. D.: Structure of bacterial spores as revealed by freeze-etching. In: Barker, A. N., Gould, G. W., and Wolf, J. (Eds.): Spores Research 1971. Acad. Press, London–New York (1972): 189–192.

Siccardi, A. G., Galizzi, A., Mazza, G., Chivio, A., and Albertini, A. M.: Synchronous germination and outgrowth of fractionated Bacillus subtilis spores: Tool for the analysis of differentiation and division of bacterial cells. J. Bacteriol. **121** (1975): 13–19.

Sieber, S. M.: Cancer chemotherapeutic agents and carcinogenesis. Cancer Chemother. Rep. Part 1 **59** (1975): 915–918.

–, and Adamson, R. H.: The clastogenic, mutagenic, teratogenic and carcinogenic effects of various antineoplastic agents. In: Pharmacological basis of cancer chemotherapy. Williams and Wilkins Co., Baltimore (1975): 401 – 468.
Siegert, R.: Die onkolytischen Eigenschaften von Viren. Arch. Virusforsch. 6 (1956): 93 – 117.
Silver, I. A.: The measurement of oxygen tension in tissues. In: Payne, J. P., and Hill, D. W. (Eds.): Oxygen measurements in blood and tissues. Churchill Ltd., London (1966): 135 – 153.
Silver, M. J., Smith, J. B., and Ingerman, C. M.: Blood platelets and the inflammatory process. Agents and Actions 4 (1974): 233 – 240.
Simonsen, M.: Graft versus host reaction. Their natural history, and applicability as tools of research. Progr. Allergy 6 (1962): 349 – 467.
–: The clonal selection hypothesis evaluated by grafted cells reacting against their hosts. Cold Spring Harbor Symposia Quant. Biol. 32 (1967): 517 – 523.
Simpson-Herren, L., and Lloyd, H. H.: Kinetic parameters and growth curves for experimental tumor systems. Cancer Chemother. Rep. Part 1 54 (1970): 143 – 174.
Simson, J. V., and Spicer, S. S.: Activities of specific cell constituents in phagocytosis (endocytosis). Internat. Rev. exper. Pathol. 12 (1973): 79 – 118.
Sinclair, W. K., and Morton, R. A.: X-ray and ultraviolet sensitivity of synchronized chinese hamster cells at various stages of the cell cycle. Biophys. J. 5 (1965): 1 – 25.
Singer, S. J.: The molecular organization of biological membranes. In: Rothfield, L. I. (Edt.): Structure and function of biological membranes. Acad. Press, New York (1971): 145 – 222.
–, and Nicolson, G. L.: The fluid mosaic model of the structure of cell membranes. Science 175 (1972): 720 – 731.
–, and Schick, A.: The properties of specific stains for electron microscopy prepared by the conjugation of antibody molecules with ferritin. J. biophys. biochem. Cytol. 9 (1961): 519 – 537.
Sisken, J. E.: Quantitative studies of the mitotic cycle. In: Univ. Texas M. D. Anderson Hosp. Tumor Inst. Houston (Eds.): The proliferation and spread of neoplastic cells. Williams and Wilkins, Co., Baltimore (1968): 159 – 172.
Sjögren, H. O., Hellström, I., and Klein, G.: Transplantation of polyoma virus-induced tumors in mice. Cancer Res. 21 (1961): 329 – 337.
Skipper, H. E.: Cellular kinetics associated with "curability" of experimental leukemias. In: Dameshek, W., and Dutcher, R. M. (Eds.): Perspectives in leukemia. Grune and Stratton, New York (1968): 187 – 216.
–: Cancer chemotherapy is many things: G. H. A. Clowes memorial lecture. Cancer Res. 31 (1971): 1173 – 1180.
–, Schabel, F. M., and Wilcox, W. S.: Experimental evaluation of anticancer agents. XIII. On the criteria and kinetics associated with "curability" of experimental leukemia. Cancer Chemother. Rep. 35 (1964): 1 – 111.
–, –, and –: Experimental evaluation of potential anticancer agents. XXI. Scheduling of arabinosylcytosine to take advantage of its S-phase specificity against leukemia cells. Cancer Chemother. Rep. 51 (1967): 125 – 165.
Slater, M., and Schaechter, M.: Control of cell division in bacteria. Bacteriol. Rev. 38 (1974): 199 – 221.
Slater, R. J., Ward, S. M., and Kunkel, H. G.: Immunological relationships among the myeloma proteins. J. exper. Med. 101 (1955): 85 – 108.
Sluyser, M.: The H_1 histones. Trends in Biochem. Sci. 2,9 (1977): 202 – 204.
Smirnova, T. A., Kushnarev, V. M., Kulak, V. G., and Kaljaev, A. V.: Electron microscopic study of Cl. oedematiens during toxin formation. Zh. Mikrobiol., Epidemiol., Immunobiol. 50,5 (1973): 91 – 94.
–, –, and Tshaikovskaja, S. M.: Electron microscopic study of the secretion of some bacterial enzymes and toxins. J. Ultrastructure Res. 37 (1971): 269 – 278.
Smith, A. E., and Kenyon, D. H.: A unifying concept of carcinogenesis and its therapeutic implications. Oncology 27 (1973): 459 – 479.
Smith, H.: Special problems of host-parasite relationship. Studies on organisms grown in vivo to reveal the bases of microbial pathogenicity. Ann. N.Y. Acad. Sci. 88 (1960): 1213 – 1229.
–: Biochemical challenge of microbial pathogenicity. Bacteriol. Rev. 32 (1968): 164 – 184.
–: Modern views on microbial pathogenicity. Patterns of Progress. Meadowfield Press Ltd., Durham 1976.
–, Keppie, J., and Stanley, J. L.: The chemical basis of the virulence of Bacillus anthracis. V. The specific toxin produced by B. anthracis in vivo. Brit. J. exper. Pathol. 36 (1955): 460 – 472.
Smith, J. W. G.: Penicillin in prevention of tetanus. Brit. Med. J. 2 (1964): 1293 – 1296.
–, and MacIver, A. G.: Studies in experimental tetanus infection. J. med. Microbiol. 2 (1969): 385 – 393.
–, and –: Growth and toxin production of tetanus bacilli in vivo. J. med. Microbiol. 7 (1974): 497 to 504.
Smith, L. DS.: Anaerobes and oxygen. In: Fredette, V. (Edt.): The anaerobic bacteria. Proc. Internat. Workshop October 16 – 20, 1967. Laval-des-Rapides, P. Q., Canada (1968): 13 – 24.
Smith, T., and Reagh, A. L.: The agglutination affinities of related bacteria parasitic in different hosts. J. Med. Res. 9 (1903): 270 – 300.
Smithers, D. W.: Cancer an attack on cytologism. Lancet I (1962): 493 – 499.
Smuckler, E. A., and Koplitz, M.: Altered nuclear RNA transport associated with carcinogen intoxication in rats. Biochem. biophys. Res. Commun. 55 (1973): 499 – 507.
Snell, G. D.: Methods for the study of histocompatibility genes. J. Genet. 49 (1948): 87 – 108.
Snyderman, R., and Pike, M. C.: Macrophage migratory dysfunction in cancer. Amer. J. Pathol. 88 (1977): 727 – 739.

Soifer, D. (Edt.): The biology of cytoplasmic microtubulus. Ann. N.Y. Acad. Sci. 253 (1975).

Sokolovskaya, G. G.: The role of phagocytosis in tetanus pathogenesis. Zh. Mikrobiol., Epidemiol., Immunobiol. 42,1 (1965): 41 – 44.

Solovjev, P. I.: The titre and avidity of antitetanus and antidiphtheria sera. Zh. Mikrobiol., Epidemiol., Immunobiol. 49,10 (1972): 8 – 12.

Sonneborn, T. M.: Gene and cytoplasm. I. The determination and inheritance of the killer character in variety 4 of Paramecium aurelia. Proc. Nat. Acad. Sci. USA 29 (1943 a): 329 – 338.

– : Gene and cytoplasm. II. The bearing of the determination and inheritance of characters in Paramecium aurelia on the problems of cytoplasmic inheritance, Pneumococcus transformations, mutations and development. Proc. Nat. Acad. Sci. USA 29 (1943 b): 338 – 343.

– : In: Dunn, L. C. (Edt): The role of the genes in cytoplasmic inheritance. Genetics in the 20th century. Macmillan, New York (1943 c): 291 – 314.

– : The determination of hereditary antigenic differences in genically identical Paramecium cells. Proc. Nat. Acad. Sci. USA 34 (1948): 413 to 418.

– : The cytoplasm in heredity. Heredity 4 (1950): 11 – 36.

– : The differentiation of cells. Proc. Nat. Acad. Sci. USA 51 (1964): 915 – 929.

–, and Beale, G. H.: Influence des gènes, des plasmagènes et du milieu dans le déterminisme des caractères antigéniques chez Paramecium aurelia (variété 4). Colloq. internat. Centre Nat. Recherche Sci. 8 (1949): 25 – 36.

Southam, C. M.: Present status of oncolytic virus studies. Trans. N.Y. Acad. Sci. Ser. II 22 (1960): 657 – 673.

Spiegelman, S.: Ribonucleic acid. I. The test-tube synthesis of a viral nucleic acid. II. The development and use of molecular hybridization. J. amer. med. Assoc. 230 (1974): 1036 – 1042.

–, Axel, R., Baxt, W., Kufe, D., and Schlom, J.: Human cancer and animal viral oncology. Cancer 34 Suppl. (1974): 1406 – 1420.

Srinivasan, P. R., and Borek, E.: The species variation of RNA methylase. Proc. Nat. Acad. Sci. USA 49 (1963): 529 – 533.

Srinivasan, V. R.: Intracellular regulation of sporulation of bacteria. In: Campbell, L. L., and Halvorson, H. O. (Eds.): Spores III. Amer. Soc. Microbiol., Ann. Arbor., Mich. (1964): 64 – 74.

Stadtman, E. R., and Barker, H. A.: Fatty acid synthesis by enzyme preparations of Clostridium kluyveri. J. biol. Chem. 184 (1950): 769 – 793.

Stadtman, T. C.: Energy-yielding reactions of anaerobic bacteria. In: Fredette, V. (Edt.): The anaerobic bacteria. Proc. Internat. Workshop October 16 – 20, 1967. Laval-des-Rapides, P. Q., Canada (1968): 25 – 39.

Stahr, H.: Reiz und Geschwulstbildung. H. H. Nölke-Verlag, Hamburg 1947.

Stanbridge, E.: Mycoplasmas and cell cultures. Bacteriol. Rev. 35 (1971): 206 – 227.

Stanier, R. Y., Dondoroff, M., and Adelberg, E. A.: The microbial world. 3rd Edt. Prentice-Hall, Inc., Englewood Cliffs, New Jersey 1970. Chapt. 6: Microbial metabolism – Generation and transfer of energy. pp. 166 – 225. Chapt. 15: The classification of bacteria. pp. 523 – 544.

–, et Lwoff, A.: Le concept de microbe de Pasteur à nos jours. Nouv. Presse méd. 2 (1973): 1191 à 1198.

Šťastná, J., and Vinter, V.: Spores of microorganisms. 23. Interdependence of intra- and extracellular levels of calcium: Its effect on the germination of bacterial spores in different media. Folia Microbiol. 15 (1970): 103 – 110.

Steel, G. G.: Cell loss as a factor in the growth rate of human tumours. Eur. J. Cancer 3 (1967): 381 to 387.

– : Cell loss from experimental tumours. Cell Tissue Kinet. 1 (1968): 193 – 207.

– : Growth kinetics of tumours. Cell population kinetics in relation to the growth and treatment of cancer. Clarendon Press, Oxford 1977.

–, and Bensted, J. P. M.: In vitro studies of cell proliferation in tumors. I. Critical appraisal of methods and theoretical considerations. Eur. J. Cancer 1 (1965): 275 – 279.

Steigleder, G. K.: Benign and malignant proliferative response. Dermal infiltration, origin and importance. Acta dermatovener. (Stockholm) 56 (1976): 33 – 41.

Stein, G. S., and Burtner, D. L.: Gene activation in human diploid cells. Age-dependent modifications in the stability of messenger RNAs for nonhistone chromosomal proteins. Biochim. biophys. Acta 390 (1975): 56 – 68.

Steinhardt, R.A., and Epel, D.: Activation of sea-urchin eggs by a calcium ionophore. Proc. Nat. Acad. Sci. USA 71 (1974): 1915 – 1919.

Steinitz, M., and Klein, G.: Further studies on the differences in serum dependence in EBV negative lymphoma lines and their in vitro EBV converted, virus-genome carrying sublines. Eur. J. Cancer 13 (1977): 1269 – 1275.

Stent, G. S.: Molecular biology of bacterial viruses. W. S. Freeman and Co., San Francisco 1963.

Stevens, K. M.: The cause of death in acute systemic bacterial infections and in cancer. Lancet 1 (1964): 1254 – 1256.

Stevens, L. C. jr., and Little, C. C.: Spontaneous testicular teratomas in an inbred strain of mice. Proc. Nat. Acad. Sci. USA 40 (1954): 1080 to 1087.

Stich, H. F., and San, R. H. C.: Reduced DNA repair synthesis in Xeroderma pigmentosum cells exposed to the oncogenic 4-nitro-quinoline 1-oxide and 4-hydroxyaminoquinoline 1-oxide. Mutat. Res. 13 (1971): 279 – 282.

Stirnemann, H.: Tetanus. Aktuelle Probleme in der Chirurgie, 2. H. Huber, Bern – Stuttgart 1966.

Stöhr, K. F.: Inauguralabhandlung über den Schornsteinfegerkrebs der Engländer. Würzburg 1822.

Stoker, M.: Regulation of growth and orientation in hamster cells transformed by polyoma virus. Virology 24 (1964): 165 – 174.

Stoker, M. G. P.: The Leeuwenhoek Lecture 1971. Tumor viruses and the sociology of fibroblasts. Proc. royal. Soc. Lond. B 181 (1972): 1 – 17.

– (Chairman): Molecular biology of viral oncogenesis. Conference No. 3 Florence. UICC Bull. Cancer **13** (1975): 8 – 9.

–, and Rubin, H.: Density dependent inhibition of cell growth in culture. Nature **215** (1967): 171 to 172.

Strauss, N., and Hendee, E. D.: The effect of diphtheria toxin on the metabolism of HeLa cells. J. exper. Med. **109** (1959): 145 – 163.

Strom, C. M., and Dorfman, A.: Amplification of moderately repetitive DNA sequences during chick cartilage differentiation. Proc. Natl. Acad. Sci. USA **73** (1966): 3428 – 3432.

Strominger, J. L., Blumberg, P. M., Suginaka, H., Umbreit, J., and Wickus, G. G.: How penicillin kills bacteria: progress and problems. Proc. royal. Soc. Lond. B **179** (1971): 369 – 383.

Stuck, J. D., Howell, J. A., and Cullinan, H. T.: Analysis of oxygen diffusion to a measuring probe in animal tissue. J. theoret. Biol. **31** (1971): 509 to 532.

Stutman, O.: Immunological aspects of resistance to the oncogenic effect of 3-methylcholanthrene in mice. Israel J. med. Sci. **9** (1973): 217 – 228.

–: Tumor development after 3-methylcholanthrene in immunologically deficient athymic-nude mice. Science **183** (1974): 534 – 536.

Sumner, A. T., Evens, H. J., and Buchland, R. A.: New technique for distinguishing between human chromosomes. Nature New Biol. **232** (1971): 31 to 32.

Sutherland, E. W.: Untersuchungen zur Wirkungsweise der Hormone (Nobel-Vortrag). Angewandte Chemie **84** (1972): 1117 – 1125.

–, and Rall, T. W.: The relation of adenosine-3′, 5′-phosphate and phosphorylase to the actions of catecholamines and other hormones. Pharmacol. Rev. **12** (1960): 265 – 299.

Suzuki, J. B., Benedik, A., Booth, R. R., and Grecz, N.: Effect of Clostridium botulinum type A toxin on phagocytic index and bactericidal capacity of leukocytes. Devel. Industr. Microbiol. **13** (1972): 365 – 371.

–, –, and Grecz, N.: Relationship of leukocyte metabolism to Clostridium botulinum pathogenicity. Res. Commun. Chem. Pathol. Pharmacol. **2** (1971 a) 633 – 648.

–, Booth, R. R., and Grecz, N.: Pathogenesis of Clostridium botulinum type A: Release of toxin from C. botulinum spores in vitro by leukocytes. Res. Commun. Chem. Pathol. Pharmacol. **1** (1970): 691 – 711.

–, –, and –: In vivo and in vitro of Ca^{45} from spores of Clostridium botulinum type A as further evidence for spore germination. Res. Commun. Chem. Pathol. Pharmacol. **2** (1971 b): 16 – 23.

–, and Grecz, N.: Electron microscopy of leukocyte interaction with spores of Clostridium botulinum type A. Canad. J. Microbiol. **18** (1972 a): 1651 to 1655.

–, and –: A study of metabolic factors involved in the intracellular germination of Clostridium botulinum spores after phagocytosis. J. med. Microbiol. **5** (1972 b): 381 – 390.

–, and –: In-vivo and in-vitro studies of the effect of specific antitoxin on the phagocytosis of cells of Clostridium botulinum type A. J. med. Microbiol. **6** (1973): 155 – 167.

–, –, and Windhorst, D.: Reduced germination of Clostridium botulinum type A spores in vitro by polymorphonuclear leukocytes from chronic granulomatous disease. Infect. and Immun. **4** (1971 c): 232 – 236.

Suzuki, Y., and Rode, L. J.: Germination of bacterial spores with lysozyme. Bacteriol. Proc. (1967): 22.

Svet-Moldavsky, G. J., and Hamburg, V. P.: Quantitative relationships in viral oncolysis and the possibility of artifical heterogenization of tumours. Nature **202** (1964): 303 – 304.

Svoboda, J., Machalo, O., and Hlozanek, I.: Influence of Sendai virus on RSV formation in mixed culture of virogenic mammalian cells and chicken fibroblasts. Folia biol. **13** (1967): 155 – 157.

Swann, M. M.: The mechanism of cell division: Experiments with ether on the sea urchin egg. Exper. Cell Res. **7** (1954): 505 – 517.

–: The control of cell division: A review. I. General mechanisms. Cancer Res. **17** (1957): 727 – 757.

–: The control of cell division: A review. II. Special mechanisms. Cancer Res. **18** (1958): 1118 – 1160.

Sweeney, B. M.: Biological clocks in plants. Ann. Rev. Plant Physiol. **14** (1963): 411 – 440.

–: A physiological model for circadian rhythms derived from the Acetabularia rhythm paradoxes. Intern. J. Chronobiol. **2** (1974): 25 – 33.

Swim, H. E., and Parker, R. F.: Culture characteristics of human fibroblasts propagated serially. Amer. J. Hyg. **66** (1957): 235 – 243.

Syuto, B., and Kubo, S.: Isolation and molecular size of Clostridium botulinum type C toxin. Appl. Environ. Microbiol. **33** (1977): 400 – 405.

Takahashi, M.: Theoretical basis for cell cycle analysis. I. Labelled mitosis wave method. J. theoret. Biol. **13** (1966): 202 – 211.

–, Hogg, J. D., and Mendelsohn, M. L.: The automatic analysis for PLM curves. Cell Tissue Kinet. **4** (1971): 505 – 518.

Takumi, K., and Kawata, T.: Chemical composition of the cell walls of Clostridium botulinum type A. Jap. J. Microbiol. **14** (1970): 57 – 63.

Tanneberger, St.: Gewebekultur und Krebs-Chemotherapie. Arch. Geschwulstforsch. **31** (1968): 387 – 400.

–, und Bacigalupo, G.: Einige Erfahrungen mit der individuellen zytostatischen Behandlung maligner Tumoren nach prätherapeutischer Zytostatika-Sensibilitätsprüfung in vitro (Onkobiogramm). Arch. Geschwulstforsch. **36** (1970): 44 – 53.

–, and Mohr, A.: Biological characterization of human tumours by means of organ culture and individualized cytostatic cancer treatment. Arch. Geschwulstforsch. **42** (1973): 307 – 315.

Tannock, I. F.: The relation between cell proliferation and the vascular system in a transplanted mouse mammary tumour. Brit. J. Cancer **22** (1968): 258 – 273.

–: Population kinetics of carcinoma cells, capillary endothelial cells, and fibroblasts in a transplanted mouse mammary tumor. Cancer Res. **30** (1970): 2470 – 2476.

Tannock, I. F.: Oxygen diffusion and the distribution of cellular radiosensitivity in tumours. Brit. J. Radiol. **45** (1972): 515 – 524.

–, and Frei, E. III: Possible role of cell kinetics in prediction of the response to cancer therapy. Nat. Canc. Inst. Monogr. **34** (1971): 19 – 24.

Tarin, D.: Sequential electron microscopical study of experimental mouse skin carcinogenesis. Internat. J. Cancer **2** (1967): 195 – 211.

–: Tissue interactions in morphogenesis, morphostasis and carcinogenesis. J. theoret. Biol. **34** (1972): 61 – 72.

Tarlov, I. M., Ling, H., and Yamada, H.: Neuronal pathology in experimental local tetanus. Clinical implications. Neurology **23** (1973): 580 – 591.

Tarozzi, G.: Über das Latentleben der Tetanussporen im tierischen Organismus und über die Möglichkeit, daß sie einen tetanischen Prozeß unter dem Einfluß traumatischer und nekrotisierender Ursachen hervorrufen. Zbl. Bakteriol., Parsitenkd., Infekt.-Kr. u. Hyg. I. Orig. **40** (1906): 305 – 311, 451 – 458.

Tata, J. R.: Thyroid hormones and the formation and distribution of ribosomes. Acta endocrinol. Kbh. Suppl. **124** (1967): 141 – 152.

Tatarinov, J. S.: Die Entdeckung eines embryospezifischen α-Globulins im Blutserum von Patienten mit einem primären Leberkarzinom. Vopr. med. Chimii **10,1** (1964): 90 – 91.

Tauber, J. W.: "Self": Standard of comparison for immunological recognition of foreignness. Lancet II (1976): 291 – 293.

–: Transplantationsantigene: Das Individuum in der Biologie und Psychologie. Schweiz. med. Wochenschr. **107** (1977): 360 – 364.

Taylor, A. I.: Dq-, Dr and retinoblastoma. Humangenetik **10** (1970): 209 – 217.

Taylor, E. M.: Production of tetanal toxin. J. Immunol. **50** (1945): 385 – 389.

Taylor, E. W.: The biology of cytoplasmic microtubules: Conference summary. Ann. N.Y. Acad. Sci. **253** (1975): 797 – 802.

Taylor, F. J. R.: Implications and extensions of serial endosymbiosis theory of the origin of eukaryotes. Taxon **23** (1974): 229 – 258.

Taylor, R. B., Duffus, W. P. H., Raff. M. C., and Petris, S. de: Redistribution and pinocytosis of lymphocyte surface immunoglobulin molecules induced by anti-immunoglobulin antibody. Nature New Biol. **233** (1971): 225 – 229.

Teich, N., Lowe, D. R., Harley, J. W., and Rowe, W. P.: Studies of the mechanism of induction of infectious murine leukemia virus from AKR mouse embryo cell lines by 5-iododeoxyuridine and 5-bromodeoxyuridine. Virology **51** (1973): 163 – 173.

Teilum, G.: Special tumors of ovary and testis and related extragonadal lesions. Munksgaard, Copenhagen 1971.

Temin, H. M.: The RNA tumor viruses – background and foreground. Proc. Nat. Acad. Sci. USA **69** (1972): 1016 – 1020.

–: Introduction to virus-caused cancers. Cancer **34** (1974 a): 1347 – 1352.

–: On the origin of the genes for neoplasia: G. H. A. Clowes memorial lectures. Cancer Res. **34** (1974 b): 2835 – 2841.

–: Ribodeoxy viruses and cancer. J. amer. med. Assoc. **230** (1974 c): 1043 – 1045.

–: The DNA provirus hypothesis. Science **192** (1976): 1075 – 1080.

–, and Mizutani, S.: RNA-dependent DNA polymerase in virions of Rous sarcoma virus. Nature **226** (1970): 1211 – 1213.

Terra, N. De: A study of nucleo-cytoplasmic interactions during cell division in Stentor coeruleus. Exper. Cell Res. **21** (1960): 41 – 48.

–: Cytoplasmic control over the nuclear events of cell reproduction. Internat. Rev. Cytol. **25** (1969): 1 – 28.

Thauer, R. K.: Der Energiestoffwechsel von Clostridium kluyveri. Dissertation Nat.-Math.-Fak. Freiburg im Breisgau 1968.

–, Jungermann, K., and Decker, K.: A quantitative isotope method for regulation studies for aromatic amino acid synthesis under growth conditions. Eur. J. Biochem. **1** (1967): 482 – 486.

–, –, and –: Energy conservation in chemotrophic anaerobic bacteria. Bacteriol. Rev. **41** (1977): 100 – 180.

Thiele, E. H., Arison, R. N., and Boxer, G. E.: Oncolysis by Clostridia. III. Effects of Clostridia and chemotherapeutic agents on rodent tumors. Cancer Res. **24** (1964 a): 222 – 233.

–, –, and –: Oncolysis by Clostridia. IV. Effect of nonpathogenic clostridial spores in normal and pathological tissues. Cancer Res. **24** (1964 b): 234 – 238.

Thomas, C. G. jr., Keleher, M. F., and McKee, A. P.: Botulism, a complication of Clostridium botulinum wound infection. A. M. A. Archs. Path. **51** (1951): 623 – 628.

Thomas, D. W., Talmage, D. W., and Joberts, W. K.: Inhibition of tumor cell proliferation; a second role for suppressor cell? J. Immunol. **115** (1975): 1366 – 1369.

Thomas, L.: Discussion: Reactions to homologous tissue antigens in relation to hypersensitivity. In: Lawrence, H. S. (Edt.): Cellular and humoral aspects of the hypersensitive states. Cassell, London (1959): 529 – 532.

Thomlinson, R. H., and Gray, L. H.: The histological structure of some human lung cancers and the possible implications for radiotherapy. Brit. J. Cancer **9** (1955): 539 – 549.

Till, J. E., McCulloch, E. A., Phillips, R. A., and Siminovitch, L.: Aspects of the regulation of stem cell function. In: Univ. Texas M. D. Anderson Hosp. Tumor Inst. Houston, (Edt.): The proliferation and spread of neoplastic cells. William and Wilkins Co., Baltimore (1968): 234 – 245.

–, –, and Siminovitch, L.: A stochastic model of stem cell proliferation, based on the growth of spleen colony-forming cells. Proc. Nat. Acad. Sci. USA **51** (1964): 29 – 36.

Timmermans, A., Bentvelzen, P., Hageman, P. C., and Calafat, J.: Activation of a mammary tumour virus in 020 strain mice by X-irradiation and urethane. J. gen. Virol. 4 (1969): 619 – 621.

Timoféeff-Ressovsky, N. V., Ivanov, V. I., und Korogodin, V. J.: Die Anwendung des Trefferprinzips in der Strahlenbiologie. Gustav Fischer Verlag, Jena 1972.

Timoféeff-Ressovsky, N. W., Zimmer, K. G., und Delbrück, M.: Über die Natur der Genmutation und der Genstruktur. Nachr. Ges. wiss. Göttingen Fachgruppe 6 NF I Nr. 13 (1935): 190 – 245.

Ting, C. C., Lavrin, D. H., Shiu, G., and Herberman, R. B.: Expression of fetal antigens in tumor cells. Proc. Nat. Acad. Sci. USA **69** (1972): 1664 – 1668.

Tjio, J. H., and Levan, H.: Chromosome analysis of three hyperdiploid ascites tumours of the mouse. Lunds Univ. Årsshr. N. F. Avd. 2, **50** No 15 (1954): 1 – 31.

Todaro, G. J.: Biology of RNA- and DNA-containing oncogenic viruses. In: Zeman, W., and Lennette, E. H. (Eds.): Slow virus diseases. Williams and Wilkins Co., Baltimore (1974): 116 – 129.

–: Parke-Davis Award lecture: Evolution and modes of transmission of RNA tumor viruses. Amer. J. Pathol. **81** (1975): 589 – 606.

–: RNA-tumour-virus genes and transforming genes: pattern of transmission. Brit. J. Cancer **37** (1978): 139 – 158.

–, and Green, H.: Quantitative studies of the growth of mouse embryo cells in culture and their development into established lines. J. Cell Biol. **17** (1963): 299 – 313.

–, and Huebner, R. J.: The viral oncogene hypothesis: New evidence. Proc. Nat. Acad. Sci. USA **69** (1972): 1009 – 1015.

–, Lazar, G. K., and Green, H.: The initiation of cell division in a contact-inhibited mammalian cell line. J. cell. comp. Physiol. **66** (1965): 325 to 333.

–, Matsuya, Y., Bloom, Sh., Robbins, A., and Green, H.: Stimulation of RNA synthesis and cell division in resting cells by a factor present in serum. In: Defendi, V., and Stoker, M. (Eds.): Growth regulating substances for animal cells in culture. Wistar Institute Symposium Monograph **7** (1967): 87 to 101.

Tomkins, G. M., Gelehrter, T. D., Granner, D., Martin, D. jr., Samuels, H. H., and Thompson, E. B.: Control of specific gene expression in higher organisms. Science **166** (1969): 1474 – 1480.

Tongendorff, J., Trebin, R., and Ruhenstroth-Bauer, G.: Critique of the "critical mass" hypothesis of the regeneration of liver cells. Amer. J. Pathol. **80** (1975): 519 – 524.

Torrey, J. C., and Kahn, M. C.: The treatment of Flexner-Jobling rat carcinomas with bacterial proteolytic ferments. J. Cancer Res. **11** (1927): 334 – 376.

Trevithick, J. R., and Metzenberg, R. L.: Molecular sieving by Neurospora cell walls during secretion of invertase isoenzymes. J. Bacteriol. **92** (1968): 1010 – 1015.

Trump, B. F., and Bulger, R. E.: Effect of cyanide on ultrastructure of isolated nephrons in vitro. Fed. Proc. **24** (1965): 616.

Tsanev, R., and Sendov, B.: Possible molecular mechanism for cell differentiation in multicellular organisms. J. theoret. Biol. **30** (1971): 337 – 393.

Tschermak, E.: Weitere Beiträge über Verschiedenwertigkeit der Merkmale bei Kreuzungen von Erbsen und Bohnen. Z. landw. Versuchswesen in Österr. **4** (1901): 641 – 731.

Tubiana, M.: The kinetics of tumour cell proliferation and radiotherapy. Brit. J. Radiol. **44** (1971): 325 to 347.

–, et Malaise, E. P.: Cinétique de prolifération cellulaire des tumeurs et traitement des cancer. Pathol. Biol. **21** (1973): 647 – 664.

–, and –: Comparison of cell proliferation kinetics in human and experimental tumors: Response to irradiation. Cancer Treatment Rep. **60** (1976): 1887 – 1895.

Tulloch, W. J.: On the bacteriology of wound infections in cases of tetanus and the identification of Bacillus tetani by serological reactions. J. Roy. Army Med. Corps **29** (1917): 631 – 661.

–: Report of bacteriological investigation of tetanus carried out on behalf of the war office committee for the study of tetanus. J. Hyg. **18** (1919a): 103 to 202.

–: The isolation and serological differentiation of Bacillus tetani. Proc. royal. Soc. London Ser B **90** (1919b): 145 – 158.

–: The distribution of the serological types of B. tetani in wounds of men who received prophylactic inoculation, and a study of the mechanism of infection in, and immunity from, tetanus. Proc. royal. Soc. London Ser. B. **90** (1919c): 529 – 541.

Turner, T. B., and Hollander, D. H.: Biology of the treponematoses. World Health Orgn. Monogr. Ser. **35**, Geneva 1957.

Twarog, R., and Wolfe, R. S.: Role of butyryl phosphate in the energy metabolism of Clostridium tetanomorphum. J. Bacteriol. **86** (1963): 112 – 117.

Twort, F. W.: An investigation on the nature of the ultramicroscopic viruses. Lancet **II** (1915): 1251 to 1252.

Uchida, T., Gill, D. M., and Pappenheimer, A. M. jr.: Mutation in the structural gene for diphtheria toxin carried by temperate phage β. Nature New Biol. **233** (1971): 8 – 11.

–, Pappenheimer, A. M. jr., and Harper, A. A.: Reconstitution of diphtheria toxin from two nontoxic crossreacting mutant proteins. Science **175** (1972): 901 – 903.

Ulam, S. M.: Some ideas and prospects in biomathematics. Ann. Rev. Biophys. Bioengin. **1** (1972): 277 – 292.

Ullberg-Olsson, K.: Immunisation active contre le tétanos chez l'homme et le cobaye. Lyon Méd. **236** (1976): 9 – 18.

United States Publ. Health Service: Type A botulism from wound infection. Palo Alto, California. Morbid. Mortal. **20** (1971): 183 – 184.

Urban, S., Wildner, G. P., Schneeweiß, U., und Fabricius, E.-M.: Das Verhalten von Clostridium butyricum im frühen Ehrlich-Karzinom. – Experimentelle Untersuchungen zum Tumor-Klostridien-Phänomen. Arch. Geschwulstforsch. **43** (1974): 8 – 15.

–, Ziebarth, D., und Wildner, G. P.: Methodische Untersuchungen über die Sporen- und Stäbchen-Antigene von Clostridium butyricum (Stamm Nr. 1672 A, McClung) unter Berücksichtigung der Gewinnung von stäbchenfreien Sporen – ein Beitrag für den biologischen Krebsfrühtest. Z. allg. Mikrobiol. **15** (1975): 111 – 123.

Uriel, J., Loisillier, F., Szekely, A. M., and Bismuth, H.: Autoradiographic localization of intracellular α-foetoprotein in primary liver cancer in man. Biomed. Exp. **21** (1974): 21 – 25.

–, Nechaud, B. de, and Dupiers,M.: Estrogen-binding properties of rat, mouse and man fetospecific serum proteins. Demonstration by immunoautoradiographic methods. Biochem. biophys. Res. Commun. **46** (1972): 1175 – 1180.

Vaillard, L., et Vincent, H.: Contribution à l'étude du tétanos. Ann. Inst. Pasteur **5** (1891): 1 – 39.

Valeriote, F., and Putten, L. van: Proliferation-dependent cytotoxicity of anticancer agents: review. Cancer Res. **35** (1975): 2619 – 2630.

Valleron, A.-J.: Mathematic models of cell synchrony and drug scheduling. Cancer Treatment Rep. **60** (1976): 1899 – 1906.

–, and Frindel, E.: Computer simulation of growing cell populations. Cell Tissue Kinet. **6** (1973): 69 to 79.

Vary, J. C., and Halvorson, H. O.: Kinetics of germination of Bacillus spores. J. Bacteriol. **89** (1965): 1340 – 1347.

–, and – :Initiation of bacterial spore germination. J. Bacteriol. **95** (1968): 1327 – 1334.

Vásárhelyi, J. V.: Ein Beitrag zur Frage der Resistenz gegen das Tetanustoxin. Tetanusversuche an Igeln. Zbl. Bakteriol., Parasitenkd., Infekt.-Kr. u. Hyg. I Orig. **133** (1935): 366 – 369.

Vasiliev, J. M.: Early cellular changes induced by carcinogenic hydrocarbons in culture. In: Bucalossi, P., Veronesi, U., and Cascinelli, N. (Eds.): Proc. XI. Internat. Cancer Congress Florence 1974: II: Chemical and viral oncogenesis. Excerpta Med., Amsterdam, Amer. Elsevier Publ. Co. Inc., New York (1975): 72 – 76.

–, Gelfand, I. M., Guelstein, V. I., and Fetisova, E. K.: Stimulation of DNA synthesis in cultures of mouse embryo fibroblast-like cells. J. cell Physiol. **75** (1970): 305 – 313.

Vaupel, P.: Atemgaswechsel und Glucosestoffwechsel von Implantationstumoren (DS-Carcinosarkom) in vivo. Akad. d. Wiss. d. Lit. und Math.-Naturwiss. Klasse – Mainz. Funktionsanalyse Biol. Syst. **1** (1974): 5 – 138.

–, Günther, H., und Grote, J.: Atemgaswechsel und Glucosestoffwechsel von Tumoren (DS-Carcinosarkom) in vivo. Z. ges. exper. Med. **156** (1971): 283 – 294.

–, and Thews, G.: Po_2 distribution in tumor tissue of DS-carcinosarcoma. Oncology **30** (1974): 475 to 484.

–, –, und Wendling, P.: Kritische Sauerstoff- und Glucoseversorgung maligner Tumoren. Dt. med. Wochenschr. **101** (1976): 1810 – 1816.

Verwey, E. J. W., and Overbeek, J. T. G.: Theory of the stability of lyophobic colloids. The interaction of sol particles having an electric double layer. Elsevier Publ. Co., New York – Amsterdam – London – Brussels 1948.

Verzar, F.: Aufsaugung und Ausscheidung von Stärkekörnern. Biochem. Z. **34** (1911): 86 – 93.

Vinet, G., and Fredette, V.: Apparatus for the culture of bacteria in cellophane tubes. Science **114** (1951): 549 – 550.

Vinter, V., Chaloupka, J., Šťastná, J., Čáslavská, J.: Possibilities of cellular differentiation of bacilli into different hypometabolic forms. In: Halvorson, H. O., Hanson, R., and Campbell, L. L. (Eds.): Spores V., Amer. Soc. Microbiol. (1972): 390 to 397.

Virchow, R.: Cellular-Pathologie. Arch. pathol. Anat. **8** (1855): 3 – 39.

– : Die Cellularpathologie in ihrer Begründung auf physiologische und pathologische Gewebelehre. Verlag A. Hirschwald, Berlin 1858. Nachdruck G. Olms Verlagsbuchhandlung Hildesheim 1966.

– : Die krankhaften Geschwülste. 3 Bde., 30 Vorlesungen, gehalten während des Wintersemesters 1862 – 1863 an der Universität zu Berlin. August Hirschwald, Berlin 1863 – 1864/65, 1867.

– : Transformation and descent. J. Pathol. Bacteriol. **1** (1893): 1 – 12.

Vogel, R., Trautschold, I., und Werle, E.: Natürliche Proteinasen-Inhibitoren. Biochemie und Klinik-Monographien in zwangloser Folge. Thieme, Stuttgart 1966.

Vogt, M., and Dulbecco, R.: Virus-cell interaction with a tumor-producing virus. Proc. Nat. Acad. Sci. USA **46** (1960): 365 – 370.

Voisin, G. A.: Immunological facilitation, a broadening of the concept of the enhancement phenomenon. Progr. Allergy **15** (1971): 328 – 485.

Volgin, Y. B., Denisova, L. I., and Serpkova, N. N.: Immunochemical characteristics of the antigenic composition of crude tetanus toxin. Zh. Mikrobiol., Epidemiol., Immunobiol. **51,11** (1974): 72 – 77.

–, Pavlova, I. B., and Shakhanina, K. L.: Obtaining of specific ferroglobulin to tetano-spasmin and electron microscopic study of the process of toxinogenesis in C. tetani. Zh. Mikrobiol., Epidemiol., Immunobiol. **51,2** (1974): 79 – 82.

–, and Sergeeva, T. J.: Immunochemical study of soil Cl. tetani strains. Report I: A study of the antigenic structure of filtrates of soil Cl. tetani strains by diffuse precipitation in agar. Zh. Mikrobiol., Epidemiol., Immunobiol. **44,4** (1967a): 118 – 121.

–, and – : Immunochemical study of the antigens of soil Cl. tetani strains. Report II. Characteristics of the antigenic structure of the filtrates of soil Cl tetani strains with the aid of electrophoresis and immunoelectrophoresis. Zh. Mikrobiol., Epidemiol., Immunobiol. **44,10** (1967b): 42 – 45.

Volkheimer, G.: Nachweis von Stärke im Organismus und im Harn nach oraler Stärkeeinnahme. Dt. Gesundh.-Wesen. **15** (1960): 1298 – 1302.

–, Schulz, F. H., Aurich, I., Strauch, S., Benthin, K., and Wendlandt, H.: Persorption of particles. Digestion **1** (1968): 78 – 80.

Volkmann, R.: Über Teer- und Russkrebs. Verh. Dt. Gesellsch. Chirurgie **3** (1874): 3 – 5.

Volm, M.: Onkobiogramm und Krebs-Chemotherapie: Realität oder Hoffnung? Langenbecks Arch. Chir. **339** (1975): 121 – 126.

–, Kaufmann, K., Hinderer, H., und Goerttler, K.: Schnellmethode zur Sensibilitätstestung maligner Tumoren gegenüber Cytostatica. Klin. Wochenschr. **48** (1970): 374 – 375.

–, –, Wayss, K., und Mattern, J.: Resistenztestung von menschlichen Tumoren im Kurzzeit-Test. Klin. Wochenschr. 53 (1975): 579 – 580.

–, und Mattern, J.: Individuelle Chemotherapie solider Tumoren. Med. Welt 27 (N.F.) (1976): 1171 – 1176.

Voorhees, J. J., Chambers, D. A., Duell, E. A., Marcelo, C. L., and Krueger, G. G.: Molecular mechanisms in proliferative skin disease. J. invest. Dermatol. 67 (1976b): 442 – 450.

–, Duell, E. A., Bass, L. J., and Harrell, E. R.: Role of cyclic AMP in the control of epidermal cell growth and differentiation. Nat. Cancer Inst. Monogr. 38 (1973a): 47 – 59.

–, –, Chambers, D. A., and Marcelo, C. L.: Regulation of cell cycles. J. invest. Dermatol. 67 (1976a): 15 – 19.

–, –, Stawiski, M., and Harrell, E. R.: Cyclic nucleotide metabolism in normal and proliferating epidermis. In:Greengard, D., and Robison, G. A. (Eds.): Advances Cyclic Nucleotide Res. Raven Press, New York 4 (1974): 117 – 162.

–, Stawiski, M., Duell, E. A., Haddox, M. K., and Goldberg, N. D.: Increased cyclic GMP and decreased cyclic AMP levels in the hyperplastic, abnormally differentiated epidermis of psoriasis. Life Sci. 13 (1973b): 639 – 653.

Vries, H. de: Die Mutationstheorie. Verlag Van Veit and Co., Leipzig 1903.

Waddington, C. H.: Autogenous cellular periodicities as (a) temporal templates and (b) the basis of "morphogenetic fields". J. theoret. Biol. 8 (1965): 367 – 369.

Wahren, B.: Fetal antigens in human tumors. Acta med. scand. 198 (1975): 337 – 340.

–, and Edsmyr, F.: Fetal proteins used to monitor treatment of testicular teratomas. In: XIth Internat. Cancer Congress Florence 1974. Abstracts: Conferences – Symposia – Workshops I, Workshop 11 (1974): 360.

Waites, W. M., King, N. R., and Bayliss, C. E.: The effect of chlorine and heat on spores of Clostridium bifermentans. J. gen. Microbiol. 102 (1977): 211 – 213.

Wald, G.: On the nature of cellular respiration. In: Kaplan, N. O., and Kennedy, E. P. (Eds.): Current aspects of biochem. energetics. Acad. Press, New York – London (1966): 27 – 32.

Waldeyer, H. W. G.: Die Entwicklung der Carcinome. Arch. pathol. physiol. klin. med. Anat. 41 (1867): 470 – 523.

Waldmann, T. A., Strober, W., and Blaese, R. M.: Immunodeficiency disease and malignancy. Various immunologic deficiencies of man and the role of immune processes in the control of malignant disease. Ann. internal Med. 77 (1972): 605 – 628.

Walford, R. L.: Immunologic theory of aging: current status. Fed. Proc. 33 (1974): 2020 – 2027.

Walker, B. E.: The question of nuclear stability during histogenesis, aging, and carcinogenesis. Cancer Res. 23 (1963): 157 – 164.

Walker, P. D., and Thomson, R. O.: Immunology of spores and sporeforms. In: Halvorson, H. O., Hanson, R., and Campbell, L. L. (Eds.): Spores V. Amer Soc. Microbiol. (1972): 321 – 337.

Wang, E., and Goldberg, A. R.: Changes in microfilament organization and surface topography upon transformation of chick embryo fibroblasts with Rous sarcoma virus. Proc. Nat. Acad. Sci. USA 73 (1976): 4065 – 4069.

Wangenheim, K.-H. von: A major component of the radiation effect: Interference with endocellular control of cell proliferation and differentiation. Internat. J. Radiat. Biol. 27 (1975): 7 – 30.

–: A mechanism for the endocellular control of cell differentiation and cell proliferation. J. theoret. Biol. 59 (1976): 205 – 222.

Warburg, O.: Versuche an überlebendemCarcinomgewebe (Methoden). Biochem. Z. 142 (1923): 317 bis 333.

–: Über den Stoffwechsel der Carcinomzelle. Klin. Wochenschr. 4 (1925): 534 – 536.

–: Methodische Vorbemerkungen. In: Warburg, O.: Über den Stoffwechsel der Tumoren. Springer-Verlag, Berlin (1926a): 1 – 11.

–: Über die Wirkung des Kohlenoxyds auf den Stoffwechsel der Hefe. Biochem. Z. 177 (1926b): 471 – 486.

–: Über Kohlenoxydwirkung ohne Hämoglobin und einige Eigenschaften des Atmungsferments. Naturwiss. 15 (1927): 546.

–: Wasserstoffübertragende Fermente. Verlag W. Saenger, Berlin 1948a.

–: Schwermetalle als Wirkungsgruppen von Fermenten. Verlag W. Saenger, Berlin 1948b.

–: Über die Entstehung der Krebszellen. Naturwiss. 42 (1955): 401 – 406.

–: On respiratory impairment in cancer cells. Science 124 (1956): 269 – 270.

–: Über die fakultative Anaerobiose der Krebszellen und ihre Anwendung auf die Chemotherapie. Münch. med. Wochenschr. 103 (1961): 2504 – 2506.

–: Über die fakultative Anaerobiose der Krebszellen und ihre Anwendung auf die Chemotherapie. Arb. Paul-Ehrlich-Inst. Frankf. a. M. 59 (1962): 19 – 26.

–: Über die letzte Ursache und die entfernten Ursachen des Krebses. Vortrag bei der Tagung der Nobelpreisträger in Lindau. K. Triltsch, Würzburg (1966a): 1 – 15.

–: Oxygen, the creator of differentiation. In: Kaplan, N. O., and Kennedy, E. P. (Eds.): Current aspects of biochem. energetics. Acad. Press, New York (1966b): 103 – 109.

–, und Christian, W.: Über ein neues Oxydationsferment und sein Absorptionsspektrum. Biochem. Z. 254 (1932a): 438 – 458.

–, und –: Über das neue Oxydationsferment. Naturwiss. 20 (1932b): 980 – 981.

–, und –: Sauerstoff übertragendes Ferment in Milchsäurebazillen. Biochem. Z. 260 (1933): 499 – 501.

–, und –: Pyridin der wasserstoffübertragende Bestandteil von Gärungsfermenten (Pyridin-Nucleotide). Biochem. Z. 287 (1936): 291 – 328.

–, und –: Bemerkung über gelbe Fermente. Biochem. Z. 298 (1938): 368 – 377.

–, und –: Isolierung und Kristallisation des Proteins des oxydierenden Gärungsferments. Biochem. Z. 303 (1939): 40 – 68.

Warburg, O., u.Hiepler, E.:Versuche mit Ascites-Tumorzellen. Z. Naturforsch. 7b (1952): 193 –196.

–, und Negelein, E.: Direkter spektroskopischer Nachweis des sauerstoffübertragenden Ferments in Essigbakterien. Biochem. Z. 262 (1933): 237 –238.

–, –, und Haas, E.: Spektroskopischer Nachweis des sauerstoffübertragenden Ferments neben Cytochrom. Biochem. Z. 266 (1933): 1 –8.

–, Posener, K., und Negelein, E.: Über den Stoffwechsel der Carcinomzelle. Biochem. Z. 152 (1924): 309 –325.

–, Wind, F., und Negelein, E.: Über den Stoffwechsel von Tumoren im Körper. Klin. Wochenschr. 5 (1926): 829 –832.

Warren, L.: The malignant cell and its membranes. Amer. J. Pathol. 77 (1974): 69 –76.

–, Fuhrer, J. P., and Buck, C. A.: Surface glycoproteins of cells before and after transformation by oncogenic viruses. Fed. Proc. 32 (1973): 80 –85.

Wassermann, A., und Takaki, T.: Über tetanusantitoxische Eigenschaften des normalen Centralnervensystems. Berl. Klin. Wochenschr. 35 (1898): 5 –6.

Wassermann, F.: Die lebendige Masse. Wachstum und Vermehrung der lebendigen Masse. In: Möllendorff, W. V. (Edt.): Handbuch der mikroskopischen Anatomie des Menschen. J. Springer Berlin I/2, 1929.

Watson, J. D., and Crick, F. H. C.: Molecular structure of nucleic acids. Nature 171 (1953a): 737 to 738.

–, and –: Genetical implications of the structure of deoxyribonucleic acid. Nature 171 (1953b): 964 –967.

Watson, K. F., Mölling, K., Gelderblom, H., and Bauer, H.: Oncornavirus-like particles in HeLa cells. III. Biochemical characterization of the virus. Internat. J. Cancer 13 (1974): 262 –267.

Webb, H. E., Wetherley-Mein, G., Gordon-Smith, C. E., and McMahon, D.: Leukaemia and neoplastic processes treated with Langat and Kyasanur forest disease Viruses:a clinical and laboratory study of 28 patients. Brit. Med. J.I (1966):258 –266.

Weber, E.: Grundriß der biologischen Statistik. 5. Aufl. G. Fischer, Jena 1964.

Weber, G.: Behavior of liver enzymes in hepatocarcinogenesis. Advances Cancer Res. 6 (1961): 403 –494.

–: The molecular correlation concept: Studies on the metabolic pattern of hepatomas. GANN Monogr. 1 (1966): 151 –178.

–: Ordered and specific pattern of gene expression in neoplasia. Advances Enzyme Regulation 11 (1973): 79 –102.

–: Molecular correlation concept. In: Busch, H. (Edt.): The molecular biology of cancer. Acad. Press, New York –London (1974): 487 –521.

–, and Morris, H. P.: Comparative biochemistry of hepatomas. III. Carbohydrate enzymes in liver tumors of different growth rates. Cancer Res. 23 (1963): 987 –994.

Webster, P. L., and Van't Hof, J.: Dependence on energy and aerobic metabolism of initiation of DNA synthesis and mitosis by G_1 and G_2 cells. Exper. Cell Res. 55 (1969): 88 –94.

Webster, R. A., and Laurence, D. R.: The effect of antitoxin on fixed and free toxin in experimental tetanus. J. Pathol. Bacteriol. 86 (1963): 413 to 420.

Weil, E., und Felix, A.: Weitere Untersuchungen über das Wesen der Fleckfieberagglutination. Wien. Klin. Wochenschr. 30 (1917): 1509 –1511.

–, und –: Untersuchungen über die gewöhnlichen Proteusstämme und ihre Beziehungen zu den X-Stämmen. Wien. Klin. Wochenschr. 31 (1918a): 637 –639.

–, und –: Über die Doppelnatur der Rezeptoren beim Paratyphus B. Wien. Klin. Wochenschr. 31 (1918b): 986 –988.

–, und –: Über den Doppeltypus der Rezeptoren in der Typhus-Paratyphus-Gruppe. Z. Immun. Forsch. 29 (1920): 24 –36.

Weinhouse, S.: On respiratory impairment in cancer cells. Science 124 (1956): 267 –268.

–: The Warburg hypothesis fifty years later. Z. Krebsforsch. 87 (1976a): 115 –126.

–: Summation: Molecular mechanisms of gene regultation – Session 3. Cancer Res. 36 Part 2 (1976b): 4330 –4331.

Weinstein, I. B.: Modifications in transfer RNA during chemical carcinogenesis. In: Genetic concepts and neoplasia. Twenty-third Annual Symp. on Fundamental Cancer Res. Univ. Texas. Williams and Wilkins Co., Baltimore (1970): 380 to 408.

Weiss, D. W.: The questionable immunogenicity of certain neoplasms. Cancer Immunol. Immunother. 2 (1977): 11 –19.

Weiss, L.: The cell periphery, metastasis and other contact phenomena. Frontiers of Biology. North-Holland Publ. Co., Amsterdam 7 (1967).

–: Cell contact phenomena. In vitro 5 (1970): 48 –78.

–: Some biophysical aspects of cell contacts in metastasis. In: Cellular membranes and tumor cell behavior. Proc. Twenty-Eighth Annual Symposium on Fundamental Cancer Research. Williams and Wilkins Co., Baltimore (1975): 361 –382.

–: Biophysical aspects of the metastatic cascade. In: Weiss, L. (Edt.): Fundamental aspects of metastasis. North-Holland Publ. Co., Amsterdam – Oxford, Amer. Elsevier Publ. Co. Inc., New York (1976): 50 –70.

Weiss, P.: From cell to molecule. In: Allen, J. M. (Edt.): The molecular control of cellular activity. McGraw-Hill Book Co. Inc., New York – Toronto – London (1962): 1 –72.

–, and Kavanau, J. L.: A mode of growth and growth control in mathematical terms. J. gen. Physiol. 41 (1957): 1 –47.

Weiss, R. A.: More putative human tumour viruses. Nature 252 (1974): 190.

–, Friis, R. R., Katz, E., and Vogt, P. K.: Induction of avian tumor viruses in normal cells by physical and chemical carcinogens. Virology 46 (1971): 920 –936.

Wellhöner, H. H., Hensel, B., and Seib, U. C.: Local tetanus in cats. Neuropharmacokinetics of ^{125}J-tetanus toxin. Naunyn-Schmiedeberg's Arch. Pharmacol 276 (1973a): 375 –386.

–, Seib, U. C., and Hensel, B.: Local tetanus in cats: the influence of neuromuscular activity on spinal distribution of ^{125}J labelled tetanus toxin. Naunyn-Schmiedeberg's Arch. Pharmacol. **276** (1973b): 387 – 394.

Wenzel, M., und Eißner, D.: Die Verteilung ^{51}Cr-markierter Clostridien-Sporen in Tumor-tragenden Ratten. Z. Naturforsch. **23b** (1968): 255 – 258.

Westhues, M.: Untersuchungen an marklosen Nervenfasern über den Wirkungsort von Botulismus- und Tetanustoxin. Naunyn-Schmiedeberg's Arch. Pharmacol. **246** (1964): 309 – 315.

Westphal, U.: Steroid-protein interactions. In: Gross, F., Labhart, A., Mann, T., Samuels, L. T., and Zander, J. (Eds.): Springer-Verlag, Berlin – Heidelberg – New York. Monographs on endocrinology **4**, 1971.

Wetzel, B.: Cell kinetics: An interpretative review of the significance of cell surface form. In: Johari, O., and Becker, R. P. (Eds.): Scanning electron microscopy. I I T Res. Inst. Chicago, Ill. Part V (1976): 135 – 144, 702.

Wever, R.: Über die Beeinflussung der circadianen Periodik des Menschen durch schwache elektromagnetische Felder. Z. vergl. Physiol. **56** (1967): 111 – 128.

–: Einfluß schwacher elektro-magnetischer Felder auf die circadiane Periodik des Menschen. Naturwiss. **55** (1968): 29 – 32.

Wheeler, G. P., Bowdon, B. J., Wilkoff, L. J., and Dulmadge, E. A.: The cell cycle of leukemia L 1210 cells in vivo and in vitro. Proc. Soc. Exper. Biol. Med. **126** (1967): 903 – 906.

White, P. B.: Further studies of the Salmonella group. Prive Council Medical Research Council. Spec. Rep. Ser. No. **103**. Majesty's stationary office, London 1926.

White, P. R., and Braun, A. C.: A cancerous neoplasm of plants. Autonomous bacteria-free crown-gall tissue. Cancer Res. **2** (1942): 597 – 617.

Whitemore, G. F.: Natural and induced synchronous cultures. In vitro **6** (1971): 276 – 285.

Widmann, J. J., and Fahimi, H. D.: The regenerative response of Kupffer cells and endothelial cells after partial hepatectomy. In: Lesch, R., and Reutter, W. (Eds.): Liver regeneration after experimental injury. Stratton Intercontinental Med. Book Corp. (1975): 89 – 98.

Wiener, N.: Cybernetics. J. Wiley and Sons, New York 1948.

–: Kybernetik. 2. Aufl. Econ-Verlag GmbH, Düsseldorf – Wien 1963.

Wigley, C. B.: Differentiated cells in vitro. Differentiation **4** (1975): 25 – 55.

Wilkins, M. H. F., Stokes, A. R., and Wilson, H. R.: Molecular structure of deoxypentose nucleic acids. Nature **171** (1953): 738 – 740.

Willingham, M. C., and Pastan, I.: Cyclic AMP mediates the concanavalin A agglutinability of mouse fibroblasts. J. Cell Biol. **63** (1974): 288 to 294.

Winkler, C.: Über die Nutzung gerinnungsphysiologischer und immunologischer Prozesse zur Radioaktivitätsanreicherung in Tumoren. In: Radionukleide in der klinischen experimentellen Onkologie. 2. Jahrestagung der Ges. f. Nuclearmed. in Heidelberg 1964. F. K. Schattauer, Stuttgart (1965): 349 – 359.

Witte, A., und Gericke, D.: Beitrag zur Hämagglutinationsreaktion nach Middlebrook und Dubos bei der Tuberkulose des Kindes und Jugendlichen. Monatsschr. Kinderheilk. **100** (1952): 485 – 487.

Wittig, G., Wildner, G. P., und Ziebarth, D.: Der Einfluß der Ingesta auf die Kanzerisierung des Rattendarms durch Dimethylhydrazin. Arch. Geschwulstforsch. **37** (1971): 105 – 115.

–, –, –, und Madry, M.: Tierexperimentelle Untersuchungen zur Ätiologie und Histogenese der Dickdarmkarzinome. Z. exper. Chirurg. **9** (1976): 355 – 373.

Wodinski, I., Swiniarski, J., and Kensler, C. J.: Spleen colony studies of leukemia L 1210. I. Growth kinetics of lymphocytic L 1210 cells in vivo as determined by spleen colony assay. Cancer Chemother. Rep. **51** (1967): 415 – 421.

Woese, C. R.: The biological significance of the genetic code. Progr. Molecular subcellular Biol. **1** (1969): 5 – 46.

–: Evolution of the genetic code. Naturwiss. **60** (1973): 447 – 459.

Wolpert, L.: The mechanics and mechanism of cleavage. Internat. Rev. Cytol. **10** (1960): 163 – 216.

World Health Org. Techn. Rep.: Assessment of the carcinogenicity and mutagenicity of chemicals. Ser. **546** (1974): 1 – 20.

Woziwodzki, G., und Gräßer, R.: Der Antitoxintiter im menschlichen Blut nach überstandenem Wundstarrkrampf sowie nach aktiver Schutzimpfung. Der Chirurg **37** (1966): 97 – 100.

Wrba, H., und Eder, M.: Zur Frage der Induktion von Zelldifferenzierung in der Frühphase der Umwandlung von Ascites-Geschwülsten in solide Tumoren. Z. Krebsforsch. **65** (1962): 154 – 160.

–, Fischer, P., Weissberg, M., and Wiest, L.: Early changes in ploidy and cytogenetics of liver cells after diethylnitrosamine treatment. Rec. Res. Cancer Res. **44** (1974): 94 – 97.

Wright, E. A., Morgan, R. S., and Wright, G. P.: The movements of toxin in the nervous system in experimental tetanus in rabbits. Brit. J. exper. Pathol. **32** (1951): 169 – 182.

Wright, G. P.: The neurotoxins of Clostridium botulinum and Clostridium tetani. Pharmacol. Rev. **7** (1955): 413 – 465.

Wright, S.: The results of crosses between inbred strains of guinea pigs differing in number of digits. Genetics **19** (1934): 537 – 551.

Wright, W. E., and Hayflick, L.: Contributions of cytoplasmic factors to in vitro cellular senescence. Fed. Proc. **34** (1975): 76 – 79.

Wynder, E. L.: Status of research on nutrition and cancer: Concluding remarks. Cancer Res. **35** (1975a): 3548 – 3549.

–: Ernährung und Krebs. Münch. med. Wochenschr. **117** (1975b): 1265 – 1272.

–, and Reddy, B. S.: Metabolic epidemiology of colorectal cancer. Cancer **34** (1974): 801 – 806.

–, Shigematsu, T.: Environmental factors of cancer of the colon and rectum. Cancer **20** (1967): 1520 to 1561.

Yamagiwa, K., and Ichikawa, K.: Experimental study of the pathogenesis of carcinoma. J. Cancer Res. 3 (1918): 1 – 21.

Yamagishi, T., Ishida, S., and Nishida, S.: Isolation of toxigenic strains of Clostridium perfringens from soil. J. Bacteriol. 88 (1964): 646 – 652.

Yamamoto, T., Hayashi, M., Rabinowitz, Z., and Sachs, L.: Chromosomal control of malignancy in tumors from cells transformed by polyoma virus. Internat. J. Cancer 11 (1973 b): 555 – 566.

–, Rabinowitz, Z., and Sachs, L.: Identification of the chromosomes that control malignancy. Nature New Biol. 243 (1973 a): 247 – 250.

Yates, R. A., and Pardee, A. B.: Control of pyrimidine biosynthesis in Escherichia coli by a feedback mechanism. J. biol. Chem. 221 (1956): 757 – 770.

Yeoman, L. C., Jordan, J. J., Busch, R. K., Taylor, C. W., Savage, H. E., and Busch, H.: A fetal protein in the chromatin of Novikoff hepatoma and Walker 256 carcinosarcoma tumors that is absent from normal and regenerating rat liver. Proc. Nat. Acad. Sci. USA 73 (1976): 3258 to 3262.

Youmans, G. P., and Youmans, A. S.: Recent studies on acquired immunity in tuberculosis. Curr. Top. Microbiol. Immunol. 48 (1969): 129 – 178.

Young, G. A., Zelle, M. R., and Lincoln, R. E.: Respiratory pathogenicity of Bacillus anthracis spores. I. Methods of study and observations on pathogenesis. J. infect. Dis. 79 (1946): 233 – 246.

Young, M.: Genetic mapping of sporulation operons in Bacillus subtilis using a thermosensitive sporulation mutant. J. Bacteriol. 122 (1975): 1109 to 1116.

Zacharias, B.: Continuous production of highly purified Clostridium tetani toxin. Progr. immunobiol. Standard 3 (1969): 248 – 251.

–, and Björklund, M.: Continuous production of Clostridium tetani toxin. Appl. Microbiol. 16 (1968): 69 – 72.

Zaenen, I., Larebeke, N. van, Tenchy, H., Montagu, M. van, and Schell, I.: Supercoiled circular DNA in crown-gall inducing Agrobacterium strains. J. molec. Biol. 86 (1974): 109 – 127.

Zähner, H.: Antibiotica in der Mikrobiologie. Naturwiss. Rdsch. 17 (1964): 391 – 399.

Zakrzhevskij, D. A., and Kalashnikov, Ju. E.: Vergleichende Untersuchung des anaeroben Grenzpotentials und der Elektrodenaktivität von Zellen pflanzlicher Organismen in verschiedenen Evolutionsetappen. Dokl. Akad. Nauk SSSR 209 (1973): 992 – 995.

Zamecnick, P. C.: Summary of symposium on transfer RNA and transfer RNA modifications in differentiation and neoplasia. Cancer Res. 31 (1971): 716 – 721.

Zeissler, J., Krauspe, C., und Rassfeld-Steinberg, L.: Die allgemeine Pathogenese der menschlichen Gasödeme. In: Das Gasödem des Menschen. Steinkopff-Verlag, Darmstadt II (1960): 116 – 137.

Zelle, M. R., Lincoln, R. E., and Young, G. A. jr.: Respiratory pathogenicity of Bacillus anthracis spores. II. Genetic variation in respiratory pathogenicity and invasiveness of colonial variants of B. anthracis. J. infect. Dis. 79 (1946): 247 – 253.

Zemskov, V. M.: Titration and use of infecting doses of cultures of Cl. tetani for a study of antitoxic immunity. Lab. Delo 2 (1965): 75 – 78.

Zhdanov, V. M., Mazurenko, N. P., Yakovleva, L. S., Truskinskaya, G. N., and Gogichadze, G. K.: Isolation of C-type RNA-viruses from stable cell cultures of human tumours. Neoplasma 20 (1973 a): 539 – 543.

–, Soloviev, V. D., Bektemirow, T. A., Ilyin, K. V., Bykovsky, A. F., Mazurenko, N. P., Irlin, I. S., and Yershov, F. I.: Isolation of oncornaviruses from continuous human cell cultures. Intervirology 1 (1973 b): 19 – 26.

Zilber, L. A.: Ätiologie und Pathogenese des Krebses im Lichte des immunologischen Experiments. Vopr. Nejrochirurgii 16 (1952): 12 – 18.

–: Zu einigen Grundfragen der Ätiologie und Pathogenese maligner Tumoren. Uspechi sovr. biol. 35 (1953): 381 – 394.

–: Über die Ätiologie und Pathogenese der Krebskrankheit im Lichte des virologischen und immunologischen Experimentes. Klin. Med. 32 (1954): 9 – 16.

–: Tumour antigens and antibodies. Folia Biol. 8 (1962): 1 – 6.

–, and Abelev, G. I.: The virology and immunology of cancer. Pergamon Press, 1968.

Zimmer, K. G.: Studien zur quantitativen Strahlenbiologie. Abhandlungen der math.-naturwiss. Klasse. Mainz – Wiesbaden 3 (1960): 1 – 217.

–, und Timoféeff-Ressovsky, N. W.: Über einige physikalische Vorgänge bei der Auslösung von Genmutationen durch Strahlung. Z. ind. Abst. Vererbungsl. 80 (1942): 353 – 372.

Zinder, N., and Lederberg, J.: Genetic exchange in Salmonella. J. Bacteriol. 64 (1952): 679 – 699.

Zotin, A. I.: On the use of the terms entropy and negentropy in biology. Zh. Obsch. Biol. 32,1 (1971): 27 – 37.

–, and Zotina, R. S.: Thermodynamic aspects of developmental biology. J. theoret. Biol. 17 (1967): 57 – 75.

–, and –: Thermodynamisches Herangehen an die Probleme der Entwicklung, des Wachstums und des Alterns. Zh. Obsch. Biol. 30 (1969): 94 – 110.

Zubrod, C. G.: Trends in chemotherapy research. Canad. Cancer Conf. 8 (1968): 31 – 38.

Zumoff, B., Fishman, J., Bradlow, H. L., and Hellman, L.: Hormone profiles in hormone-dependent cancers. Cancer Res. 35 (1975): 3365 – 3373.

Zupnik, L.: Die Pathogenese des Tetanus. Dt. med. Wochenschr. 31 (1905): 1999 – 2004.

Curtis, A. S. G.: Cell contact and adhesion. Biol. Rev. 37 (1962): 82 – 129.

Sachregister

FSC
www.fsc.org
MIX
Papier | Fördert gute Waldnutzung
FSC® C083411

Kolibri 360 GmbH
Ferdinand-Jühlke-Straße 7
99095 Erfurt, Deutschland
produktsicherheit@kolibri360.de